头颈部肿瘤放射治疗图谱

Head and Neck Cancer Radiotherapy Atlas

第 3 版

编 著 ｜ 罗京伟　徐国镇　高　黎
主 审 ｜ 殷蔚伯　余子豪

U0224483

人民卫生出版社
·北 京·

图书在版编目（CIP）数据

头颈部肿瘤放射治疗图谱 / 罗京伟，徐国镇，高黎
编著 . —3 版 . —北京：人民卫生出版社，2020.11（2022.8 重印）
ISBN 978-7-117-30195-4

Ⅰ. ①头…　Ⅱ. ①罗…②徐…③高…　Ⅲ. ①头颈部
肿瘤 — 放射治疗学 — 图谱　Ⅳ. ①R739.91-64

中国版本图书馆 CIP 数据核字（2020）第 119842 号

人卫智网　**www.ipmph.com**	医学教育、学术、考试、健康，	
	购书智慧智能综合服务平台	
人卫官网　**www.pmph.com**	人卫官方资讯发布平台	

头颈部肿瘤放射治疗图谱
Toujingbu Zhongliu Fangshe Zhiliao Tupu
第 3 版

编　　著：罗京伟　徐国镇　高　黎
出版发行：人民卫生出版社（中继线 010-59780011）
地　　址：北京市朝阳区潘家园南里 19 号
邮　　编：100021
E - mail：pmph @ pmph.com
购书热线：010-59787592　010-59787584　010-65264830
印　　刷：北京汇林印务有限公司
经　　销：新华书店
开　　本：889×1194　1/16　　印张：40
字　　数：1066 千字
版　　次：2005 年 12 月第 1 版　　2020 年 11 月第 3 版
印　　次：2022 年 8 月第 2 次印刷
标准书号：ISBN 978-7-117-30195-4
定　　价：368.00 元

打击盗版举报电话：**010-59787491**　E-mail：WQ @ pmph.com
质量问题联系电话：010-59787234　E-mail：zhiliang @ pmph.com

作 者 简 介

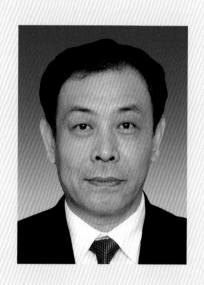

罗京伟

医学博士,主任医师,教授,博士研究生导师。

主要学术兼职:全国肿瘤规范化诊疗专家委员会成员,中国医师协会放射治疗学分会常务委员,全国颅底外科多学科协作组常务委员,中国老年肿瘤学放射治疗学分会第一任主任委员。

从事肿瘤放射治疗和综合治疗工作30余年,在头颈部肿瘤的放射治疗、综合治疗及个体化治疗方面积累了丰富的临床经验。在国内率先开展鼻咽癌调强放射治疗过程中靶区及危及器官动态变化规律的临床研究,并获得北京市临床首发研究重点项目的基金支持,为鼻咽癌自适应放疗提供了临床依据;对于一些少见肿瘤的规范化治疗也做了有益的探索,如对头颈部腺样囊性癌、颈段食管癌、嗅神经母细胞瘤、鼻腔鼻窦肿瘤等病种临床资料的总结和研究,表明中国医学科学院肿瘤医院的综合治疗水平具有中国特色并已达到国际水平;对头颈部肿瘤并发症如放射性脑病、溃疡、颅神经损伤等临床诊治上也有深入研究,并总结出了许多个体化的治疗经验。另外,对难治性肿瘤的热疗也积累了大量的临床经验,并做了许多开拓性的临床研究工作。

以第一作者或通讯作者在国内外核心期刊发表论文80余篇,其中SCI近30篇。参与多部专著编写,其中主编3部、副主编3部,参编20余部。获得中国医药卫生事业发展基金资助项目的优秀成果奖1项及院校奖4项。

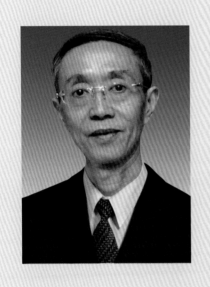

徐国镇

主任医师、教授,研究生导师。

曾任中国医学科学院肿瘤医院放射治疗科主任,现为中国医学科学院肿瘤医院头颈放射治疗首席专家,享受国务院特殊津贴。

主要学术兼职:中华医学会放射肿瘤学分会常务委员,中国抗癌协会肿瘤放射治疗分会副主任委员,北京医学会肿瘤学分会副主任委员,《中华放射肿瘤学杂志》名誉主编。

从医期间,曾在腹部肿瘤外科、头颈部肿瘤外科工作8年,后回放射治疗科工作。多学科知识扎实、临床经验丰富,在放射治疗专业中尤对头颈部肿瘤的放射治疗、综合治疗及保留功能治疗方面做了大量的开拓性工作,在国内率先开展高剂量率近距离后装治疗、立体定向放射治疗、调强适形放射治疗等多项新技术,并为全国培养了大量的放射治疗人才。

参加撰写论文60余篇,专著15部。获医科院级奖4项、国际会议奖2项,获1997年北京市优秀教师与2007年北京市医德标兵称号。

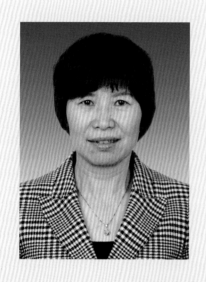

高　黎

主任医师，教授，研究生导师。

主要从事头颈部肿瘤及中枢神经系统肿瘤的放射治疗以及综合治疗。

主要学术兼职：中华医学会放射肿瘤学分会委员，NCCN 头颈部肿瘤指南中国版的专家组成员，北京医学会放射肿瘤学分会委员，中国鼻咽癌临床分期工作委员会委员，中国抗癌协会临床肿瘤学协作中心鼻咽癌专业委员会副主任委员，《中华放射肿瘤学杂志》《中华肿瘤学》《癌症》和《肿瘤预防与治疗》杂志编委。

参与或组织多项头颈部肿瘤的国际多中心临床研究、全国多中心临床研究、多学科合作（与外科或肿瘤内科）的临床研究等。

发表论文 100 余篇（其中第一作者或通讯作者论文 60 余篇）。主编专著 4 部。曾获国家自然科学基金、北京市自然科学基金、北京市科技计划、首发基金重点项目、首发基金面上项目、国家"863"生物和医药技术领域 - 现代医学技术专题子课题等基金的资助，曾获赛克勒中国医师年度奖，北京市科技进步三等奖，医科院医疗成就奖，获（原）卫生部医疗成果鉴定 1 项及专利 1 项。

第 3 版　前言

本书自 2005 年出版以来，已经更新两版，多次加印，深受广大同仁的欢迎与好评。随着放射治疗技术的发展，调强放射治疗已成为头颈部肿瘤放疗的主流技术，因此不少读者建议本书应该及时更新，补充更多的现代放射治疗技术，提供更全面的前沿信息。鉴于此，我们在第 2 版的基础上，做了大幅度修改和补充：修正了第 2 版存在的不足和错误；大幅删减常规放疗技术而仅留存原则部分；大量补充调强放射治疗技术相关内容。

第 3 版的特点包括：

1. 新补充的病例多同时采用 CT 与 MRI 的融合图像技术，对于辨认肿瘤和精准靶区勾画有很大帮助。

2. 补充了相关肿瘤侵犯范围的 CT/MRI 图像，以及治疗病例的失败模式，对于正确理解相关肿瘤的生物学行为和调强放疗靶区的勾画有参考和借鉴意义。

3. 治疗原则既有国际规范，也有中国标准，更多的是中国医学科学院肿瘤医院临床经验的总结。

4. 少见头颈部肿瘤的内容有很大的补充和扩展，一些不易查阅到的内容在书中均有涉及。

5. 临床分期全部采用最新的 2017 年第八版国际抗癌联盟（Union for International Cancer Control，UICC）与美国癌症联合会（American Joint Committee on Cancer，AJCC）的分期标准。

6. 全书插图 2 000 余幅，较第 2 版有了明显的增补。

在本书再版过程中，征求了诸多专家与同仁，包括全国各地来院的访问学者、研修生、研究生等，他们提出了许多宝贵的建议和修改意见，尤其是中国医学科学院肿瘤医院的张江鹄副教授、吉林省肿瘤医院的艾郁葱副教授参与了全书文字的审阅及编排，并提出了许多建设性意见；同时，中国医学科学院肿瘤医院的孙萌博士，曾强、刘茜研究生，还有很多的研修生也参与了本书的审阅工作，一并表示深深的谢意。

需要再次强调的是，本书内容不是规范，更不是标准，仅作为专业内学术交流之用。

临床医学的发展日新月异，本书内容还需要不断完善和修正，仍需各位同仁继续提出意见，给予批评、指正，以便下次再版及时更正。

最后由衷地感谢：

感谢我们的患者,对他们的救治丰富了我们的临床经验,推动了临床医学的发展。

感谢我们的老师,他们的言传身教与经验传承提高了我们的临床水平,也增强了我们开展工作的信心。

感谢中国医学科学院肿瘤医院这个国家级的肿瘤中心团队为我们每位医生的发展提供了广阔的平台。

感谢放疗科所有老师和同事,作为一个和谐、进取的团队,一代又一代人的努力,铸就了今天的规模和成就。

感谢我们的家人,他们的理解、支持和鼓励,是我们忘我工作的动力和源泉。

罗京伟　徐国镇　高　黎

2020 年 2 月

第 2 版　前言

本书自 2005 年出版以来,受到了广大同行一定程度的欢迎与好评,但在过去的 8 年时间里,放射治疗已经取得了飞速发展,治疗经验也丰富了许多。现在回过头再看这本书,则发现内容过于简单,且以常规照射技术为主,而目前已经成为肿瘤放疗主流技术的调强治疗则涉及不多,因此本书远远不能反映目前放射治疗的水平。鉴于此,我们在第一版的基础上,做了较大程度的修改和补充:不仅将第一版常规照射技术中存在的不足和错误修正,并丰富了常规照射的内容,同时将目前的调强放射治疗技术,通过头颈部鳞癌具体患者的诊治、以图谱方式将调强靶区勾画和计划设计逐一介绍,而且增补了皮肤癌、唇癌和少见头颈部癌的相关内容。另外,临床分期全部采用最新的 2010 年第七版 UICC/AJCC 的分期标准,全书插图 1 000 余幅,大大丰富了本书的内容。

需要指出的是,调强放射治疗技术尽管国外在 20 世纪 90 年代中期开始应用于临床,但国内本世纪初才开始应用。虽然已有 10 余年经验的积累,但调强放疗技术目前仍处于不断的探索和完善过程中,因此本书除借鉴国外的调强经验外,更多的是以中国医学科学院肿瘤医院的临床实践来讨论和描述调强靶区的勾画和设计。因为对于靶区概念理解的不同,国内外、甚至同一机构的不同医生之间在勾画调强靶区时都不尽相同,因此现在很难有一个放之四海而皆准的标准,本书的调强内容也仅是给大家提供了一种参考和思路;另外由于各家单位设备、医疗条件的不同,不可能要求所有单位都按照本书内容去实施,书中描述的放疗技术仅供参考,不能依据本书内容作为标准和规范而推广。

本书的图稿尽管以我院资料为主,但也参阅了国内外大量书刊和文献,由于篇幅所限,未能一一列出,在此特别声明并表示诚挚的谢意!

在本书的再版过程中,诸多专家、同仁提出了许多宝贵建议和修改意见,在此深表谢意。同时临床医学的发展日新月异,本书内容也需要不断的完善和修正,恳请各位专家教授同仁继续提出批评指正,以便下次再版及时更正。

罗京伟　徐国镇　高　黎

2012 年 10 月

第 1 版　前言

　　放射治疗在肿瘤的治疗中占有重要的地位。据 20 世纪 90 年代国外一权威机构统计,在当时肿瘤治愈率为 45% 的前提下,外科的贡献为 22%,居第一位,而放射治疗占 18%,居第二位。而且在所有恶性肿瘤的治疗中,约 70% 的患者需要放射治疗的参与。因此放射治疗在肿瘤的治疗中具有不可替代的作用。近年来,随着放射治疗设备的不断更新、先进设备的不断问世,治疗经验的不断丰富,放射治疗学得到了迅速的发展。目前国内不少医院纷纷引进先进的放射治疗设备,但随之而来的是在放射治疗方面的一些混乱。如何避免这些混乱,并尽可能地规范放射治疗是目前需要迫切解决的一个问题 。鉴于此,我们多年来一直想编撰一本简单实用的放射治疗手册,针对常见肿瘤的临床分期、治疗原则、放射治疗适应证、放射治疗技术等,以图示为主、文字为辅做一规范性的阐述,以方便临床医生的使用。如此,不仅可以避免在浩如烟海的书籍中、在深奥难懂的专业知识里茫茫然不知头绪的尴尬局面,同时以图示的方式使临床医生在尽可能短的时间掌握放射治疗的相关内容。

　　本书以中国医学科学院肿瘤医院放射治疗科的放射治疗技术为基础,同时借鉴国内外的先进经验和先进技术,以图示的方式将常见头颈部肿瘤的一般情况、临床分期、常规放射治疗技术逐一介绍,同时对三维适形放疗也作了一定的介绍,确保其实用性、先进性以及规范化。

　　本书得到了中国科学院大恒医疗设备有限公司的鼎力相助,以及人民卫生出版社诸多编辑的不懈努力,使得本书顺利出版,在此表示衷心的感谢!

　　限于著者水平,再加之临床工作繁忙、撰稿时间有限,难免会有一些遗漏及错误之处,恳请读者不吝赐教,以便在下次再版时及时更正。

罗京伟　徐国镇　高　黎

2005 年 12 月

目 录

中枢神经系统肿瘤

头颈部肿瘤

少见头颈部肿瘤

HEAD AND NECK CANCER
RADIOTHERAPY ATLAS

中枢神经系统肿瘤

第一章　中枢神经系统肿瘤总论

第一节 概 述

中枢神经系统(central nervous system,CNS)肿瘤包括脑肿瘤和脊髓肿瘤两大类。80% 以上的为脑肿瘤,不到 20% 的肿瘤发生于脊髓。

中枢神经系统肿瘤分为原发性和转移性肿瘤。

脑肿瘤中,2/3 为原发性肿瘤,1/3 为转移性肿瘤;脊髓肿瘤中,80% 为原发性肿瘤,20% 为转移性肿瘤。

胶质瘤为起源于神经胶质细胞的一类肿瘤,是最常见的原发性颅内肿瘤,传统的分类主要包括以下 4 种病理类型。

1. 室管膜瘤 起源于室管膜细胞。

2. 星形细胞瘤 起源于星形细胞。

3. 少突胶质瘤 起源于少突胶质细胞。

4. 混合胶质瘤 瘤体包括几种不同的胶质细胞,如少突星形细胞瘤。

传统的世界卫生组织(WHO)四级分类法系根据病理学特点如细胞核异形性、核分裂指数、血管内皮增殖、坏死而分为四级。

WHO Ⅰ 级为良性,包括相对局限生长的毛细胞型星形细胞瘤和室管膜下星形细胞瘤。

WHO Ⅱ 级为低度恶性,主要为弥漫性星形细胞瘤。

WHO Ⅲ 级为间变性星形细胞瘤。

WHO Ⅳ 级为高度恶性的胶质母细胞瘤。

2016 年 WHO 发布了第四版《中枢神经系统肿瘤 WHO 分类》,首次将肿瘤的组织学特征和分子表型整合在一起而提出了新的肿瘤分类标准,删除了部分肿瘤类型如纤维型星形细胞瘤、原浆型星形细胞瘤、大脑胶质瘤病等,增加了一些新认识的肿瘤,并调整了部分肿瘤的诊断标准或分类。这一标准是目前脑胶质瘤诊断及分级的重要依据。

鉴于 2016 年 WHO 中枢神经系统分类与 2007 年分类明显不同,本文将 2007 年和 2016 年 WHO 分类一并列表总结(表 1-1、表 1-2)。

表 1-1 2007 年《WHO 中枢神经系统肿瘤分类》胶质瘤分类和分级

肿瘤名称	WHO 分级
一、星形细胞来源的肿瘤	
1. 弥漫性星形细胞瘤	Ⅱ
纤维型星形细胞瘤	Ⅱ
原浆型星形细胞瘤	Ⅱ
肥胖型星形细胞瘤	Ⅱ

续表

肿瘤名称	WHO 分级
2. 间变性星形细胞瘤	III
3. 多形性胶质母细胞瘤	IV
巨细胞型胶质母细胞瘤	IV
胶质肉瘤	IV
4. 大脑胶质瘤病	III
5. 毛细胞型星形细胞瘤	I
6. 多形性黄色瘤型星形细胞瘤	II
7. 室管膜下巨细胞型星形细胞瘤	I
二、少突胶质细胞来源的肿瘤	
1. 少突胶质细胞瘤	II
2. 间变性少突胶质细胞瘤	III
三、混合性胶质瘤	
1. 少突星形细胞瘤	II
2. 间变性少突星形细胞瘤	III
四、室管膜肿瘤	
1. 室管膜瘤	II
2. 间变性室管膜瘤	III
3. 黏液乳头型室管膜瘤	I
4. 室管膜下室管膜瘤	I

表1-2　2016 年《WHO 中枢神经系统肿瘤分类》中常见脑肿瘤分类和分级

肿瘤名称	WHO 分级
星形细胞瘤	
弥漫性星形细胞瘤, IDH 突变型	II
弥漫性星形细胞瘤, IDH 野生型	II
弥漫性星形细胞瘤, NOS	II
间变性星形细胞瘤, IDH 突变型	III
间变性星形细胞瘤, IDH 野生型	III
间变性星形细胞瘤, NOS	III
胶质母细胞瘤	
胶质母细胞瘤, IDH 野生型	IV
巨细胞型胶质母细胞瘤	
胶质肉瘤	
上皮样胶质母细胞瘤	
胶质母细胞瘤, IDH 突变型	IV
胶质母细胞瘤, NOS	IV
弥漫性中线胶质瘤, $H3\ K27M$ 突变型	IV

续表

肿瘤名称	WHO 分级
少突胶质细胞瘤	
少突胶质细胞瘤, *IDH* 突变型和 1p/19q 共缺失	II
少突胶质细胞瘤, NOS	II
间变性少突胶质细胞瘤, *IDH* 突变型和 1p/19q 共缺失	III
间变性少突胶质细胞瘤, NOS	III
其他星形细胞瘤	
毛细胞星形细胞瘤	I
室管膜下巨细胞星形细胞瘤	I
多形性黄色星形细胞瘤	II
间变性多形性黄色星形细胞瘤	III
室管膜肿瘤	
室管膜下室管膜瘤	I
黏液乳头型室管膜瘤	I
室管膜瘤	II
室管膜瘤, *RELA* 融合基因阳性	II 或 III
间变性室管膜瘤	III
其他脑胶质瘤	
血管中心型脑胶质瘤	I
第三脑室脊索样型脑胶质瘤	II
星形母细胞瘤	未定
脉络丛肿瘤	
脉络丛乳头状瘤	I
非典型脉络丛乳头状瘤	II
脉络丛癌	III
神经元和混合性神经元 - 神经胶质肿瘤	
胚胎发育不良性神经上皮肿瘤	I
神经节细胞瘤	I
节细胞胶质瘤	I
间变性节细胞胶质瘤	III
小脑发育不良性神经节细胞瘤	I
婴儿多纤维性星形细胞瘤 / 节细胞胶质瘤	I
乳头状胶质神经元肿瘤	I
菊形团形成性胶质神经元肿瘤	I
中枢神经细胞瘤	II
脑室外神经细胞瘤	II
小脑脂肪神经细胞瘤	II

肿瘤名称	WHO 分级
松果体区肿瘤	
松果体细胞瘤	I
中间分化的松果体实质瘤	II 或 III
松果体母细胞瘤	IV
松果体区乳头样瘤	II 或 III
胚胎性肿瘤	
髓母细胞瘤（所有亚型）	IV
多层菊形团样胚胎性肿瘤，*C19MC* 改变	IV
髓上皮瘤	IV
中枢神经系统胚胎性肿瘤，NOS	IV
非典型性畸胎样 / 横纹肌样瘤	IV
具有横纹肌样特征的中枢神经系统胚胎性肿瘤	IV

新分级中仍然保留脑胶质瘤 I～IV 级，I、II 级为低级别脑胶质瘤，III、IV 级为高级别脑胶质瘤。

弥漫型星形细胞瘤按照 WHO 分级标准可分为 II～IV 级，其中：

II 级表现为细胞密度中等，核分裂象少见或缺如，Ki-67/MIB-1 增殖指数 <5%。

III 级表现为细胞密度增高，核异型性明显，核分裂象增多，Ki-67/MIB-1 增殖指数 5%～10%。

IV 级细胞密度增高，明显的核异型、活跃的核分裂活性、明显的微血管增生、和 / 或坏死，Ki-67/MIB-1 增殖指数 >10%。

第二节　治疗和预后

原发性中枢神经系统肿瘤的治疗以手术治疗为主，凡有手术指征者均应争取手术切除。由于该部位发生肿瘤的生物学特点及解剖部位的限制，使得绝大多数的肿瘤术后需要放射治疗，以进一步降低手术的局部复发率，改善生存率。

一、手术治疗

建议在最大程度保存正常神经功能的前提下，最大范围手术切除肿瘤病灶。不能全切者，可根据具体情况采用肿瘤部分切除术、开颅活检术或立体定向（或导航下）穿刺活检术，以明确肿瘤的组织病理学诊断。

一般而言，手术的目的为：

1. 全切除肿瘤。

2. 部分切除肿瘤以降低肿瘤负荷，为术后放射治疗、化学治疗创造有利条件。

3. 明确组织病理学诊断和进行分子遗传学检测。

4. 筛选有效的化疗或靶向药物。

5. 降低颅内压。

6. 缓解神经功能症状。

二、放射治疗

由于脑瘤多呈浸润性生长，手术不易切净，多数脑瘤术后需要放射治疗（放疗）。

放疗一般采用体外照射技术，通常在术后 2~4 周进行。根据病理性质、病变部位给予不同的照射总量：一般低度恶性者给予 50~56Gy/25~28 次，而高度恶性者给 60~66Gy/30~33 次，主张适形放疗或调强放疗技术，采用常规分割照射技术，分次 1.8~2.0Gy。

1. 放疗的适应证

（1）手术未能彻底切除的胶质瘤。

（2）手术切除但恶性程度较高者。

（3）肿瘤位置深或位于重要功能区域不适宜手术切除者。

（4）单纯活检术后。

（5）不适合手术切除而放疗效果较佳者，如松果体生殖细胞瘤。

（6）胶质瘤术后复发不宜再手术者。

2. 放疗的禁忌证

（1）肿瘤足量照射后短期内复发者。

（2）伴有严重颅内高压，且未采取有效减压措施者。

三、化学治疗

对符合指征的胶质瘤采用化学治疗（化疗）可以提高无瘤生存率及总生存率。对于高级别脑胶质瘤化疗配合放疗其作用更为明显。

（一）临床上常用的化疗方案

1. Stupp 方案 放疗的第一天开始应用替莫唑胺（TMZ）75mg/m²，每天 1 次，口服，空腹服用，一直应用至放疗结束；放疗结束休息 1 个月，然后进行 6 个周期的 TMZ 辅助化疗（150~200mg/m²，连用 5d，28d 为 1 个周期）。无条件者可考虑应用亚硝脲类药物。

主要用于胶质母细胞瘤（GBM），在放疗中和放疗后应用 TMZ，显著延长患者生存期，这一协同作用在 MGMT 启动子甲基化患者中最为明显。目前也用于间变性胶质瘤。

近年来主张 TMZ 早期应用，即术后 2 周即开始服用，TMZ 75mg/m²，每天 1 次，持续至放疗结束，而辅助化疗也主张延长至 9~12 个月。

2. PCV 方案 丙卡巴肼（甲基苄肼，PCB）60mg/（m²·d）d8~21，洛莫司汀（CCNU）110mg/（m²·d）d1，长春新碱（VCR）1.4mg/m² d8，d29，8 周为 1 个周期。

如胶质瘤存在 1p/19q 联合缺失，则表明对化疗和放疗更敏感，Ⅰ、Ⅱ级低危患者可以优先考虑化疗，而推迟放疗的时间。推荐化疗方案包括 PCV 方案、TMZ 单药化疗；对于高危者或Ⅲ级者，放疗联合 PCV 方案化疗是一线治疗方案，其次为放疗 +TMZ。

3. 其他药物 卡莫司汀、伊立替康、依托泊苷、顺铂、卡铂、环磷酰胺等。

危险因素包括：

（1）年龄 ≥ 40 岁。

(2)肿瘤未全切除。

(3)星形细胞瘤成分。

(4)肿瘤体积大,最大径≥6cm。

(5)肿瘤过中线。

(6)术前有除癫痫外的其他神经功能缺损症状。

(7)无 1p/19q 联合缺失。

(8)*IDH* 野生型。

具有 1~2 个因素为低危组,3 个或 3 个以上因素者为高危组。

(二)化疗方案敏感性预测

1. 1p/19q 共缺失 预后好的指标,也表明对化疗敏感。

2. MGMT 启动子甲基化 阳性者 TMZ 化疗效果好;阴性者表明 TMZ 耐药,不常规推荐使用 TMZ。

3. *IDH* 状态 *IDH* 突变者的化疗效果好于 *IDH* 野生型。

四、电场治疗

肿瘤治疗电场(TTFields)是一种通过抑制肿瘤细胞有丝分裂发挥抗肿瘤作用的治疗方法(图 1-1)。用于脑胶质瘤的电场治疗系统是一种便携式设备,通过贴敷于头皮的电极片产生中频低场强肿瘤治疗电场,选择性地作用于分裂期的肿瘤细胞,阻止有丝分裂正常进行,从而促使肿瘤细胞死亡。

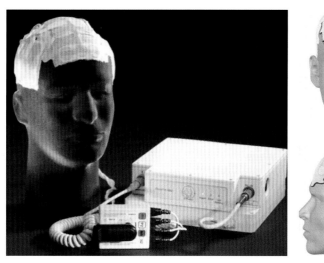
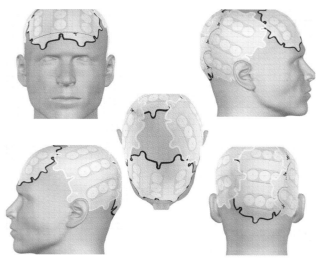

图 1-1 TTF 设备及佩戴方式

用于初治 GBM 的辅助治疗以及复发 GBM 的治疗,每天应用时间不低于 18h,和 TMZ 同步应用。胶质瘤的治疗原则可参考 2018 年中国胶质瘤的专家共识(图 1-2)。

五、预后

预后与多种因素有关:

1. **手术切除程度。**

2. **病理分级** 从 I 级至 IV 级,预后明显变差。

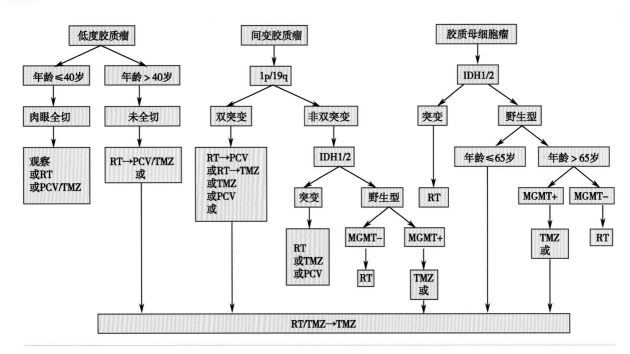

图 1-2　中国胶质瘤协作组推荐的治疗方案

RT. 放射治疗；TMZ. 替莫唑胺；PCV PCB 60mg/(m²·d), d8~21+ CCNU 110mg/(m²·d), d1+ VCR 1.4mg/(m²·d), d8, d29, 8 周 ×6。

3. 分子标记物对预后的影响

(1) 预后好的分子标记物：① IDH1/2 突变；② 1p/19q 联合性缺失；③ MGMT 启动子甲基化。

(2) 预后差的分子标记物：① EGFR 扩增和 EGFRv Ⅲ 重排。② *PTEN* 基因突变。③ *TP53* 突变。④ TERT 启动子突变。⑤ *ATRX* 突变。⑥ MET 扩增。

IDH 和 *TERT* 启动子区突变与预后密切相关，*IDH* 野生型伴或不伴 *TERT* 启动子区突变患者，临床预后最差，此类胶质瘤应加强放疗及化疗强度。

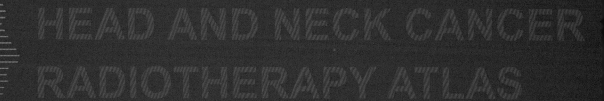

第二章　中枢神经系统肿瘤放射治疗技术

第一节　放射治疗原则

一、概述

中枢神经系统肿瘤常用的放射治疗技术可归纳为 4 种:局部野照射、全脑照射、全中枢神经系统照射和全脑室照射技术。

各种放射治疗技术应用指征如下。

1. 局部野照射

(1)侵袭性垂体瘤的术后放疗。

(2)手术切除不彻底反复复发的颅咽管瘤。

(3)胶质瘤术后。

2. 全脑照射

(1)颅内原发或继发淋巴瘤。

(2)单发或多发脑转移癌。

(3)多灶性恶性胶质瘤。

3. 全中枢神经系统照射

(1)髓母细胞瘤。

(2)已有播散或多发松果体生殖细胞瘤。

(3)恶性室管膜瘤:早年主张全中枢照射,现在则主张有指征的应用。凡脊髓 MRI 检查阳性或脑脊液细胞学检查阳性者,考虑全中枢照射,否则行全脑室照射,甚至局部野照射。

4. 全脑室照射技术

既往需要全中枢照射的肿瘤,如生殖细胞瘤、恶性室管膜瘤,如果全面检查包括全中枢 MRI 及脑脊液检查均未发现异常者,现已不主张全中枢照射,而主张全脑室照射。

二、体位和固定

根据采用的照射技术、肿瘤具体部位及大小、需要躲避的重要器官如眼球、视神经、视交叉、脑干等因素而定。

(一) 常规照射技术的体位和固定

一般而言,采用常规照射技术时对体位的要求比较严格,除了考虑以上因素,还必须考虑入射线和出射线对正常组织和器官的保护,要求:①入射线距离肿瘤的距离最短。②入射线和出射线必须避开重要器官如眼球和脑干等。③根据治疗计划系统(Treatment Plan System,TPS)选择合适角度的楔形板。

根据以上要求,常规照射技术可选择的体位有仰卧位、俯卧位、侧卧位等。

1. 垂体瘤的体位

一般采用仰卧位,斜架头枕,使下颌尽量内收(以眉弓结节与外耳孔连线垂直于床面为基准),一方面保证垂体瘤三野等中心照射时前野不伤及眼球,另一方面可以将脑干的受量尽可能降低(图 2-1),面罩固定。

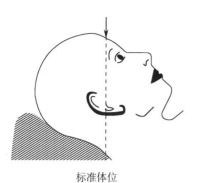
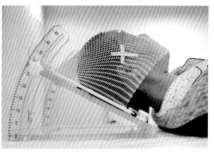

标准体位　　　　　　　　　　斜架头枕,面罩固定

图 2-1　垂体瘤常规放疗时的标准体位及固定技术

2. 不同部位胶质瘤的体位

(1)俯卧位:1 例左侧顶枕叶星形细胞瘤术后放疗,采用俯卧位、船型架、面罩固定,两野交角 90° 照射并用 45° 楔形板(图 2-2、图 2-3)。

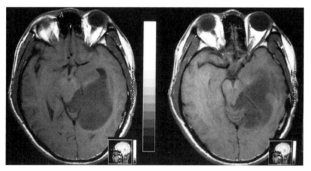
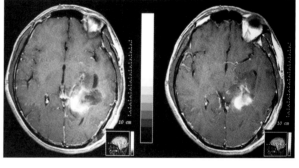

术前 MRI　　　　　　　　　　　　　　　　术后 MRI

图 2-2　术前、术后 MRI 检查

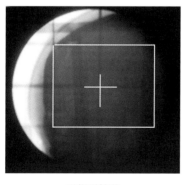

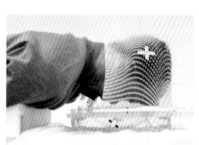
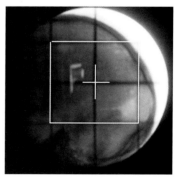

后侧照射野　　　　　　　体位:俯卧位,船型枕　　　　　　左侧照射野

图 2-3　体位及照射野

(2)仰卧位:1 例左侧额叶多形性胶质母细胞瘤术后放疗,采用仰卧位、斜架,两野交角 90° 照射并用 45° 楔形板(图 2-4、图 2-5)。

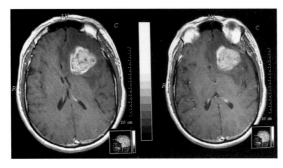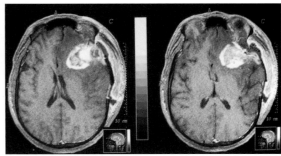

术前 MRI　　　　　　　　　　　　　术后 MRI

图 2-4　术前、术后 MRI 检查

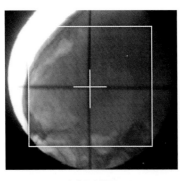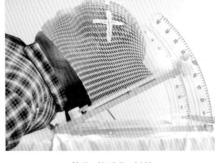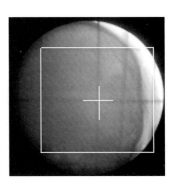

左侧照射野　　　　　　　　　　体位：仰卧位，斜枕　　　　　　　　前侧照射野

图 2-5　体位及照射野

3. 全脑照射的体位　仰卧位，平架，头垫合适角度的头枕，面罩固定，采用等中心双侧水平对穿照射技术。

4. 全中枢照射的体位　俯卧位，采用特殊的船型枕。

（二）调强照射技术的体位和固定

调强照射技术的体位要求比较简单，以患者舒适为原则，一般采用仰卧位、合适角度的头枕，头颈肩面罩固定，对需行全中枢照射者，要求用一体架（图 2-6），头颈肩和体罩一并固定，或采用真空垫固定技术。

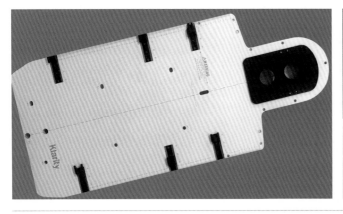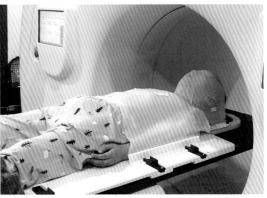

图 2-6　一体架及固定治疗场景

三、扫描

定位 CT 扫描范围包括整个头颅，一般从头顶到上颈部，扫描层厚 2~3mm。要求增强扫描。

因颅内肿瘤 CT 图像常常显示不清，其照射靶区确定要求参考 MRI 图像，因此所有胶质瘤放疗病例都要求多序列的 MRI 图像资料，包括 T1 平扫、T1 增强、T2、FLAIR 序列，采用 MRI/CT 图像融合技术以勾画靶区（图 2-7、图 2-8）。

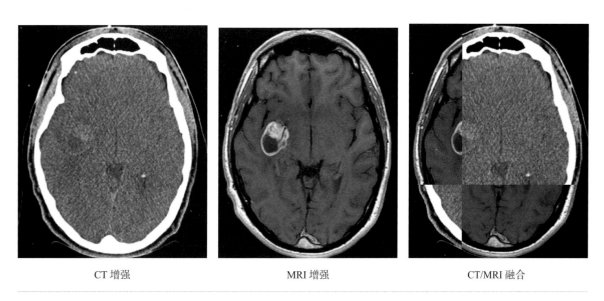

| CT 增强 | MRI 增强 | CT/MRI 融合 |

图 2-7　右侧额叶胶质母细胞瘤术后放疗，定位增强 CT 显示的临床靶区（GTV）不清，而 MRI T1 增强像清楚显示瘤体大小。MRI、CT 图像融合技术对于精确勾画靶区一目了然

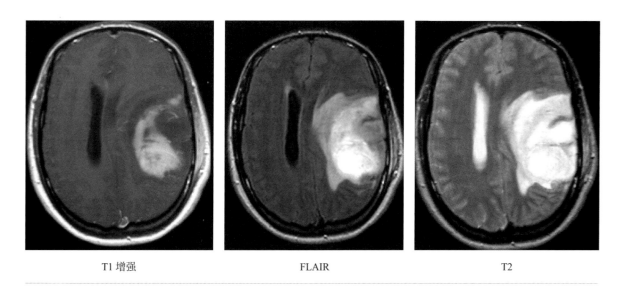

| T1 增强 | FLAIR | T2 |

图 2-8　MRI 不同序列显示的胶质母细胞瘤具体形态

四、靶区设计

不同肿瘤的靶区包括范围不尽相同，下面以胶质瘤为例说明靶区设计原则。

　　靶区的设计应结合术前、术后影像资料如CT、MRI所显示的肿瘤大小为主,并参照术中具体所见及手术切除情况,根据病理类型、恶性程度的高低而决定靶区大小。

　　一般而言,对较大体积的胶质瘤,术后瘤床体积变化较明显,此时应以术后影像资料显示的病变部位为主(图2-9),而对一般体积的胶质瘤,术前及术后病变变化不明显(图2-10)。

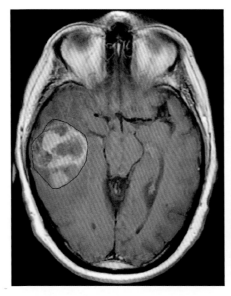 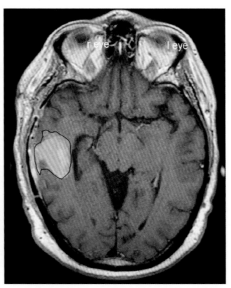

术前 GTV 体积较大且脑干中线移位　　　　　　　术后瘤床体积明显缩小且中线恢复

图 2-9　间变星形细胞瘤术前、术后 GTV 比较

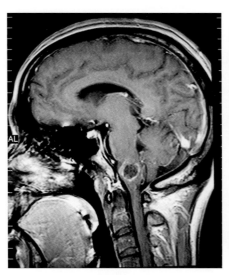 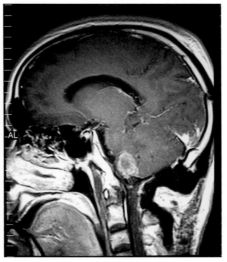

术前显示脑干肿瘤 GTV 不大　　　　　　　术后显示瘤床体积无明显变化

图 2-10　脑干胶质母细胞瘤术前、术后 GTV 比较

　　对低级别胶质瘤(WHO Ⅰ、Ⅱ级),靶区一般在瘤体周围外放 1~2cm;高级别胶质瘤(WHO Ⅲ、Ⅳ级),靶区一般在瘤体周围外放 2~3cm。

　　对于术后肿瘤残存明显者,除勾画肿瘤瘤床(Gross Tumor Volume Tumor Bed,GTVtb)、临床靶区(clinical target volume,CTV)外,建议将残存的肿瘤一并勾画出来希望给予较高的剂量。图 2-11 为 1 例胶质母细胞瘤（Glioblastoma，GBM）者术后残存的靶区，GTVp 包括影像上强化部分、GTVtb 包括 GTVp 和 T2 FLAIR MRI 异常信号。

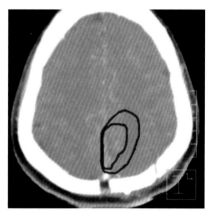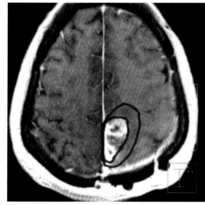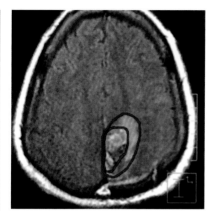

| 增强 CT | 增强 MRI | T2 FLAIR |

图 2-11　左顶枕叶胶质母细胞瘤术后靶区（蓝色 GTVp，红色 GTVtb）

五、分割方式及剂量

一般采用常规分割照射技术，分次剂量 1.8~2Gy，总剂量根据病理分级的不同而不同。

常规照射技术：Ⅰ、Ⅱ级总剂量 50~54Gy，最高一般不超过 56Gy；Ⅲ、Ⅳ级总剂量不低于 60Gy，一般在 60~66Gy。

调强放疗技术：由于采用不同的靶区概念，因此其剂量在不同的靶区内不一样，但瘤床总剂量一般同常规照射技术的总剂量（具体参见调强照射技术的相关内容）。

第二节　常规放射治疗技术

一、局部野常规照射技术

垂体瘤和胶质瘤的常规放疗设野参见"体位"有关内容。

二、全脑常规照射技术

共有 3 种方式来行全脑放疗。

1. **经典照射野**　取眉弓结节与外耳孔连线为颅底基准线进行全脑放疗（图 2-12）。

2. **改良照射野**　因颅前窝、颅中窝、颅后窝并非一平面结构，故为避免颅底基准线为一直线时包括正常组织过多且某种情况下颅窝底受量不足的缺陷，将基准线按照颅底、颅窝的自然走行而设计为曲线（图 2-13）。

3. **全脑颈髓照射野**　有些病变如脑淋巴瘤疗后容易出现颈髓的治疗失败，且失败后设计脊髓照射野的上界与全脑照射野的下界出现剂量重叠,从而影响放疗的实施。为避免此缺陷,可考虑将部分颈髓与全脑包括在一个靶区范围内,且颈髓下界采用一水平线,可以与以后的照射野很好地衔接(图2-14)。

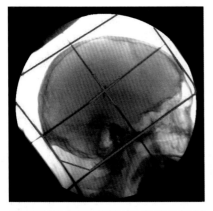 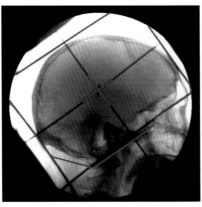 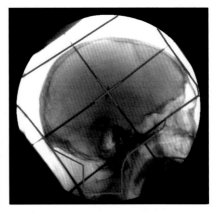

图 2-12　颅底线为一直线　　　图 2-13　下界沿颅底自然走行　　　图 2-14　全脑与颈髓 2 水平以上连接
　　　　　　　　　　　　　　　　　　　　　　　　　　　　　　　　　为一个照射野

分次及总剂量可根据患者的具体情况采用 30Gy/10 次 /2 周,或 40Gy/15 次 /3 周,或 40Gy/20 次 /4 周的分割方式。对局限性病变,全脑照射后也可考虑局部缩野继续加量放疗或 γ、X 刀局部加量。

三、全中枢神经系统照射的常规放疗技术

1. 体位　患者取俯卧位,头面部垫"船型枕"(应根据每例患者的具体情况调整头部及颏部的角度,一方面保证患者体位的舒适,另一方面尽可能将颈髓拉直),体部垫 10cm 厚的塑料平板。体中线与床轴一致(在激光线的帮助下摆位)。

2. 模拟定位

(1)模拟机下透视,观察、调整体位符合治疗要求,然后头颈部用热塑面罩固定(图2-15)。

(2)全脑照射采用两侧水平野等中心照射技术,包括全脑及颈 4 椎体以上的颈髓,然后拍摄定位片,在定位片上勾画出需要遮挡的正常组织和器官(图2-16),同时将照射野中心的"+"字线标记在面罩上(左右各一"+"字线为侧野中心,正中一"+"字线为升床高度参考点,治疗时三个"+"字线应和三维激光完全重合,方可开始治疗)。

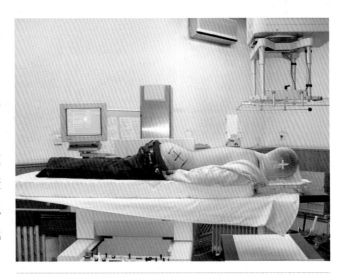

图 2-15　患者体位及模拟定位场景

(3)全脊髓照射:采用源皮距垂直照射技术。由于脊髓各处的深度不一,且一个照射野不能包括全部脊髓,故脊髓一般分为 3 个照射野:下颈胸髓、腰髓、骶孔。但对需要保护卵巢功能的女性患者而言,骶孔照射野应改为两侧水平野照射(图2-17~图2-19)。不同射野间要留有合适的间距,一般取 1cm 或根据数学公式计算具体数值。

患者用激光摆位,矢状面激光和患者体中线完全重合。首先确定下颈胸段脊髓野,使其上界在肩上但出射线不能穿过口腔。

(4)根据定位片制作模板。

(5)在模拟机下模板校位,观察照射野是否合适(图2-20)。

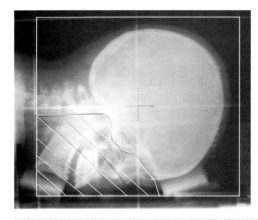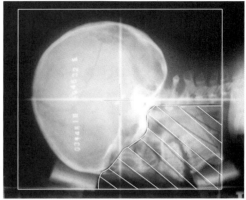

图 2-16 模拟定位片显示的照射范围及遮挡的正常组织

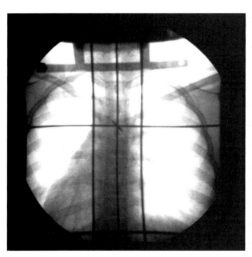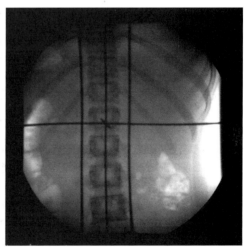

图 2-17 模拟机透视下显示的下颈胸髓及腰髓照射野

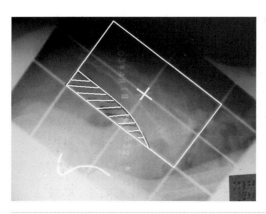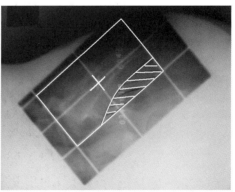

图 2-18 为保护女性患者卵巢功能,骶孔照射野采用两侧水平野照射的模拟定位片

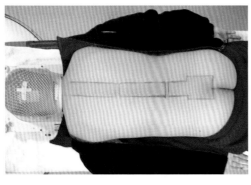
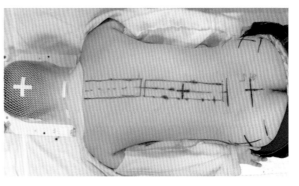

颈、胸、腰、骶髓垂直照射野的体表标记（男性）　　　　女性骶髓采用两侧水平野等中心照射

图 2-19　脊髓照射野的体表标记

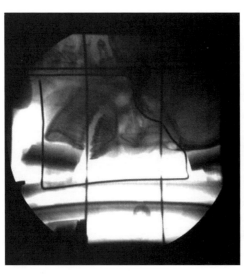
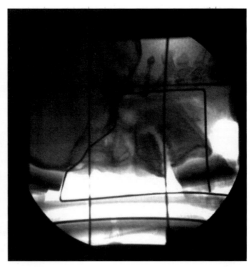

图 2-20　全脑照射野的模板校位

（6）根据模板制作等比例挡铅，不建议用多叶光栅（MLC）做挡块照射。

第一次放疗，应常规拍摄两侧全脑照射的加速器验证片，以检验治疗的精确性和重复性（图 2-21），只有重复良好，方能开始放疗。以后在每次的缩野照射前也应常规拍摄验证片。

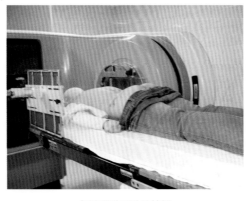
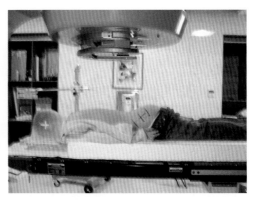

加速器验证片的拍摄　　　　　　　　脊髓照射野的照射过程

图 2-21　治疗过程

3. 能量　全脑放疗可以通过两侧平行对穿野来实施。射线能量以 4~6MV X 线为好,可以提供全脑均匀分布的剂量。过高能量的 X 线造成的最大剂量深度距离体表较远,从而导致入射线 - 出射线区域的剂量不合适(图 2-22);脊髓照射野可采用 4~6MV 的 X 线治疗,也可采用合适能量的电子束如 14~18MeV 照射,或采用 X 线与电子束的混合照射。

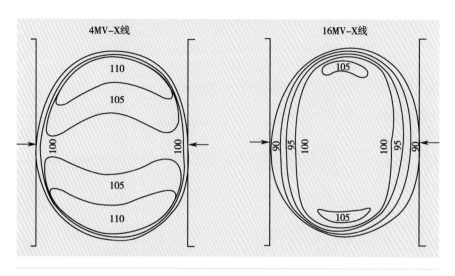

图 2-22　全脑两侧水平野照射不同能量 X 线的等剂量分布比较

颅内小肿瘤的放疗或大野照射后缩野照射,可以使用高能量射线(12~18MV X 线)平行对穿野照射或多野照射技术。设野时应注意不要照射到眼球。

4. 剂量　全脑照射野分次剂量不低于 1.8Gy,脊髓分次剂量 1.6~1.8Gy。全中枢总的剂量不能低于 30Gy。全中枢放疗结束,针对原发病变区采用局部野加量,争取使原发病变区的总剂量不低于 55Gy(图 2-23)。

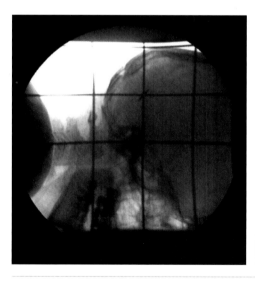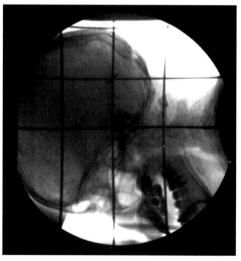

图 2-23　全中枢照射 36Gy 后缩野到局部加量至 55Gy(该病例为第四脑室髓母细胞瘤)

如何解决全脑侧野下界与下颈胸段脊髓照射野上界的衔接,有以下几种方法可供选择。

(1)旋转侧野准直器,直到其下界与下颈胸段脊髓照射野上界平行为止(图 2-24)。如此等剂量曲线显示在衔接处剂量分布满意(图 2-25)。

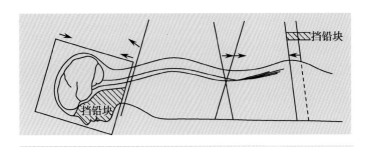

图 2-24　旋转侧野准直器使其下界与下颈胸段脊髓照射野上界平行

（2）转床的方法：可以防止下颈胸段脊髓照射野的发散（图 2-26）。

（3）半束照射：也可以解决两野间的剂量重叠问题。

尽管如此，野间的间隔在一疗程中要移动 2~3 次，避免剂量过低或过高。一般多移动侧野的下界向上，腰部和头部照射野的长度变小，而胸部照射野变长（图 2-24）；也可将所有照射野均向一个方向移动，如均向头侧定期移动。

为保证移动过程中每个照射野的中心轴不变，因此要求头部野的上界要外放足够的距离，腰部野的下界也放得比需要的长，如此靶区的剂量方能保证。

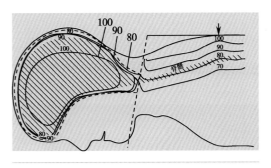

图 2-25　两侧水平全脑照射野和下颈胸段脊髓单野照射的等剂量分布

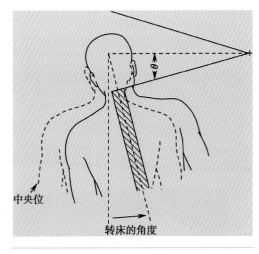

图 2-26　转床使水平野的下界与后野的上界平行

第三节　调强放射治疗技术

调强靶区的设计至今仍有争议，不仅体现在术后 GTV 瘤床的设计上，即便是术后 CTV 的设计也有不同，国内外靶区勾画原则如下。

脑瘤放疗以术后放疗为主，因此靶区的设计有其特殊之处：术后放疗靶区的设计既要参考术前影像，也要考虑术后的变化。一般而言，术前肿瘤不大时，术前肿瘤与术后瘤床大小差异不大；但如果术前瘤体较大时，术后要考虑到术后瘤腔的缩小而导致瘤床相应缩小，因此瘤床的设计一定是根据术前肿瘤的具体位置、大小、术后正常组织的回缩等多种因素而决定。

低级别胶质瘤与高级别胶质瘤的影像表现不同,因此设计理念不同。

一、低级别胶质瘤

低级别胶质瘤影像上一般无增强,其肿瘤具体位置一般在 MRI 的 T2 FLAIR 像上表现为异常信号,因此术后 GTV 瘤床的勾画原则是将 T2 FLAIR 显示的异常部分作为 GTVtb 对待(图 2-27、图 2-28)。

而 CTV 一般根据分化程度而有所不同:

病理分化为 I 级者,CTV=GTV+1cm(即在 GTV 基础上外放 1.0cm)。

病理分化为 II 级者,CTV=GTV+1~2cm(即在 GTV 基础上外放 1~2cm)。

国外推荐低级别胶质瘤放疗的总剂量为 45~54Gy,分次剂量 1.8~2.0Gy,但这个剂量是否适合 *IDH* 野生型低级别胶质瘤患者目前尚不清楚。

中国医学科学院肿瘤医院对低级别胶质瘤放疗的总剂量为 50.4~56Gy。

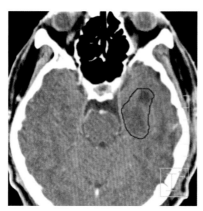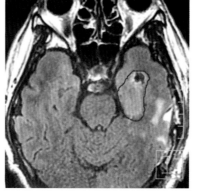

增强 CT 仅见左侧颞叶术后低密度区　　　　　　FLAIR 显示的异常信号大于术腔

图 2-27　II 级星形细胞瘤术后 GTVtb(红线)以包括 FLAIR 显示的异常信号为原则

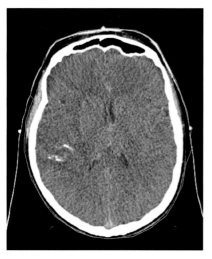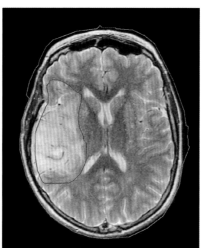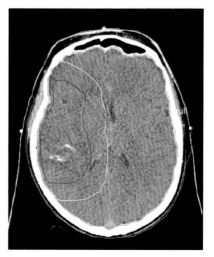

图 2-28　少突胶质瘤(II 级)术后 GTVtb(红线)的勾画以 T2 FLAIR 显示的异常信号为原则,黄线为外扩 1.5cm 的 CTV

二、恶性胶质瘤

恶性胶质瘤,即高级别胶质瘤Ⅲ、Ⅳ级者,GTV、CTV 的设计目前仍有争议,争议的主要焦点如下。

(一) GTVtb 的设计

术后往往在瘤床周围会有强化带的存在,多数主张以此为 GTVtb,并以此外扩作为 CTV 的依据,但也有学者将强化带周围的 T2 FLAR 异常信号作为 GTVtb 对待(图 2-29)。

(二) CTV 的设计

CTV 的靶区设计主要涉及下面两个问题。

1. CTV 是否需要包括瘤周的水肿区? RTOG 推荐 CTV1 需包括全部瘤周水肿及水肿区外 2cm 区域,给予 46Gy,缩野后 CTV2 需在大体肿瘤靶区(GTV)外扩 2cm,剂量增至 60Gy。

EORTC 推荐的 CTV 设计并不强调一定要包括所有瘤周水肿区,而是以术后瘤床强化带外放 2~3cm 为准(图 2-30)。

欧洲 EORTC(European Organisation for Research and Treatment of Cancer)和美国 RTOG(Radiation Therapy Oncology Group)的靶区勾画原则见表 2-1。

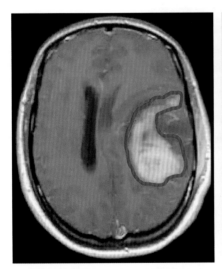 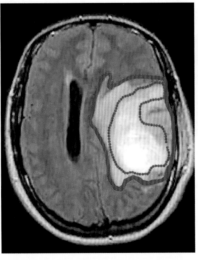 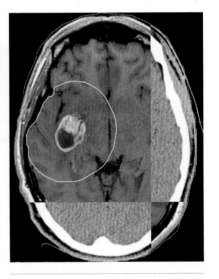

T1 强化病灶作为 GTVtb　　　　　T2 FLAIR 异常信号作为 GTVtb

图 2-29　GTVtb 的两种勾画方法

图 2-30　胶质母细胞瘤术后 GTV 包括增强 MRI 所显示的范围,外放 3cm 并适当修正为 CTV

表 2-1　欧洲 EORTC 和美国 RTOG 胶质瘤的靶区勾画原则比较

	EORTC	RTOG
WHO Ⅳ级	1 个计划(60Gy/30 次) GTV= 术腔 +MRI T1 强化组织 CTV=GTV+2cm	2 个计划: 第一计划 46Gy/23 次 GTV= 术腔 +MRI T1 强化组织 +T2 或 FLAIR 像水肿区 CTV=GTV+2cm 第二计划 14Gy/7 次 GTV= 术腔 +MRI T1 强化组织 CTV=GTV+2.5cm(强化区域外放 2.5cm)

	EORTC	RTOG
WHO Ⅲ级	1 个计划(59.4Gy/33 次) 源自 EORTC26053/22054,CATNON 试验,非 1p/19q 缺失的Ⅲ级胶质瘤 GTV= 术腔 +MRI T1 强化 +T2/FLAIR 像异常信号 CTV=GTV+1.5~2cm(解剖屏障处 7~10mm 已够) 2 个计划 EORTC26951(间变少突和少突星形细胞瘤) 第一计划 45Gy/25 次 第二计划 14.4Gy/8 次 CTV1= 术前 T2 异常 +2cm CTV2= 术后 T2 异常 +T1 强化 +1cm	2 个计划 源自 RTOG9402 试验,间变少突和少突星形细胞瘤 第一计划 50.4Gy/28 次 GTV=T2 或 FLAIR 像异常信号 CTV= 术腔 +MRI T1 强化 +T2/FLAIR 像异常信号 +1cm 第二计划 9Gy/5 次 GTV= 术腔 +MRI T1 强化组织 CTV=GTV+1.5cm(强化区域外放 1.5cm)
WHO Ⅱ级	源自 EORTC22033-26033/CE5 试验 1 个计划(50.4Gy/28 次) GTV= 术腔 +MRI T2/FLAIR 像异常信号 CTV=GTV+1~2cm	源自 RTOG9802 试验 1 个计划(54Gy/30 次) GTV=T2 或 FLAIR 像异常信号 CTV=GTV+1cm

2020 美国国立综合癌症网络(National Comprehen sive Cancer Network,NCCN)指南推荐 MR T1 增强或 T2 FLAR 异常信号为 GTV,外扩 1~2cm 形成 WHO Ⅲ级胶质瘤的 CTV,而外扩 2~2.5cm 形成 GBM 的 CTV。CTV 外扩 3~5mm 形成计划靶区(planning target volume,PTV);而 T2/FLAR 显示的水肿区建议包括在第 1 计划 CTV1 中(46Gy/23 次),第 2 计划增量区(Boost:14Gy/7 次)应仅仅包括残余肿瘤或术后瘤腔外扩 2.0cm 形成的 CTV2。

2. GTV 到 CTV 外扩的原则　CTV 是在 GTV 基础上外放形成的,但绝不能是单纯几何学的外放,而是要考虑众多因素适当修整而形成合理的 CTV 设计。

(1)颅骨作为屏障,CTV 至颅骨内板即可。

(2)大脑镰和小脑幕有一定的屏障作用,一般外放至大脑镰和小脑幕外时要及时修回至大脑镰或小脑幕,或最多包括大脑镰到对侧不超过 5mm 的距离即可。

(3)胶质瘤容易沿白质纤维束浸润,因此瘤体邻近的白质纤维束应适当多包,而灰质区域适当少包。

(4)胼胝体是最大的白质纤维束,一侧大脑半球病变可通过胼胝体到达对侧大脑半球,因此 CTV 毗邻胼胝体的部位要适当多包(图 2-31)。

(5)一侧大脑半球病变可通过大脑脚而侵犯脑干,如大脑脚受侵,则其邻近的脑干不能过多保护。

(6)胶质母细胞瘤常见扩散途径是通过胼胝体、内囊、穹窿、前联合及视辐射直接蔓延。

中国医学科学院肿瘤医院设计原则基本采纳 EORTC 标准,并根据具体情况做适当的个体化处理。

GTVtb:原则上讲,GTVtb 包括术后强化带及 T2 FLAIR 异常部分(如术后有明确的肿瘤残存,也可将残存肿瘤勾画为 GTVp 而给予较高的剂量)。但在临床处理上,应根据具体情况个体化处理:如果病灶不大,则术后增强的区域及 T2 FLAIR 像异常信号均包括在 GTVtb(图 2-32);但如果病灶较大,如遵照包括全部 FLAIR 像异常信号作为 GTVtb 对待的原则,则相应的 CTV 会明显扩大(图 2-33)。图 2-33 患者 GTVtb 以左图为准,仅包括强化的病变范围。

CTV:在 GTVtb 基础上外扩 2~3cm 并适当修改形成。

病理分化为Ⅲ级者,CTV=GTV+1.5~2.0cm。

病理分化为Ⅳ级者,CTV=GTV+2.0~3.0cm,现多主张外放距离多不超过 2cm。

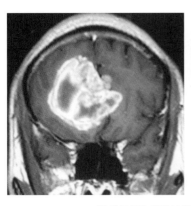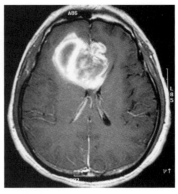

胶质母细胞瘤通过胼胝体前部侵犯对侧

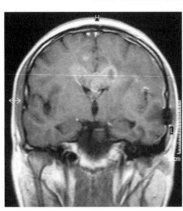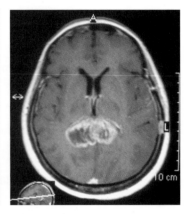

胶质母细胞瘤通过胼胝体后部侵犯对侧

图 2-31　胶质母细胞瘤侵犯对侧的途径

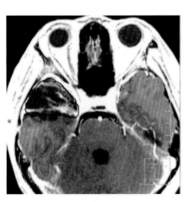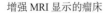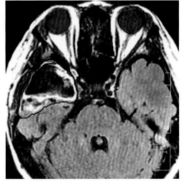

增强 MRI 显示的瘤床　　　　T2 FLAIR 显示强化病灶后方的异常信号区

**图 2-32　胶质母细胞瘤术后 GTVtb 包括增强 MRI+T2 FLAIR 异常信号
　　　　所显示的范围**

　　当然也可设计为 2 个 CTV,如 CTV1 在 GTV 外放 1.5cm、CTV2 在 GTV 外放 2.5cm,可以给予不同的分次剂量及总剂量。

（三）PTV 的设计

PTV=CTV+3~5mm,靶区的剂量按照相关的 PTV 给量。

（四）危及器官的限量

在靶区设计的同时,对靶区周围的重要器官如脑干、脊髓、角膜、晶体、视神经等进行勾画,并限定安全剂量。

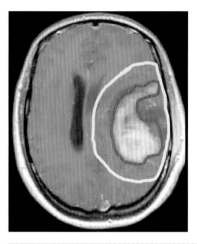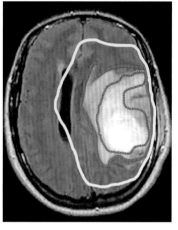

图 2-33 胶质母细胞瘤术后 GTV 的勾画,以增强 MRI 所显示的瘤体为
原则

当采用分次剂量为 1.8~2.0Gy 的照射时,各重要器官的剂量应限制在:全脑 50Gy,部分脑 60Gy;脑干 54Gy;脊髓 45Gy;视交叉 50~54Gy;视网膜 45Gy;晶体 9Gy;内耳 30Gy;脱发 20~30Gy;泪腺 30Gy(暂时性),60Gy(永久性)。

(五) 剂量

分次剂量一般为 1.8~2.0Gy,建议单次剂量不超过 2Gy,但对于明显残存肿瘤、且位于非重要功能区时,允许残存肿瘤分次剂量适当提高至 2.1~2.2Gy。

总剂量与分级有关。一般而言,低度恶性者总剂量 50.4~56Gy,高度恶性者 GTV 为 60~66Gy,CTV1 为 60Gy,CTV2 为 54Gy。

三、计划设计及评估

根据肿瘤大小、位置、需要躲避的重要组织和器官,以尽可能地增加靶区的适形度、降低正常器官的受量。

评估计划的优劣采用直观的剂量体积直方图(dose volume histogram,DVH),同时逐层查看剂量的均匀度及适形度,特别应注意剂量热点不能落在危及器官上。

四、全中枢调强照射技术

1. 应用常规照射技术进行全中枢照射尽管临床应用几十年,但仍然存在着明显的缺点。

(1)患者采用俯卧位,难以长时间固定,精确性和重复性受到影响。

(2)3~4 个中心点,每周需移动射野,摆位难度增加。

(3)野与野之间衔接存在剂量冷、热点。

2. 如用调强照射技术进行全中枢照射,则有其优点。

(1)采用仰卧位照射技术,患者舒适性好,精确性和重复性有保障。

(2)原发肿瘤可采用 CT/MRI 融合技术,靶区设计精确。

(3)野衔接处剂量均匀。

(4)一次计划设计,完成整个治疗过程。

(5)每次治疗仅需摆位一次,完成治疗。

（6）正常组织受量减少。

3. 以下以一9岁髓母细胞瘤患者为例,介绍全中枢调强照射的治疗流程及靶区设计。

（1）患者取仰卧位,以体位舒适为原则,体中线与床轴一致（在激光线的帮助下摆位,图 2-34）。

（2）CT 进行（topogram,TOP）像采集,观察体位是否合适,如不合适调整至合适体位,并在体中线用紫药水标记一纵行线。

（3）热塑面罩固定头颈部、胸部、腹部等（图 2-35）,同时在热塑罩上也标记出纵行线及侧方参考线（注意面罩有一定的回缩性,体表也应标记以和面罩上的标记比对）。

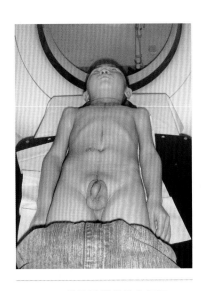 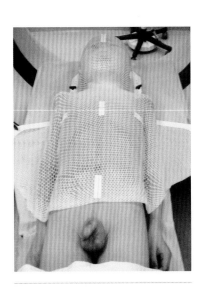

图 2-34　体位及纵线体表标记　　　　图 2-35　热缩面罩及体表标记

对成人而言,目前多采用一体架（图 2-6）、头颈部面罩及体罩同时固定,保证更好的重复性和精确性。

（4）CT 扫描,要求层间距 2~3mm。增强扫描主要满足原发肿瘤部位,其他部位不做要求。

（5）靶区勾画,全中枢靶区勾画的一些原则。

● 骨窗下勾画全脑及脊髓的 CTV

1）全脑 CTV:包括全部脑实质、颅骨内缘（图 2-36）。颅前窝要包括全部额叶和筛板,颅前窝底壁位置较低、筛板下缘下 5mm 范围均应包括在 CTV 内;颅中窝要包括颞叶最下极和垂体窝。颅中窝的前壁和底壁辨认清楚、均应有充分安全界地包括在全脑范围内;一般而言,颅底应包括颅底下缘下 5~10mm 范围,以充分包括脑神经出入颅底处。

2）眶上裂、眶下裂、眶尖、视神经管、颈静脉孔、内耳、舌下神经孔均应充分地包括在靶区内。

3）脊髓 CTV:两侧包括椎间孔,下界以包括硬膜囊（thecal sac）下界及其下方 1cm 范围为准（图 2-37）。硬膜囊下界一般位于骶 2 下缘,但因个体差异,硬膜囊的精确位置以脊髓 MRI 来确定（图 2-38）。

4）因脑部、颈部、胸部、腰骶部摆位误差不同,且非断层加速器（TOMO）无法一次完成全脑全脊髓照射,因此可以分不同部位进行靶区勾画（图 2-39、图 2-40）。

● CTV 到 PTV 距离各家医院标准不一,中国医学科学院肿瘤医院的标准:脑部 3mm;胸腰段 5mm;腰骶段 8mm。也有考虑到照射野较长,上端变化较小,因此除照射野下界外放 8mm 外,其他各个方向均为 5mm。

图 2-41~ 图 2-44 显示相应 PTV 的剂量分布。

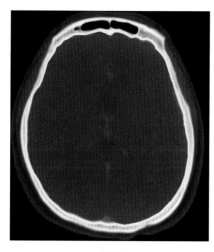 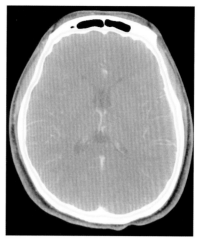

骨窗 软组织窗

图 2-36 CTV 包括颅骨内缘的全部脑实质

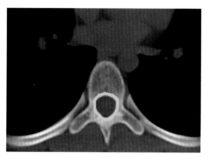 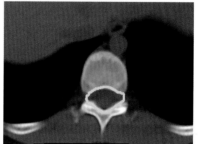

不同层面的胸髓 CTV

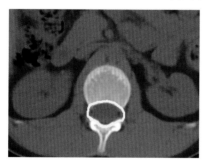 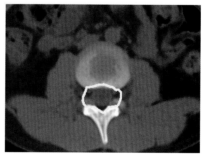

不同层面的腰髓 CTV

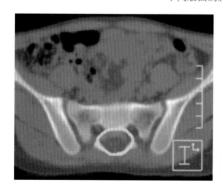 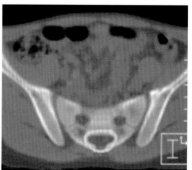

不同层面的骶髓 CTV

图 2-37 不同层面的脊髓

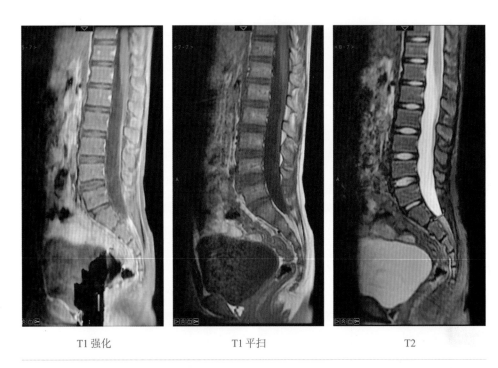

T1 强化　　　　　　　　　T1 平扫　　　　　　　　　T2

图 2-38　MRI 显示的硬膜囊位置位于骶 1 下缘(红线),CTV 为保证安全界应下放 1cm 或一个椎体置于骶 2 下缘

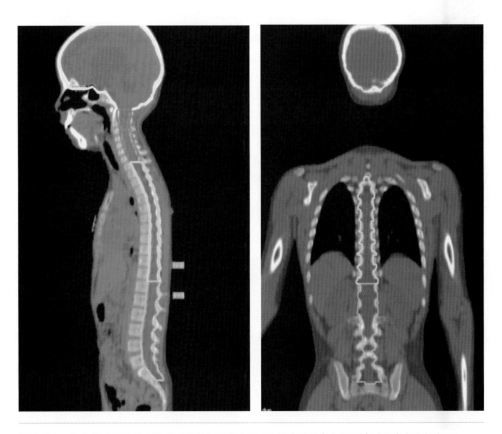

图 2-39　全中枢 CTV 分成脑部(黄色)、颈部(粉红)、胸部(绿色)、腰骶部(褐色)进行勾画

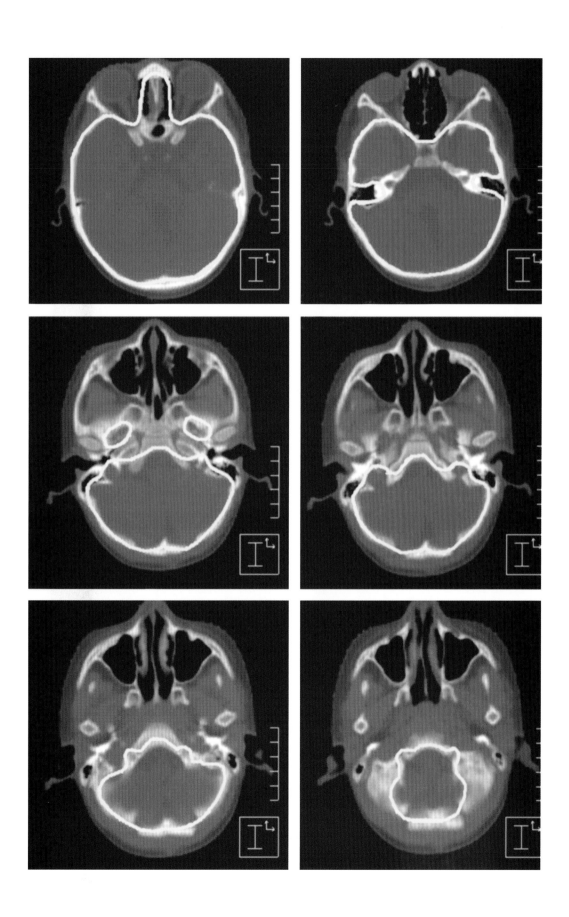

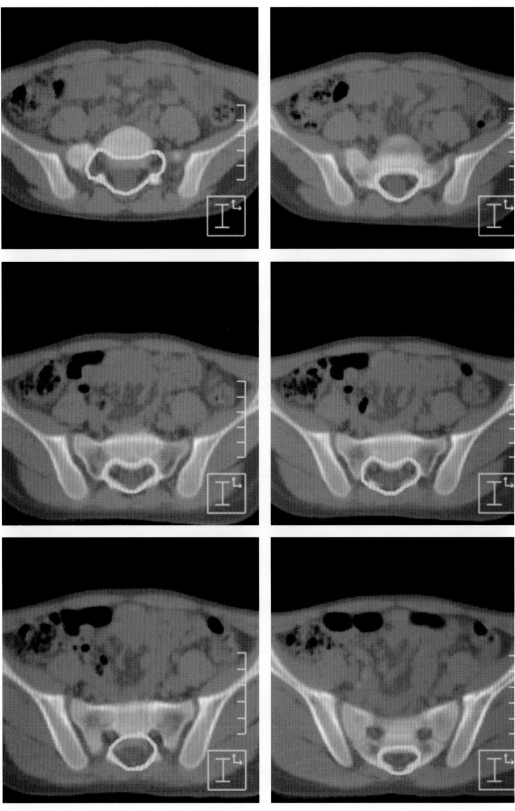

不同层面的 CTV

图 2-40　三维层面显示的全中枢照射区域(CTV)

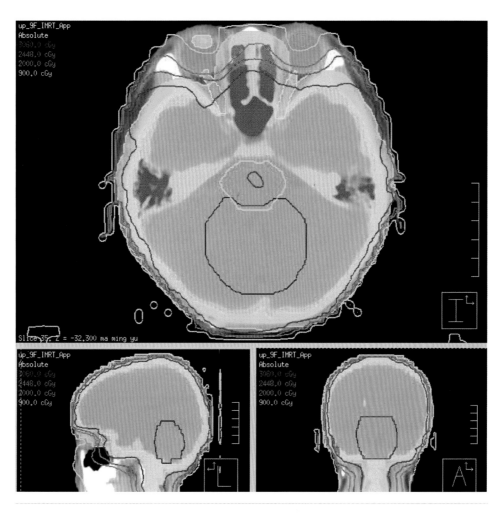

图 2-41 三维层面显示全脑 30.06Gy/17 次等剂量分布

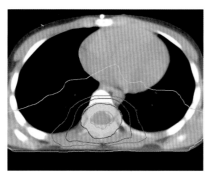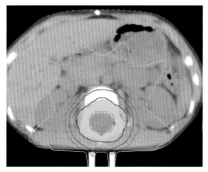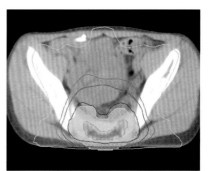

图 2-42 几个不同层面显示全中枢调强照射技术胸、腹、盆腔正常组织受量明显下降

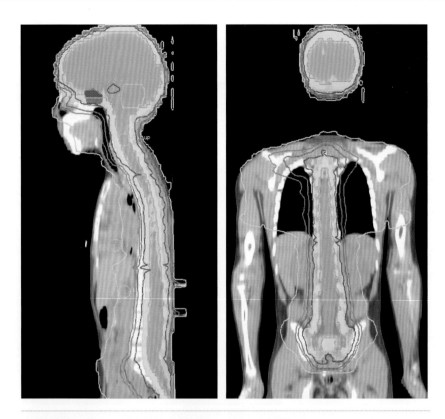

图 2-43　三维层面显示全脑全脊髓 30.06Gy/17 次等剂量分布

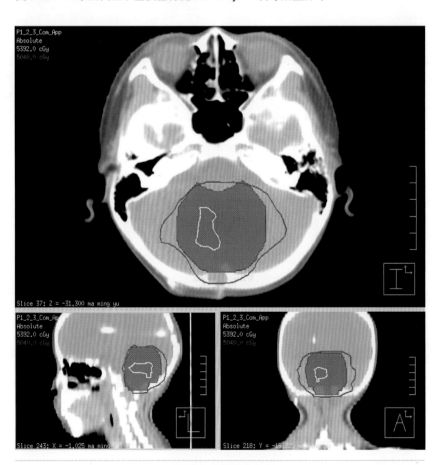

图 2-44　三维层面显示的颅后窝局部加量等剂量分布 50.40Gy/28 次（红线范围），
　　　　　黄线范围为靶区 107% 的高剂量区 53.92Gy

颅前窝的底壁和颅中窝的前壁和底壁的处理至关重要,无论是常规野照射、还是调强放疗,都必须注意这些部位,如果脱靶或在边缘则容易造成这些部位的复发(图2-45、图2-46)。

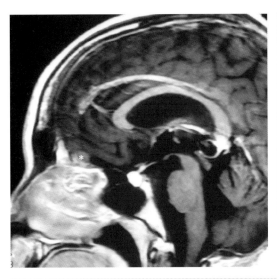
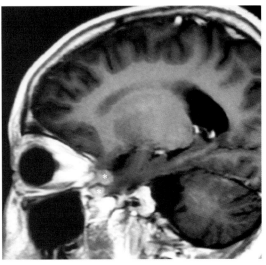

图 2-45 髓母细胞瘤术后放疗后 8 个月颅前窝、颅中窝复发(*.复发病灶)

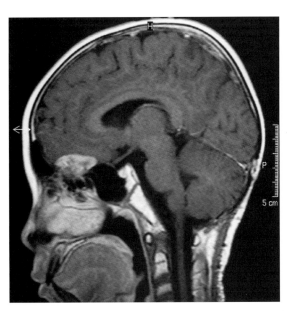
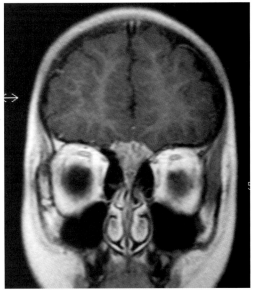

图 2-46 髓母细胞瘤全中枢照射后半年颅前窝出现局部复发

五、全脑室调强照射技术

全脑室照射的原则为包括所有脑室系统以及脑室系统外 5~10mm 的正常脑组织,第三脑室、第四脑室及中脑导水管必须包括在内,靶区勾画时尤其要注意第四脑室侧孔及中间孔不能遗漏(图2-47)。

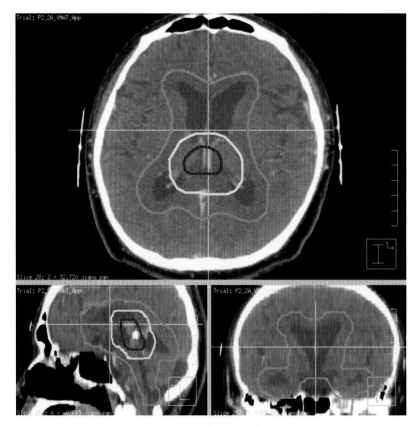

三维层面显示的全脑室（褐色区域）

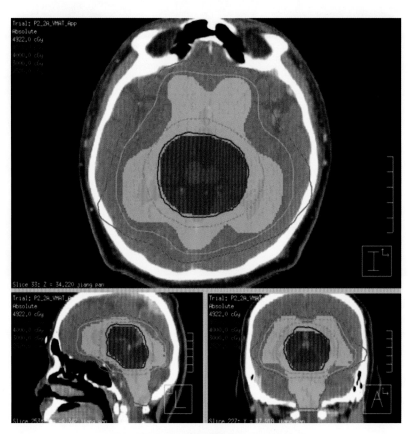

三维层面显示的全脑室剂量分布（VMAT 技术）

图 2-47　全脑室照射

六、全脑调强照射技术

全脑靶区设计,建议在骨窗下勾画,注意颅前窝底及颅中窝、以及神经出颅的内口如眶尖、眶上裂、眶下裂、内耳门、舌下神经孔等均应包括在全脑范围内(图 2-48)。

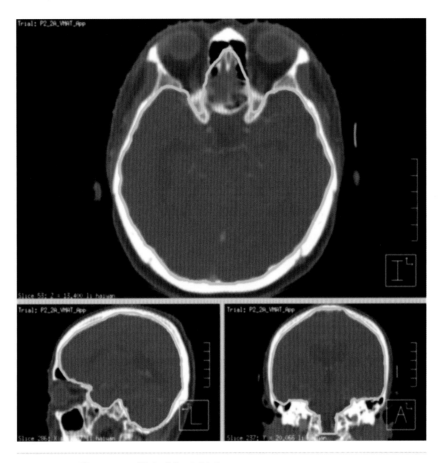

图 2-48 三维层面显示的全脑靶区范围

图 2-49 为一全脑放疗后局部加量的患者:右侧基底节、鞍区混合性生殖细胞肿瘤,主要呈畸胎瘤 60%、精原细胞瘤和内胚窦瘤各占 20%,术后先行 6 周期全身化疗(依托泊苷 + 卡铂 + 博来霉素),脑脊液细胞学检查及全中枢 MRI 检查未发现有脑脊液播散,放疗时行全脑照射后局部加量:CTV1 54Gy/1.8Gy/30 次,CTV2 30.06Gy/1.67Gy/18 次。

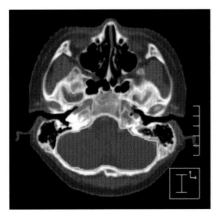 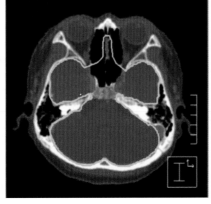 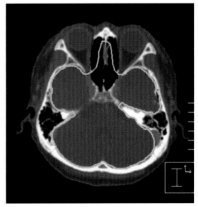

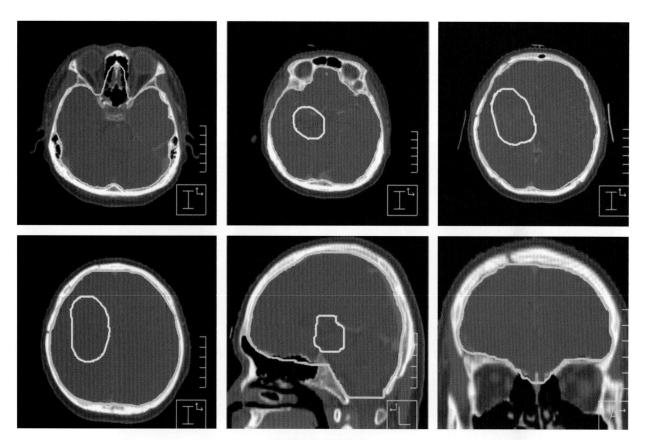

从上至下的靶区勾画

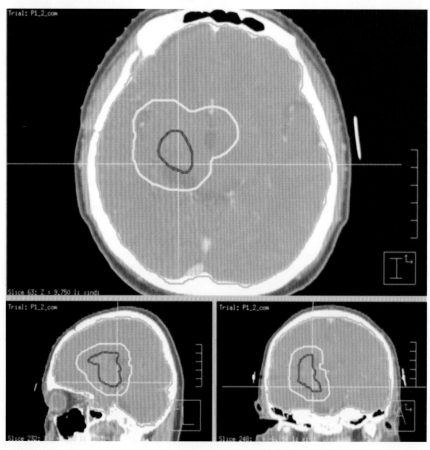

三位层面显示的 GTVp（红线）、CTV1（黄线）、CTV2（绿线）

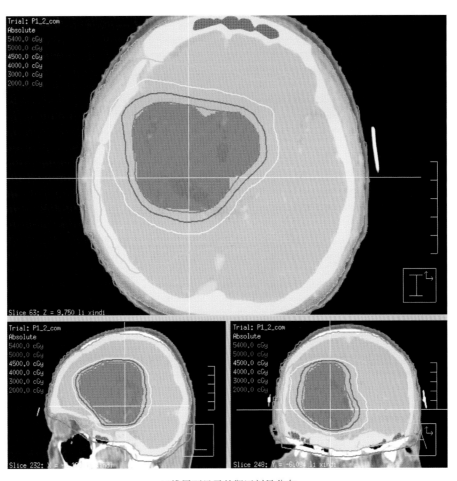

三维层面显示的靶区剂量分布

图 2-49 混合型生殖细胞瘤的全脑调强照射技术（VMAT 技术）

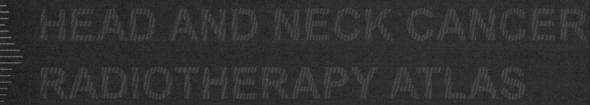

第三章 中枢神经系统肿瘤各论

第一节 胶 质 瘤

一、治疗原则

胶质瘤的治疗以术后放射治疗（放疗）为主。

1. 目前国际上推荐的治疗方案为：

（1）对于高级别胶质瘤（WHO Ⅲ、Ⅳ级），不论手术切除情况，术后均应行放疗。

（2）对于低级别胶质瘤（WHO Ⅰ、Ⅱ级）术后放疗适应证、最佳时机、放疗剂量等迄今为止依然存在一定争议，目前多根据患者预后风险高低来制订治疗策略。

2. 预后不良因素 包括年龄 ≥ 40 岁、肿瘤未全切除、肿瘤体积大（最大径 ≥ 6cm）、术前有神经功能缺损、IDH 野生型等。

凡具备以上任何一种不良因素，尤其是肿瘤未全切除或年龄 ≥ 40 岁的患者，应积极行早期放疗和/或化疗。

对无以上不良因素者，尤其是年龄 <40 岁且肿瘤全切除的患者、无明显神经功能症状者，可以选择密切观察，肿瘤进展后再治疗。其依据为国际上随机性研究已经证实，对低级别胶质瘤术后即刻放疗（早期放疗）和术后延迟放疗（复发后放疗）总生存率相似，唯一不同的为前者的无瘤生存好于后者。

二、病例介绍

【病例 1】 男性，36 岁，左侧额叶少突星形细胞瘤（Ⅱ级）、肿瘤近全切除术后，术后复查 MRI 局部残存。术后放疗采用 5 野同步加量调强放疗技术，分别设计不同的靶区并给予不同的分次剂量及总剂量：残存病灶 GTVp（红线区域）60.48Gy/2.16Gy/28 次，瘤床 GTVtb（粉红线区域）56Gy/2.0Gy/28 次，其外放 1.5cm 并适当修改为 CTV（黄线区域）50.4Gy/1.8Gy/28 次（图 3-1~ 图 3-3）。

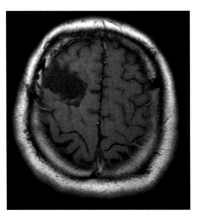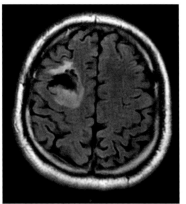

术腔周围无异常信号　　　　　　　术腔后方残存病灶

图 3-1 不同层面 MRI FLAIR 像上显示有无术后残存及异常信号区

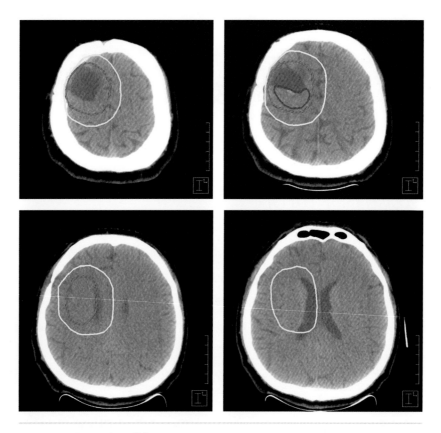

图 3-2　不同层面勾画的靶区

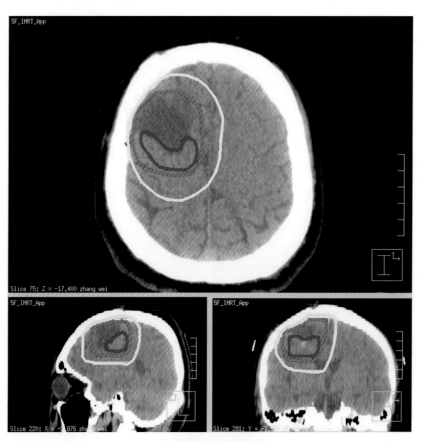

三维层面显示的靶区

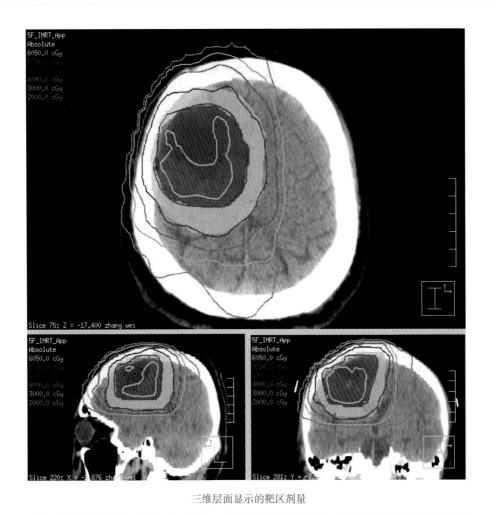

三维层面显示的靶区剂量

图 3-3　左侧额叶少突星形细胞瘤（Ⅱ级）肿瘤近全切除术后调强放疗靶区及剂量分布

【病例 2】男性，60 岁，左侧顶枕叶多形性胶质母细胞瘤（Ⅳ级）、肿瘤近全切除术后。术后放疗采用 5 野同步加量调强放疗技术，分别设计不同的靶区（以术后 MRI 融合图像作为勾画靶区的参考）并给予不同的分次剂量及总剂量：手术残腔及 T2 FLAIR 异常信号设计为 GTVtb（红线区域）63.9Gy/2.13Gy/30 次，GTVtb 外放 2.0cm 并适当修改为 CTV1（粉红线区域）60Gy/2.0Gy/30 次，GTVtb 外放 3.0cm 并适当修改为 CTV2（蓝线区域）50.4Gy/1.8Gy/28 次（图 3-4、图 3-5）。

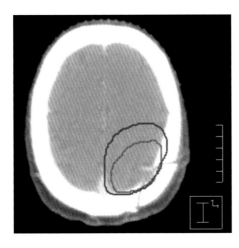
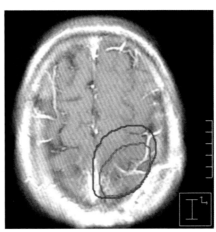

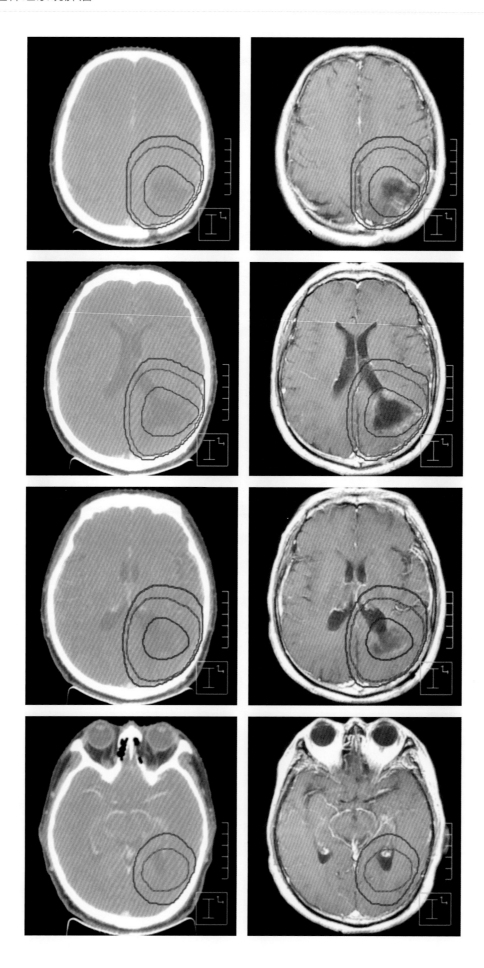

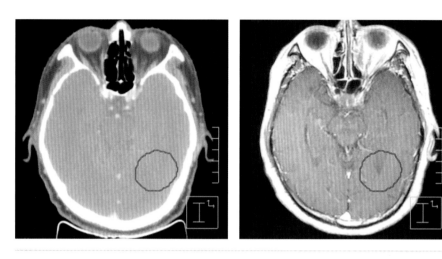

图 3-4　从上至下不同层面显示的 GTVtb、CTV1、CTV2
（左图为定位 CT，右图为融合的 MRI）

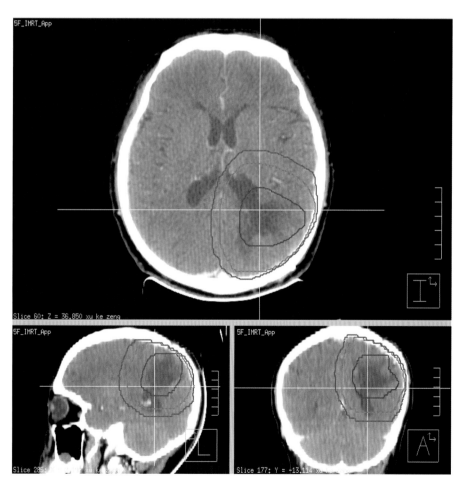

三维层面显示的靶区

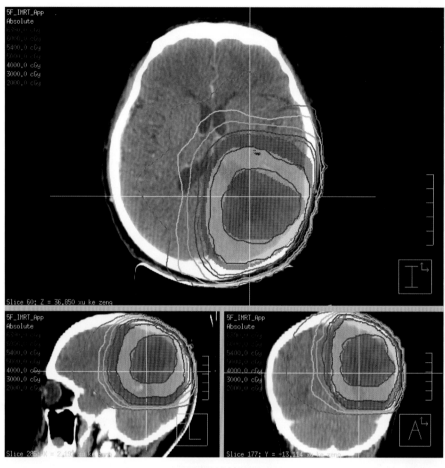

三维层面显示的靶区剂量

图 3-5　左侧顶枕叶多形性胶质母细胞瘤（Ⅳ级）术后调强放疗靶区及剂量分布

第二节　垂　体　瘤

一、概述

神经系统肿瘤中,垂体瘤发病率目前已由第 3 位升至第 2 位(神经系统肿瘤发病率前 3 位:胶质瘤、垂体瘤和脑膜瘤)。

垂体瘤可根据肿瘤大小及有无功能来分类。

(一)根据肿瘤大小分类

1. 垂体微腺瘤　瘤体直径 ≤ 1cm。

2. 垂体大腺瘤　瘤体直径 >1cm。

(二)根据分泌激素的不同垂体腺瘤分类

1. 无功能性腺瘤。

2. 生长激素型腺瘤。

3. 促肾上腺皮质激素腺瘤。

4. 泌乳素型腺瘤。

无功能微腺瘤约占垂体腺瘤的 1/2。

（三）根据临床生物学行为分类

1. 良性垂体瘤 90% 以上的垂体瘤为良性垂体瘤。

2. 侵袭性垂体瘤 侵袭性垂体腺瘤与良性垂体腺瘤在病理形态学很难区分，主要是根据影像和术中所见诊断，其定义为凡突破包膜生长并侵犯邻近结构的垂体瘤，如侵犯邻近硬脑膜、颅底骨、海绵窦和包绕双侧或单侧颈内动脉（图 3-6）。

3. 垂体癌 垂体癌临床罕见，属于临床诊断，即在垂体瘤的基础上出现颅内或颅外的转移时才能诊断为垂体癌。

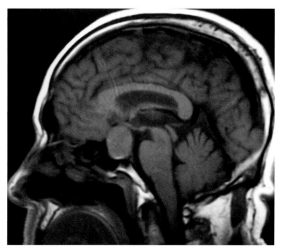 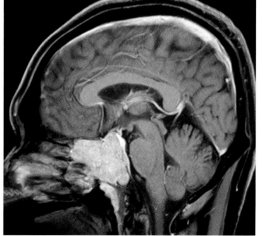

良性垂体瘤   侵袭性垂体瘤

图 3-6　影像上良性垂体瘤和侵袭性垂体瘤的鉴别

二、治疗原则

（一）药物治疗

药物治疗主要用于有症状的功能性腺瘤。

1. 泌乳素瘤 首选溴隐亭治疗，如疗效不佳或不能耐受，可用卡麦角林。

2. 生长激素垂体瘤 首选善龙治疗。

注意药物治疗可以降低相应激素水平，缩小肿瘤，但一般不能根治肿瘤。

（二）手术治疗

手术治疗用于药物治疗无效的功能性腺瘤或有症状的无功能性腺瘤。经鼻蝶手术是目前的主要手术方式。

（三）放射治疗

早年垂体瘤的放疗应用较为广泛，但因为垂体瘤患者多数生存时间较长、手术及药物的进步，放疗又具有副作用。因此目前放疗在垂体瘤的作用远不如以前，而且使用主要以立体定向放射治疗技术（SBRT）为主。

三、放射治疗原则

(一) 放射治疗指征

1. 不适合药物治疗及手术治疗的患者。

2. 有手术指征但因合并的疾病不能手术或拒绝手术者。

3. 侵袭性垂体瘤术后(单纯手术后局部复发率高达 40%)。

对于无功能的垂体微腺瘤,允许临床观察,进展或出现症状时再治疗。

(二) 放射治疗技术的选择

1. **立体定向放疗** 如临床上的伽马刀、赛博刀、X 刀技术。要求肿瘤直径小于 3cm 且与视神经有一定距离肿瘤;如肿瘤直径 >3cm 与视神经粘连或视力受损的肿瘤可先行手术治疗,手术必须达到视神经充分减压,术后再行 SRS。

2. **适形放疗技术** 多野适形放疗技术,应用指征同分次立体定向放疗。

(三) 靶区设计

1. **定位技术** 要求同时有 MRI 薄层扫描,与定位 CT 融合后进行靶区勾画,主要参考 MRI T1 增强图像显示的病灶为准。

2. **靶区勾画** MRI/CT 融合图像上显示的强化病灶为 GTV,一般不考虑 CTV,如采用 SRS 直接将 GTV+0~1mm=PTV 给量;如采用 IMRT,则 GTV+3~5mm=PTV,但具体要结合各中心的放疗设备和摆位误差综合考虑。

但是对于侵袭性腺瘤侵犯到海绵窦时,GTV 可能需要适当外扩来包括可能的显微镜下肿瘤浸润区域而形成 CTV,然后外扩 0~1mm 形成 PTV 给量。

3. **照射剂量**

(1)立体定向放射治疗外科

1)单次治疗:无功能腺瘤 12~16Gy。

2)分次治疗:当单次 SBRT 超过视神经的耐受剂量(比如肿瘤毗邻视交叉)时,可采用分次 25Gy/5 次。

3)分次立体定向放疗:当肿瘤较大,如直径 >3cm,与视神经、视交叉关系密切时,采用常规分割(45~54)Gy/(25~30)次。

(2)常规分割照射技术:(50.4~54)Gy/(28~30)次。

(四) 放疗并发症

最常见的晚期放疗并发症为垂体功能减退。

第三节 脑 膜 瘤

一、概述

脑膜瘤是发生于脑膜、起源于脑膜蛛网膜细胞的肿瘤。脑膜瘤占颅内肿瘤的 15%~20%,发病率在胶质瘤、垂体瘤后,目前居第 3 位。

根据生物学行为的不同,脑膜瘤分为 3 级。

WHO Ⅰ级:良性脑膜瘤,包括脑膜内皮型、纤维(母细胞)型、过渡型(混合性)、砂砾体型、血管瘤型、微囊型、分泌型、富于淋巴浆细胞型及化生型脑膜瘤 9 个亚型。

WHO Ⅱ级:不典型脑膜瘤,包括非典型、透明细胞型、脊索型脑膜瘤。

WHO Ⅲ级:分化不良型脑膜瘤,包括间变型、乳头型、横纹肌型脑膜瘤。

90% 脑膜瘤为良性(WHO Ⅰ级)。10% 脑膜瘤为恶性,包括 WHO Ⅱ级的非典型脑膜瘤和 WHO Ⅲ级的分化不良型脑膜瘤,统称为非良性脑膜瘤。

脑膜瘤好发于中年以上,好发年龄在 40~60 岁,发病年龄高峰为 45 岁,女性多见。青少年发病者往往代表脑膜瘤恶性程度高、进展快、预后差。

二、治疗原则

手术切除为首选治疗方法,术后放疗有指征地应用,对于症状不明显、进展缓慢而手术风险较大者,允许观察,症状明显时再考虑放疗。

(一) 外科手术

外科手术以完整手术切除为原则。手术切除程度国际上遵从 simpson 分级标准。

Ⅰ级:肉眼全切肿瘤及其附着的硬脑膜、异常颅骨。

Ⅱ级:肉眼全切肿瘤、电凝附着的硬脑膜。

Ⅲ级:肉眼全切肿瘤、未切除或电凝附着的硬脑膜或硬膜外浸润(如侵犯的鼻窦或硬化的颅骨)。

Ⅳ级:部分切除肿瘤。

Ⅴ级:单纯减压(活检)。

(二) 放射治疗

原则上,WHO Ⅰ级术后不需放疗,即便是未能全切者也允许观察。

WHO Ⅱ级术后放疗能降低局部复发率,但对总生存率无帮助。

WHO Ⅲ级术后放疗既能降低局部复发,又能改善总生存率,因此除完整切除的Ⅱ级不考虑术后放疗外,几乎所有的Ⅱ、Ⅲ级病变均需要术后放疗。

对不能手术切除,患者又有明显症状者,即便是良性脑膜瘤(Ⅰ级),也允许单纯放疗。

三、放射治疗技术

放疗技术以适形调强放疗或立体定向放射治疗技术为主。

术后放疗一般采用适形放疗技术,最好用调强放射治疗(intensity modulated radiotherapy,IMRT),局部残存明显者可考虑立体定向放射外科(stereotactic radiosurgery,SRS)治疗。

单纯 SRS 用于脑膜瘤的治疗一般用于肿瘤比较规整、距离危及器官有一定安全距离者。

(一) 靶区设计

GTV:以强化 CT 和 MRI 显示的瘤体、脑膜尾征、局部骨受侵部位等为主,对术后放疗应结合术中所见及术后病理。

对脑膜尾征,如手术证实为肿瘤侵犯引起,则必须包括在 GTV 范围内,但部分脑膜尾征多为反应性水肿,此种情况下不需包括在 GTV,而应包括在 CTV 内。

CTV:WHO Ⅰ级,GTV+1cm;WHO Ⅱ级,GTV+1~2cm;WHO Ⅲ级,GTV+2~3cm。

外放范围应根据肿瘤的部位、侵犯范围、病理分级灵活掌握,一般以多包括瘤体邻近的脑膜、静脉窦(瘤周蛛网膜间隙)、反应性的脑膜尾征、局部异常的骨质部位等为原则,而邻近的脑实质则适当少包。

(二)剂量

一般采用常规分割剂量:Ⅰ级,50~54Gy;Ⅱ级,54~60Gy;Ⅲ级,60Gy。

适合 SRS 者,则要求单次大剂量应根据靶区大小、肿瘤分级、距离危及器官的距离等多因素而定。

1. **肿瘤直径 3~4cm** 邻近重要结构如脑干或视神经或病理Ⅰ级,采用 12Gy/ 次;如距离重要器官较远,可采用 12~18Gy/ 次(根据分级决定单次剂量、Ⅰ级者最高不超过 14Gy)。

2. **肿瘤直径 <1cm** 18Gy/ 次。

3. **肿瘤直径 1~3cm** 16Gy/ 次。

4. **肿瘤直径 >3cm** 12~14Gy/ 次。

四、预后

1. **手术切除程度** simpson 分级显著影响预后。

2. **肿瘤病理学类型**

(1)Ⅰ级:局部复发的风险小于 20%。

(2)Ⅱ级:非典型脑膜瘤复发率 30%~40%。

(3)Ⅲ级:恶性脑膜瘤复发率 50%~80%,患者多在 2 年内死亡。

3. **肿瘤大小和部位** 颅底、海绵窦、鞍上、后颅窝脑膜瘤手术切除难度大、完整切除率低,因此预后较大脑半球凸面的脑膜瘤差。

4. **青少年脑膜瘤** 预后差。

五、病例介绍

【病例 1】男性,29 岁,因头顶部局部隆起半年,强化 MRI 显示双顶上矢状窦颅内外占位,脑膜瘤可能性大,行手术治疗,术中所见肿瘤基底位于大脑镰、上矢状窦,手术肉眼全切,术后病理脑膜瘤 WHO Ⅲ级。

放疗靶区:

GTVp 为残存肿瘤,66Gy/2.2Gy/30 次。

GTVtb 为瘤床,60Gy/2.0Gy/30 次。

CTV:GTVtb 周边脑实质外放 1cm、脑膜方向外放 2~3cm、包括上矢状窦全部、受侵的颅骨,并适当修改形成 CTV,剂量 54Gy/1.8Gy/30 次(图 3-7)。

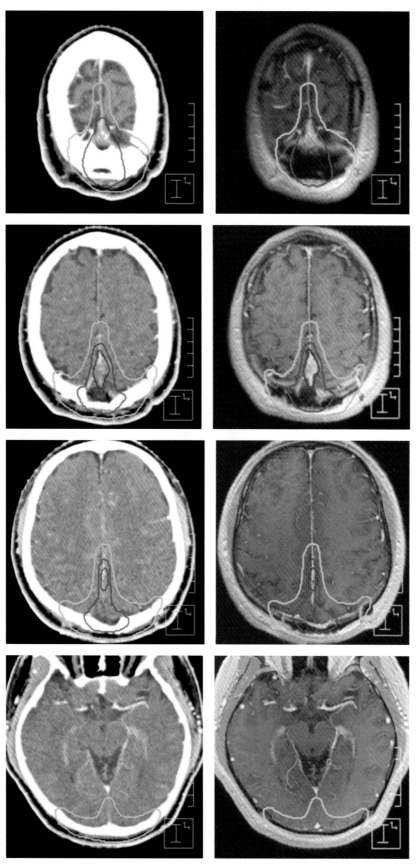

从上至下的靶区勾画,CTV 下界位于瘤床下方 2cm,其周围脑膜外放 3cm

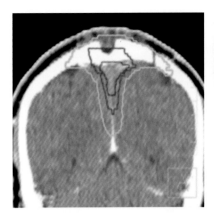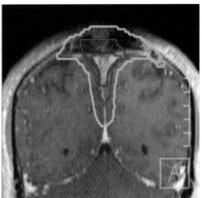

冠状面显示的靶区

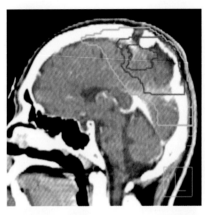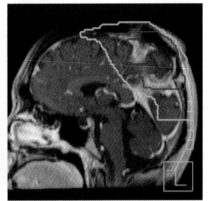

矢状面显示的靶区

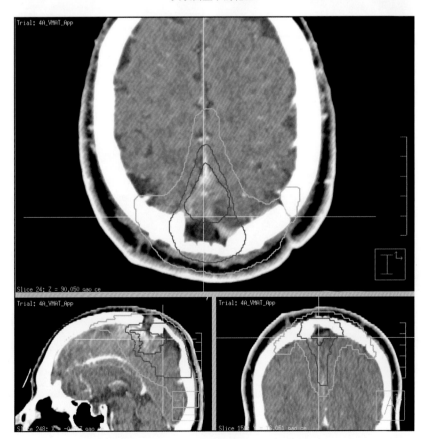

三维层面显示的靶区（红线 GTVp，蓝线 GTVtb，绿线 CTV）

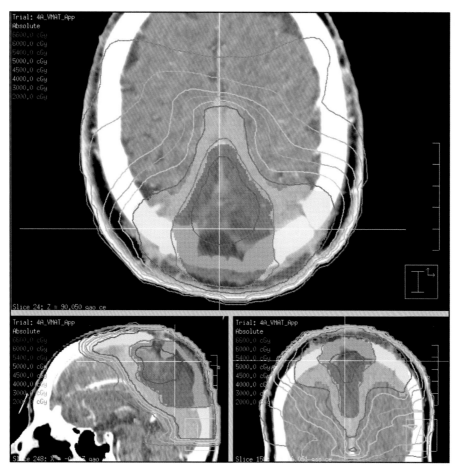

三维层面显示的靶区剂量

图 3-7　脑膜瘤Ⅲ级术后调强放疗靶区及剂量分布

【**病例 2**】男性,46 岁,因右侧面部抽搐行 MRI 检查发现左额顶叶占位,术中见肿瘤位于左额顶大脑镰旁,灰红色,质地韧,血供中等,基底位于大脑镰,与脑组织边界欠清,手术肉眼全切,术后病理恶性脑膜瘤(WHO Ⅲ级)伴灶状坏死,术后常规调强放疗(图 3-8)。

靶区设计:

CTV 的上下界为 GTV 上下界脑膜方向外放 2~3cm,而脑实质方向外放 0.5~1cm。

GTVtb 60Gy/2.0Gy/30 次;CTV 54Gy/1.8Gy/30 次(图 3-8)。

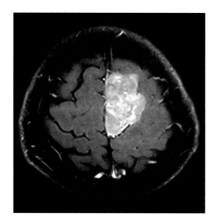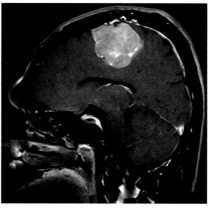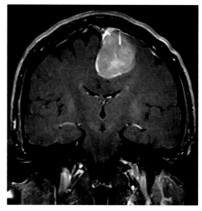

术前增强 MRI 显示的肿瘤

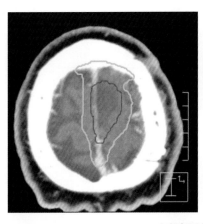
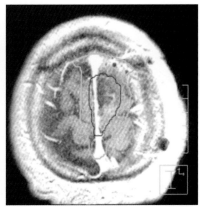

CTV 包括邻近的窦汇及硬脑膜

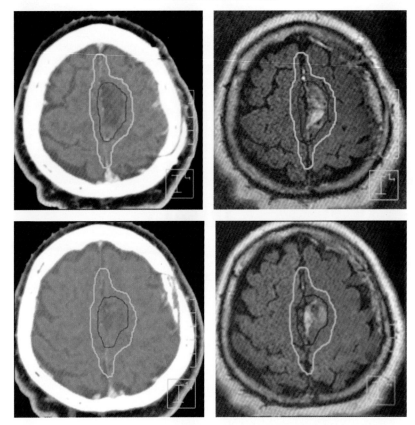

两个层面的 CTV 包括瘤床及邻近组织：脑实质瘤床外 0.5~1cm，脑膜方向外放 2~3cm

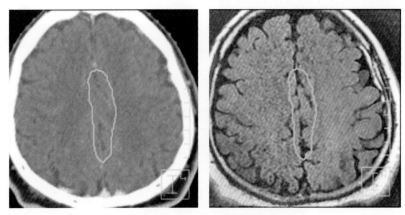

CTV 下界以包括邻近的脑膜 - 大脑镰为主

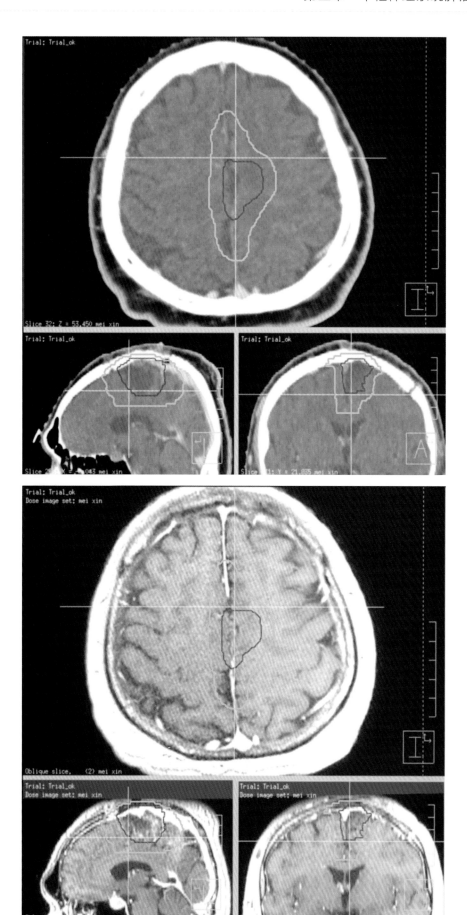

三维层面显示的靶区(红线 GTVtb;绿线 CTV)

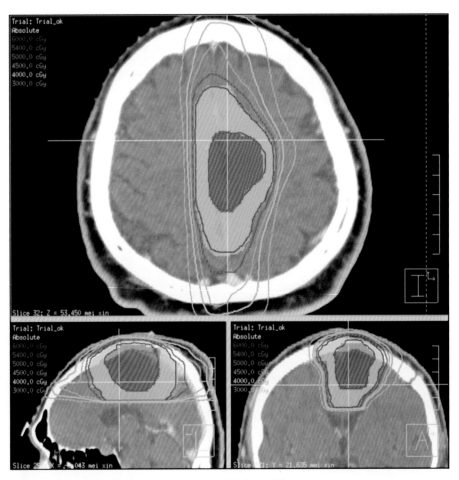

三维层面显示的靶区剂量

图 3-8　脑膜瘤Ⅲ级术后调强放疗靶区及剂量分布

第四节　髓母细胞瘤

一、概述

髓母细胞瘤儿童常见,成人少见。髓母细胞瘤 WHO Ⅳ级,为高度恶性,有通过脑脊液在蛛网膜下腔播散种植的特点,确诊时 20%~30% 患者已有蛛网膜下腔播散种植。

髓母细胞瘤有多种分型方法,临床上常用的是传统病理特征分型。从上到下排列,预后依次变差。

1. 经典型

2. 促结缔组织增生型

3. 弥散结节型

4. 大细胞型

5. 间变型

国际上根据患者年龄、术后肿瘤残留的大小以及有无蛛网膜下腔转移而分为高危组和低危组(表 3-1、

表 3-2),但主要用于儿童髓母细胞瘤。

表 3-1　儿童髓母细胞瘤预后风险分组

	低危组	高危组
初诊年龄	>3 岁	≤ 3 岁
术后残留	<1.5cm^2	≥ 1.5cm^2
分期	M0	≥ M1

如果将其他因素也考虑进去,则可以分为标准风险组和高风险组(表 3-2)。

表 3-2　髓母细胞瘤预后风险分组

	标准风险	高风险
初诊年龄	>3 岁	≤ 3 岁
术后残留	<1.5cm^2	≥ 1.5cm^2
转移	M0	M1~4
病理类型	经典型和促结缔组织增生型	大细胞型或间变型
病变部位	幕下	幕上 PNET
脑干受侵	无	有
分裂指数	低	高
凋亡指数	低	高
肿瘤 DNA 含量	二倍体	非整倍体
Trk-C mRNA	高	低
C-myc & ERBB2	低	扩增

二、临床分期

目前尚无通用的 UICC/AJCC 分期标准,临床上采用的为 Chang 氏 M 分期系统。

M0 :无蛛网膜下腔转移证据。

M1 :脑脊液细胞学检查发现肿瘤细胞。

M2 :在脑部蛛网膜下腔,或侧脑室、第三脑室发现结节性转移灶(肿瘤播散至小脑大脑区域)。

M3 :在脊髓蛛网膜下腔发现结节性转移灶(肿瘤播散至脊髓区域蛛网膜下腔)。

M4 :神经系统外转移。

通常认为 M0 期患者预后良好,M1~4 期患者预后不良。

有研究发现 M1 期,即脑脊液播散者但 MRI 尚无结节性瘤灶发现时,其预后与完全无脑脊液扩散患者无明显差异。

三、治疗原则

治疗原则首选手术,术后全中枢神经系统照射,即全脑全脊髓放疗技术(craniospinal irradiation,CSI),根据危险度确定是否加用辅助化疗。

1. 手术治疗　争取肿瘤最大安全程度的手术切除。手术切除程度与预后直接相关。对不能全切者也应争取部分切除,降低颅内压,缓解神经功能症状。无法手术者应立体定向活检明确诊断。

2. 放疗 无论病期早晚、手术切除程度,术后均应放疗,而且应行全中枢神经系统照射。

照射剂量根据风险及是否化疗的参与而有所不同。一般而言,全中枢照射 CSI 30~36Gy,脑原发部位加量至 54~55.8Gy。

3. 化学治疗 标准风险组不加辅助化疗。如加辅助化疗,是为了降低 CSI 剂量,即 CSI 剂量可降至 23.4Gy,但脑原发部位剂量仍为 54~55.8Gy。

高风险组国外主张加辅助化疗,但 CSI 剂量不变。

中国医学科学院肿瘤医院临床实践一直以手术 + 术后全中枢照射为原则,不考虑化疗。放疗剂量同上。

四、疗效

尽管髓母细胞瘤属于高度恶性肿瘤,但对放疗、化疗比较敏感,因此预后尚可。

5 年、10 年、20 年总生存率文献报道为 60%、50%、45% 左右,生存超过 5 年者有可能长期生存。

后颅窝、脊髓、脑室壁和颅前窝底是主要的复发区域。

五、调强放射治疗

具体技术参见相关章节。

六、病例介绍

患者,男性,12 岁,因头痛、恶心、呕吐行脑 MRI 检查发现小脑蚓部肿物,鞍上池、侧脑室多发结节,临床诊断髓母细胞瘤颅内播散,术中见肿瘤位于第四脑室,与脑干有粘连,大部切除,术后病理第四脑室髓母细胞瘤,术后全中枢照射,采用 TOMO 技术。

分两个计划完成全程治疗(图 3-9)。

第一计划先行 CSI,剂量 32.4Gy/1.8Gy/18 次。

第二计划针对颅后窝及瘤床局部加量,设计 2 个靶区:GTVtb 包括术前瘤体所在部位,为保护危及器官脑干、前界置于脑干背侧面(PTV 与其共线),分次剂量 2Gy/12 次,总剂量至 56.4Gy/30 次;颅后窝局部剂量以 GTVtb 外放 2~3cm 并适当修改形成 CTV 局部剂量,分次剂量 1.8Gy、12 次使总剂量至 54Gy。

放疗后接受 6 周期 VP16+CBP 化疗,现治疗后 5 年,未见肿瘤复发或转移征象。

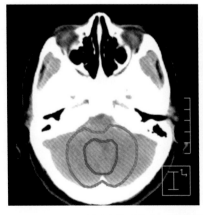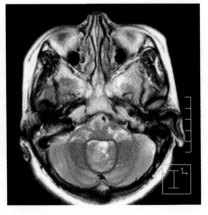

颅后窝层面的 CTV 在瘤床周围外放 2~3cm 并适当修改

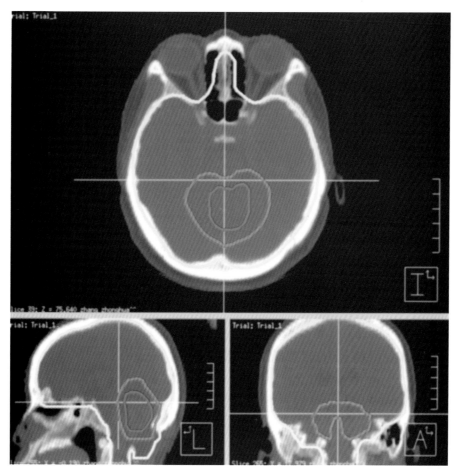

三维层面显示的靶区(红线 GTVtb;粉线 CTV;黄线 CSI)

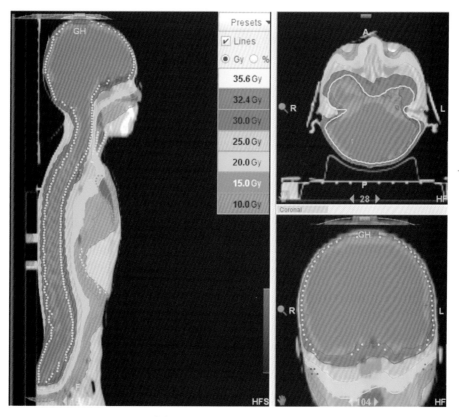

先行 CSI,剂量 32.4Gy/1.8Gy/18 次

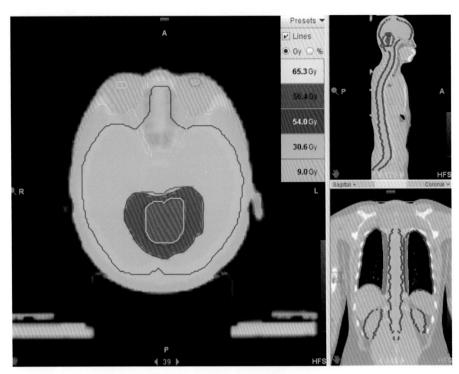

颅后窝局部加量 21.6Gy/1.8Gy/12 次,使总剂量至 54Gy/1.8Gy/30 次
GTVtb 24Gy/2Gy/12 次,使总剂量至 56.4Gy/30 次

图 3-9　第四脑室髓母细胞瘤术后全中枢照射(TOMO 技术)

第五节　松果体生殖细胞瘤

一、概述

颅内生殖细胞瘤多见于青少年以及儿童,好发部位是鞍区、松果体区,少见部位如丘脑、基底核部位也可发生。

生殖细胞瘤的特点:

1. 人绒毛膜促性腺激素(HCG)可轻度升高(<100mg/mIU),但甲胎蛋白(AFP)正常。

2. 部位深在,手术风险大,并发症明显。

3. 容易侵犯周围结构且脑脊液散播种植概率较高。

4. 颅内生殖细胞瘤对放射性治疗非常敏感,常规剂量放疗 2~5 次即有可能完全消失。

二、治疗原则

正是由于生殖细胞瘤对放疗高度敏感,因此临床上至今对疑似颅内生殖细胞瘤者可以采用诊断性放疗。但因为存在误诊的可能,目前主张手术或立体定向活检明确诊断后,再进行下一步的放疗。

三、放射治疗原则

松果体生殖细胞瘤多年来一直主张全脑全脊髓照射,因为放疗的副作用,目前对无播散的松果体生殖细胞瘤则主张全脑室照射＋局部加量,只在以下 3 种情况下才考虑全脑全脊髓照射技术(图 3-10)。

1. 颅内除鞍区和松果体区外,还有其他种植病灶。

2. 脊髓种植。

3. 脑脊液找到肿瘤细胞。

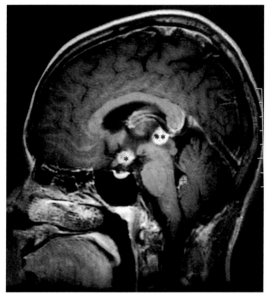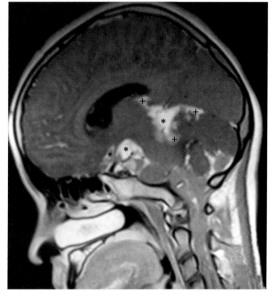

颅内多发病灶(*.鞍上;**.松果体;+.第四脑室) 颅内多发病灶(*.鞍上及松果体区域;+.多发散在病灶)

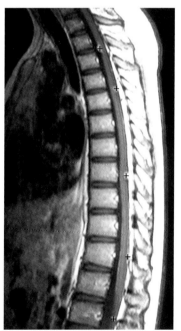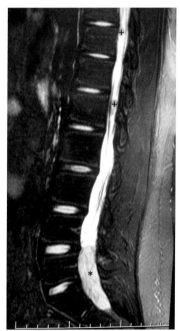

胸段脊髓多发种植(+) 脊髓多发种植(+)及马尾转移(*)

图 3-10 全脑全脊髓照射指征(源自不同患者)

全脑室照射包括侧脑室、第三脑室、第四脑室、交叉池、四叠体池。

全脑室照射 DT24~30Gy,局部加量至 45~50Gy。

如果考虑全身化疗,多采用 ICE 或 EP 方案化疗 2~4 周期,然后降低放疗剂量:全脑室 24Gy,然后局部加量至 40Gy。

第六节 室 管 膜 瘤

一、概述

室管膜瘤系发生于脑室系统与脊髓中央管的室管膜细胞。

肿瘤大多位于脑室内,其中第四脑室常见,其次为侧脑室,少见情况下可发生在脑组织内。

脑脊液播散或复发的概率在 5%~15%。

二、治疗原则

治疗以手术切除为主,对手术全切者且病理为非间变性室管膜瘤允许观察,但如果部分切除或间变性室管膜瘤者则应行术后放疗。

如术后脊髓 MRI 和脑脊液脱落细胞检查阳性者,则行全中枢照射。

如脊髓 MRI 和脑脊液脱落细胞检查均阴性者,目前一致的看法不行全中枢照射,但实施全脑照射、全脑室照射,还是局部照射,目前仍有争议,多数主张局部野照射即可。

局部野照射:GTV 由 MRI 的 T1 和 FLAIR/T2 确定。

肿瘤区域根据术前肿瘤所在部位确定,同时要考虑 MRI 术后异常信号作为 GTV。

CTV=GTV+1~2cm 外放边缘,剂量 50.4~59.4Gy/ 分次 1.8~2.0Gy

全脑脊髓照射:全脑和脊髓照射 30~36Gy/ 分次 1.8Gy。然后局部野加量:脊髓病变加量至 45Gy,颅内病变 DT 54~59.4Gy/ 分次 1.8~2.0Gy。

三、病例介绍

【病例 1】女性,14 岁。因头痛 3 个月脑 MRI 检查提示第四脑室占位,术中见病变位于第四脑室、延髓和颈髓背侧,与小脑蚓部、延髓和第四脑室底粘连明显,大小约 7cm×3cm×3cm,手术肉眼全切。术后 2 个月放疗。

靶区设计:将术前肿瘤部位设计为 GTVtb,CTV 为 GTVtb 周边外放 1cm,因脑干、颈髓均有病变,而脑干、颈髓的耐受剂量又有所不同,因此将 GTV 的脑干部分和颈髓部分分开勾画,脑干 GTV 给予较高剂量,而脊髓 GTV 以不超过脊髓耐受剂量为准。同时为更好保护颈髓,将脑干的最下一层作为脊髓对待(图 3-11)。

GTVtb 50Gy/2.0Gy/25 次,CTV 45Gy/1.8Gy/25 次。

治疗效果:现治疗后 5 年无瘤生存。

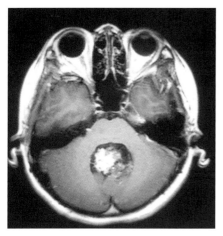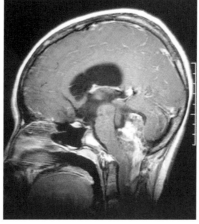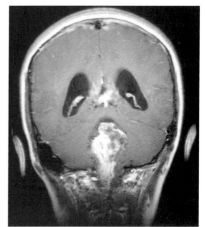

术前强化 MRI 显示第四脑室不均质强化病灶

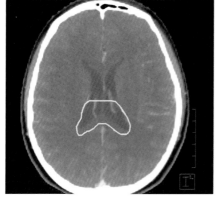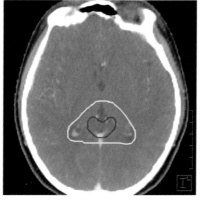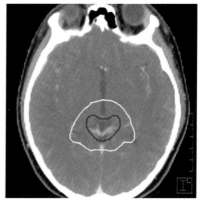

CTV 上界为 GTVtb 上缘上 1cm　　　　　GTVtb 上界　　　　　GTVtb 及其周围外放 1cm 的 CTV

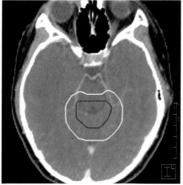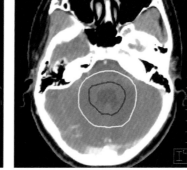

脑干不同层面的 GTVtb 和 CTV

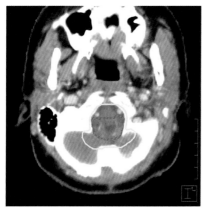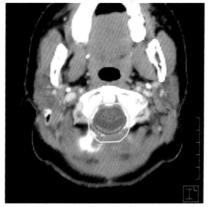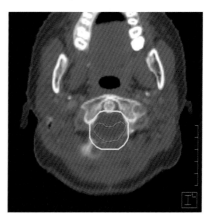

颈 1 上缘上一层作为脊髓层面 GTVtb 对待　　　颈 1 层面的 GTVtb 和 CTV　　　骨窗显示的颈 1 层面的 GTVtb 和 CTV

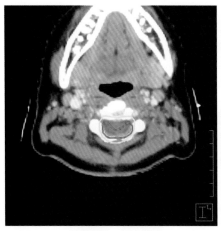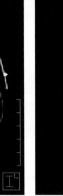

| GTVtb 下界 | GTV 下缘下 1cm 为 CTV 下界 |

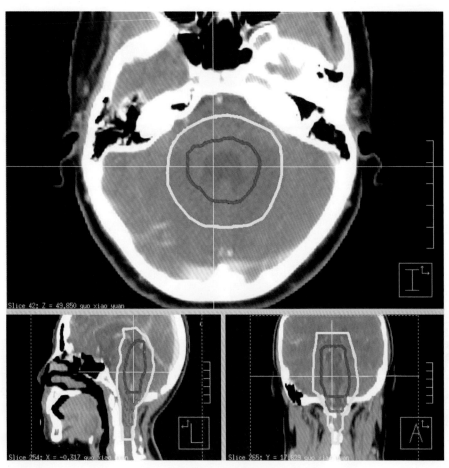

三维层面显示的靶区

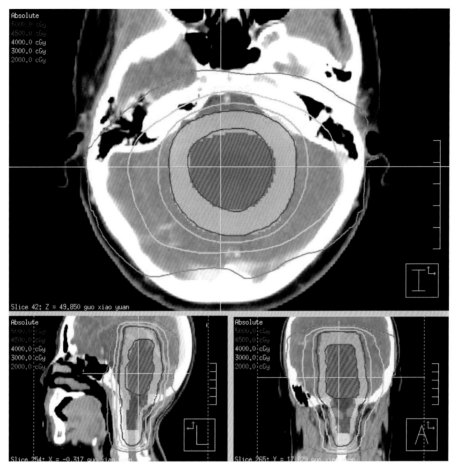

三维层面显示的靶区剂量分布

图 3-11 第四脑室 Ⅱ 级室管膜瘤术后调强放疗靶区及剂量分布

【病例 2】为第四脑室间变性室管膜瘤的靶区勾画及计划。

因为病理证实为第四脑室间变性室管膜瘤属 WHO Ⅲ 级,尽管原发病灶较上例为小,但靶区及剂量均较上例为高:CTV 的上下界为 GTV 上下界外放 2cm,而横断面周边外放 1~2cm(图 3-12)。

GTV 54Gy/2.0Gy/27 次,CTV 48.60Gy/1.8Gy/27 次。

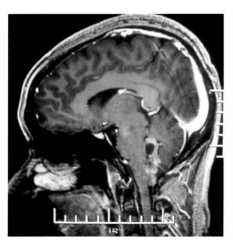
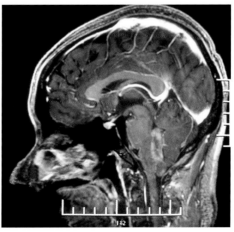

术前强化 MRI 显示第四脑室不均质强化病灶

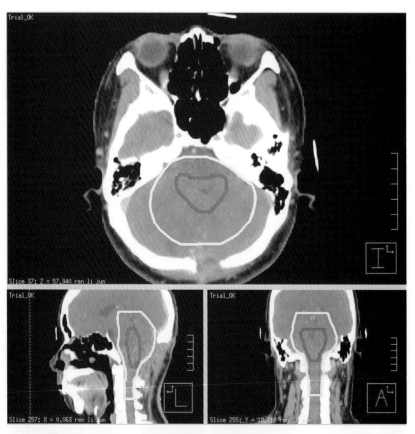

三维层面显示的靶区

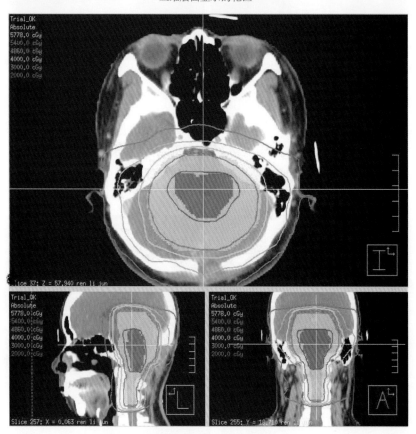

三维层面显示的靶区剂量分布

图 3-12　第四脑室间变性室管膜瘤术后调强放疗靶区及剂量分布

第七节 脊 髓 肿 瘤

一、概述

脊髓肿瘤又称椎管内肿瘤,包括发生于脊髓本身及椎管内与脊髓邻近的各种组织(如神经根、硬脊膜、血管、脂肪组织、先天性胚胎残余组织等)的原发性肿瘤或转移性肿瘤。

男女发病率相近,但脊膜瘤女性多见,室管膜瘤男性多见。

胸段脊髓发生率较高,但按各段长度比例计算,发生率大致相同。

脊髓肿瘤按其与脊髓和硬脊膜的关系分为髓内、髓外硬脊膜下和硬脊膜外 3 类(图 3-13、图 3-14)。

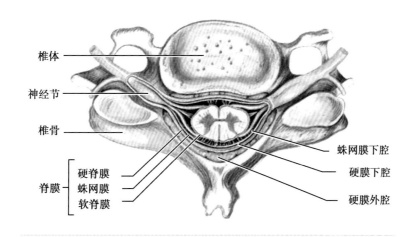

图 3-13 脊髓、椎管、脊膜解剖结构示意图

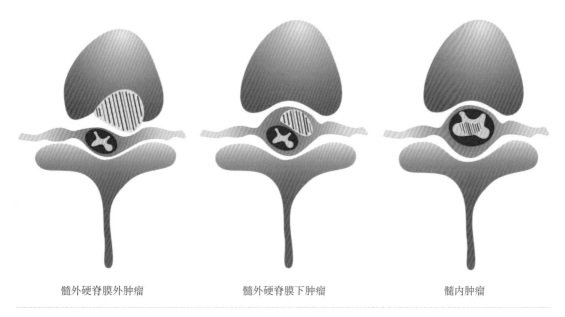

图 3-14 脊髓肿瘤分类示意图

1. **髓内肿瘤** 室管膜瘤和星形细胞瘤常见。

2. **髓外硬脊膜下肿瘤** 多为良性，以神经鞘瘤和脊膜瘤常见。

3. **髓外硬脊膜外肿瘤** 多为恶性，尤以肉瘤和各种转移瘤多见，少见的有骨肿瘤等。

成人以神经鞘瘤最多见，其次是脊膜瘤，余依次为先天性肿瘤、胶质瘤和转移瘤。

儿童则以先天性肿瘤（皮样囊肿、上皮样囊肿及畸胎瘤）和脂肪瘤多见；其次为胶质瘤；再次是神经鞘瘤。

影像学检查包括脊柱X线平片（常用正、侧位和双斜位检查）、CT扫描检查、脊髓磁共振（MRI）。其中尤以MRI检查最有临床诊断价值，不仅能从矢状位、冠状位、轴位3个方向立体观察病变，对病变进行精确定位，还能观察到病变与脊髓、神经、脊柱骨性结构的关系，对手术方法的选择及术后放疗设野帮助很大。

二、治疗原则

首选手术治疗。原则上讲，对于髓外肿瘤，一旦诊断明确，即应尽快手术，对于良性病变，手术完整切除者无需后继治疗。

髓内肿瘤常为低度恶性，肿瘤与神经组织常无明显界限，手术常不能完全切除，肿瘤易复发，因此髓内肿瘤术后放疗为常规治疗手段。

三、放射治疗技术

（一）常规放射治疗技术

根据肿瘤部位的不同而采用不同的照射技术。如病变位于颈髓，可采用两侧水平野对穿照射，定位时以颈椎拉直为原则。对于颈髓以外部位的肿瘤，可采用两野交角照射或单野混合束（X线＋电子线）照射技术。

（二）调强放射治疗技术

体位要求同脑瘤放疗原则，以仰卧位头垫合适角度的头枕，以患者舒适为原则，无常规照射野体位的特殊要求。

照射野的大小根据肿瘤位置及病理类型、恶性度而定，其外放范围与胶质瘤相似。

剂量要求：总剂量根据病理性质恶性程度的不同而有所不同：低度恶性50Gy；中高度恶性50~54Gy。

即便如此，脊髓肿瘤术后放疗的剂量均超过了脊髓耐受剂量45Gy的限制，因此放射性脊髓炎的发生率增加。为预防放射性脊髓炎，一是主张放疗的分次剂量不超过2Gy，多采用1.8Gy的分次剂量；二是放疗中、放疗后主张常规应用营养神经的药物。

四、病例介绍

【病例1】女性，22岁，因行走不稳、双上肢乏力MRI检查发现延髓和颈段脊髓异常，手术切除，病理证实为胶质瘤Ⅱ级。

将术前肿瘤部位设计为GTVtb，CTV为GTVtb周边外放1cm，但上下方向各外放1~2cm（图3-15）。GTVtb 50.4Gy/1.8Gy/28次，CTV 45Gy/1.8Gy/25次。

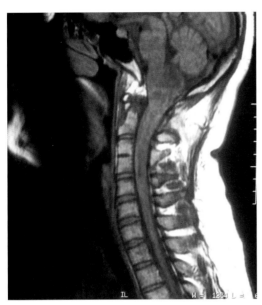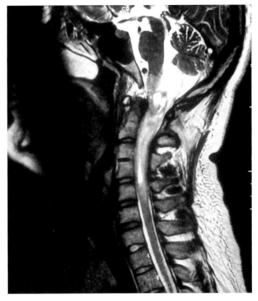

术前 MRI 显示延髓及颈 1~5 异常膨大信号（左 .T1 像；右 .T2 像）

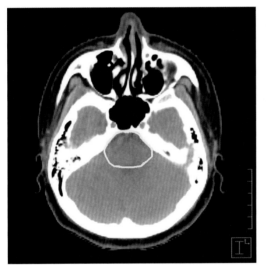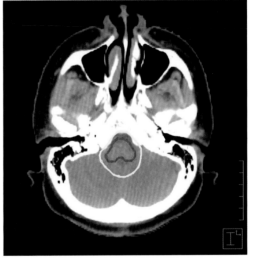

CTV 上界位于术前瘤体上缘上 1cm　　　　　延髓水平的 CTV 包括术前瘤体周围 1cm 区域

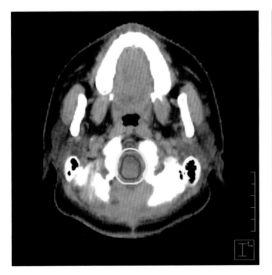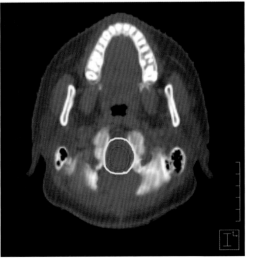

延髓下缘 CTV 包括全部椎管（分别以头颈窗位和骨窗位显示）

中枢神经系统肿瘤各论

3

3

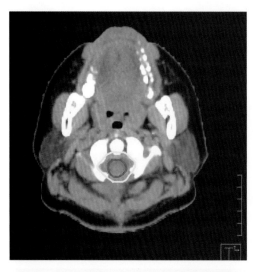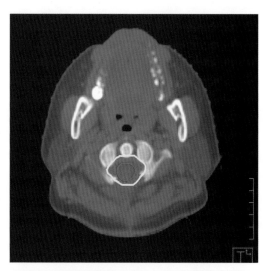

颈 1 水平的 CTV 分别以不同的窗位显示,以包全椎管及椎间孔为原则

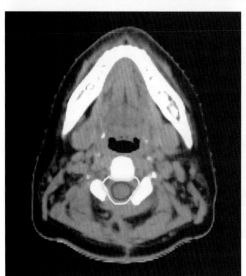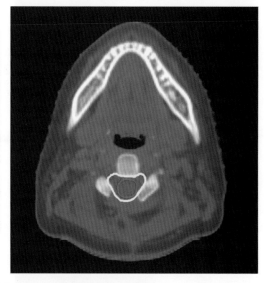

颈 3 水平的 CTV 分别以不同的窗位显示,以包全椎管及椎间孔为原则

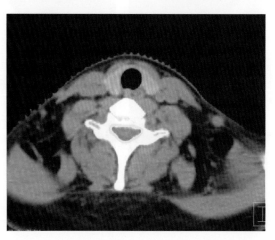

CTV 下界位于术前瘤体下缘下 1.5cm,约在颈 6 下缘水平

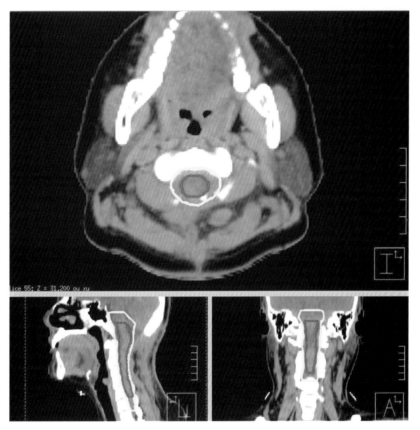

三维层面显示的靶区(红色 GTVtb,黄色 CTV)

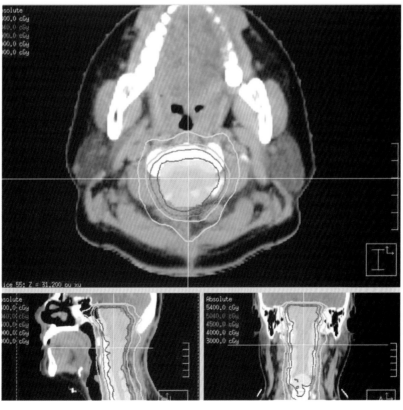

三维层面显示的靶区剂量

图 3-15 胶质瘤Ⅱ级术后调强放疗靶区及剂量分布

中枢神经系统肿瘤各论

第八节　其他少见类型的中枢神经系统肿瘤

一、中枢神经细胞瘤

中枢神经细胞瘤临床少见,好发于青壮年。主要发生于侧脑室和第三脑室,属小细胞神经元肿瘤。临床表现主要是头痛和梗阻性脑积水所产生的其他颅内压增高症状。

按 Kernohan 肿瘤分类归于神经星形细胞瘤Ⅰ级;WHO 分级为Ⅱ级肿瘤,组织学特征与少突神经胶质细胞瘤相似。

对中青年患者颅内压增高起病的侧脑室肿瘤,特别是头颅 CT 扫描或 MRI 影像显示肿瘤伴有点状钙化者应考虑脑室内神经细胞瘤。术后光镜检查很难与少突胶质细胞瘤区别。本病的确诊需依靠电子显微镜及免疫组化检查。

(一) 治疗

中枢神经细胞瘤对放疗敏感,但因术前不易确诊,所以该病仍以首选手术为主,一方面明确诊断,另一方面手术切除肿瘤可以解除梗阻性脑积水。但由于肿瘤在脑室壁附着处存在着浸润生长的可能性,单纯手术局部复发率高,而结合术后放疗即使肿瘤部分切除,多数患者可得到长期治愈效果。因此中枢神经细胞瘤的标准治疗方案为手术 + 术后放疗。

(二) 预后

尽管 WHO 属Ⅱ级、低度恶性的范畴,但多表现为良性生物学行为、预后良好。

中枢神经细胞瘤 5 年生存率为 80% 左右。

(三) 病例介绍

患者,男性,60 岁,因头痛、恶心、呕吐发现脑室肿物,术前诊断室管膜瘤,术后病理为中枢神经细胞瘤,术后常规放疗,采用 IMRT 技术,GTVtb 包括术前肿瘤所在部位及可能侵犯部位,CTV 在 GTV 周围外放 1~1.5cm 并适当修改以包括全部侧脑室,剂量为 PGTVtb 56Gy/2.0Gy/28 次,PTV 50.40Gy/1.8Gy/28 次(图 3-16)。

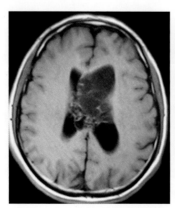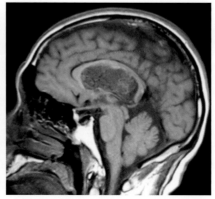

T1 平扫

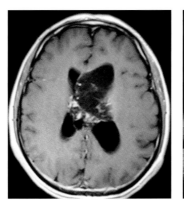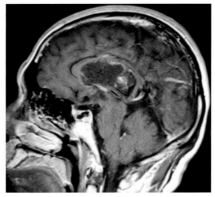

T1 强化

术前 MRI

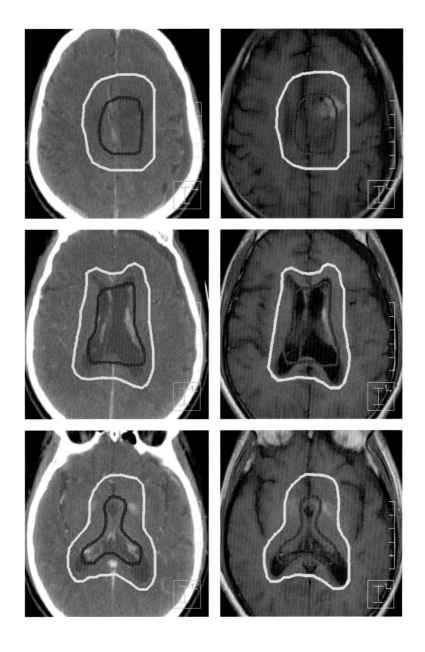

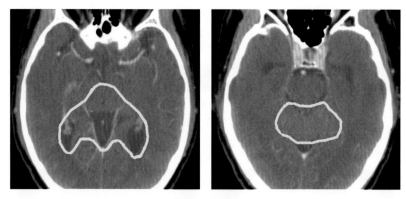

从上至下显示的靶区勾画

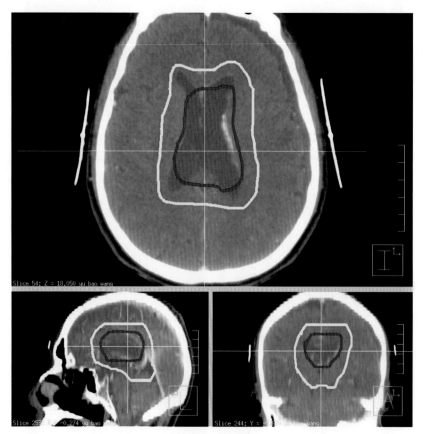

三维层面显示的靶区

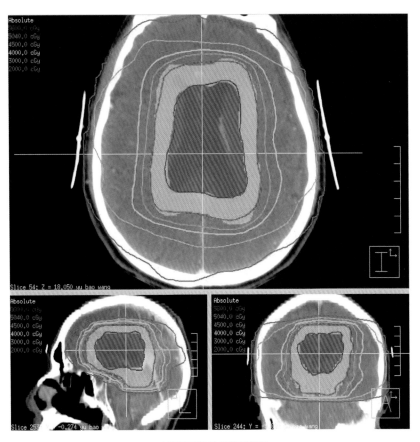

三维层面显示的靶区剂量

图 3-16　中枢神经细胞瘤术后调强放疗靶区及剂量分布（VMAT 技术）

二、弥漫性中线胶质瘤

弥漫性中线胶质瘤是指发生于第三脑室、丘脑、脑干等中线结构的高级别脑胶质瘤。

国内目前尚无确切的流行病学数据，国外报道儿童的发病高峰在 6~7 岁，成人发病高峰在 20~50 岁，没有明显性别差异。

因发病部位及浸润性生长的特点，治疗困难，预后极差。

2016 年 WHO 中枢神经系统肿瘤分类标准将弥漫性中线胶质瘤归为Ⅳ级。

该类肿瘤包含多种病理类型，可具有任何一种已知的浸润性脑胶质瘤的组织病理学特点，在细胞形态学和基因遗传学上具有多态性和异质性，其中 IDH 野生型、*H3K27M* 基因突变是其特点，也是诊断依据。

（一）手术治疗

肿瘤位于脑中线解剖结构，手术切除该类肿瘤存在高风险，且不易完整切除，因此手术切除肿瘤不做常规推荐。推荐肿瘤组织活检手术，活检的目的是明确病理诊断，依据分子病理指导综合治疗。

（二）放疗和化疗

具体参照 GBM 治疗方案。

三、脑胶质瘤病

2016 年 WHO 病理分类中已经取消了胶质瘤病的概念，但鉴于目前不少单位限于条件仍在使用脑胶质瘤病的名称，对其相关治疗原则做一简介。

脑胶质瘤病（gliomatosis cerebri，GC），又称弥漫型星形细胞瘤，属于胶质瘤的一种特殊类型，以神经胶质细胞弥漫性增生而原有大体解剖结构保持相对完整为特征。

临床上如符合以下特征要考虑脑胶质瘤病的可能。

1. 成年男性多见。

2. 病变表现为弥漫性，广泛浸润性生长；

3. 累及脑叶 ≥ 3 个，常累及双侧大脑半球和 / 或深部脑灰质，经常蔓延至脑干、小脑，甚至脊髓。

4. 病理显示多数 GC 呈现星形细胞瘤表型，少数为少突胶质细胞瘤和混合性少突星形细胞瘤；

5. WHO 分级属于Ⅲ级。

临床根据生长方式的不同而分为以下两型（图 3-17）：Ⅰ型主要表现为弥漫性浸润性生长，一般无明显肿块、结节、囊变等；Ⅱ型可能由Ⅰ型发展而来，表现为在Ⅰ型基础上出现肿块、结节，影像上表现为强化，有高级别胶质瘤特点。

治疗原则

因病变范围广泛，多不能手术。

如有手术指征，主张手术切除，其原则为在不损伤神经功能的情况下最大范围地切除肿瘤，一方面可减轻瘤体负荷，为后继治疗创造条件，同时可以避免因立体定向穿刺活检取材少而造成病理诊断的不准确。

放疗多采用全脑照射，尽管如此，如能局部包括全部病灶者依然推荐局部野照射。

全脑照射，剂量 40~45Gy，然后肿瘤局部加量至 60Gy。

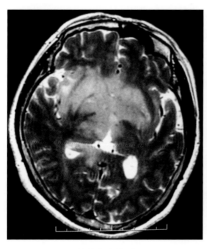
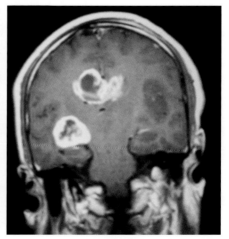

胶质瘤病Ⅰ型　　　　　　　　　胶质瘤病Ⅱ型

图 3-17　胶质瘤病的两种生长方式

靶区设计：

GTV 为 MRI 的 FLAIR 或 T2 加权像上的异常信号区域。

CTV 为 MRI FLAIR 或 T2 加权像上的异常信号区域 + 外放 2~3cm。

放疗时建议同步应用 TMZ。

靶区设计：

HEAD AND NECK CANCER RADIOTHERAPY ATLAS

头颈部肿瘤放射治疗图谱　第 3 版

头颈部肿瘤

第四章　头颈部肿瘤总论

第一节 常用概念

一、部位

按照 UICC 标准,头颈部肿瘤的发生包括以下部位:

1. 唇,口腔。

2. 咽,又分为鼻咽、口咽、下咽。

3. 喉。

4. 上颌窦。

5. 筛窦。

6. 唾液腺。

7. 甲状腺。

二、颈部淋巴结分区

放疗目前临床上应用的为国际上通用的 2013 年版颈部分区标准(表 4-1)。

2013 年版颈部淋巴结分区标准将所有头颈部淋巴引流区(包括浅部和深部淋巴结、颌面部和颈部)共分为 10 个区域,其中多个区域又分为若干亚区。

表 4-1　2013 年版颈部分区标准

分区命名	内容	备注
I 区		
I a	颏下组	颏下淋巴结
I b	颌下组	颌下淋巴结
II 区	颈静脉上组	颈上深淋巴结
III 区	颈静脉中组	颈中深淋巴结
IV 区		
IVa	颈静脉下组	颈下深淋巴结
IVb	内侧锁骨上组	
V 区	颈后三角组	颈后淋巴结、脊副链淋巴结
Va	颈后三角上组淋巴结	
Vb	颈后三角下组淋巴结	
Vc	外侧锁骨上组	锁骨上淋巴结外侧组
VI 区	颈前中央组	喉前和气管旁淋巴结
VIa	颈静脉前淋巴结	颈前浅表区域、属于颈浅淋巴结
VIb	喉前、气管前、气管旁淋巴结	颈中椎前深部淋巴结

分区命名	内容	备注
Ⅶ区	椎前淋巴组	
Ⅶa	咽后淋巴结	包括咽后淋巴结的内侧组和外侧组
Ⅶb	茎突后淋巴结	咽后淋巴结外侧组与Ⅱ区上界的自然过渡
Ⅷ区	腮腺组	包括腮腺浅表(耳前)及深部淋巴结
Ⅸ区	面颊组	眶下缘至下颌骨下缘间(与Ⅰb毗邻)的区域
Ⅹ区	颅后组	
Ⅹa	耳后、耳下淋巴结	
Ⅹb	枕淋巴结	

下面结合图示将临床上重要的颈部分区总结如下(图 4-1)。

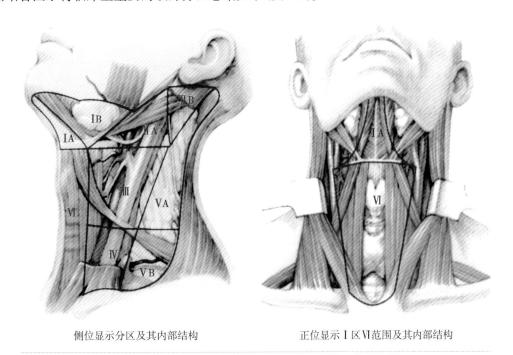

側位显示分区及其内部结构　　　正位显示Ⅰ区Ⅵ范围及其内部结构

图 4-1　颈部淋巴结分区示意图

1. Ⅰ区　包括颏下和颌下淋巴结,前者为Ⅰa,后者为Ⅰb。

2. Ⅱ、Ⅲ、Ⅳ区　位于胸锁乳突肌的深部,沿颈内动静脉走行,统称为颈深淋巴结,也称为颈静脉链淋巴结。其具体分界为舌骨和环状软骨。

舌骨下缘以上为Ⅱ区(颈上深)、Ⅱ区又以颈内静脉后缘为界分为位于其前方的Ⅱa和其后方的Ⅱb。

舌骨下缘和环状软骨下缘之间为Ⅲ区(颈中深)。

环状软骨下缘以下为Ⅳ区(颈下深),又以胸骨切迹上缘上 2cm 人为画一水平线,将Ⅳ区一分为二:位于其上者为Ⅳa,其下者Ⅳb。

3. Ⅴ区　位于胸锁乳突肌后缘、沿脊副神经走行,又名颈后淋巴区或脊副链淋巴区。

Ⅴ区以环状软骨下缘为界分为Ⅴa和Ⅴb,Ⅴc为锁骨上淋巴结的外侧组。

4. Ⅵ区　为颈部正中结构的淋巴引流区,颈前中央浅表区域为Ⅵa,颈中椎前深部结构为Ⅵb,包括椎前间隙、喉前、气管前、气管旁淋巴结。

5. Ⅶ区　为椎前淋巴结组,其中以头长肌、颈长肌前缘为界分为位于其前的Ⅶa和其后的Ⅶb。

Ⅶa包括咽后间隙的咽后淋巴结,上至颈1椎体上缘,下至舌骨上缘。

Ⅶb内有茎突后淋巴结,与Ⅱ区上界相连。图4-2显示的为CT常见层面的淋巴结分区。图4-3为CT/MRI显示不同头颈部鳞癌发生的不同分区的颈部淋巴结转移。

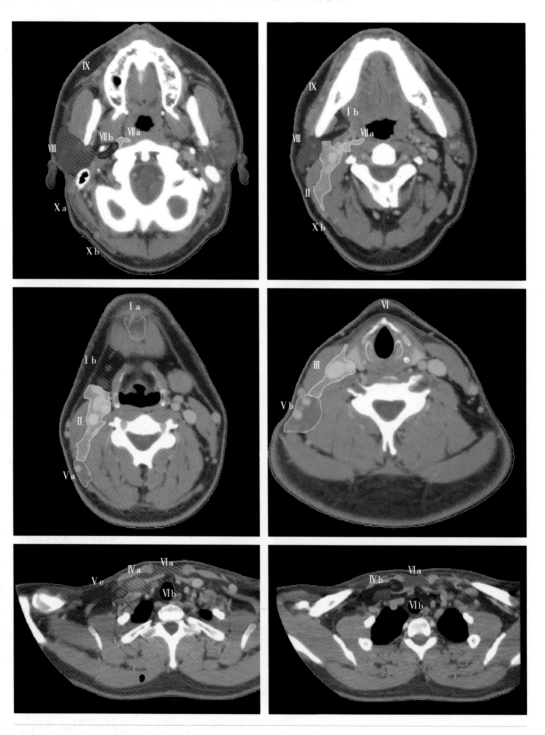

图4-2　常见CT层面显示的颈部淋巴结分区

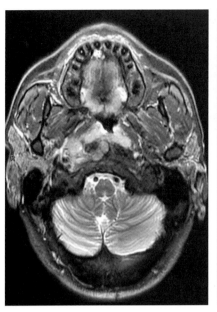
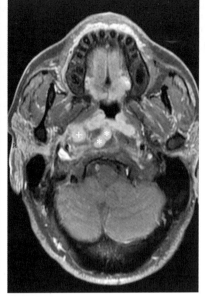
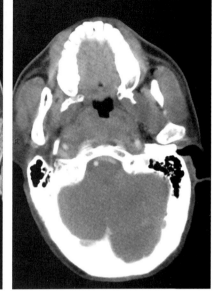

咽后淋巴结（*.Ⅶa内侧组；+.Ⅶa外侧组）

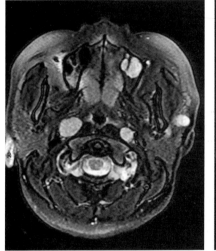
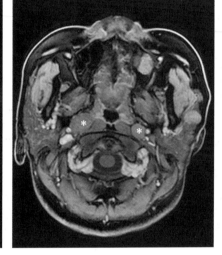

咽后淋巴结（*.Ⅶa外侧组）
不同层面的咽后淋巴结

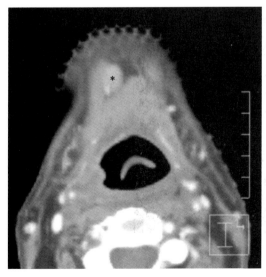
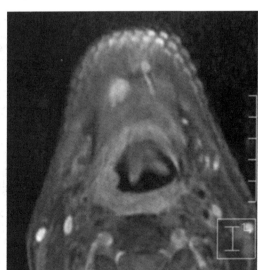

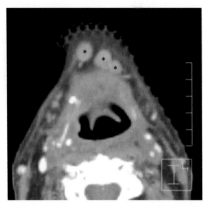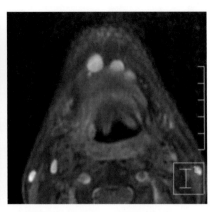

Ⅰa区(*.两个不同层面的颏下淋巴结)

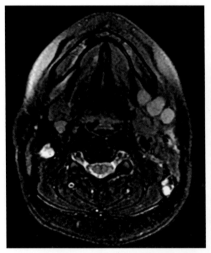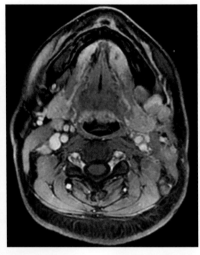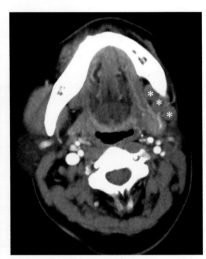

Ⅰb区(*.左侧3个颌下淋巴结)

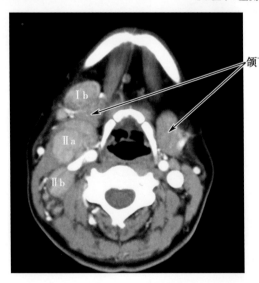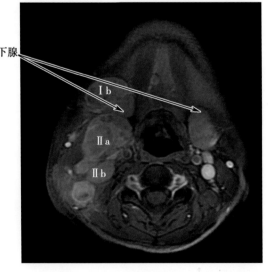

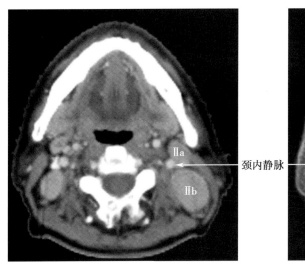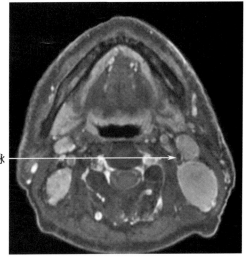

颈内静脉

Ⅰb与Ⅱa、Ⅱb淋巴结（颈上深淋巴结前、后组）

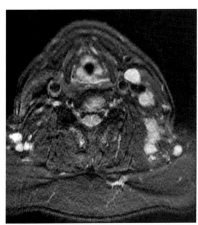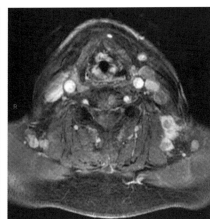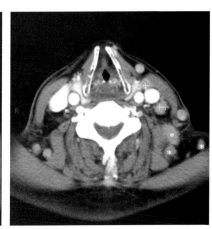

Ⅲ区、Ⅴa淋巴结（+.Ⅲ区颈中深淋巴结；*.Ⅴa颈后淋巴结上组）

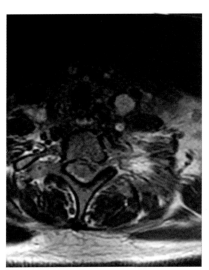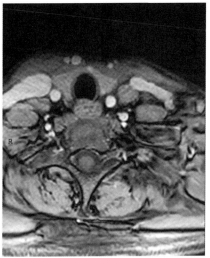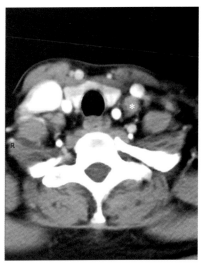

Ⅳ区淋巴结（*.Ⅳa颈下深淋巴结）

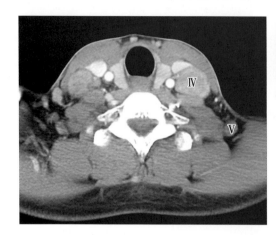
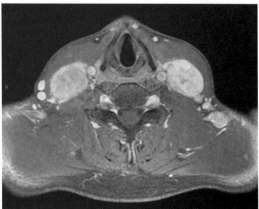

Ⅳ区和Ⅴ区淋巴结

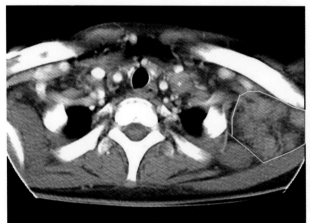
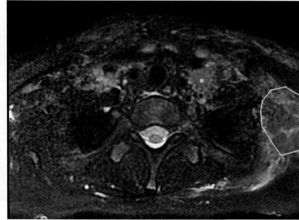

Ⅳ区和Ⅴ区淋巴结(*.Ⅳb区颈下深淋巴结;黄线.Ⅴc锁骨上淋巴结外侧组)

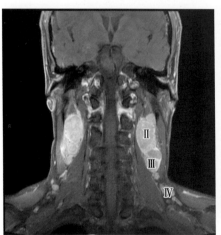
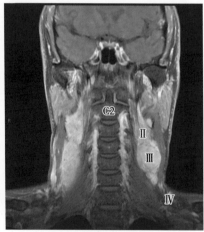
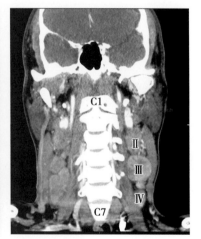

冠状面显示的不同分区淋巴结

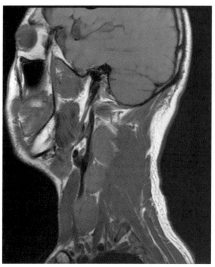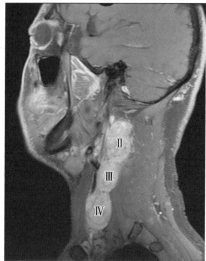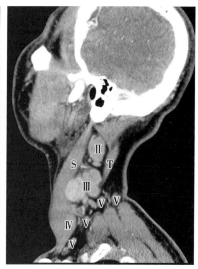

矢状面显示的不同分区淋巴结(S.胸锁乳突肌;T.斜方肌)

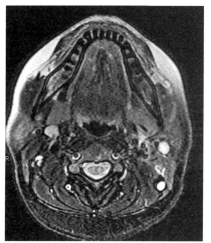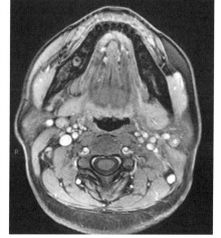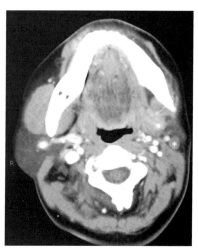

Ⅷ区淋巴结(*.腮腺淋巴结)

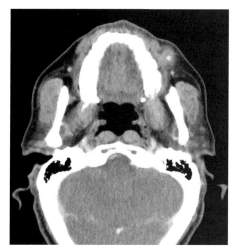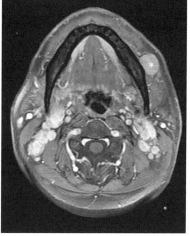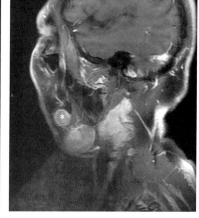

Ⅸ区淋巴结(*.颊黏膜淋巴结)

4

头颈部肿瘤总论

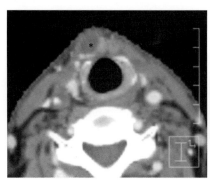
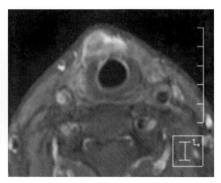

Ⅵa 喉前淋巴结(*)

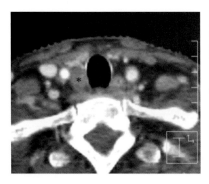
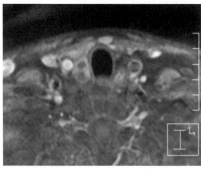
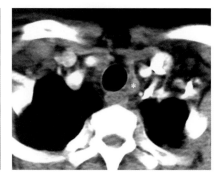

Ⅵb 气管食管沟淋巴结(*)

图 4-3　颈部淋巴结分区的 CT 和/或 CT/MRI 图像(源于不同患者)

第二节　发病情况

超过 90% 的头颈部恶性肿瘤为鳞状细胞癌,统称为头颈部鳞状细胞癌(squamous cell carcinoma of head and neck,SCCHN)。

头颈部肿瘤总体发病率不高,仅占全身肿瘤的 5%~10%,但在世界范围内属第 6 大恶性肿瘤,病死率位居肿瘤相关死亡原因的第 8 位。

在大多数国家,头颈部肿瘤男性多于女性,且年龄 ≥ 50 岁者多见。

头颈部鳞癌与吸烟和酗酒密切相关,烟酒消费高的国家发病率也高。

吸烟和饮酒是口腔、口咽、下咽和喉癌的共同致病因素。

另外,一些病毒因素也与头颈部癌的发生直接相关,如大约 50% 的口咽癌与人乳头状瘤病毒(HPV)感染有关,几乎所有的鼻咽癌(低分化和未分化)与 EB 病毒感染有关。

头颈部腺癌是除鳞癌外的常见病理类型,多发生于甲状腺、涎腺等部位。腺癌的病理亚型众多,不同病理亚型的生物学行为及预后有所不同。

其他类型的头颈部肿瘤如肉瘤尽管少见,但种类繁多、临床处理原则及预后均不尽相同。

第三节　临床特点

1. 病变部位多数较表浅，通过仔细查体，以及辅助检查如镜检、影像学检查，容易发现病变，且容易活检，因此头颈部肿瘤相对来说容易早期发现、早期诊断，治愈率较高。但因为患者或医务工作者的警惕性不高，而头颈部发生的肿瘤早期也缺乏特征性症状，容易被忽视，造成误诊或漏诊，所以在确诊时相当一部分头颈部恶性肿瘤多为中、晚期病变。

2. 头颈部肿瘤淋巴引流丰富，恶性肿瘤常有淋巴结转移，且可发生双侧转移，有些肿瘤如鼻咽癌、舌癌、口咽癌、下咽癌早期即可发生淋巴结转移。

3. 头颈部鳞癌合并第二原发肿瘤的概率较高。因头颈部鳞癌的主要发病因素为烟酒嗜好，因此头颈部鳞癌合并第二原发肿瘤，主要是上消化道 - 呼吸道肿瘤，如喉癌合并肺癌、食管癌，下咽癌合并食管癌的概率颇高，临床上高达 10%~30%，因此临床确诊为头颈部鳞癌的同时，还应全面检查，一方面明确有无远处转移，另一方面除外第二原发肿瘤的可能。

4. 头颈部低分化癌或未分化癌对放疗相对敏感，但淋巴转移的比例高，且有较高的血行转移率，限制了手术的应用，而放疗却能获得比较好的效果，建议首选放疗。

5. 头颈部常见的肿瘤，如口腔、口咽、下咽、喉等部位发生的肿瘤，如行根治性手术切除，势必影响患者的正常生理功能，如吞咽、发声、感官和呼吸等功能，在治疗时应尽量保护其功能，在制订治疗计划时，应权衡手术、放疗的利弊，合理选择最佳治疗方案。

第四节　临床分期

目前国际上最新的临床分期为 2017 年第八版 UICC/AJCC 分期标准。

分期包括：

1. **临床分期（C：clinical）**　主要是根据治疗前查体、内镜检查及影像学检查所获得的资料进行分期。

2. **病理分期（P：pathological）**　根据手术后的病理检查进行分期。

病理分期是对临床分期的补充，比临床分期更为准确，如果临床分期为病理分期证实，分期前需加 p 说明，如 pT、pN、pM。

3. **诱导化疗 / 放疗后临床分期[yc：post neoadjuvant（radiation or systemic）therapy-clinical]**　接受诱导化疗或术前放疗后进行临床分期。

4. **诱导化疗 / 放疗后手术病理分期[yp：post neoadjuvant（radiation or systemic）therapy-pathological]**　接受诱导化疗或术前放疗后接受手术治疗，然后根据术后病理检查进行分期。

第八版分期同第七版比较,有以下几个显著变化。

（一）原发肿瘤

1. 鼻咽癌 将第七版的翼内肌、翼外肌受侵 T4 归为 T2 病变。

2. 口咽癌 将 HPV 相关的口咽癌单独分期:如患者表现为扁桃体 2cm 肿瘤、p16 阳性和病变侧单个淋巴结转移 <3cm,按第七版 TNM 分期系统中为 T1N1 Ⅲ 期,而在第八版 TNM 分期系统中则降为 Ⅰ 期;T1N2-3 Ⅳ 期病例则降为 Ⅱ 期。

3. 口腔癌 根据原发肿瘤的浸润深度进行分期。

因为原发肿瘤的分期标准有较大的变化,各种肿瘤的具体临床分期参见相关肿瘤章节内容。

（二）颈部淋巴结分期

1. 接受单纯放疗的病例采用的为临床分期,判定颈部淋巴结是否为转移的临床标准如下。

(1)单个淋巴结的最短径 ≥ 1cm。

(2)淋巴结无论大小,只要淋巴结内部出现坏死或环形强化者。

(3) ≥ 3 个淋巴结,或多个淋巴结相互融合,且位于好发区域内。

(4)咽后淋巴结,外侧组最大横断面的最小径 ≥ 5mm,或任何可见的内侧组。

(5)氟脱氧葡萄糖 - 正电子体层扫描(FDG-PET)中阳性淋巴结。

2. 第八版颈部分期标准最大的变化是将淋巴结包膜外受侵纳入分期标准。

淋巴结包膜外(extranodal extension,ENE)受侵的标准(图 4-4):

(1)淋巴结毗邻的皮肤受侵或肌肉受侵。

(2)淋巴结与邻近结构密不可分或固定。

(3)脑神经、臂丛神经、交感神经干、膈神经受侵并出现相关症状。

因此现在 ENE 判定标准与影像标准不同,强调了临床查体的重要性。

3. 颈部淋巴结分期分为临床分期和病理分期。

(1)临床分期标准

Nx:区域淋巴结不能评估。

N0:无区域淋巴结转移。

N1:同侧单个淋巴结转移,其最大径 ≤ 3cm,ENE 阴性。

N2:同侧单个淋巴结转移,3cm< 最大径均 ≤ 6cm,或同侧多个淋巴结转移,或双侧,或对侧淋巴结转移,最大径均 ≤ 6cm,且 ENE 均阴性。

N2a:同侧或对侧单个淋巴结转移、3cm< 最大径 ≤ 6cm、ENE 阴性。

N2b:同侧多个淋巴结转移,最大径均 ≤ 6cm,ENE 阴性。

N2c:双侧或对侧淋巴结转移,最大径均 ≤ 6cm,ENE 阴性。

N3:单个淋巴结转移的最大径 >6cm,ENE 阴性;或同侧单个淋巴结转移,ENE 阳性;或同侧多发、对侧或双侧多个淋巴结转移,ENE 阳性。

N3a:转移淋巴结的最大径 >6cm,ENE 阴性。

N3b:同侧单个淋巴结转移,ENE 阳性;同侧、对侧或双侧多个淋巴结转移,ENE 阳性。

(2)病理分期同临床分期比较,N1 分期完全相同,区别主要在于 N2 和 N3。

N2:同侧单个淋巴结转移,最大径 ≤ 3cm,ENE 阳性;或 3cm< 最大径均 ≤ 6cm,ENE 阴性;或多发淋

巴结转移,最大径均 ≤ 6cm,ENE 阴性;或双侧 / 对侧淋巴结转移,最大径均 ≤ 6cm,ENE 阴性。

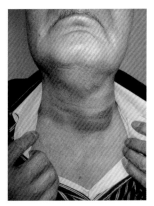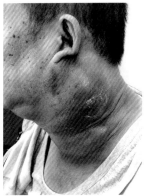

两例下咽癌颈部淋巴结转移侵犯颈部皮肤

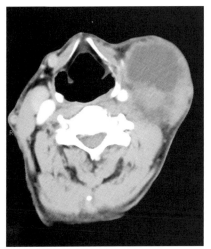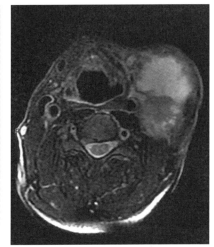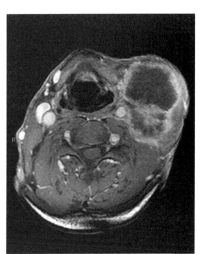

下咽癌左侧颈部转移淋巴结与周围肌肉融合并侵犯皮肤

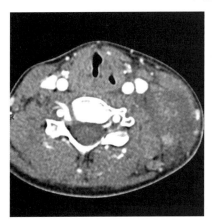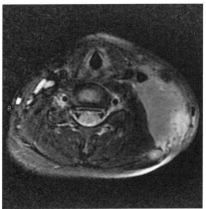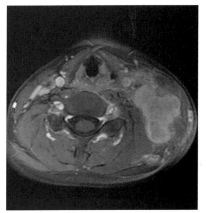

NPC 左侧颈深和颈后多发肿大的淋巴结相互融合,与周围结构(如胸锁乳突肌及椎旁肌)密不可分,且查体显示肿物固定

图 4-4　ENE 临床判定标准

N2a:同侧或对侧单个淋巴结转移、最大径 ≤ 3cm、ENE 阳性;或同侧单个淋巴结转移、3cm< 最大径 ≤ 6cm、ENE 阴性。

N2b:同侧多个淋巴结转移,最大径均 ≤ 6cm,ENE 阴性。

N2c:双侧或对侧淋巴结转移,最大径均 ≤ 6cm,ENE 阴性。

N3：淋巴结转移的最大径 >6cm，ENE 阴性；或同侧单个淋巴结转移，最大径 >3cm，ENE 阳性；或同侧多发、对侧或双侧多个淋巴结转移，ENE 阳性。

N3a：转移淋巴结的最大径 >6cm，ENE 阴性。

N3b：同侧单个 LNM，最大径 >3cm，ENE 阳性；同侧、对侧或双侧多个 LNM，ENE 阳性。

注意：中线淋巴结归入同侧淋巴结。

淋巴结转移位置应以环状软骨下缘为界，分为上颈和下颈。

纵隔淋巴结转移除前上纵隔淋巴结外，归入远处转移范畴。

对治疗后复发的分期，可按照临床分期的标准进行分期，但分期前需用 r（recurrent stage）表示。

第五节 治 疗 原 则

头颈部肿瘤的治疗包括三大治疗手段：手术、放疗和化疗。

尽管手术、放疗属于局部治疗手段，但在头颈部肿瘤的治疗中起着重要的作用。而化疗尽管取得了很大的进步，但单独应用化疗尚不能根治头颈部肿瘤，主要是配合手术、放疗使用。近年来临床兴起的靶向治疗、免疫治疗也为局部晚期头颈部鳞癌提供了另外一种可供选择的辅助治疗手段。

对于头颈部鳞癌 Ⅰ、Ⅱ 期病变，单独应用外科手术或单纯放疗即可起到根治作用，且两者疗效基本相当，5 年生存率达 80% 左右，不需要综合治疗。如何选择手术或放疗，取决于肿瘤的部位、病理类型、治疗机构专科优势、患者的意愿及依从性等众多因素。

但对于头颈部鳞癌 Ⅲ、Ⅳ 期病变，尤其是有淋巴结转移时，如果依靠单一的治疗手段，其 5 年生存率较低。因此，晚期患者需要多学科的综合治疗，目前临床应用较多者为放疗和手术的综合治疗。理论上讲，放疗容易控制肿瘤周边的病灶，而肿瘤中心部分对放射线较抗拒。而单纯手术治疗肿瘤常常在周边复发，但有利于切除放疗后残留中心肿瘤。因此综合使用放疗和手术，可以取长补短、优势互补。至于综合方法，有人主张手术前放疗，有人主张手术后放疗，各有利弊。

化疗在头颈部鳞癌中的作用是进一步提高手术 + 放疗对晚期头颈部鳞癌的局部区域控制率，或利用放疗 + 化疗的方法替代根治性手术，尽可能保留器官功能，并希望改善总的生存。化疗在临床上应用主要分为放疗或手术前的诱导化疗（也称新辅助化疗），放疗过程中的同步化疗、放疗或手术后的辅助化疗，诱导化疗 + 同步放化疗，同步放化疗 + 辅助化疗等。目前同步放、化疗为局部区域晚期头颈部鳞癌的标准治疗模式。另外，放疗合并靶向治疗也是中晚期头颈部鳞癌另外一个可供选择的标准治疗方案，用药主要有西妥昔单抗（爱必妥，C225）和尼妥珠单抗（泰欣生）。

但对于疗前已经明确有远处转移的头颈部鳞癌，以化疗为首选，如转移灶控制良好，再考虑原发及区域性病灶的治疗，当然也应根据原发、区域病变的具体情况而做决定。

图 4-5 显示的为手术、放疗、化疗等治疗手段在头颈部鳞癌中的合理应用示意图。

头颈部恶性肿瘤临床上常用的治疗手段总结如下。

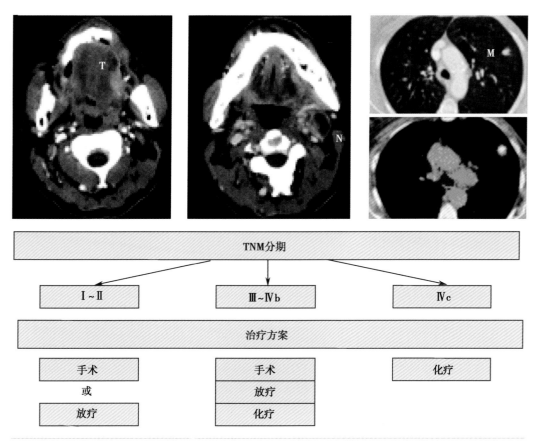

图 4-5　根据临床分期制定治疗方案的示意图

一、外科手术治疗

1. **甲状腺癌、涎腺肿瘤**　以手术治疗为首选,根据术中所见、手术切除情况、术后病理检查、临床分期等多种因素决定是否术后放疗。

2. **口腔肿瘤**　随着外科技术的进步,尤其是皮瓣移植技术的成熟,口腔肿瘤目前以手术为首选,根据具体情况决定是否术后放疗,而术前放疗目前较少应用于口腔肿瘤中,主要以术后放疗为主。

3. **口咽肿瘤**　手术创伤大、功能影响明显,因此国内外对原发口咽鳞癌均建议首选放疗。

4. **喉癌/下咽癌**　如果手术能保全患者喉功能,且肿瘤细胞为中高分化者,应首选手术治疗;如果不能保喉且患者无明显喘鸣、无明显肿瘤坏死、无明显周围软骨结构破坏,或病理性质为低分化鳞癌或分化差的癌,则建议首选放疗,根据肿瘤的消退情况决定是否手术干预。

5. **鼻腔鼻窦鳞癌**　首选手术治疗,但如果病变侵犯眼眶需要切除眼球,或上颌窦后壁、翼腭窝受侵等高危因素时,主张术前放疗。

6. **其他放疗不敏感肿瘤**　如骨肉瘤、软骨肉瘤等,均以手术为首选,可根据具体情况行术后放疗/化疗。

二、放射治疗

放射治疗在头颈部肿瘤治疗中的作用根据治疗目的的不同分为单纯放疗、与手术等治疗相配合的综合治疗手段等。

（一）适合根治性放疗的头颈部肿瘤

1. **鼻咽癌** 放疗仍是鼻咽癌目前根治性治疗手段。

2. **口咽癌** 对于口咽鳞癌尽管有争议，但一般首选放疗。

3. **喉癌/下咽癌** 拒绝手术或有手术禁忌证不能耐受手术的早期患者，以及需要全喉切除且放射敏感性较好者。

4. **低分化鳞癌或分化差的癌** 因其恶性度高、且放疗敏感性较好，因此不论 T 分期如何，在无远处转移的前提下，建议首选放疗，放疗终有残存或放疗后局部复发者可采用手术挽救。

5. **肉瘤** 对放射敏感的肉瘤，如胚胎性横纹肌肉瘤、尤因瘤等，在应用全身化疗的基础上，主张根治性放疗，而手术留待放疗失败时用。但对于生长发育期的儿童而言，要考虑放疗对生长发育的影响及辐射致癌的风险，此时手术介入有其优势。

（二）综合性放疗

综合性放疗是肿瘤综合治疗中的一种重要治疗手段。放疗可与手术、化疗、靶向治疗及热疗等治疗手段综合应用，可明显提高肿瘤的局部控制率，改善预后。其中与手术的配合主要分为以下几种治疗手段。

1. **术前放疗**

（1）术前放疗指征：主要用于局部晚期的肿瘤患者，有手术指征，但估计手术切除困难者；或可以手术切除但以牺牲部分功能，如喉功能、眼球功能前提下，采用术前放疗，部分放疗敏感患者可以保留功能（具体见喉癌/下咽癌章节内容）。

（2）术前放疗的优点

1）术前放疗可使瘤体缩小、粘连松解，减少手术困难，增加手术切除率。

2）术前放疗可使肿瘤周围小的血管、淋巴管闭塞，从而减少术中医源性播散的机会。

3）合适的术前放疗剂量如 40~50Gy 并不增加术后吻合口瘘及手术切口不愈合等并发症的发生率。

（3）术前照射的剂量：过去多用 40Gy/20F，临床研究证实 30~40Gy 的放疗仅能控制 60%~70% 的亚临床病灶，而 50Gy 的放疗可以控制 90% 以上的亚临床病灶。因此术前放疗的有效剂量应为 50Gy（主要是针对口腔、口咽、下咽、喉、颈段食管等），但如果病变为鼻腔、鼻窦肿瘤，尤其是侵犯眼眶、翼腭窝时，则术前放疗剂量可增加至 60~70Gy。

术前放疗对需要全喉切除的中晚期喉癌/下咽癌、颈段食管癌应用的较为广泛，但一般限于患者无明显喘憋症状、无明显坏死感染、无明显甲状软骨/环状软骨破坏等情况。如具备以上几种情况，可直接选择全喉切除，然后根据术中所见、术后病理检查行术后放疗（图 4-6）。

2. **术后放疗**

（1）术后放疗的优点

1）术后放疗不耽搁手术时间。

2）术后放疗可根据术中具体所见、手术切除情况、术后病理检查结果等，更精确地制订放疗的靶区。

3）术后放疗可较术前放疗给予较高剂量的放疗，从而有效地控制肿瘤。

4）临床研究已经证实合适剂量的术后放疗 60Gy 并不影响手术切口的愈合。

（2）术后放疗指征：以下为头颈部鳞癌的预后不良因素，根据有无预后不良因素及不良因素的多少制订术后治疗方案、评估预后等。

1）手术切缘阳性。

4

头颈部肿瘤总论

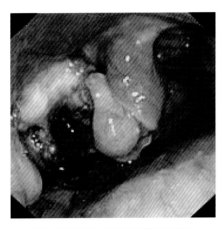

疗前内镜显示左侧梨状窝溃疡性肿物

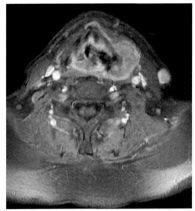

疗前 MRI 显示左侧梨状窝肿物坏死明显，
左侧甲状软骨破坏

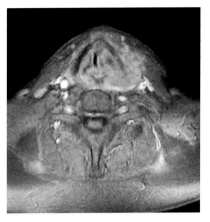

下咽癌表现为坏死溃疡、甲状软骨破坏、
颈部软组织受侵

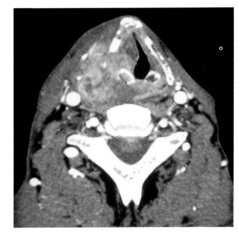

右侧梨状窝癌侵犯喉、右侧甲状软骨及颈部
软组织，肿瘤内部坏死明显

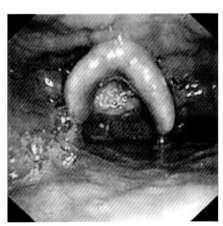

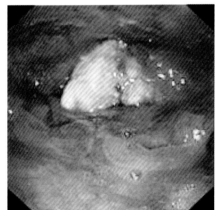

晚期声门型喉癌，肿瘤坏死明显且气道堵塞

图 4-6　不建议术前放疗保留功能的 3 种情况

2）淋巴结包膜外受侵。

3）颈部转移淋巴结 >N1 病变，即 ≥ 2 个转移淋巴结或单个淋巴结转移但最大径 >3cm。

4）周围神经受侵。

5）近切缘，头颈部鳞癌如口腔、口咽、下咽、喉一般将切缘 <5mm 视为安全界不够，即近切缘。

6）T3~4 病变。

7）病理属高度恶性者。

8）淋巴及血管侵犯。

肿瘤病理学分级、淋巴及血管侵犯对肿瘤预后也有一定程度影响，但一般多合并有其他预后不良因素，其单一因素是否影响预后目前临床仍有争议。

根据以上预后因素，将所有头颈部鳞癌分为以下 3 组。

低危组：无以上任何一项预后不良因素，单一手术即可，无须术后放疗，其 5 年局部区域控制率 90% 左右，5 年总生存率超过 80%。

高危组：手术切缘阳性和 / 或淋巴结包膜外受侵，术后放疗时合并同步顺铂 3 周化疗方案是标准治疗方案。依据为 RTOG9501 和 EORTC22931 随机性研究结果。

中危组：具有除外手术切缘阳性和淋巴结包膜外受侵的任何一项预后因素均归入中危组。

也有学者将具有 2 个或 2 个以上的预后不良因素者归入高危组，局部区域复发风险明显增加，目前也主张术后同步放化疗。

（3）术后放疗开始时间：一般在术后 2~4 周开始，最迟不得超过 6 周。否则因为以下原因导致术后放疗的局部控制率下降：一方面，随着术后放疗与手术间隔时间的延长，手术区域内纤维瘢痕的形成造成局部血运变差，从而导致放射敏感性降低；另一方面，随着时间的延长，残存的肿瘤细胞出现快速再增殖，引起肿瘤负荷增加，从而影响术后放疗的疗效。

对头颈部肿瘤术后具有以下高危因素者，术后开始放疗的时间最好不要超过 4 周，而且最好采用超分割或加速超分割照射技术：

1）切缘阳性。

2）淋巴结包膜外受侵。

3）转移淋巴结数超过 4 个。

4）原发肿瘤侵及颈部软组织。

5）周围神经受侵。

6）转移的淋巴结直径超过 6cm。

7）局部复发性病变。

（4）术后照射剂量：根据手术切除程度而定。

R0 切除：无论肉眼还是镜下检查肿瘤完整切除，无残存。

R1 切除：肉眼切除干净，但镜下肿瘤残存。

R2 切除：肉眼残存。

R0 切除者：60Gy/30 次。

R1 切除者：≥ 66Gy/33 次（缩野后局部剂量）。

R2 切除者：≥ 70Gy/35 次（缩野后局部剂量）。

三、颈部照射的指征

选择颈部照射技术时，需要考虑肿瘤的具体发生部位及肿瘤的分化程度等因素。

常规照射技术年代,颈部照射的原则:

1. 无论病期早晚,头颈部鳞癌容易转移的首站淋巴结,即上颈部淋巴引流区应包括在照射野内。

2. 无论病期早晚,病理为低分化癌或分化差的癌,一般应全颈照射(对于单侧器官发生的肿瘤行单侧颈部全颈照射)。

3. T1~2N0 患者且肿瘤细胞分化较好者,一般不考虑下颈、锁骨上预防性照射。

4. 局部晚期病变如 T3、T4,无论上颈部是否有淋巴结转移,主张下颈部、锁骨上预防照射。

5. 无论 T 分期早晚,只要 N+,至少同侧下颈锁骨上应予预防性照射。

调强放疗技术年代颈部放疗的详细内容参见相关章节内容。

四、放射治疗过程应特别注意的两个问题

1. 放疗总时间延长影响预后 临床上常用的放疗照射技术为常规分割,1.8~2Gy/ 次,每周连续 5 次照射,总剂量 60~70Gy,在 6~7 周内完成,但由于机器故障、节假日休息、患者放疗反应大或年老体弱不能耐受放疗而人为地降低分次剂量或改为分段放疗,都可使总的治疗时间延长。如此则可明显降低常规分割放疗对肿瘤的局部控制率。因此延长治疗总时间的放疗方法应予抛弃。

2. 改变分割方式,提高肿瘤的局部控制率(图 4-7)

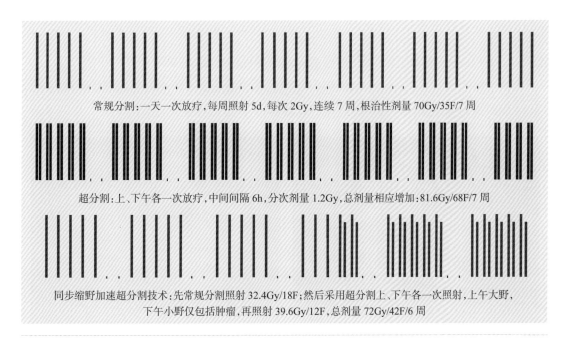

常规分割:一天一次放疗,每周照射 5d,每次 2Gy,连续 7 周,根治性剂量 70Gy/35F/7 周

超分割:上、下午各一次放疗,中间间隔 6h,分次剂量 1.2Gy,总剂量相应增加:81.6Gy/68F/7 周

同步缩野加速超分割技术:先常规分割照射 32.4Gy/18F;然后采用超分割上、下午各一次照射,上午大野,下午小野仅包括肿瘤,再照射 39.6Gy/12F,总剂量 72Gy/42F/6 周

图 4-7 不同分割照射技术的图示比较

(1)常规分割方式:每周放疗 5 次,一天照射一次,每次 1.8~2Gy,连续照射。总的治疗剂量根据肿瘤的病理类型、临床分期、放射敏感性而决定,一般在 60~70Gy。

(2)超分割放疗:采用一天多次照射,每次剂量低于常规分割剂量,多采用 2 次 /d 的照射方法,分次剂量 1.0~1.25Gy、多采用 1.2Gy/ 次,两次照射之间应间隔 4~6h 以上,治疗总时间与常规分割相似,但治疗总剂量较常规分割应增加 10%。

(3)采用 2 次 /d 的加速超分割技术:即野中野照射技术,也称为同步缩野加量照射技术,即前 18 次放疗采用常规分割,1 次 /d,每次 1.8Gy,总量至 32.4Gy 时改为超分割照射技术,上午用大野、分次剂量依然

为 1.8Gy，下午用小野仅包括肿瘤、分次剂量 1.5Gy，再照射 39.6Gy/12 次，总剂量 72Gy/42F/6 周。

根据国外研究荟萃分析结果，对晚期头颈部鳞癌患者，通过改变分割方式，提高了晚期头颈部鳞癌的局部控制率，而且远期并发症没有加重，总的 5 年局部控制获益 7%，5 年生存获益 3%，其中尤以超分割照射技术获益最大，5 年局部区域控制率或生存获益均为 8%。因此为进一步提高局部晚期头颈部鳞癌的局部控制率、改善远期生存，在采用放疗技术时，可改常规照射技术为超分割或同步缩野加速超分割照射技术。

五、化学治疗

1. **同步化疗**　同步放化疗是目前局部区域晚期头颈部鳞癌的标准治疗模式，可以达到以下 3 个目的：

(1)改善局部区域控制率。

(2)降低远处转移率。

(3)改善总生存率。

标准用药为顺铂 3 周方案：100mg/m^2。

临床应用同步化疗过程中，应注意放疗期间的急性并发症明显加重，远期并发症也不容忽视。

对不能耐受同步放化疗者，靶向治疗（如爱必妥、泰欣生）是另外一种可供选择的有效治疗手段。

2. **诱导化疗**　诱导化疗也称为新辅助化疗，主要是在放疗或手术前应用 2~3 个周期化疗。目前的临床研究表明，尽管诱导化疗不能改善头颈部鳞癌总的生存，但是对于提高无瘤生存率、降低远处转移率还是有帮助的。

一般而言，诱导化疗主要用于对化疗、放疗有一定敏感性的肿瘤，主要用于以下几个方面。

(1)N3 头颈部鳞癌，如 N3 鼻咽癌，远处转移风险高，希望通过 2~3 个周期的诱导化疗降低远处转移的机会(图 4-8)，同时通过缩小瘤体可以更好地保护危及器官、降低放疗并发症(图 4-9)。

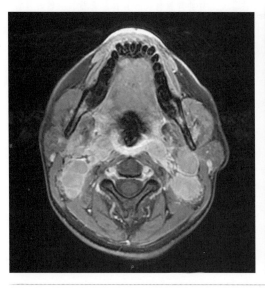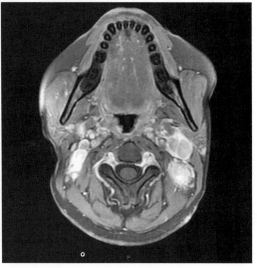

图 4-8　N3 NPC 2 周期诱导化疗颈部淋巴结明显缩小

(2)对中晚期可手术的下咽癌 / 喉癌患者，如果首选手术不能保喉时，可以先行诱导化疗。如果诱导化疗有效(CR+PR)，则可直接行根治性放疗，其预后和全喉切除 + 术后放疗的疗效相当，但患者的喉结构得以保留，因而改善患者的生存质量(图 4-10)。

(3)生长较为迅速的肿瘤(图 4-11)。

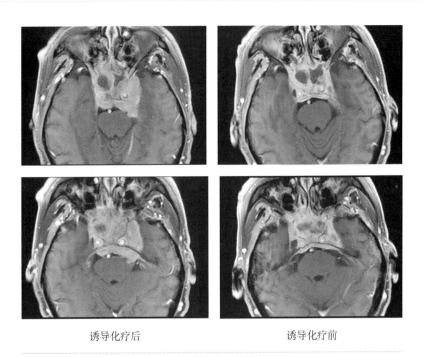

诱导化疗后　　　　　　　　　　　诱导化疗前

图 4-9　T4 NPC 2 周期诱导化疗后脑干面及颞叶肿瘤缩小，放疗时便于保护脑干及颞叶

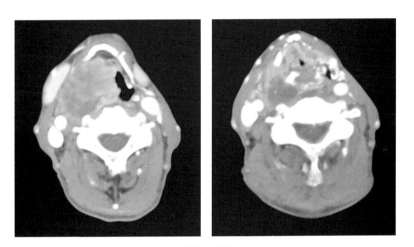

诱导化疗前

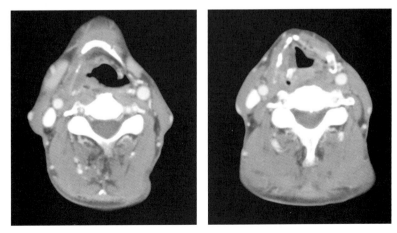

2 周期诱导化疗几乎达到 CR

图 4-10　T4 下咽癌 T4 病变诱导化疗前后

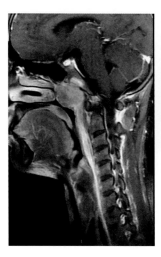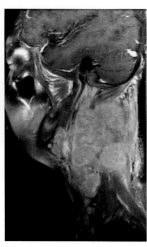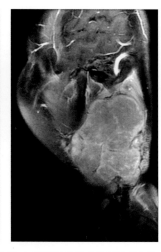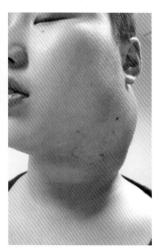

14 岁鼻咽癌,确诊时颈部肿物生长迅速,需要诱导化疗控制肿瘤生长

图 4-11 快速生长的鼻咽癌

(4)需要放疗但又有一定风险的患者,如下咽癌 / 喉癌有呼吸不畅的前提下,除了气管切开外,诱导化疗也是另外一种可供选择的有效治疗手段(图 4-10)。

3. 辅助化疗 放疗结束 1 个月后实施的化疗为辅助化疗。

辅助化疗目前在头颈部鳞癌临床治疗上的作用是阴性的结论,但以下几种情况仍可以考虑应用。

(1)患者有远处转移高风险者,治疗后全身情况较好,估计可以耐受辅助化疗者。

(2)放疗后肿瘤有残存,而外科无法干预,希望通过辅助化疗来提高肿瘤的局部区域控制率,此作用临床有争议,不常规推荐使用。

4. 免疫治疗 免疫治疗(如 PD-1、PD-L1 单抗抑制剂)在临床应用火热,也获得较好的效果,但应该注意疗效主要集中在黑色素瘤、肾癌、淋巴瘤等几种有限的肿瘤中。根据现有的临床研究,头颈部鳞癌应用免疫疗法有效率仅在 20% 左右,且其潜在的未知的毒性反应也应引起临床重视,在头颈部鳞癌的治疗上不做常规辅助性治疗推荐,临床上根据相关肿瘤标记物如 PD-L1、TMP、CPS、TPS 等检测而选择性个体化应用。

同时应该注意的是,中国最为常见的头颈部鳞癌为鼻咽癌,而鼻咽癌在欧美少见,因此西方进行的头颈部鳞癌临床研究多不包括鼻咽癌,其主要包括口腔、口咽、下咽和喉四大类,临床借鉴其研究结果时应注意肿瘤谱的不同。

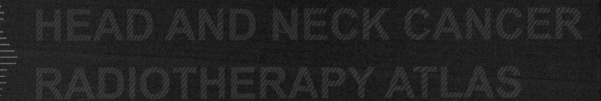

第五章 头颈部肿瘤放射治疗技术

头颈部肿瘤的放射治疗技术目前已经由三维放射治疗替代了传统的二维照射技术,但因为常规二维放射治疗技术临床上应用时间最长、积累经验最多,而且对目前的三维照射,尤其是调强放射治疗技术的靶区设计都有一定的参考和借鉴意义,因此本章重点介绍调强放射治疗技术,同时对常规二维放射治疗技术也做一简介。

第一节　常规放射治疗技术

"面颈联合野 + 颈部锁骨上切线野"在头颈部鳞癌常规二维放疗中应用相当广泛,以下依次介绍具体的定位步骤及实施过程。

一、设备

直线加速器是治疗的主流设备,要求能量以 6MV 高能 X 线为主,同时应配备多种能量的电子线。

二、体位及体位固定技术

一般取仰卧位、平架、头部置于合适角度的头枕(一般取 C 枕,便于颈部充分展开)。
模拟机下观察体位是否合适。体位合适后做热塑面罩固定头部或头颈肩部。

三、定位

主要有下面两种定位方法。

1. 普通模拟机定位法　直接用普通模拟定位机进行定位的一种技术(图 5-1)。

面颈野一般采用两侧水平野等中心照射,透视下确定照射野需要包括的范围及射野中心,然后模拟机下拍摄定位片,并在面罩上标出照射野中心,记录射野深度。两侧水平野定位结束时机架回至零度,依旧在面罩上标出照射野中心,记录升床高度。

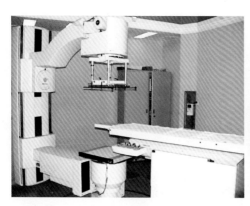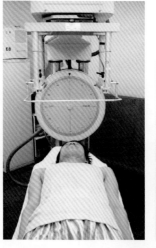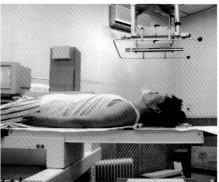

普通模拟定位机　　　　　　　　　　　　患者仰卧体位,激光摆正体位(水平位和矢状位)

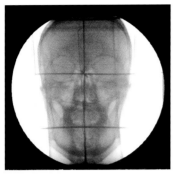
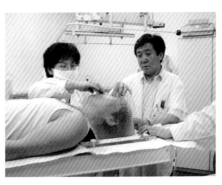
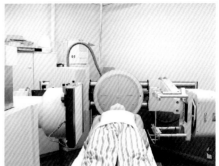

透视下观察体位是否合适　　　　制作面罩　　　　双侧水平野定位

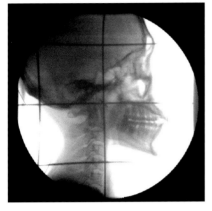
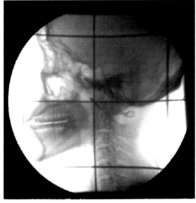
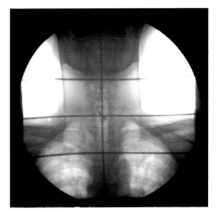

右侧面颈野中心　　　　左侧面颈野中心　　　　下颈锁骨上野中心

图 5-1　面颈联合野 + 颈部锁骨上切线野定位过程

　　颈部锁骨上野采用源皮距垂直照射技术,其上界与面颈野下界共线,下界沿锁骨下缘走行,两侧界位于肩锁关节内侧缘,确定好照射野范围及射野中心后,同样拍摄模拟机定位片一张,然后在体表画出射野中心。

　　2. CT 模拟机定位法　利用螺旋 CT 定位模拟机进行薄层扫描(一般层厚 2~3mm),重建 DRR,在 DRR 像上直接勾画照射范围(图 5-2)。

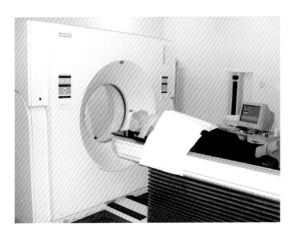
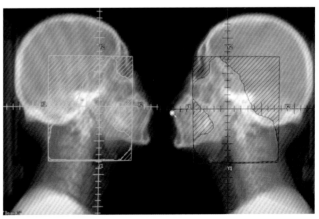

CT 模拟定位机　　　　CT 扫描重建 DRR 像上直接勾画的面颈联合野

图 5-2　CT 模拟机定位

　　定位时需要应用口腔支架的肿瘤包括口腔肿瘤、鼻腔鼻窦肿瘤,便于更好地保护其毗邻的正常组织黏膜。

各单位根据具体条件的不同选用个体化的口腔咬合架(图5-3),选择的原则既要简单、实用,又要保证放疗过程中良好的精确性和重复性。

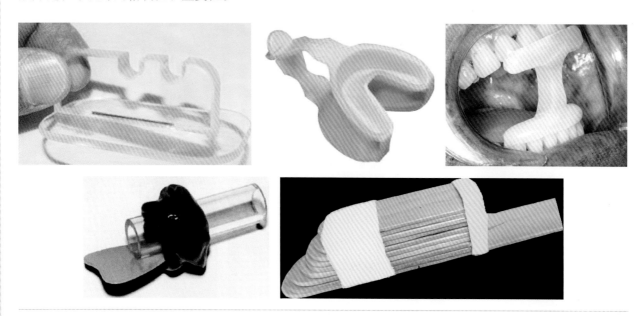

图5-3　国内外不同机构常用的各种不同的口腔咬合架汇总

四、靶区确定、制作模板

根据放疗前检查如 CT、MRI、PET 等影像学检查所显示的肿瘤部位、大小及外侵范围来确定靶区范围,并在定位片上画出照射野范围,送交模室制作模板。

五、模板校位

在模拟机透视下插入模板,观察显示的照射野范围与定位片的是否吻合,如不合适,在透视下适当调整,直到满意为止。

六、制作整体挡铅(图5-4)

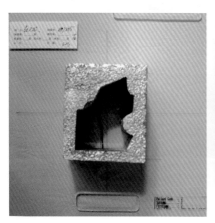
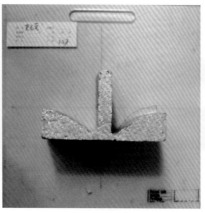
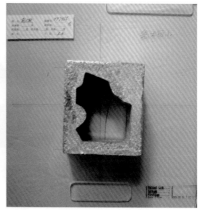

右侧面颈野整体挡铅　　　　　　下颈锁骨上野整体挡铅　　　　　　左侧面颈野整体挡铅

图5-4　整体挡铅

七、治疗

按照模拟定位时完全一样的条件进行治疗(图5-5)。

1. 仰卧,平架,同样角度的头枕,面罩固定,等中心升床,观察三维激光与面罩上三个"+"字线标记是否完全重合。

2. 旋转机架至治疗水平位,再次核实加速器灯光野"+"字线与面罩上"+"字线是否重合。

3. 插入整体挡铅,开始治疗。

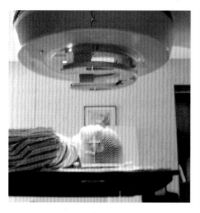 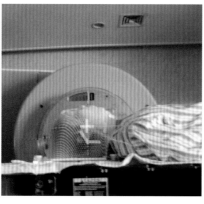 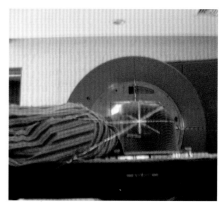

治疗体位 　　　　　左侧面颈野照射　　　　　右侧面颈野照射

图 5-5　治疗体位及场景

八、验证

为保证治疗的精确性,在第一次放疗时应常规拍摄加速器治疗验证片,只有重复良好方可开始放疗,否则应进行调整或重新制作整体挡铅直至符合治疗要求。

目前加速器上均配有多叶光栅,因此可以应用多叶光栅来代替整体挡铅,但对头颈部肿瘤,尤其是毗邻脑干、脊髓、眼眶等重要器官时,多叶光栅的叶片直径最好是3~5mm,过大的叶片(如1cm的多叶光栅)用于常规照射野不利于重要器官的保护。

如采用多叶光栅技术来代替整体挡铅,则以上的第四、五、六、七步骤可省略。

目前验证的方法有多种,临床上可供选择:

1. EPID(electronic portal imaging device,EPID)等中心点的验证(图5-6)。

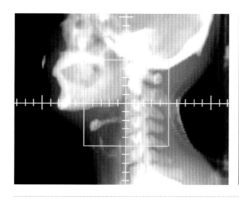 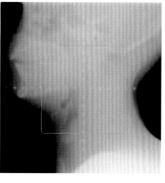

图 5-6　EPID 等中心点的验证

2. EPID 照射野的验证（图 5-7）。

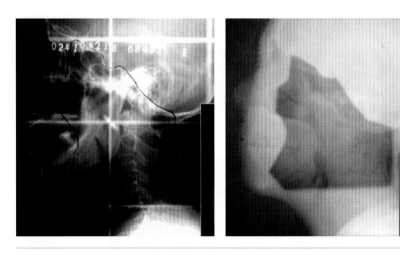

图 5-7 EPID 照射野的验证

3. Cone-beam CT 三维方向的验证（图 5-8）。

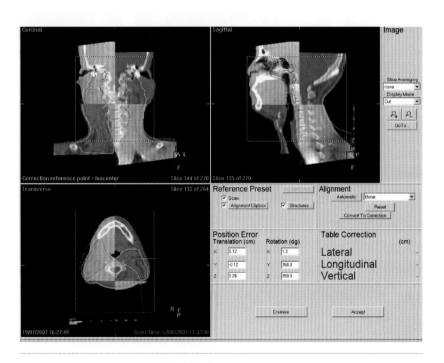

图 5-8 Cone-beam CT 三维方向的验证

九、照射剂量与分割方法

一般采用常规分割方法：分次剂量 2Gy，每天 1 次照射，每周照射 5 次。

1. 原发病变放疗 如采用单纯放疗，根治性剂量 ≥ 70Gy/35 次 /7 周。

术前放疗剂量目前推荐 50Gy/25 次 /5 周。

术后放疗剂量 R0 术后剂量为 60Gy/30 次 /6 周，但切缘不净、有明显残留（R1、R2 手术）时，局部剂量应在 66~70Gy/6~7 周，同时还应视残存肿瘤消退情况决定是否继续适当加量。

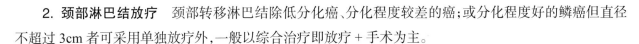

2. **颈部淋巴结放疗**　颈部转移淋巴结除低分化癌、分化程度较差的癌;或分化程度好的鳞癌但直径不超过 3cm 者可采用单独放疗外,一般以综合治疗即放疗 + 手术为主。

颈部预防性照射剂量 50Gy/25 次 /5 周,治疗性剂量一般不超过 70Gy/35 次。如估计放疗不能控制颈部淋巴结,则颈部放疗至 50~60Gy 时停止颈部照射而留给手术切除(鼻咽癌或分化差的鳞癌例外)。

术前放疗剂量同前。

3. **改变分割方式**　对原发病变晚期或肿瘤对放射线不敏感时,可根据具体情况改变分割方式或分次剂量,如采用超分割、加速超分割等。

第二节　调强放射治疗技术

调强放射治疗技术(intensity modulated radiotherapy,IMRT)作为三维适形放疗(three-dimensional conformal radiotherapy,3D-CRT)中先进的外照射技术,一经问世便应用于头颈部肿瘤的放疗中,目前已成为头颈部肿瘤放疗的主流技术。

一、IMRT 在头颈部肿瘤放疗中的价值

IMRT 在头颈部肿瘤中的应用,已达到以下两个目的:

1. 因为肿瘤得到确切的高剂量照射,从而较常规放疗技术提高了肿瘤的局部控制率,部分肿瘤因为局部控制率的改善而转化为总生存率的改善;

2. 肿瘤周围的正常组织和器官得到尽可能低的照射剂量,受到较好的保护,因此调强放疗技术较常规放疗技术又最大限度地保护了正常器官,从而降低了放疗并发症的发生,改善了患者的生活质量。

二、IMRT 实施过程

1. **模拟定位**　通过 CT 模拟定位系统来完成定位。

患者一般取仰卧位,躺于平板,合适角度的头枕,利用激光灯及 TOP 扫描图像摆正体位后,用头颈肩面罩进行固定,用可在 CT 影像上显像的介质做好标记,并作为定位参考点,行 CT 扫描(图 5-9)。

此步骤也可在普通模拟定位机下完成。

2. **模拟 CT 扫描**　常规 CT 扫描,一般层间距为 2~3mm,要求从头顶扫描至少至胸骨切迹下 2cm。扫描过程中常规增强(图 5-10)。

3. **图像输出**　将 CT 扫描所获得的影像资料,通过网络系统输入 CT 模拟工作站(图 5-11)。

4. **靶区设计**　由临床医师根据肿瘤侵犯的范围、需要保护的重要组织和器官在医生工作站进行靶区的设计。

靶区的设计是根据 ICRU(International Commission on Radiation Units and Measurement)50 号、62 号、71 号及 83 号文件规定而分为以下几个区域(图 5-12)。

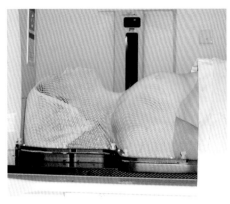
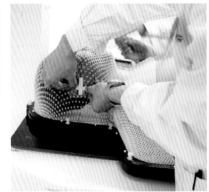
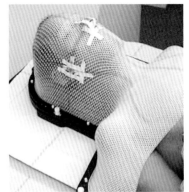

头颈部肿瘤常用的体位及头颈肩固定罩　　　　　　　　激光灯辅助下定位参考点

图 5-9　CT 模拟定位及体位、固定方式

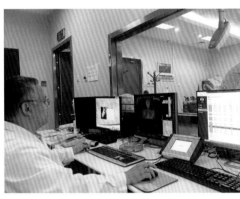
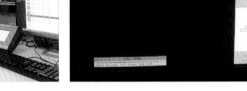

图 5-10　CT 扫描场景及显示的扫描层面

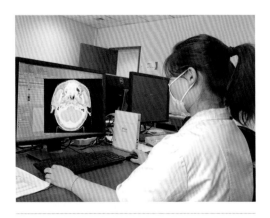
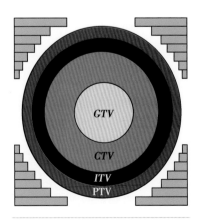

图 5-11　工作站接收的患者影像资料　　　　图 5-12　GTV、CTV、PTV 等参数间的相关性

头颈部肿瘤放射治疗技术

1）肿瘤靶区（gross tumor volume，GTV）：是指通过临床检查（包括查体和影像学检查）了解的肿瘤病变的侵犯范围，包括原发肿瘤及转移的淋巴结。

对根治性放疗或术前放疗者，GTV 分为原发肿瘤（primary）的 GTVp 和颈部转移淋巴结（neck nodes）的 GTVnd；对术后放疗者，将术前检查、术中所见、术后病理检查的结果综合考虑，将原发肿瘤及转移的颈部淋巴结所在的部位定义为肿瘤瘤床（tumor bed）而命名为 GTVtb。

2）临床靶区（clinical target volume，CTV）= GTV+ 周围存在的亚临床病灶：可根据危险度的不同而设计多个临床靶区。具体设计国内外不同单位均无统一标准。一般而言，如有 2 个 CTV，则 CTV1 为高危临床靶区，包括原发肿瘤及转移的淋巴结区域，CTV2 低危临床靶区是需要预防照射的区域；如有 3 个 CTV，则 CTV1 为高危区域，CTV2 为中危区域，而 CTV3 为低危区域。

3）内靶区（internal target volume，ITV）：主要是考虑临床靶区的位置移动而设计。

4）计划靶区（planning target volume，PTV）：考虑到治疗过程中由于患者器官和患者位置的变动、设野误差及摆位误差，而人为地将 CTV 适当扩大后的区域。ITV 仅是 PTV 的一部分。

5）治疗区（treated volume，TV）：由临床医师根据时间 - 剂量 - 分次处方所定义的认为可以达到治疗目的的剂量区域。

6）照射区（irradiated volume，IV）：由临床医师根据时间 - 剂量 - 分次处方所定义的认为与正常组织放射耐受性有关的剂量范围（如 50% 等剂量线所包绕范围）。

5. 计划设计　由物理师根据临床医师提出的要求进行计划设计。

6. 计划评估　治疗计划的定量评估，主要是使用剂量体积直方图（DVH）。DVH 表示的是多大体积的肿瘤或正常组织所接受的特定剂量值（图 5-13），它不仅是评估单一治疗计划，也是比较多个治疗计划的有力工具。

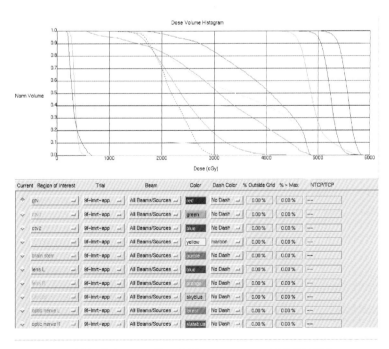

图 5-13　1 例鼻咽癌 IMRT 第一计划 CTV2 50Gy 时靶区及周围
　　　　　重要器官受量的 DVH

7. 确定照射中心 将治疗计划提供的治疗中心点，在定位 CT 进行复位确定，或直接在加速器上进行复位确定，确定后将照射野等中心点在患者皮肤或固定网罩上做好标记（图 5-14）。

8. 计划验证 由物理师进行剂量验证。

9. 治疗实施 操作人员根据治疗单上的医嘱，在治疗室内完成患者的摆位及体位固定。然后模拟治疗过程中机架和治疗床的运动，防止自动照射时可能发生的意外碰撞，确认无误后，根据所应用加速器的功能先进行等中心点的 EPID 检验，或 Cone beam CT 扫描确定三维方向的摆位误差是否符合要求，符合要求后方能开始治疗（图 5-15）。

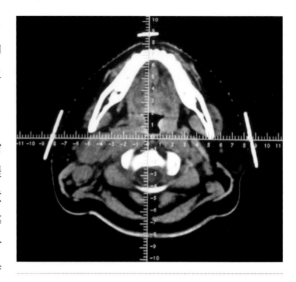

图 5-14　照射中心的 CT 扫描确定

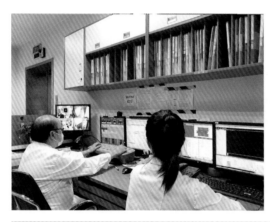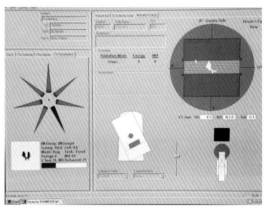

图 5-15　控制室及计算机屏幕显示的照射动态过程包括射野及子野、机架的旋转等

具体适形调强放疗过程以流程图方式见图 5-16。

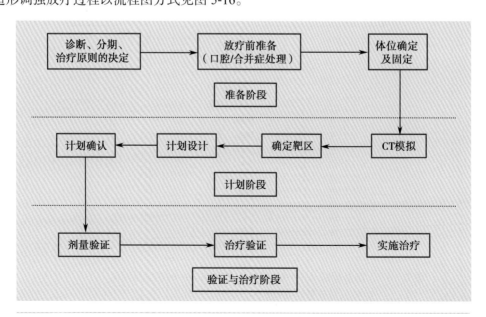

图 5-16　适形调强放射治疗的流程图

三、IMRT 具体靶区勾画的原则

(一) 靶区勾画一般原则

调强放疗靶区的设计应和常规照射技术的经验结合起来,一个合理的调强靶区勾画其实就是将常规二维照射的内容拆分开进入三维立体照射,即包括需要照射的区域和需要保护的区域。因此判定一个靶区勾画是否合理,可以通过在矢状面、冠状面上显示的合成图像和常规野比较而明确(图 5-17)。

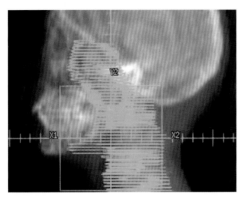

IMRT 勾画的 CTV 在矢状面的重建

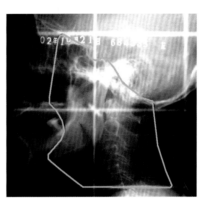

常规照射野的面颈联合野

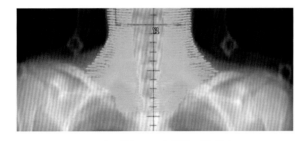

IMRT 勾画的 CTV 在冠状面的重建

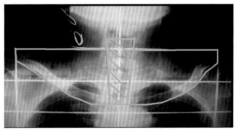

常规照射野的颈部切线野

图 5-17　以鼻咽癌为例调强放疗靶区的合成图像与常规照射野的比对

因头颈部器官几乎无相对运动(软腭、舌体、声带等例外),所以靶区设计时一般不考虑 ITV,只勾画 GTV、CTV 等。而且根据具体情况可设计多个 GTV、CTV 等。

(二) 靶区勾画具体操作

根据病变部位、大小、侵犯范围、病理特点和淋巴结分区的规定在横断位 CT 上勾画靶区。

1. 勾画界面　将计划系统的勾画界面置于三维显示的界面,即可以同时显示横断位、矢状位和冠状位(图 5-18)。如此不仅可以在三维方向上确认肿瘤范围,还可以初步判定设计的靶区是否合理。

建议选择肿瘤最大的层面先行勾画,然后上下拷贝并做修改,如此靶区勾画比较适形,避免凹凸变化过大。

2. 选择合适的窗宽窗位　根据病变所在部位而选择不同的窗宽窗位,如病变位于颅底和接近颅底的层面应该选择骨窗(bone),否则容易遗漏骨骼的破坏(图 5-19),骨窗比头窗(head)显示的肿瘤范围要大;如病变位于肌肉软组织部位,则选择软组织窗(abdomen 或 neck 窗),并适当微调窗宽窗位,使肿瘤和周围软组织之间的密度差最大,为勾画靶区提供便利。

5

头颈部肿瘤放射治疗技术

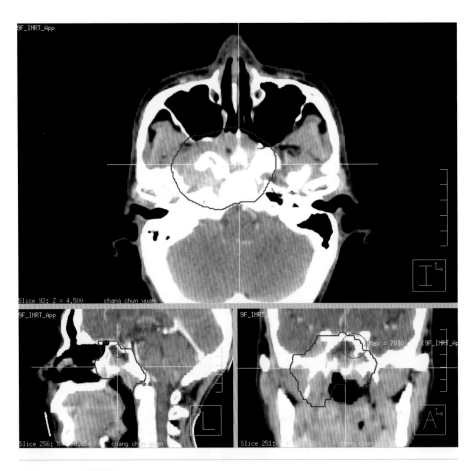

图 5-18　勾画界面

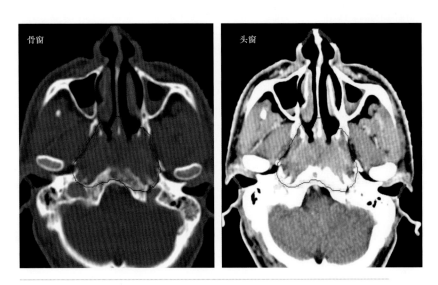

图 5-19　骨窗显示骨骼破坏明显优于头窗

　　3. 采用图像融合技术合理勾画 GTV　多种影像技术的应用对靶区合理的设计很有帮助，而 MRI 对明确头颈部鳞癌的侵犯范围比 CT 有优势，因此有条件的单位应采用 CT/MRI 融合技术（图 5-20）以及 CT/PET-CT/MRI 融合技术（图 5-21）。

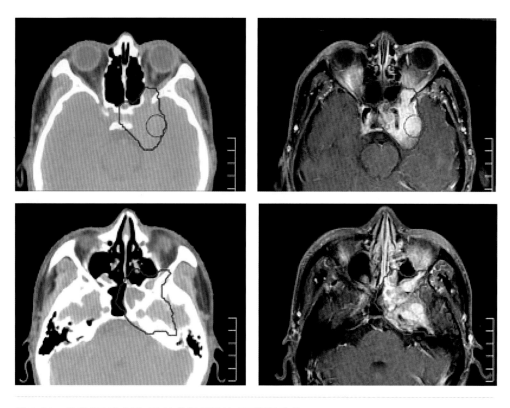

图 5-20　CT/MRI 融合后,GTV 范围显示较 CT 明显改善

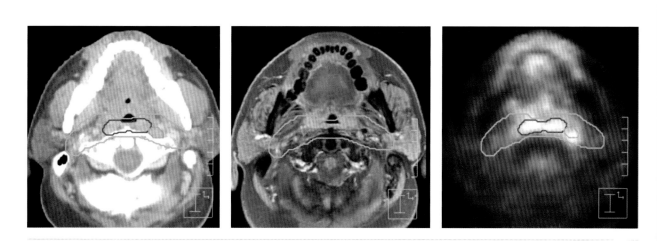

图 5-21　CT/MRI/PET 融合后,CT/MRI 不能明确的 GTV 因为 PET 的检查而明确
(蓝线 GTV;绿线 CTV)

4. PTV 外放原则　PTV 根据摆位误差的大小一般在 CTV 基础上外放 3~5mm。理论上应该三维方向外放,但在实际工作中,PTV 外放时,应根据具体部位而做适当调整。

(1)如 PTV 在脊髓、脑干等重要危及器官处可适当缩小至 1~2mm,甚至共线。

(2)如 PTV 与眼球、腮腺、软腭、口咽侧壁黏膜、下颌骨、甲状腺等危及器官相邻时,也可适当缩小 PTV以利于保护。

(3)颈部近皮肤处 PTV 不应超出皮肤,一般需距皮缘 3mm。

(4)对于皮肤受侵者,CTV 应包括受侵的皮肤,此时如 PTV 放至皮缘内 3mm,势必遗漏病变,此时皮肤表面应放置填充物(定位时即应放置),使得 CTV PTV 充分包括病变部位,保证皮肤得到足够的剂量(图 5-22)。

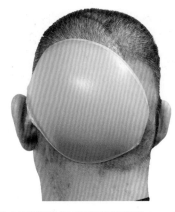
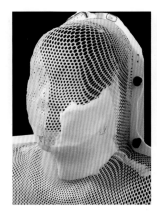
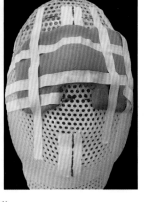

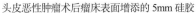

头皮恶性肿瘤术后瘤床表面增添的 5mm 硅胶   填充物

图 5-22　等效填充物的应用

（5）对于活动度较大的器官，如软腭、舌体、喉等，其 PTV 可相应扩大，主要是考虑动度的影响而相应扩大，即 PTV 包括 ITV 的范围。根据具体情况决定在 CTV 基础上外放 5~10mm。

5. 肿瘤体积较大或毗邻危及器官的处理　对于病变体积较大或靶区毗邻危及器官如脑干、脊髓、角膜、晶体时，如放疗中肿瘤敏感、缩小满意，应及时重新模拟定位 CT 扫描，以及时与适当缩小靶区，便于保护危及器官、尽可能减少危及器官发生并发症的概率。图 5-23 显示鼻咽癌侵犯脑干，放疗中肿瘤缩小而

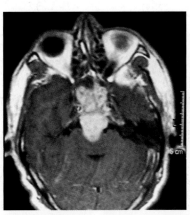
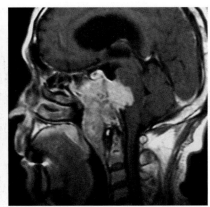

放疗前 MRI 显示肿瘤侵入脑干

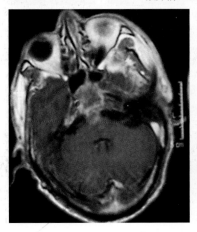
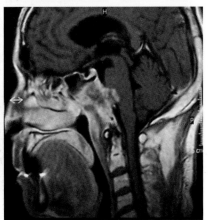

放疗中肿瘤明显退缩

图 5-23　放疗中肿瘤缩小明显，应及时重新 CT 定位扫描

重新定位 CT 扫描,缩小靶区、再程计划,可以较好地保护脑干并获得较好临床疗效。

6. 对于放疗过程中患者消瘦明显,面罩固定效果不佳时,应及时重新制作面罩,再次定位 CT 扫描,及时修正靶区、再程计划,以保证调强放疗的精确性和重复性。

7. 二次及多次计划的实施指征　以下 3 种情况需要再次 CT 定位扫描并重新修正靶区。

(1)肿瘤较大,而治疗过程中肿瘤消退明显者(图 5-24)。

(2)肿瘤毗邻重要危及器官如脑干、脊髓、视神经 / 交叉、颞叶时,随着肿瘤的消退及时修改靶区,便于最大可能地降低危及器官的受量(图 5-25)。

(3)患者体型消瘦明显者(图 5-26)。

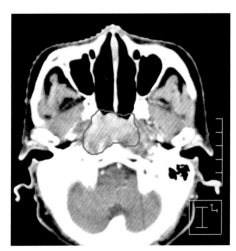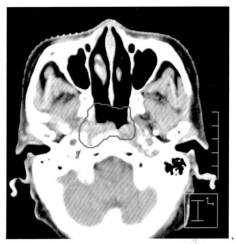

原发肿瘤消退明显

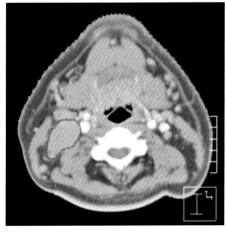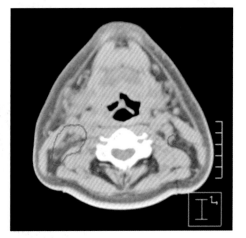

颈部淋巴结消退明显

图 5-24　放疗中肿瘤消退明显者

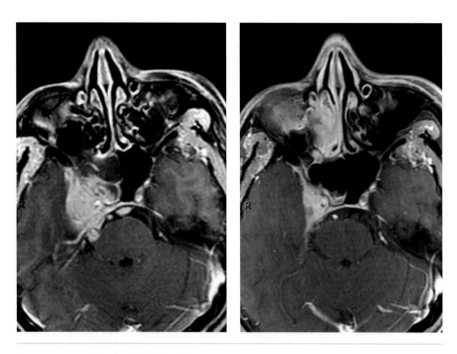

图 5-25　NPC 侵犯颅内海绵窦,放疗中肿瘤缩小明显需要及时回缩 GTV 便于
　　　　保护脑干和颞叶

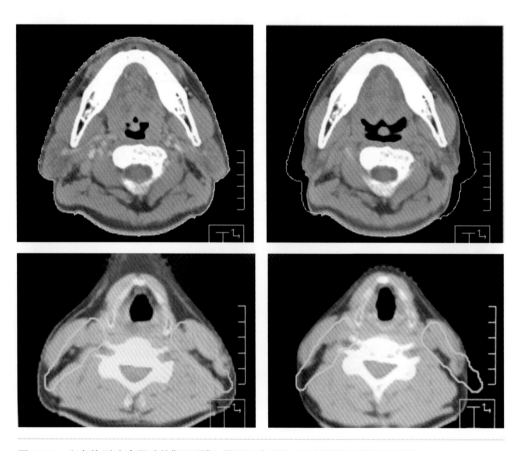

图 5-26　患者体型消瘦导致的靶区脱靶,需要二次定位 CT 扫描修正靶区及计划

四、危及器官的勾画及剂量限制

危及器官(organ at risk,OAR)的权重及处理方式原则上明显不同,临床上一般将危及器官分为以下几类。

Ⅰ类器官:一旦受到损伤则会严重影响患者生活质量的器官。

在头颈部肿瘤中,脑干、脊髓、颞叶、视神经及视交叉为至关重要的正常器官,尤其是脑干和脊髓的受量,允许靶区亏量而不应该脑干和脊髓超量照射。

Ⅱ类器官:权重相对小于靶区,包括垂体、下颌骨、颞颌关节、晶体、眼球等,允许适当超量而保证肿瘤靶区得到充足的剂量照射。

Ⅲ类器官:在满足靶区剂量要求的前提下,尽可能对其进行保护,包括耳蜗、腮腺、颌下腺、口腔、喉、甲状腺、上中下咽缩肌等。

临床上一般不允许因为Ⅱ类、Ⅲ类器官的保护而造成靶区剂量的亏量,即便是Ⅰ类器官的保护,临床上也一定要权衡肿瘤控制和并发症之间的平衡,不能单纯强调OAR的保护而导致肿瘤严重亏量,从而导致肿瘤复发(图5-27)。

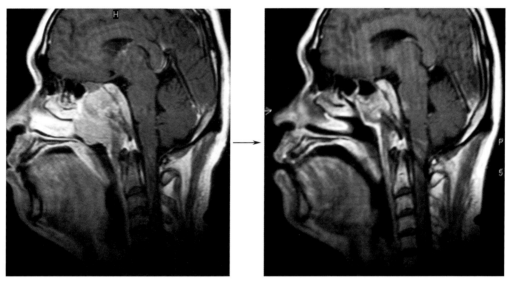

左图　疗前MRI显示T4病变　右图　同步放化疗后1年鼻咽及蝶窦肿瘤控制良好但枕骨斜坡脑干面复发

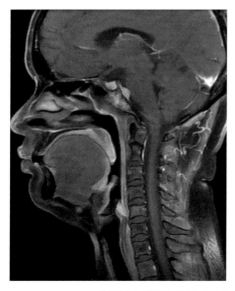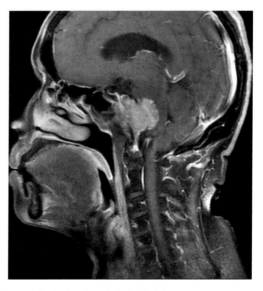

因强调脑干限量而导致的边缘复发(左图治疗后1年,右图治疗后1年半)

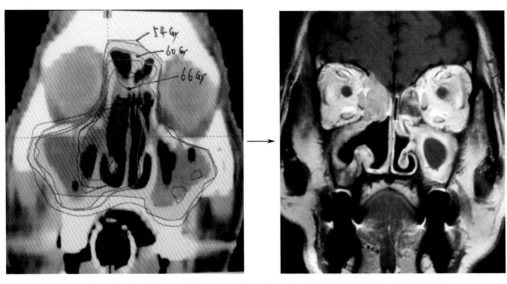

右侧鼻腔上颌窦鳞癌术后放疗因强调右侧眼球限量而导致的右侧筛窦复发（边缘复发）

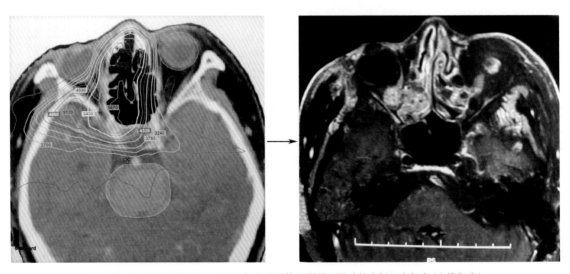

右侧鼻腔筛窦低分化鳞癌因强调右侧角膜晶体的限量而导致的右侧眶尖复发（边缘复发）

图 5-27　因 OAR 限量而导致的局部复发

以下为常见危及器官（OAR）的限制剂量：

脊髓：最大耐受剂量 ≤ 45Gy（以脊髓外放 5mm 的 PRV 计算）。

脑干：最大耐受剂量 ≤ 54Gy（以脑干外放 3mm 的 PRV 计算）。

腮腺：平均剂量 <26Gy，50% 体积的腮腺所接受的剂量应 <30Gy。

视神经、视交叉：最大耐受剂量 ≤ 60Gy。

晶体：最大耐受剂量 ≤ 9Gy。

颞叶：最大耐受剂量 ≤ 60Gy。

颞颌关节：最大耐受剂量 ≤ 60Gy。

下颌骨：最大耐受剂量 ≤ 60Gy。

咽缩肌：最大耐受剂量 ≤ 45Gy。

垂体：最大耐受剂量 ≤ 50~54Gy，蝶窦或海绵窦受侵者例外。

喉、气管：最大耐受剂量 ≤ 40~50Gy。

表 5-1 为不同剂量下危及器官发生并发症的概率。

表 5-1　不同剂量下危及器官发生并发症的概率（源自 QUANTEC 资料）

危及器官	体积	剂量 / 体积 /Gy	最大剂量 /Gy	并发症 /%	最严重并发症
脑			<60Gy	<3	症状性放射性脑病
脑			72Gy	5	症状性放射性脑病
脑			90Gy	10	症状性放射性脑病
脑干			<54Gy	<5	放射性脑病
脑干	D1-10 cc	≤ 59		<5	放射性脑病
脑干			<64	<5	放射性脑病
视神经 / 交叉			<55	<3	神经损伤
视神经 / 交叉			55~60	3~7	神经损伤
视神经 / 交叉			>60	>7~20	神经损伤
脊髓			50	0.2	放射性脊髓损伤
脊髓			60	6	放射性脊髓损伤
脊髓			69	50	放射性脊髓损伤
耳蜗	平均	≤ 45		<30	感觉神经性听力丧失
腮腺双侧	平均	≤ 25		<20	腮腺功能长期 <25%
腮腺双侧	平均	≤ 39		<50	腮腺功能长期 <25%
腮腺单侧	平均	≤ 20		<20	腮腺功能长期 <25%
咽缩肌	平均	≤ 50		<20	吞咽困难 / 呼吸困难
喉			<66Gy	<20	构音障碍
喉	平均	<50		<30	呼吸困难
喉	平均	<44		<20	水肿
喉	V50	<27		<20	水肿

需要保护的危及器官见图 5-28。

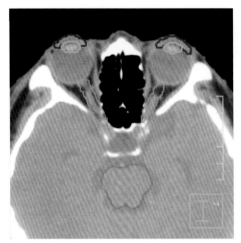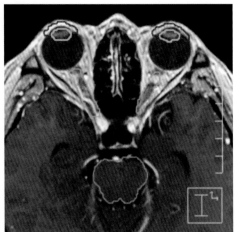

角膜(红线)、晶体(绿线)、视神经(褐色线)、脑干(绿线)

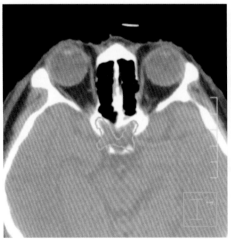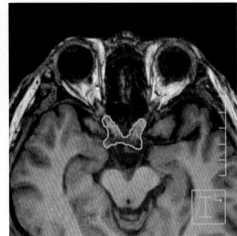

视交叉(褐色线)

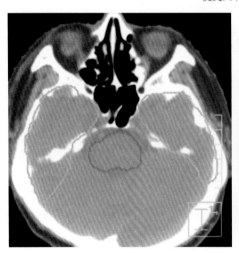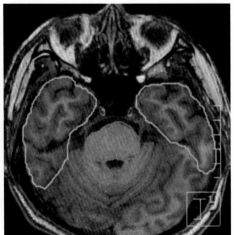

颞叶(褐色线)、脑干(绿线)

5

头颈部肿瘤放射治疗技术

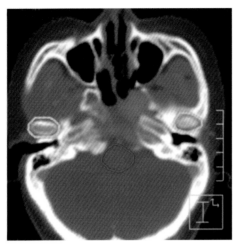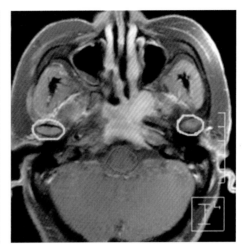

颞颌关节（褐色线）、脑干（红线）

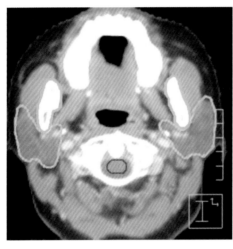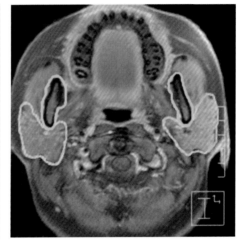

腮腺（褐色线）、下颌骨升支（绿线）、脊髓（红线）

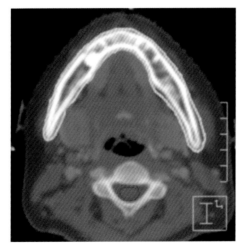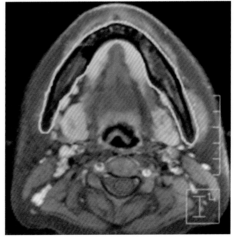

下颌骨（褐色线）、脊髓（红线）

5

头颈部肿瘤放射治疗技术

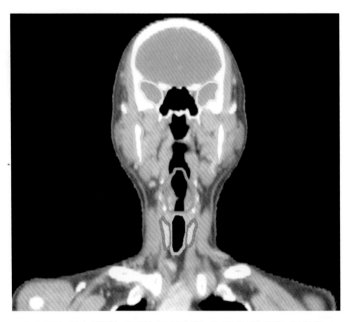

自上而下:颞叶(黄线)、下颌骨(浅绿色线)、喉(褐色线)、气管(绿色线)、甲状腺(粉红线)

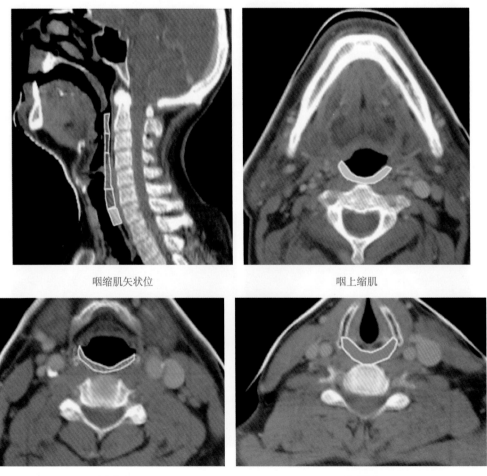

咽缩肌矢状位

咽上缩肌

咽中缩肌

咽下缩肌

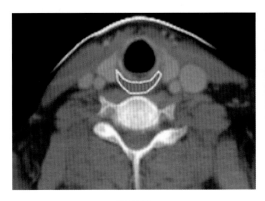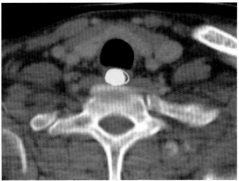

环咽肌　　　　　　　　　　　　　食管入口

图 5-28　调强放疗需要勾画的部分危及器官

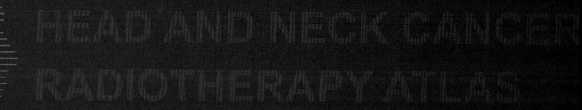

第六章 头颈部肿瘤调强放射治疗的靶区设计原则

第一节　原发肿瘤靶区设计原则

所有辅助检查,包括 CT、MRI、PET-CT、内镜检查所显示的实际肿瘤大小勾画为 GTVp。同时还应结合临床查体,对手指可触及的肿瘤如口腔癌、口咽癌等,强调手指触诊的重要性,往往可以发现影像检查不易发现的瘤体周围的微小浸润病灶,这些病灶一并勾画在 GTVp 范围内,因此实际勾画的 GTVp 范围在某种程度上大于影像检查所显示的肿瘤大小(图 6-1)。

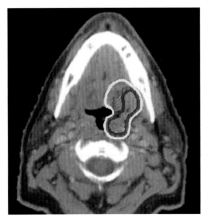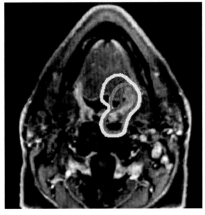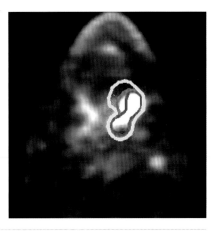

图 6-1　采用不同影像检查及查体显示的原发肿瘤范围(GTVp)
红线范围:CT/MRI 显示的原发肿瘤大小;粉线范围:CT/MRI 结合 PET 显示的原发肿瘤大小;黄线范围:结合查体手指触诊显示的肿瘤大小。因此 GTVp 为结合 CT/MRI/PET/ 手指触诊所显示的肿瘤范围,大于任何一种影像检查。

CTV 需要包括原发肿瘤(GTVp)、转移的淋巴结(GTVnd)、亚临床病灶,以及需要预防性照射的颈部区域,同时根据不同的危险度而包括不同的区域,因此 CTV 可以有多个。

如果有 2 个 CTV,则 CTV1 为高危区域、CTV2 为低危区域;如果有 3 个 CTV,则 CTV1 为高危区域、CTV2 为中危区域、而 CTV3 为低危区域。

一般而言,CTV1 除包括原发肿瘤 GTVp 及转移的淋巴结 GTVnd 外,其周围的高危区域、包括容易转移的高危淋巴引流区域均位于 CTV1 范围内。CTV2、CTV3 为预防性照射区域。

多个 CTV 间的关系处理上也不相同。

如有 3 个 CTV,则 3 个 CTV 间有以下两种处理方式:

1. 3 个 CTV 为相互包括的关系,即 CTV3 包括 CTV2,CTV2 包括 CTV1,CTV1 包括 GTVp 和 GTVnd,这种模式国外常用(图 6-2)。

2. CTV2 包括 CTV1,CTV1 包括 GTVp 和 GTVnd,而 CTV3 则设计为另外一个靶区,主要包括低危颈部区域,这种模式主要用于鼻咽癌的靶区设计,具体参见鼻咽癌章节内容。

如有 2 个 CTV,则 2 个 CTV 间的关系同样分为两种情况:

1. **包括关系**　CTV2 包括 CTV1,CTV1 包括 GTVp 和 GTVnd,南方鼻咽癌的设计多采用这种模式。

2. 毗邻关系 CTV1 包括原发肿瘤 GTVp 及需要预防照射的首站淋巴结区域,如有颈部淋巴结转移,则转移的颈部淋巴结所在区域并外扩一站作为高危区域包括在 CTV1 范围内(图 6-2)。

CTV2 不包括 CTV1,CTV2 的上界为 CTV1 的下界,包括范围是需要预防性照射的颈部淋巴引流区。

中国医学科学院肿瘤医院以及北方多数单位对头颈部鳞癌均采用此种模式。

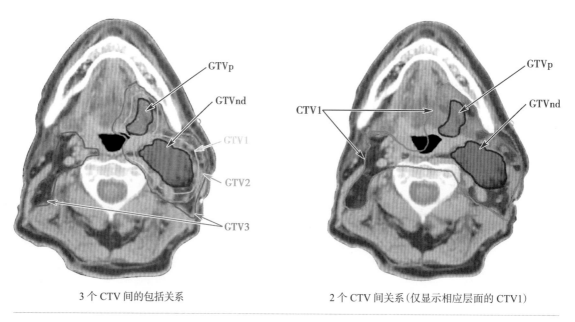

3 个 CTV 间的包括关系　　　　　　　　2 个 CTV 间关系(仅显示相应层面的 CTV1)

图 6-2　3 个、2 个 CTV 间的相互关系

剂量给予方式如下

如有 3 个 CTV,则 GTV 不单独给量,以 CTV1 给予 GTV 的剂量,如此剂量分配为:CTV1 高剂量 66~70Gy,CTV2 中等剂量 60Gy,CTV3 预防性剂量 50~54Gy。

如有 2 个 CTV,则 GTV 单独给量,如此剂量分配为:GTV 高剂量 66~70Gy,CTV1 中等剂量 60Gy,CTV2 预防性剂量 50~54Gy。

以下以国内常见的鼻咽癌、西方常见的口咽癌为例,将国内外不同 CTV 的勾画标准做一简介。

一、鼻咽癌

中西方对鼻咽癌靶区的勾画不同,甚至我国南方和北方靶区勾画也有差异,这种差异主要表现在 CTV 的勾画上。

(一)国际推荐

1. 2018 年国际推荐的鼻咽癌 CTV 设计

CTV1:为 GTVp 外扩 5mm、适当修整并包括全部鼻咽黏膜,属高危区域给予根治性剂量 66~70Gy。

CTV2:为 CTV1 再外扩 5mm、适当修整(根据 T 分期)并包括全部鼻咽腔、鼻腔上颌窦的后份、翼内肌、翼外肌、咽旁和咽后间隙、颅底以及颅底相应孔道(双侧圆孔、卵圆孔、破裂孔)、翼腭窝、斜坡前 1/3、岩尖等,属中危区域给予 60Gy。

CTV3:为低危预防性区域给予 50~54Gy 的预防性剂量,可以包括 CTV2(图 6-5),也可单独设计(图 6-3)。

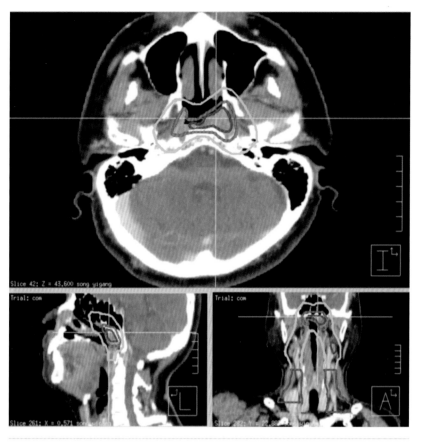

图 6-3　T2N1NPC 按国际标准勾画的靶区
红线:GTVp;粉线:CTV1 ;绿线:CTV2 ;紫线:CTV3。

2. 美国一些肿瘤中心多年来一直采用的模式见图 6-4。

原发肿瘤的 GTVp 给予根治性剂量 70Gy,简写为 GTV70,但具体剂量的给予是 GTV 外扩 0~5mm(肿瘤边界不确定时外扩,边界明确时不外扩,即 CTV 等同于 GTV)形成 CTV70 而给予根治剂量 70Gy。

CTV70 再外扩 5mm 并包括全部鼻咽黏膜为 CTV1,给予 60Gy 的剂量;CTV1 再外扩 5mm 形成 CTV2。

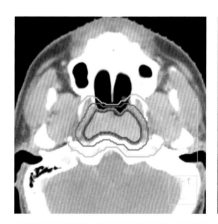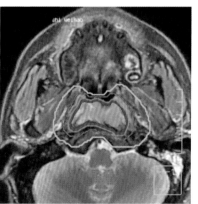

图 6-4　美国模式
GTV70(红线)= CTV70(橘黄线);粉线:CTV1 ;绿线:CTV2。

CTV1、CTV2 的原则同上。即 CTV2 包括 CTV1，CTV1 包括 CTV70 和 GTV70，而 CTV3 为另外一个靶区包括低危的颈部预防性区域（图 6-4），如此，剂量分别为 GTV70、CTV1 60、CTV2 54~56、CTV3 44~50Gy。

（二）我国南方模式

原则同国际推荐的指南相似，即 GTVp 外扩 5mm，并包括全部鼻咽部黏膜以及黏膜下 0.5cm，以及双侧破裂孔形成 CTV1，CTV1 再外扩 5mm 形成 CTV2（图 6-5），CTV2 包括蝶窦下 1/3~1/2、枕骨斜坡、颅底诸孔、翼腭窝、鼻腔后份、后组筛窦、上颌窦后壁，以及 GTVnd 和所在淋巴引流区；CTV3 包括 CTV2、转移的颈部淋巴结及所有需要预防照射的颈部淋巴引流区。

当然 CTV3 也可采用图 6-3 的设野模式。

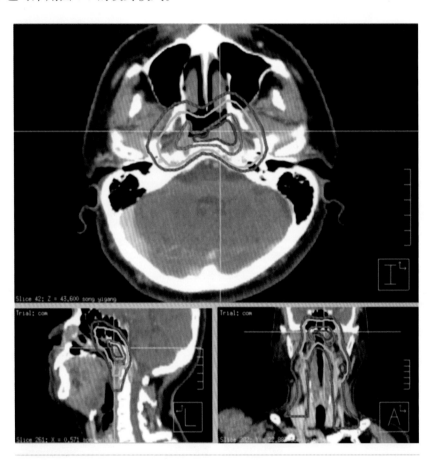

图 6-5　南方模式

红线 GTVp；粉线 CTV1；绿线 CTV2；紫线 CTV3。

（三）中国医学科学院肿瘤医院的勾画原则

将常规照射技术的经验和理念融合在现代放疗技术中，CTV 一般分为两个：CTV1 包括范围为常规面颈联合野需要照射的内容，即包括 GTVnx（即 GTVp）、GTVnd、GTVrpn（咽后淋巴结）的同时，包括首站转移的淋巴结并外扩一站作为高中危区域，给予较高剂量。CTV2 定义为需要预防性照射的颈部区域，类似于常规照射技术的下颈锁骨上照射野。

以下为中国医学科学院肿瘤医院靶区勾画原则。

1. CTV1　包括 GTVnx、GTVnd、GTVrpn、全部鼻咽腔、鼻腔上颌窦的后 1/3、翼内肌、翼外肌、咽旁和咽后间隙、颅底以及颅底相应孔道、翼腭窝、斜坡前 1/2、岩尖，转移的区域淋巴结及外扩一站的颈部预防性区域（图 6-6）。

头颈部肿瘤调强放射治疗的靶区设计原则

6

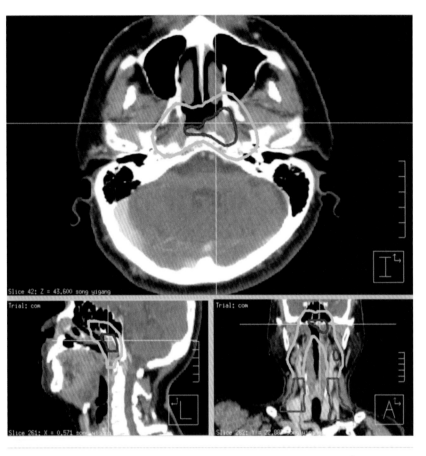

图 6-6　中国医学科学院肿瘤医院模式

红线 GTVp;绿线 CTV1 ;紫线 CTV2。

　　下界具体位置根据有无颈部转移淋巴结、转移淋巴结的大小、淋巴结包膜有无外侵以及转移的部位而定。

　　N0 患者,CTV1 下界位于舌骨下缘(T1~2)或环状软骨下缘(T3~4);如果下界在舌骨下缘,则舌骨下缘至环状软骨下缘的颈部区域设计为 CTV2,下颈部锁骨上不予照射(图 6-7)。

　　N+ 患者,CTV1 包括转移淋巴结所在区域并外扩一站作为 CTV1,其他颈部区域作为 CTV2 而行预防性照射(图 6-8)。

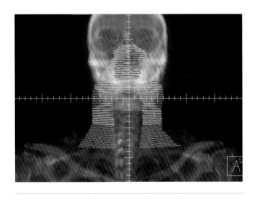

图 6-7　T1~2N0 NPC 靶区设计

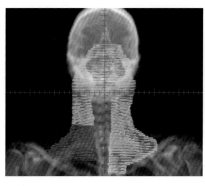 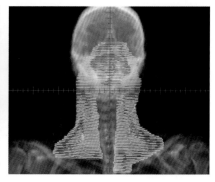

2 个 CTV   1 个 CTV

左侧全颈多发转移淋巴结,右侧转移淋巴结局限在上颈部,因此左侧全颈完全包括在 CTV1,对侧中下颈部设计为 CTV2,如考虑对侧上颈部淋巴结多发或单个淋巴结转移较大或淋巴结包膜外受侵,右侧全颈也可包括在 CTV1,但其下界高于左侧颈部可以不包括Ⅳb 区。

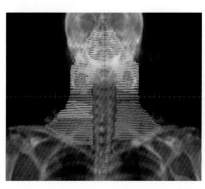 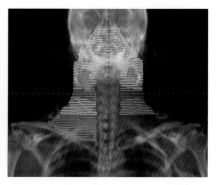

双上颈部淋巴结转移,右侧较左侧明显,因此右侧外扩一站包括Ⅲ区作为 CTV1,其下颈部作为 CTV2;左侧颈部淋巴结转移为单个且位置较高,因此左侧上颈部包括在 CTV1,中下颈部设计为 CTV2,也可选择左侧下颈部不予照射,即 CTV2 仅包括中颈。
双侧颈部阳性的处理

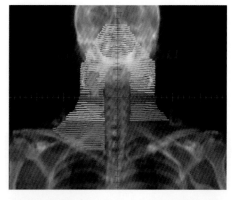

单侧颈部阳性的照射范围:右上颈部淋巴结转移,
遵照以上原则;左侧颈部阴性,CTV1 至舌骨下缘
即可,左侧Ⅲ区包括在 CTV2。
单侧颈部阳性的 CTV1(青色范围)

图 6-8　颈部阳性 NPC 靶区设计

2. CTV2　为需要预防性照射的颈部区域。以国际规定的颈部分区而具体决定预防性照射的范围。

因高危淋巴结区域,甚至外扩一站的中危区域包括在 CTV1,因此 CTV2 包括的颈部区域一般为低危区域,也允许将中危区域包括在 CTV2。

二、非鼻咽癌的头颈部鳞癌靶区勾画

GTV 的勾画国内外无差别。

CTV 的勾画国内外有区别,尤其是 GTV 到 CTV 的距离争议较大,但总的原则在勾画 CTV 时应综合考虑多种因素,如肿瘤的发生部位、肿瘤大小、形态、分期、分化程度、患者全身情况等。

下面以口咽癌为例,将国内外的靶区勾画原则做一简介。

(一) 国外

1. GTV　分为原发肿瘤的 GTVp 和转移淋巴结的 GTVnd,即 1 个 GTVp 和 1 个 GTVnd。

2. CTV　有 2~3 个 CTV,总结为"5+5"规律:GTVp 外放 5mm 为 CTV1,属于高危区域,CTV1 再外放 5mm 为 CTV2,为中危区域,而 CTV3 则包括 CTV1、CTV2 以及所有需要预防性照射的低危区域(图 6-9)。

临床应用时一定要注意,GTV 到 CTV1、CTV2 的"5+5"外扩绝对不能简单理解为机械的几何学外扩,而应当根据肿瘤所在具体部位、大小、病理类型、生长方式等而做个体化处理,同时充分考虑到肿瘤周围气腔、筋膜屏障、骨骼等结构而做适当修正。

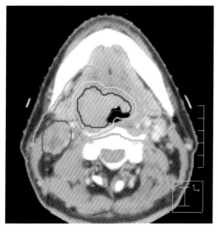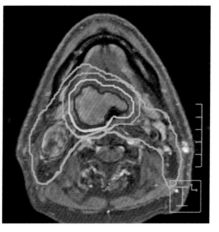

横断面显示 3 个 CTV 间的关系

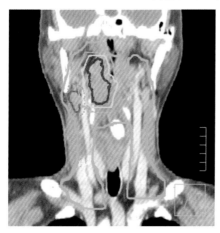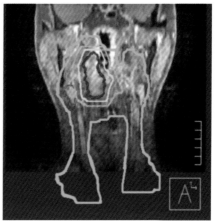

冠状面显示 3 个 CTV 间的关系
红线 GTVp;粉线 GTVnd
以 GTVp 为准外放 5mm 形成 CTV1(浅绿);CTV1 再外放 5mm,即 GTV 外放 10mm 形成 CTV2(黄色);CTV3 包括 GTVp、GTVnd、CTV1、CTV2,以及病变侧及对侧颈部的预防性区域(绿色)

图 6-9　国外靶区勾画(口咽癌 T2N1),3 个 CTV

129

3. "5+5"规律的依据 国外有临床研究发现,95%的原发肿瘤和转移淋巴结浸润的范围在5mm范围以内、几乎所有病例肿瘤的侵犯范围不超过10mm距离,因此GTV外放5mm为CTV1给予高剂量(66~70Gy),CTV1外放5mm、即GTV外放10mm为CTV2给予中等剂量(60~66Gy);而CTV3包括CTV1、CTV2及相关的颈部预防性区域给予预防性剂量(50~54Gy)。

(二) 中国医学科学院肿瘤医院

1. GTV 同国际标准,分为原发肿瘤的GTVp和转移淋巴结的GTVnd。

2. CTV 有两个CTV(图6-10)。

CTV1包括GTVp和GTVnd,以及外扩一站需要包括的颈部的高、中危区域,相当于常规照射技术面颈野包括的范围。

CTV2同国外的不一样,不包括CTV1,包括范围是需要预防照射的颈部区域,相当于常规照射技术的下颈锁骨上野照射范围。

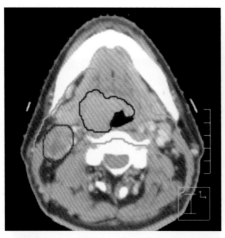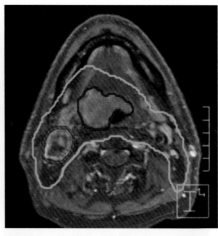

右侧口咽癌容易发生双侧淋巴结转移,因此即便对侧颈部阴性,也将对侧上颈部勾画在CTV1内,因为淋巴引流的关系两侧CTV互相连为一体

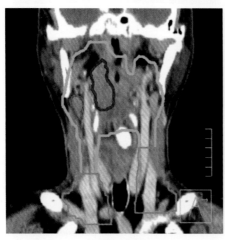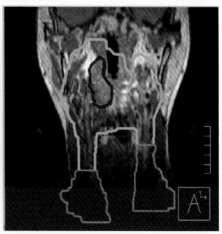

红线GTVp,粉线GTVnd,绿线CTV1,褐色线CTV2

图6-10 中国医学科学院肿瘤医院CTV靶区勾画,两个CTV

3. GTV-CTV距离 同上所述,中国医学科学院肿瘤医院在借鉴国际相关标准的同时,也同时依据外科手术安全切缘的标准来勾画CTV。

CTV 距 GTV 的距离在不同的肿瘤不同(表 6-1),临床应用过程中应注意国内外标准的不同之处。

表 6-1　不同头颈部肿瘤的手术安全切缘

肿瘤	手术安全切缘 /cm
口腔	1~2
喉	≥ 0.5
下咽	1~3
食管	3
软组织肉瘤	3~5

三、术后放疗的靶区勾画

因术后放疗者,无论是原发的肿瘤,还是转移的颈部淋巴结手术已经切除,因此根治性手术的术后放疗靶区的设计没有 GTVp 和 GTVnd 的概念,但是原发肿瘤和颈部淋巴结,尤其是有淋巴结包膜受侵的部位应该设计为瘤床(tumor bed,tb),相对应的靶区包括原发肿瘤的 GTVtb、转移淋巴结的 GTVnd-tb;对于无淋巴结包膜受侵者,可以不设计 GTVnd-tb,而把需要照射的颈部区域包括在 CTV1 和 CTV2 里面。

如果肿瘤术后有残存,则应单独勾画出 GTVp 而给予高量放疗。

对有条件的单位,如果治疗前 MDT 已经确定为"手术 + 术后放疗"者,则主张术前先行 CT 定位扫描,术后放疗前再次定位 CT 扫描,将术前肿瘤大小拷贝至术后定位 CT 上,便于术后靶区勾画参考(图 6-11)。

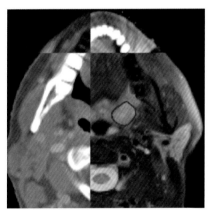 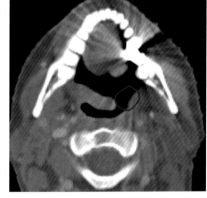 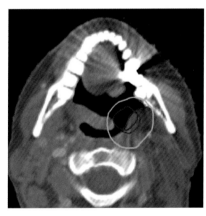

术前 CT/MRI 定位　　　　　　　　　　术后　　　　　　　　　　术后放疗定位 CT

图 6-11　扁桃体癌术前、术后肿瘤的定位
国外对一 T1N1 扁桃体癌病例先行经口微创手术 + 右侧颈部淋巴结清扫术,因原发病灶后切缘 2mm,为近切缘,术后放疗设计将后切缘区域作为 GTV,然后按照"5+5"规律形成 CTV1、CTV2

(一) 术后 GTV 的设计

术后放疗者靶区的设计取决于手术切除范围、切除安全边界、有无肿瘤残存、术后病理检查等多种因素。

GTV 分为原发肿瘤和转移淋巴结的瘤床靶区设计。

原发肿瘤术后 GTVtb 的设计,首先应考虑:

1. 手术切除程度和手术切缘　如果手术能达到所要求的安全切缘的 R0 切除,则为根治性手术。

如果手术不能达到所要求的安全切缘的 R0 切除,则为安全界不够。

如果镜下检查有肿瘤残存或切缘有原位癌,则为切缘阳性;如果切缘距离肿瘤未超过 1mm,目前也视为镜下切缘阳性。

如果镜下检测提示切缘为中、重度不典型增生,则视为切缘安全界不够。

2. 术后 GTV 的设计原则 术后放疗设计的 GTVtb 主要包括手术切除的原发肿瘤范围,因此 GTVtb 包括的范围应大于术前检查所显示的 GTVp,如果肿瘤有残存或镜下切缘阳性,则还要把残存肿瘤设计一个 GTVp,此 GTVp 应在 GTVtb 范围内。

(二) 术后 CTV 的设计

1. 单纯切除无移植物的 CTVtb 勾画 参考术前检查所显示的具体肿瘤大小及手术切除的范围设计 CTVtb(图 6-12)。

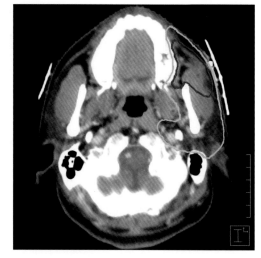

颊黏膜癌局部切除术后安全界不能保证而设计的 GTVtb(红线范围,绿线为 CTV)

图 6-12 肿瘤局部切除术后的瘤床靶区勾画

2. 手术区有皮瓣移植物的 CTVtb 勾画 移植皮瓣和周围正常组织的衔接处包括在 GTVtb,而皮瓣未衔接部位可以不包括在 GTVtb 内(图 6-13),但全部皮瓣区域、手术切缘均应包括在 CTV 范围内。

3. 手术区有移植骨的 GTVtb 勾画 移植骨和正常组织连接处及其周围区域均在 GTVtb 范围内,建议移植骨和正常组织连接处的 3~5mm 正常区域包括在 GTVtb 中(图 6-14)。

4. 剂量 需要指出的是,本书所有调强放疗技术的靶区勾画是以 GTVp、GTVtb、CTV 等论述的,而具体剂量的给予是在相应靶区外放 3~5mm 形成相对应的 PTV 剂量。

(1)根治性放疗剂量:国外一般是一次计划,采用不同的分次剂量及总剂量而完成整个治疗。

GTV 分次剂量 2~2.2Gy。如采用 2.2Gy,则总剂量 66Gy/30 次,且是通过 GTV 外扩 5mm 形成 CTV1 而给予。

CTV2 分次剂量 2Gy/ 次、总剂量 60Gy/30 次。

CTV3 分次剂量 1.64~1.8Gy、总剂量 50~54Gy/30 次。

中国医学科学院肿瘤医院的要求如下:

GTV 分次剂量 2.12Gy,总剂量 69.96Gy/33 次。

CTV1 分次剂量 1.82Gy/ 次、总剂量 60.06Gy/33 次。

CTV2 分次剂量 1.82Gy/ 次、总剂量 50.96Gy/28 次。

因此如果有两个 CTV 的情况下,一个根治性治疗方案需要 2 次治疗计划,即第一计划 28 次后甩掉预防性照射的 CTV2,行第二次计划完成最后 5 次的放疗。

(2)辅助性放疗剂量

1)术前放疗剂量:常见的头颈部鳞癌如口腔、口咽、下咽、喉等,术前放疗剂量 GTV 50~56Gy,分次剂量 2.0~2.12Gy;如为鼻腔鼻窦癌,尤其是上颌窦后壁、翼腭窝受侵或眼眶受侵时,主张更高的术前放疗剂量,GTV 60~70Gy,分次剂量 2.0~2.2Gy;CTV1 60Gy,CTV2 50Gy,分次剂量 ≥ 1.8Gy。

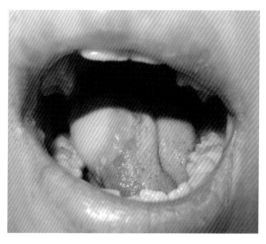

右侧舌癌术后皮瓣移植

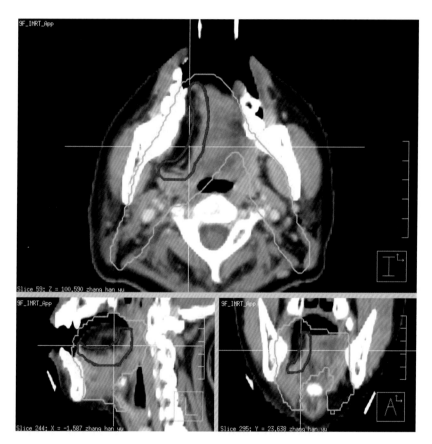

三维层面显示的 GTVtb,仅包括基底部前后侧和正常组织衔接部分的皮瓣,外部大部分
皮瓣得到保护

舌癌病例术后 GTVtb(红线范围,绿线为 CTV)勾画

图 6-13　皮瓣移植的瘤床靶区勾画

　　2)术后放疗剂量:常见的头颈部鳞癌如口腔、口咽、下咽、喉等,术后放疗剂量 GTVtb 60~66Gy,分次剂量 2.0~2.12Gy;CTV1 60Gy,CTV2 50Gy,分次剂量 ≥ 1.8Gy;如术后有肿瘤残存,则残存肿瘤应给予根治性剂量 70Gy。

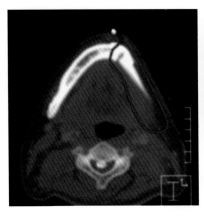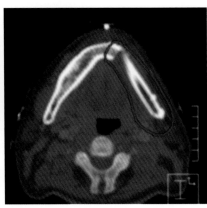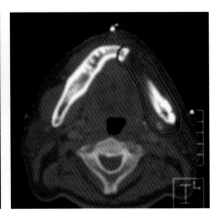

左侧牙龈癌下颌骨切除腓骨移植术后的 GTVtb，包括全部移植骨、周围软组织及移植骨衔接处 5mm 正常骨

图 6-14　移植骨的瘤床靶区勾画

第二节　颈部靶区设计原则

头颈部肿瘤容易发生颈部淋巴结转移，在设计颈部靶区时一般需考虑以下因素。

一、肿瘤发生部位

头颈部肿瘤发生的器官可分为中线器官及单侧器官，主要是在设计颈部照射靶区时提供参考。

1. 中线器官　包括鼻咽、口咽（软腭、扁桃体、舌根）、口腔中的舌体、口底等器官，其淋巴引流在中线相互交叉并引流至对侧（图 6-15），因此这些器官发生的肿瘤即便完全局限在一侧，也有发生双侧颈部淋巴结转移的风险，如行颈部预防性照射，一般需行双侧颈部照射。

2. 单侧器官　如腮腺、颌下腺、舌下腺、鼻腔、鼻窦、口腔中的颊黏膜、磨牙后三角等组织器官，其发生的肿瘤如完全局限在一侧、未越过中线侵及对侧，如行颈部预防性照射一般仅照射同侧。

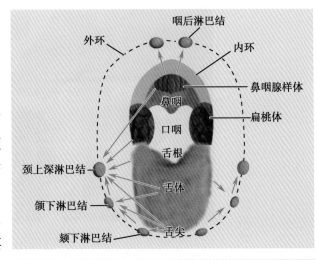

图 6-15　中线器官的淋巴引流示意图

二、原发肿瘤的常见淋巴结转移部位

肿瘤发生部位不同，其好发淋巴结转移部位也不同，表 6-2 为不同部位起源肿瘤的常见淋巴结转移部位，即容易发生的首站淋巴结转移部位。掌握这些淋巴结好发转移部位对设计颈部靶区，尤其是预防性照射的区域很有帮助，这些区域属于高危区域，需要包括在预防性照射的高危靶区 CTV1。

表 6-2　不同部位来源肿瘤的首站引流淋巴结

鼻咽	咽后淋巴结、颈上深淋巴结、颈后淋巴结
口腔	
颊黏膜	颌下淋巴结、颈上深淋巴结
舌尖	颏下、颌下淋巴结、颈上深淋巴结
舌体	颌下淋巴结、颈上深淋巴结
口底	颏下淋巴结、颌下淋巴结、颈上深淋巴结
上牙龈	颌下淋巴结、咽后淋巴结
下牙龈	颏下淋巴结、颌下淋巴结、颈上深淋巴结
硬腭	颈上深淋巴结、颌下淋巴结、咽后淋巴结
口咽	
扁桃体	颈上深淋巴结
舌根	颈上深淋巴结、颌下淋巴结
软腭背面	颈上深淋巴结、咽后淋巴结
软腭腹面	颈上深淋巴结、颌下淋巴结、咽后淋巴结
下咽	
梨状窝	颈上、中深淋巴结
环后区	颈上、中深淋巴结
咽后壁	颈上、中深淋巴结、咽后淋巴结
喉	
声门上区	颈上、中深淋巴结
声门下区	颈中、下深淋巴结、喉前和颈段气管前淋巴结
鼻腔/鼻窦	颌下淋巴结、颈上深淋巴结、咽后淋巴结
涎腺	
腮腺	腮腺淋巴结、颌下淋巴结
颌下腺	颌下淋巴结、颈上深淋巴结
舌下腺	颌下淋巴结、颈上深淋巴结
气管	颈段气管前、旁淋巴结、喉前淋巴结
甲状腺	颈段气管前、旁淋巴结、颈深淋巴结（上、中、下）、咽后淋巴结
其他	
外耳	耳前淋巴结、腮腺淋巴结、乳突淋巴结、颈上深淋巴结
外耳道	腮腺淋巴结、颈上深淋巴结
中耳	耳前淋巴结、咽后淋巴结、颈上深淋巴结
上唇	颌下淋巴结、颏下淋巴结、耳前淋巴结
下唇	颌下淋巴结、颏下淋巴结
颊部皮肤	颌下淋巴结、颏下淋巴结、腮腺淋巴结
泪腺	耳前淋巴结、腮腺淋巴结、颌下淋巴结
眼睑、球结膜	耳前淋巴结、腮腺淋巴结、颌下淋巴结

三、颈部淋巴结转移规律

不同部位来源的头颈部鳞癌,其发生颈部淋巴结转移部位及转移规律有所不同,如鼻咽癌颈部淋巴结具有按站转移的特点,所以对 N0 的患者可以不行下颈锁骨上的预防性照射;但对于颈部淋巴结转移具备跳跃性转移的肿瘤,如舌癌即便 N0 病例也主张全颈的预防性照射,尤其是病变侧的全颈部,对侧颈部允许下颈锁骨上不予照射。

不同部位、不同分期的肿瘤颈部照射范围参见表 6-3。

表 6-3　颈部淋巴结预防性照射的范围

头颈部鳞癌	肿瘤部位	pTNM 分期	靶区范围
口腔癌	颊黏膜、磨牙后三角	T1~2N0	单侧Ⅰ~Ⅲ区;如软腭受侵双侧Ⅰ~Ⅲ区(允许对侧Ⅲ区不予照射)
		T3~4N0	双侧Ⅰ~Ⅳ区(允许对侧Ⅳ区不予照射)
		任何 TN+	根据原发肿瘤侵犯部位及淋巴结转移部位选择性包括单侧或双侧 RLN、Ⅴ区
	口腔舌、口底	任何 TN0	双侧Ⅰ~Ⅳ区(允许对侧Ⅳ区不予照射)
		任何 TN+	根据原发肿瘤侵犯部位及淋巴结转移部位选择性包括单侧或双侧 RLN、Ⅴ区
口咽癌	扁桃体	T1~2N0	单侧Ⅰb~Ⅴ区;如毗邻中线则双侧Ⅰb~Ⅴ区
		T3~4N0	双侧Ⅰb~Ⅴ区 + 咽后淋巴结
		任何 TN+	双侧Ⅰb~Ⅴ区 + 咽后淋巴结
	舌根、软腭	任何 T 任何 N	双侧Ⅰb~Ⅴ区 + 咽后淋巴结
下咽癌	梨状窝环后区咽后壁	任何 TN0	双侧Ⅱ~Ⅴ区 + 咽后淋巴结(限梨状窝外侧壁和咽后壁)
		任何 TN+	同侧Ⅰb~Ⅴ区、对侧Ⅱ~Ⅴ区 + 咽后淋巴结
喉癌	声门上喉癌	任何 TN0	T3~4 双侧Ⅱ~Ⅳ区、T1~2 双侧Ⅱ~Ⅲ区
		任何 TN+	同侧Ⅰb~Ⅳ区 + 咽后淋巴结(下咽外侧壁、后壁受侵时),以及对侧Ⅱ~Ⅳ区(允许对侧Ⅳ区不予照射)

四、肿瘤病理类型

对病理提示为分化差的癌、低分化癌、未分化癌,一般主张颈部预防性放疗,中线器官发生者双侧颈部照射,单侧器官发生者仅照射同侧颈部。

目前国外主张对中线器官发生的肿瘤如扁桃体癌,如果完全局限在一侧且侵犯舌根、软腭,或咽后壁的距离不超过 1cm,或距离体中线超过 1cm 时,则对侧颈部可以不予照射,但一般限于病理分化程度较好者;对分化程度不好者,我们建议对侧颈部尤其是上中颈部最好给予预防性照射,但对侧下颈锁骨上允许不予照射。

另外,临床上判定病变是否过中线,对对侧的淋巴引流区的预防性照射至关重要。临床上判定除依靠影像检查,一定要结合查体所见,如下图两例右侧口咽癌病例,CT/MRI 均未显示病变过中线,但经过查体则明确一例病变过中线(图 6-16)。

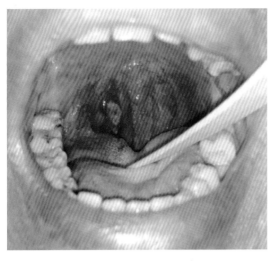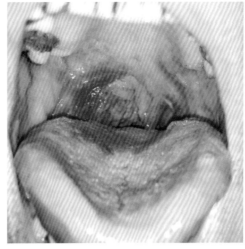

右侧口咽癌完全局限于一侧　　　　　　　　　　　　右侧口咽癌过中线

图 6-16　2 例口咽癌查体所见

五、高危与低危颈部靶区的设计

GTVnd 的勾画国内外遵照同样原则,但在具体剂量的给予上有所不同。

1. **国外标准**　符合标准的转移性淋巴结遵照原发肿瘤靶区设计理念,也有两个 CTV。GTVnd 外扩 5~10mm(无包膜外受侵时外扩 5mm,有包膜外受侵时外扩 10mm)为 GTVnd1,给予根治性剂量 66~70Gy,再外扩 5mm 为 GTVnd2,而在纵轴方向上则外放 10~20mm 作为中危区域给予 60Gy。除此之外的其他颈部需要预防的区域均包括在原发肿瘤的 CTV3 范围内,给予预防性照射剂量 50~54Gy。

外扩时,毗邻肌肉、骨骼、颌下腺、腮腺时根据肿瘤具体情况做适当修正(图 6-17)。

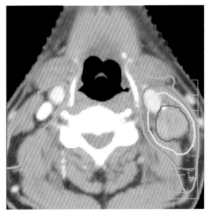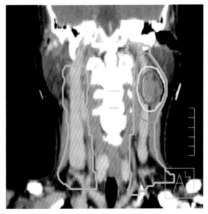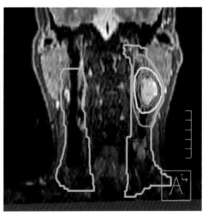

图 6-17　GTVnd 的国外标准
粉线 GTVnd;黄线 GTVnd1;褐线 GTVnd2;绿线 CTV3

2. **中国医学科学院肿瘤医院标准**　转移淋巴结所在区域,再外扩一个分区即为高危区域,如口咽癌发生上颈深淋巴结转移、且位于Ⅱa区,则高危淋巴引流区应包括其前方的Ⅰb区(根据具体情况部分或全部包括)、后方的部分Ⅴ区及下方的Ⅲ区,而Ⅳ区作为低危淋巴引流区对待;如果上颈部转移淋巴结较大、如 >4cm,或多发淋巴结转移,或淋巴结包膜外受侵,则建议将病变侧的全颈作为高危区域对待。

图 6-18 与图 6-17 为同一例患者的中国医学科学院肿瘤医院靶区勾画模式:淋巴结转移部位为Ⅱb,因此其前界仅包括Ⅰb区后方,而前外侧未予勾画,其后的Ⅴ区也一并勾画在 CTV1 范围内,下方外扩一站至环状软骨下缘包括在 CTV1,下颈部及对侧全颈作为低危区域设计为 CTV2。

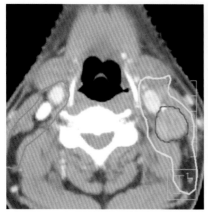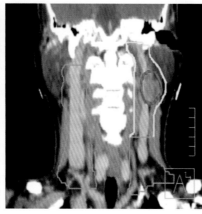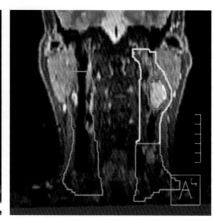

图 6-18　中国医学科学院肿瘤医院标准
粉线 GTVnd;黄线 CTV1;褐线 CTV2

六、颈部淋巴结包膜是否受侵的靶区设计

判定淋巴结包膜受侵的程度及范围依赖于术后的病理检查。

术前判定淋巴结包膜受侵的传统影像学标准包括以下几个方面。

1. 边缘不规则强化。

2. 周围脂肪间隙部分或全部消失。

3. 淋巴结相互融合。

现 ENE 的确定以影像所见并结合临床查体为准,具体见 P88。

对淋巴结包膜外受侵者,CTV 距离 GTVnd 的距离推荐以 5~10mm 为准。

图 6-19 为鼻咽癌两侧颈部在不同情况下 CTV1 勾画的差别。

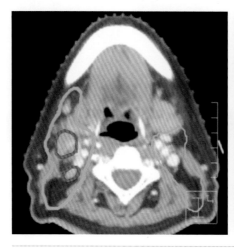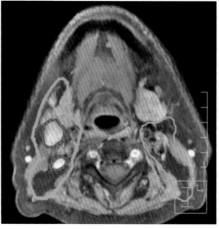

图 6-19　淋巴结包膜外受侵 CTV 与 GTVnd 的距离及勾画
右侧Ⅱa 淋巴结转移且淋巴结包膜受侵,因此以此淋巴结前后缘、外侧缘外放 5~10mm 为 CTV 边界,Ⅱb 淋巴结无包膜受侵,其距 CTV 边界 3mm,与对侧 N0 颈部 CTV 范围对比有差别

七、颈部照射靶区的边界

颈部照射靶区的边界根据肿瘤部位、病理类型、颈部淋巴结转移的风险和颈部淋巴结有无转移等多种因素而定。鉴于鼻咽癌与其他头颈部鳞癌的颈部淋巴结规律有所不同,因此临床上设计颈部照射野也有所不同。

(一)上界(图6-20)

1. **鼻咽癌**　无论上颈是否有转移,颈部靶区的上界包括至颅底颈静脉孔出颅处。因上颈部淋巴引流区已包括在原发肿瘤的CTV1内,在此不再赘述。

2. **其他头颈部鳞癌**　如上颈部无淋巴结转移,则上界包括至颈1横突水平即可,如上颈部淋巴结有转移,且病理为分化差的癌,尤其是下咽癌,或有咽后淋巴结转移者,则颈部靶区上界的处理同鼻咽癌,也要置于颅底颈静脉出颅处。

(二)后界

鼻咽癌颈部淋巴结预防性照射包括的Ⅴ区淋巴结,应包括斜方肌后缘的腔隙,而其他部位的头颈部鳞癌包括Ⅴ区时以斜方肌前缘连线的间隙即可(图6-21)。

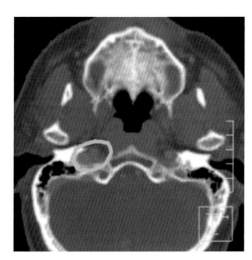
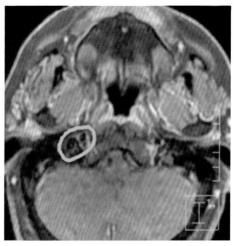

N+:上界位于颈静脉出颅处

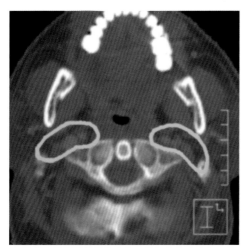
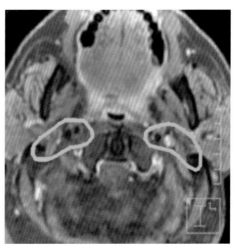

N−:上界位于颈1横突水平

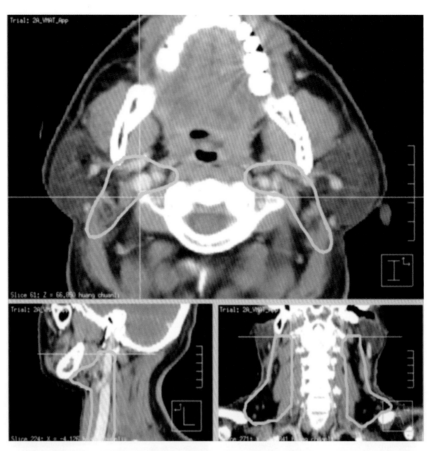

口咽癌 N0 患者的颈部照射野,上界均在第一椎体横突水平

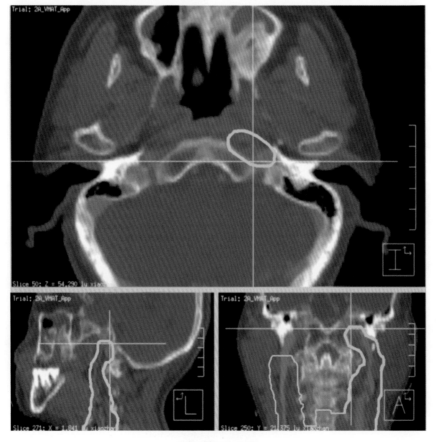

左侧颈部 N+ 上界

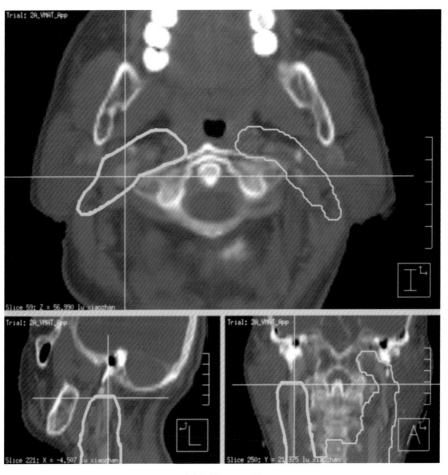

右侧颈部 N– 上界

口咽癌 N+ 位于左侧，而右侧颈部阴性，因此左侧上界位于颈静脉出入颅底处，而右侧上界位于第一椎体横突水平

图 6-20　口咽癌患者有无颈部淋巴结转移的靶区上界

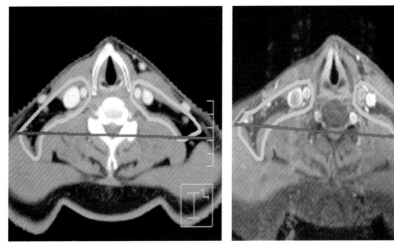

红色水平连线为斜方肌前缘连线，NPC 包括 V 区强调要包括连线后的三角形腔隙（右侧颈部），而非鼻咽癌包括 V 区至连线水平即可（左侧颈部）

图 6-21　鼻咽癌与非鼻咽癌病例颈部 V 区的区别

（三）下界

1. 鼻咽癌 传统的观点无论颈部有无转移,颈部靶区的下界包括至锁骨水平,如下颈锁上淋巴结有转移,则下界距离转移的淋巴结下缘应有 1~2cm 的距离。

现在观点如放疗前全面检查颈部淋巴结为阴性者,下颈锁骨上不做预防性照射,即下界置于环状软骨下缘水平即可;也有学者将下界置于胸骨切迹上缘上 2cm(包括Ⅳa、不包括Ⅳb)(图 6-22)。

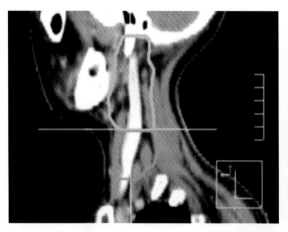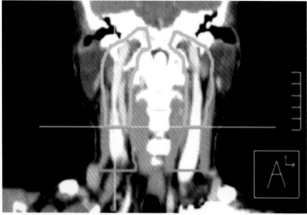

NPC N0 患者,CTV1 下界舌骨下缘水平,CTV2 下界环状软骨下缘水平

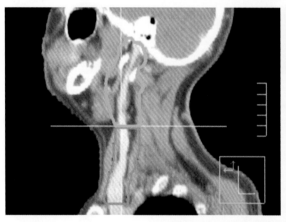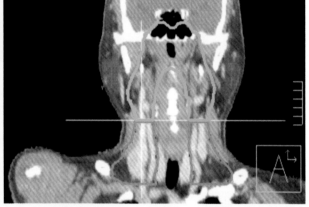

NPC N0 患者,CTV1 下界舌骨水平,CTV2 下界胸骨切迹上缘上 2cm

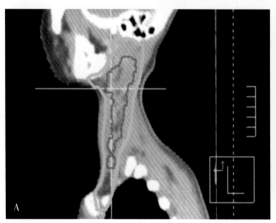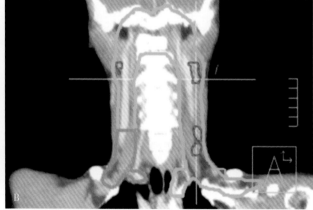

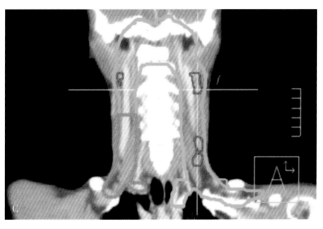

双侧颈部淋巴结转移、左侧多发,因此左侧全颈部作为一个 CTV、下界至锁骨上缘(图 A);因右侧上颈为单发淋巴结转移,因此 CTV1 外扩一站包括右侧Ⅲ区(图 B),也允许将右侧Ⅲ、Ⅳ区或Ⅳ区设计为 CTV2(图 C)

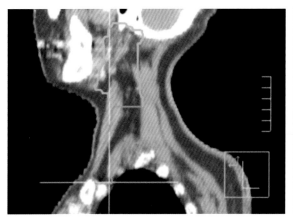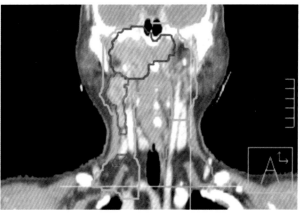

NPC 右侧多发淋巴结,右侧颈部下界至锁骨下缘,而左侧颈部阴性因此 CTV1 下界左侧在舌骨下缘,舌骨下缘至胸骨切迹上缘上 2cm 设计为 CTV2(也可至环状软骨下缘)

图 6-22　鼻咽癌颈部不同情况下 CTV 的下界设计

　　2. 其他头颈部鳞癌　如属于中线器官、病理为分化差或低分化鳞癌,且原发肿瘤病变范围较广时,即便 N0 一般也主张全颈的预防性照射,或至少至环状软骨下缘,或胸骨切迹上缘上 2cm(即包括至Ⅳa 水平,不包括Ⅳb)。

　　3. 双侧颈部下界的非对称处理　双侧颈部的下界根据是否有转移淋巴结以及转移淋巴结的多少及大小而决定双侧颈部的下界:有淋巴结转移的一侧颈部低于无淋巴结转移的一侧或转移淋巴结较少、较小的一侧,可以不在同一水平线(图 6-23)。

八、术后放疗颈部靶区的设计

　　一般应将所有的手术区域包括在靶区内。

　　高危区域、低危区域的处理原则同前。

　　淋巴结包膜外受侵者,可根据术前影像资料及术中所见、术后病理检查等,将此区域作为高危区域勾画为 nd-tb 给予较高剂量的放疗。

　　术后放疗时需要进行颈部预防性放疗区域的选择(表 6-4)。

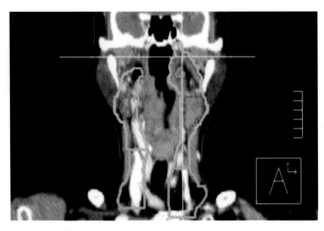

左上牙龈癌双侧颈部淋巴结转移。绿线 CTV1 下界因双侧颈部淋巴结转移的大
小不同而不同,同时病变侧的 CTV2 下界包括Ⅳb,而对侧不包括

图 6-23　颈部靶区的非对称处理

表 6-4　非鼻咽癌头颈部鳞癌(口腔 / 口咽 / 下咽 / 喉)术后预防性照射的区域

原发肿瘤	淋巴结	预防性区域
单侧肿瘤	N0	单侧Ⅱ~Ⅳa 区
		Ⅰb 照射指征:口咽癌侵犯咽前柱或口腔
		Ⅰa/b 照射指征:口腔癌
	N+	单侧Ⅰb~Ⅳa、Ⅴa、b
		口咽肿瘤单侧口咽水平的咽后淋巴结(Ⅶa)
		Ⅱ区受侵,包括单侧茎突后间隙(Ⅶb)
		Ⅳa 或Ⅴ区受侵,包括锁骨上窝(Ⅳb+c)
		口腔病变要包括病变侧Ⅰa
非单侧肿瘤(双侧肿瘤)	N0	双侧Ⅱ~Ⅳa 区
		如口咽癌侵犯咽前柱或口腔则病变侧包括病变侧Ⅰb
		双侧Ⅰa/b 照射指征:口腔癌位于双侧
	N+	病变侧Ⅰb~Ⅳa、Ⅴa、b+ 对侧Ⅱ~Ⅳa(如果喉癌无Ⅱ区转移,则Ⅰb 不照)
		口咽下咽肿瘤包括双侧咽后淋巴结(Ⅶa)
		Ⅱ区受侵,包括病变侧茎突后间隙(Ⅶb)
		Ⅳa 或Ⅴ区受侵,包括锁骨上窝(Ⅳb+c)
		口腔病变要包括病变侧Ⅰa

　　注:单侧病变,①颊黏膜、磨牙后三角;②扁桃体癌侵犯软腭或舌根不超过 1cm。非单侧病变或中线肿瘤,①舌根、软腭、咽后壁发生的
肿瘤;②扁桃体肿瘤侵犯以上结构超过 1cm,或距离中线 ≤ 1cm;③喉癌、下咽癌。

头颈部肿瘤调强放射治疗的靶区设计原则

6

第三节　诱导化疗后靶区设计原则

近年来,诱导化疗在局部区域晚期头颈部鳞癌治疗上应用的日趋广泛,相当一部分患者无论是原发肿瘤还是转移的颈部淋巴结诱导化疗后都表现出一定程度的缩小,甚至完全消失。对这样的病例,调强放疗靶区的设计是参照放疗前肿瘤大小、还是缩小后的肿瘤大小一直存在争议。

尽管有研究证实,诱导化疗后靶区以缩小后的肿瘤作为 GTV 勾画并不影响肿瘤的局部控制率,但多数治疗中心还是同时参考诱导化疗前、后肿瘤大小而适当调整,缩小部分也仅仅是多余出来的空腔体积,即便肿瘤完全消失,诱导化疗前肿瘤所在的具体部位及边界而勾画 GTV。

CTV 也可以根据 GTVp 的变化而适当缩小,但 CTV 绝对不能缩小到放疗前 GTV 的范围内是基本原则。

以下通过具体病例阐述中国医学科学院肿瘤医院诱导化疗后靶区设计的原则(图 6-24)。

图 6-24 为鼻咽癌诱导化疗前后靶区比较。

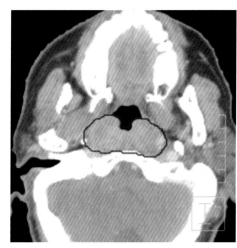

诱导化疗前　　　　　　　　　　　　　诱导化疗

左图红线范围为诱导化疗前 GTVp,右图为化疗后肿瘤有缩小,但其边界依然为疗前边界,仅前方的空腔缩至肿瘤前缘,即红色线范围为诱导化疗后的 GTVp

图 6-24　鼻咽癌诱导化疗后 GTVp 的勾画(红色线)

图 6-25 为口咽癌诱导化疗后靶区的设计,尽管诱导化疗后无论是原发肿瘤还是转移的颈部淋巴结达到了 PR,但肿瘤所在部位及疗前的侵犯范围均应在 GTV 内。

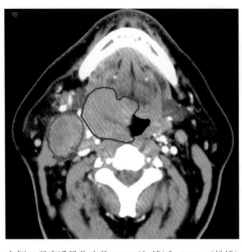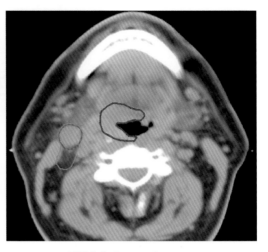

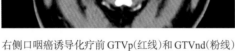

右侧口咽癌诱导化疗前 GTVp(红线)和 GTVnd(粉线)　　　　诱导化疗后 GTVp 和 GTVnd

图 6-25　口咽癌诱导化疗后 GTVp 和 GTVnd 的勾画

图 6-26 为下咽癌诱导化疗后靶区的设计,诱导化疗后原发肿瘤已达 CR,但因疗前全部下咽均为肿瘤累及,因此诱导化疗后全部下咽黏膜作为 GTVp 对待。

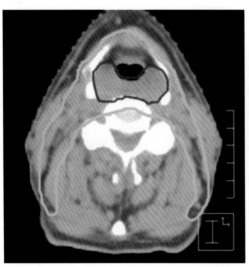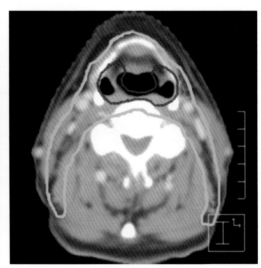

诱导化疗前　　　　　　　　　　　　　　　　诱导化疗后

图 6-26　诱导化疗原发肿瘤 CR 后的靶区勾画

图 6-27 为下咽癌诱导化疗后靶区的设计,尽管诱导化疗后原发肿瘤几达 CR,右侧颈部转移淋巴结有所缩小,尤其是Ⅰb 淋巴结缩小明显,但肿瘤所在部位及疗前的侵犯范围均勾画在 GTVnd 内。

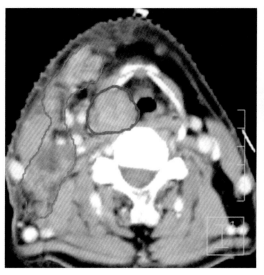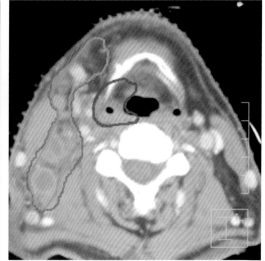

诱导化疗前　　　　　　　　　　　　　　　诱导化疗后

左图：右侧梨状窝癌诱导化疗前 GTVp（红线）和 GTVnd（粉线）；右图：诱导化疗后 GTVp 和 GTVnd（褐色线）

图 6-27　诱导化疗后 GTVp 和 GTVnd 的勾画

　　图 6-28 为下咽癌颈部淋巴结转移，诱导化疗后左侧Ⅱb 淋巴结几近完全消失，但 GTVnd 靶区设计时将以前颈部淋巴结的所在部位勾画在靶区内，包括了胸锁乳突肌间隙和侵犯的椎旁肌（褐色线范围）、撇开的仅仅为肿瘤缩小而回位的胸锁乳突肌。

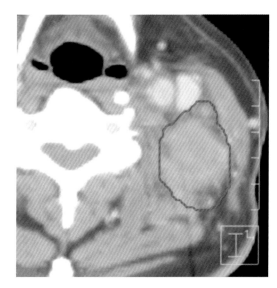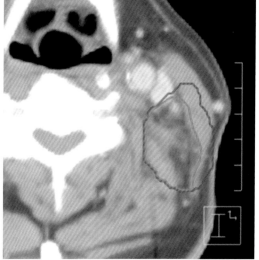

诱导化疗前　　　　　　　　　　　　　　　诱导化疗后

图 6-28　诱导化疗后 GTVnd 的勾画（褐色线）

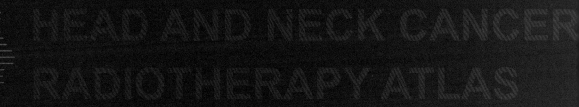

第七章 鼻 咽 癌

第一节 应用解剖

一、鼻咽腔

鼻咽腔为一近立方形六面体,大小约3.0cm×3.0cm×3.0cm,分为顶、顶后壁、后壁、两侧壁、前壁及底壁等共6个壁(图7-1~图7-3)。

1. **前壁** 双侧后鼻孔、鼻中隔后缘。

2. **顶壁** 蝶骨体底。

3. **顶后壁** 枕骨体。

4. **后壁** 第一颈椎椎体前缘。

5. **底壁** 软腭背面。

6. **侧壁** 由耳咽管及其周围软组织形成,包括耳咽管隆突(前、后唇,圆枕)、咽鼓管前区及咽隐窝。

二、咽旁间隙

咽旁间隙包括咽侧间隙和咽后间隙(图7-4、图7-5)。

1. 咽侧间隙

(1)茎突前间隙:内有上颌动脉、三叉神经下颌支穿行。

(2)茎突后间隙:有颈内动、静脉和后四对脑神经(Ⅸ~Ⅻ)、颈交感神经及颈深上淋巴结的最上淋巴结组。

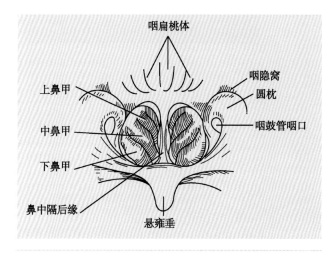

图7-1 间接鼻咽镜检查显示的鼻咽结构

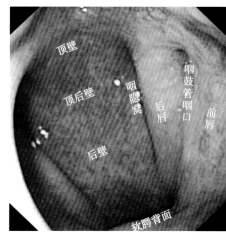

图7-2 纤维鼻咽镜检查显示的鼻咽结构

鼻
咽
癌

7

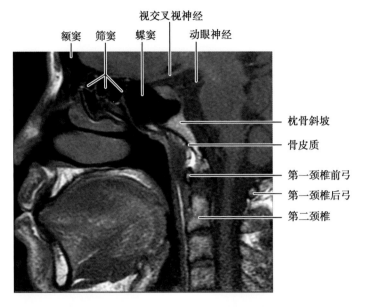

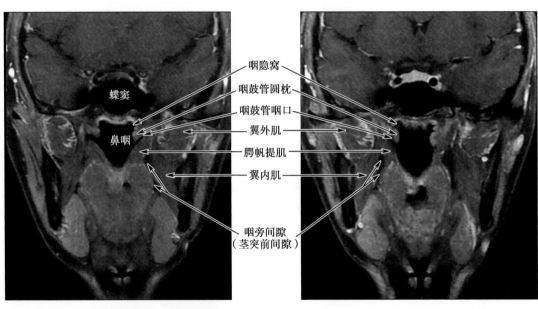

图 7-3 MRI 显示的鼻咽及其邻近结构

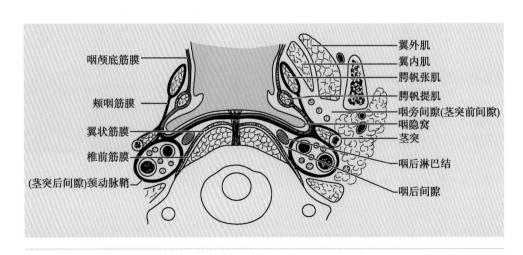

图 7-4 咽旁间隙示意图

2. 咽后间隙 其内淋巴结分为内侧组和外侧组,其中位于第一颈椎附近的咽后淋巴结外侧组称为Rouviere淋巴结。

3. 咽后淋巴结转移的判定标准(图7-6)

(1)任何可见的咽后淋巴结内侧组。

(2)咽后淋巴结外侧组的最短径≥5mm。

(3)无论淋巴结大小,只要淋巴结内部出现坏死者。

三、翼腭窝

翼腭窝由上颌骨后壁、蝶骨翼突与腭骨垂直板所构成,呈锥形,上部较宽,下部较窄。翼腭窝内有蝶腭神经节与蝶腭动、静脉穿行。

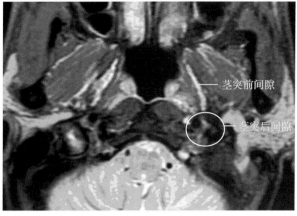

图7-5 MRI显示的茎突前、后间隙

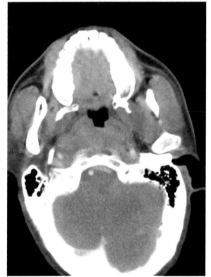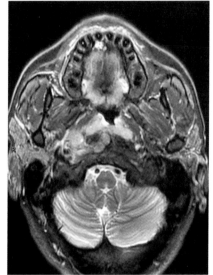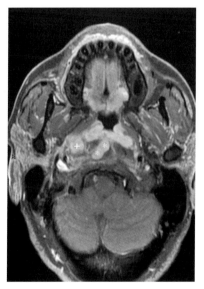

CT、MRI T2、MRI T1 增强扫描显示的咽后淋巴结内侧组(*)和外侧组(+)

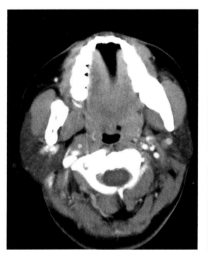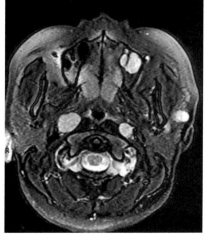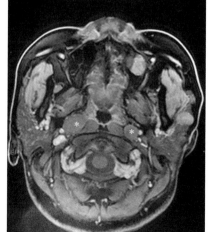

CT、MRI T2、MRI T1 增强显示的咽后淋巴结外侧组(*)

图7-6 CT/MRI 显示的鼻咽癌咽后淋巴结转移

鼻咽癌

7

翼腭窝为一重要的解剖结构,通过以下结构与周围重要组织、器官相通(图 7-7、图 7-8)。

1. 圆孔　与颅中窝相通。

2. 眶下裂　与眼眶相通。

3. 蝶腭孔　与鼻腔相通。

4. 腭鞘管　与鼻咽相通。

5. 翼管　与破裂孔相通。

6. 翼上颌裂　与颞下窝相通

7. 翼腭窝向下过渡为翼腭管,而翼腭管又通过腭大、小管与口腔相通。

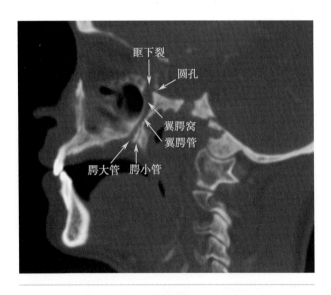

图 7-7　重建的矢状面 CT 显示的翼腭窝解剖结构

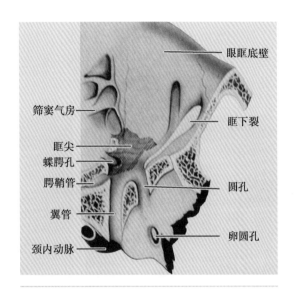

图 7-8　翼腭窝与周围结构的关系示意图(俯瞰图)

四、海绵窦

海绵窦(图 7-9)位于颅中窝蝶鞍两侧,是硬脑膜两层之间不规则的腔隙。

海绵窦内有颈内动脉和第Ⅲ～Ⅵ对脑神经经过,因此鼻咽癌容易侵犯海绵窦而引起前组相关脑神经麻痹的症状和体征,其中尤以展神经最易受侵。

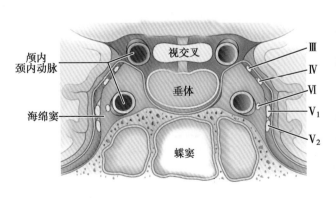

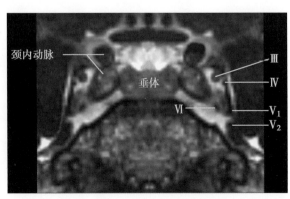

图 7-9　海绵窦大体解剖及 MRI 结构示意图(冠状面)

五、淋巴引流

鼻咽癌（nasopharyngeal carcinoma，NPC）颈部淋巴结转移多见，最常见的淋巴结转移部位为咽后淋巴结、颈深淋巴结和颈后淋巴结；若颈淋巴结较大，或曾经放疗，或曾经有过颈部手术史者可逆行转移至颌下、颏下，甚至达腮腺淋巴结与耳前淋巴结（图7-10、图7-11）。

鼻咽癌淋巴结转移的特点：

1. 按站转移，即自上至下依次转移，跳跃性转移少见；基本遵循Ⅱ区→Ⅲ区→Ⅳ区或Ⅴa→Ⅴb、c的规律。

2. 最常见的淋巴结转移部位为咽后、颈深上、颈后淋巴结。

3. 颏下淋巴结转移几乎为零，颌下淋巴结转移的概率最高不超过5%。

4. 咽后淋巴结发生转移时，同侧颈Ⅱ区、Ⅲ区淋巴结转移风险明显增加。

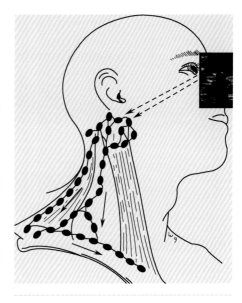

图7-10　鼻咽癌淋巴引流示意图

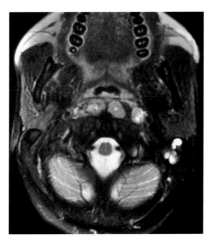

横断面显示的咽后淋巴结(* 内侧组；+ 外侧组)

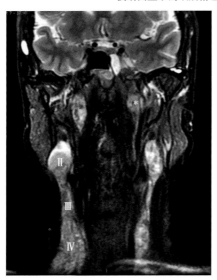

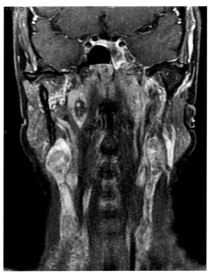

冠状面显示的咽后淋巴结(*)

咽后淋巴结与颈深淋巴结

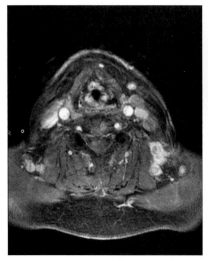
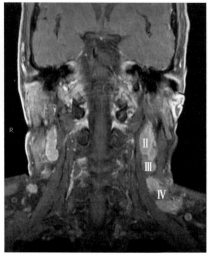
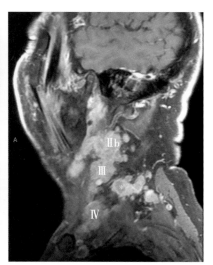

颈深淋巴结与颈后淋巴结(* 颈后淋巴结 V)

图 7-11 MRI 显示的鼻咽癌常见淋巴结转移部位

六、局部侵犯

鼻咽癌容易侵犯其周围结构(图 7-12、图 7-13):向前侵犯鼻腔、翼腭窝、上颌窦,并可进一步侵犯眼眶;向后侵犯颈椎椎体,甚或椎管;向上侵犯颅底结构,如筛窦、蝶窦、海绵窦、枕骨体,甚至硬脑膜、颞叶等;向下侵犯口咽各壁;向外侵犯咽旁间隙、颞下窝,并可通过咽鼓管直接侵犯中耳、内耳、外耳。

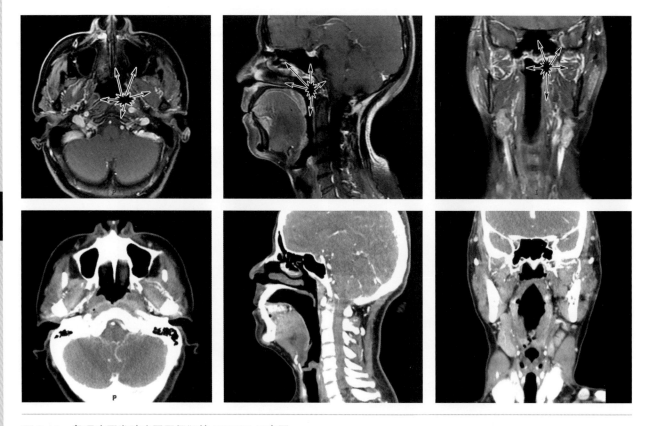

图 7-12 鼻咽癌原发肿瘤周围侵犯的 CT/MRI 示意图

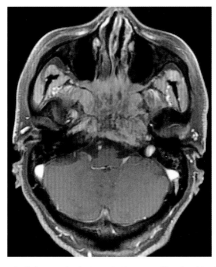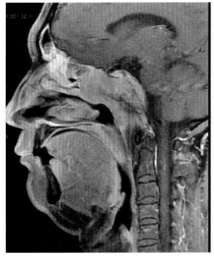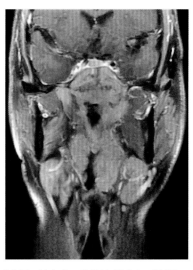

向前侵犯双侧鼻腔、上颌窦后壁、翼腭窝、翼上颌裂;向上侵犯蝶窦、后组筛窦;向后侵犯岩骨、枕骨斜坡、硬脑膜;两侧侵犯翼内肌/翼外肌

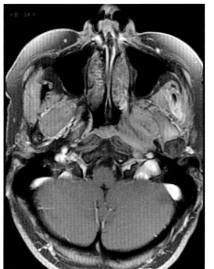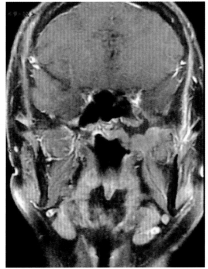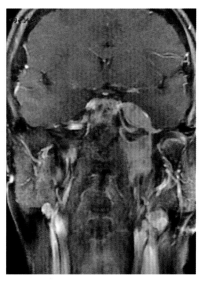

向外侵犯翼内肌/翼外肌,向上侵犯至破裂孔、卵圆孔、海绵窦

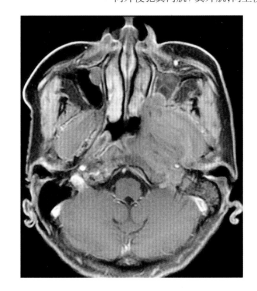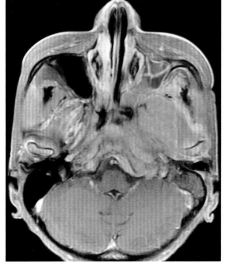

向后侵犯颈静脉孔、硬脑膜,向外侵犯翼内肌/翼外肌

鼻咽癌

7

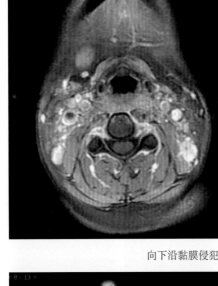
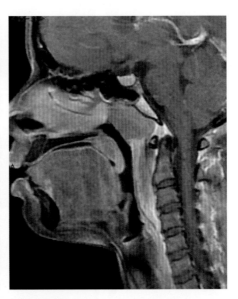

向下沿黏膜侵犯至颈 4 椎体下缘水平

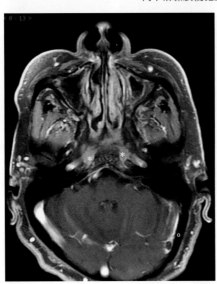
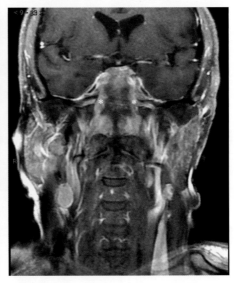

沿双侧破裂孔侵至颅内双侧海绵窦(＊破裂孔)

图 7-13　MRI 显示的鼻咽癌原发肿瘤的侵犯部位及范围(浅红色区域)

第二节　临床分期

　　最新的国际分期为 2017 年的第八版 UICC/AJCC 分期,与第七版分期有所不同,最大的不同是将既往翼内肌、翼外肌受侵由 T4 更改为 T2,用下颈部取代了锁骨上窝(表 7-1、图 7-14)。

表 7-1　UICC/AJCC 分期 2010 年第七版与 2017 年第八版比较

UICC/AJCC 分期	2010 年第七版分期	2017 年第八版分期
T0		未发现鼻咽原发肿瘤,但颈部转移淋巴结 EB 病毒 +
T1	局限于鼻咽,或侵犯口咽和 / 或鼻腔,但无咽旁间隙受侵	局限于鼻咽,或侵犯口咽和 / 或鼻腔,但无咽旁间隙受侵
T2	咽旁间隙受侵	咽旁间隙受侵和 / 或周围软组织受侵(包括翼内肌、翼外肌、椎前肌)
T3	侵犯颅底和 / 或鼻窦等骨性结构	侵犯颅底、颈椎、翼突结构和 / 或鼻窦
T4	侵犯颅内、脑神经、下咽、颞下窝、眼眶、咬肌间隙	侵犯颅内、脑神经、下咽、眼眶、腮腺、和 / 或超出翼外肌范围的软组织受侵
N0	无区域性淋巴结转移	无区域性淋巴结转移
N1	锁骨上窝以上部位的颈部单侧淋巴结转移,最大直径 ≤ 6cm 和 / 或单侧或双侧咽后淋巴结转移,且最大直径 ≤ 6cm	单侧颈部淋巴结转移,和 / 或单侧或双侧咽后淋巴结转移,最大径 ≤ 6cm,且位于环状软骨下缘以上
N2	锁骨上窝以上部位的、颈部双侧淋巴结转移,最大直径 ≤ 6cm	双侧颈部淋巴结转移,最大径 ≤ 6cm,且位于环状软骨下缘以上
N3	颈部转移淋巴结的最大直径 >6cm,和 / 或锁骨上窝淋巴结转移 a:颈部转移淋巴结的最大直径 >6cm; b:锁骨上窝淋巴结转移	单侧或双侧颈部转移淋巴结,最大径 >6cm 和 / 或位于环状软骨下缘以下
分期组合	Ⅰ期:T1N0M0 Ⅱ期:T2N0~1M0 Ⅲ期:T1~2N2M0,T3N0-2M0 ⅣA 期:T4N0~2M0 ⅣB 期:任何 T,N3,M0 ⅣC 期:任何 T,任何 N,M1	Ⅰ期:T1N0M0 Ⅱ期:T0~1N1M0,T2N0~1M0 Ⅲ期:T0~2N2M0,T3N0-2M0 ⅣA 期:T4N0~3M0 ⅣB 期:任何 T,任何 N,M1

注:咽旁间隙受侵指肿瘤范围超过鼻咽后外侧壁的咽颅底筋膜。

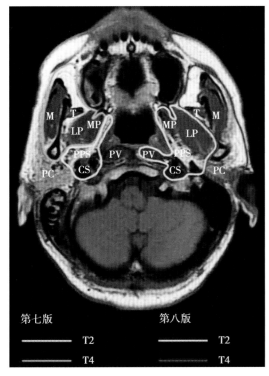

CS-颈动脉间隙　　MP-翼内肌

PPS-咽旁间隙　　LP-翼外肌

PV-椎前肌肉　　PC-腮腺

M-咬肌　　T-颞肌

黄线包围区域:7th T2
绿线包围区域:8th T2
增加了椎前肌、翼内肌、翼外肌

蓝线包围区域:7th T4
红线包围区域:8th T4
减少了翼内肌、翼外肌
增加了腮腺

第七版　　第八版
　　——— T2　　——— T2
　　——— T4　　——— T4

T 分期的变化

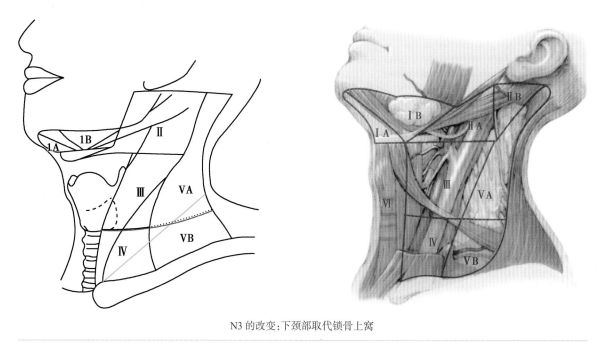

N3 的改变：下颈部取代锁骨上窝

图 7-14　鼻咽癌 UICC/AJCC 第八版与第七版临床分期的比较

第三节　治 疗 原 则

鼻咽癌的治疗方案见表 7-2，临床上供参考。但应注意的是，根据分期制定的治疗方案目前还是参考 2010 年 UICC/AJCC 第七版临床分期。

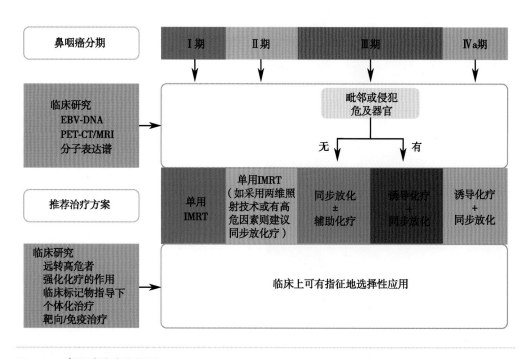

图 7-15　鼻咽癌治疗流程图

表 7-2 欧美地区推荐的治疗方案

临床分期	NCCN2020.V1	EHNS-ESMO-ESTRO
Ⅰ期	单放	单放
Ⅱ期	放疗 + 化疗	放疗 + 化疗
	同步 + 辅助(2A)	同步放化疗(1B)
	同步放化疗(2B)	
	诱导 + 同步(2A)	
Ⅲ期	放疗 + 化疗	放疗 + 化疗
	同步 + 辅助(2A)	同步放化疗 ± 辅助化疗(1A)
	同步放化疗(2B)	
	诱导 + 同步(2A)	
Ⅳa	放疗 + 化疗	放疗 + 化疗
	同步 + 辅助(2A)	同步放化疗 ± 辅助化疗(1A)
	同步放化疗(2B)	诱导 + 同步(2B)
	诱导 + 同步(2A)	
Ⅳb	化疗或化疗 + 放疗	

一般而言,根据分期确定治疗方案。

Ⅰ期:单纯放疗。

Ⅱ期:二维照射技术年代,同步放化疗效果好于单纯放疗;如采用调强放疗技术,单纯放疗与同步放化疗效果无明显差别,建议单纯放疗,但对于高危Ⅱ期病人,如 T2N1、或淋巴结包膜外受侵、或瘤体负荷较大者,也可考虑同步放化疗。

Ⅲ、Ⅳa 期:同步放化疗为标准治疗方案。近年来诱导化疗应用渐趋广泛,诱导化疗可以减轻瘤体负荷,一定程度降低远处转移的发生,改善无瘤生存率,但是否改善总生存目前仍有一定争议。中国医学科学院肿瘤医院对 N3 病变、原发肿瘤较大毗邻危及器官、肿瘤生长较快者,常规采用 2~3 周期的诱导化疗,然后同步放化疗或同步靶向治疗。

Ⅳb 期:即有远处转移的鼻咽癌,首选全身化疗,如全身转移病灶控制,也应行放疗,可以较单纯化疗明显改善预后。

第四节 放射治疗技术

一、常规放射治疗技术

1. **体位固定** 仰卧位,头颈部垫合适角度的头枕、热塑面罩固定,保证患者治疗过程中的精确性和重复性。

2. **照射范围** 鼻咽癌原发灶照射需包括全鼻咽腔、鼻腔及上颌窦后 1/3、翼腭窝、双侧咽旁间隙、后组筛窦、颅底及蝶骨体(早期包括蝶骨体的 1/3~1/2 即可)、枕骨体及海绵窦区(早期者包括其下 1/3~1/2 即可)。颈部应做全颈预防或治疗性照射。

3. 常用照射野 以"面颈联合野＋下颈锁骨上切线野"为主野,辅以耳前野、耳后野、面前野、颅底野及颈侧小野等。基本设野方法见图 7-16~ 图 7-19。

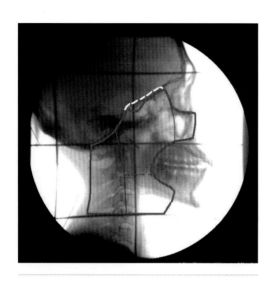

图 7-16 面颈联合野
如肿瘤已侵入中颅凹海绵窦、斜坡,上界按虚线设定;如肿瘤侵犯鼻腔,前界按凸起部分所示设置

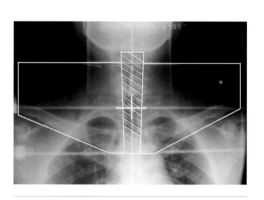

图 7-17 下颈锁骨上切线野

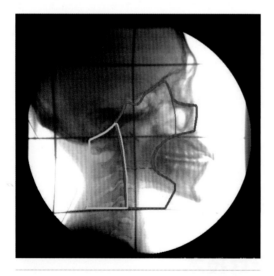

图 7-18 小面颈野与耳后电子线联合野
面颈野后界避开脑干、脊髓后即为小面颈野继续高能 X 线照射,避开部分用 9~12MeV 电子线照射

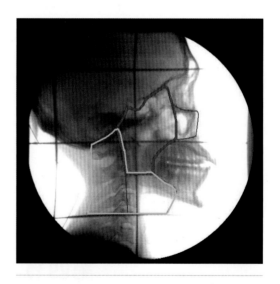

图 7-19 耳前野＋"L"形颈部电子线野(电子线用 9~12MeV)

(1)面颈联合野的具体边界

1)前界:一般在外眦外后 1.5~2.0cm,包括骨性鼻腔的后 1/3、口咽、咽旁间隙及上颈深组淋巴结。如有后鼻孔、鼻腔、上颌窦后壁受侵时,前界可根据具体情况适当前移(图 7-16 显示的前凸部分)。

2）后界：颈部淋巴结阴性者一般沿棘突后缘或斜方肌前缘走行，对颈后三角有淋巴结转移者，应以完全包括淋巴结为原则。

3）上界：上界基本按颅底走行为前高后低的斜形，并根据具体肿瘤侵犯范围适当调整。

无颅底骨破坏者：上界满足包括后组筛窦、1/2 蝶窦、斜坡及颈静脉孔即可；仅有蝶骨底受侵时，上界可至垂体窝底（不包括垂体）；有蝶窦、海绵窦受侵者，垂体不保护，上界应根据影像提示的病变范围充分包括。

4）下界：一般置于舌骨下缘水平，以充分包括咽旁间隙、咽后淋巴结及口咽侧壁，但在具体设计时也需参照上颈转移淋巴结、咽旁间隙受侵的具体情况来划定，尽量不要在肿瘤上分野。

（2）颈部照射范围（图 7-17）：无论颈部有无转移，传统二维照射主张照射全颈，但现在对 N0 病变下颈锁骨上已不主张照射。已有淋巴结转移的颈区给予治疗剂量，无淋巴结转移的颈区给予预防性照射。

上界：与面颈野的下界共线。

下界：沿锁骨下缘走行，如有锁骨上淋巴结转移，则病变侧下界置于锁骨下缘下 2cm 左右。

外界：肩锁关节内侧缘的垂线。

面颈联合野的推荐剂量为 36~40Gy，然后缩野为小面颈野推量至 50Gy（图 7-18），结合放疗前和放疗中 DT 50Gy MRI/CT 复查结果，如果放疗前口咽、咽旁间隙为受侵，咽后淋巴结阴性，或咽旁、口咽仅为轻度受侵，而且 50Gy 时肿瘤基本消退者，则缩野为耳前野 +L 形颈部电子线野（图 7-19），耳前野推量至 70~76Gy，颈部最高不超过 70Gy。

4. 分割方法及时间剂量　常规分割照射，即每日一次，每周 5d 连续照射，单次剂量 Dt 1.8~2.0Gy。

根治性放疗总量：Dt 70~80Gy/35~40 次，7~8 周。

预防性照射剂量：Dt 50~60Gy/25~30 次，5~6 周。

具体按鼻咽癌病期早晚、有无颅底破坏、放疗中肿瘤退缩程度等因素而确定最终剂量，也可适当选择超分割照射、加速超分割照射或大分割照射方法，以期取得较好的肿瘤放射生物效应。

二、调强放射治疗技术

（一）靶区分为 GTV 和 CTV

GTV 是以影像学检查、内镜检查、临床查体所显示的肿瘤病变范围（包括原发肿瘤及转移的淋巴结）为主，根据具体情况可分为 GTVnx（鼻咽原发肿瘤）、GTVnd（颈部转移淋巴结）、GTVrpn（咽后淋巴结）等。

CTV 分为高危临床靶区（CTV1）、低危临床靶区（CTV2）或称为预防照射区。一般将原发肿瘤和阳性淋巴结所在的颈部分区同时考虑，包括在 CTV1 内，也即常规照射技术中面颈联合野需要包括的范围：

如确为 N0 病变，则 CTV1 下界在舌骨下缘水平；CTV2 包括双侧中颈淋巴引流区，而下颈锁骨上淋巴引流区目前不主张预防性照射。

如为 N+ 病变，则 CTV1 在包括转移淋巴结区域外再包括其邻近的区域，如一侧Ⅱ区阳性，则 CTV1 需将病变侧的Ⅲ区包括，如Ⅱ区淋巴结较大或为多发淋巴结转移，也可将病变侧全颈包括在 CTV1 内，而对侧颈部的处理同此原则（具体见总论）。

将靶区如 GTVnx、GTVnd、CTV 外放 3~5mm 形成相应的 PTV 而给予具体的剂量。但临床上应注意在靶区毗邻重要危及器官，如脑干、脊髓等器官时，PTV 允许外放 1mm 甚至与 GTV、CTV 共线。

（二）鼻咽癌靶区勾画的一些注意事项

1. 如鼻咽原发肿瘤毗邻的周围骨质出现硬化表现，则这些区域应包括在 GTVnx（图 7-20）。

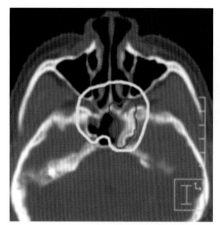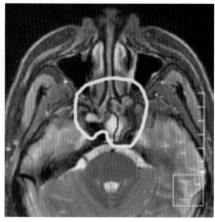

病例 1　左侧圆孔翼腭窝周围骨质硬化

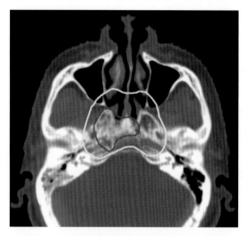

病例 2　右侧翼突根部及蝶窦底骨质硬化

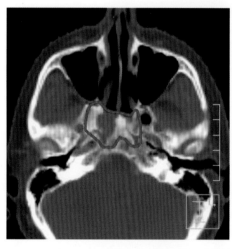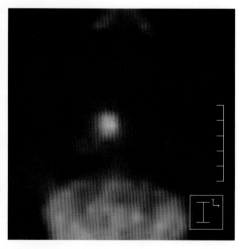

病例 3　右侧蝶窦底、岩枕缝病变及其周围的骨质硬化区域

图 7-20　鼻咽肿瘤周围硬化的骨质包括在 GTVnx（3 例患者）

2. 如鼻咽原发肿瘤毗邻破裂孔、翼腭窝等高危区域，即便影像没有提示侵犯，也建议将这些区域包括在 GTVnx（图 7-21）。

3. 如鼻咽原发肿瘤侵犯部分咽隐窝，则建议将病变侧咽隐窝全部包括在 GTVnx（图 7-22）。

4. 即便无颅底受侵，CTV 上界也应该包括后组筛窦、蝶窦、枕骨斜坡的 1/3~1/2（图 7-23）。

5. CTV 包括圆孔、翼管、卵圆孔、破裂孔等颅底通路，如相关孔道为肿瘤累及，则 CTV 相应外放一定的安全距离,一般为 5mm 并根据周围的危及器官而适当调整(图 7-24)。

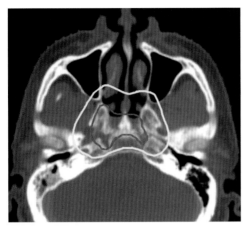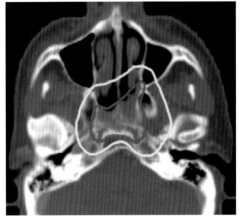

图 7-21 T 周围毗邻破裂孔、翼腭窝应将其包括在 GTVnx

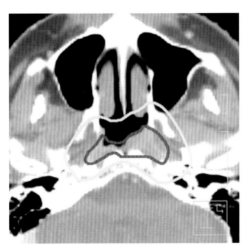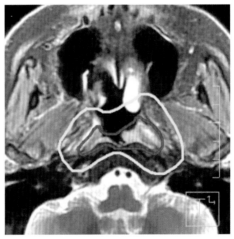

图 7-22 左侧鼻咽病变已侵犯至右侧咽隐窝,则 GTVnx 包括右侧咽隐窝全部

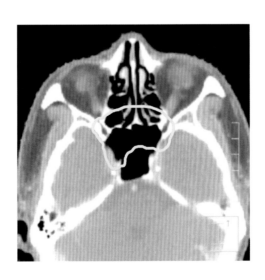

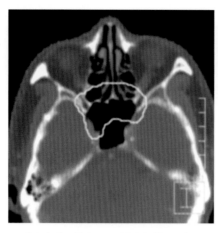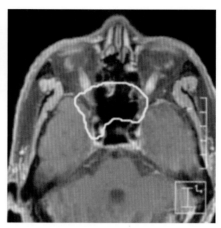

CT 软组织窗 / 骨窗 /MRI 增强扫描显示的 CTV 上界（无颅底受侵且病变位于右侧），包括筛窦后下 1/3 及蝶窦前下 1/3，以及双侧眶下裂

图 7-23　颅底未受侵的上界

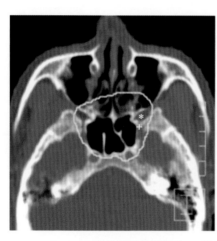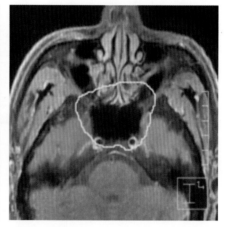

CTV 包括鼻腔筛窦后 1/3、蝶窦，以及双侧翼腭窝（*）、圆孔（+）

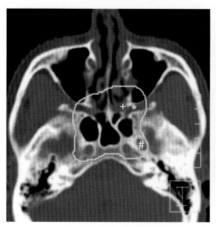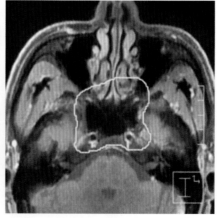

CTV 包括鼻腔筛窦后 1/3、蝶窦，双侧翼腭窝（*）、蝶腭孔（+）、卵圆孔（#）

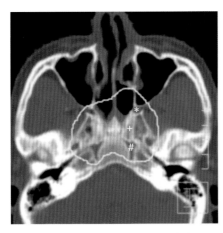
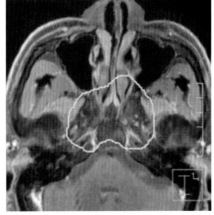

CTV包括鼻腔后1/3、蝶窦底,双侧翼腭窝(*)、翼管(+)、破裂孔(#)

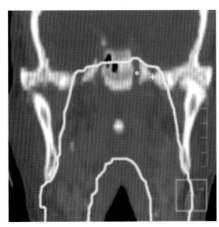
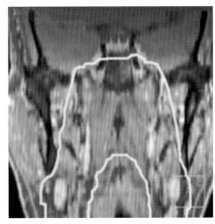

冠状面显示的CTV包括双侧破裂孔(*)、卵圆孔(+)

图 7-24 CTV 所包括的颅底孔道结构
未显示 GTV,相应孔道左侧用符号标记,右侧作为对照未标记

6. 全鼻咽壁、咽后间隙、咽侧间隙(包括茎突前、后间隙)、鼻腔与上颌窦后1/3的结构、翼腭窝,及上颈深、颈后淋巴结等一并包括在CTV1(图 7-25)。如鼻腔未累及,则CTV前界可适当内收(图 7-26)。如茎突前间隙未受侵时,则CTV下界在茎突前间隙下方可适当内收,允许前方部分在靶区外以保护口咽黏膜(图 7-27~图 7-29)。

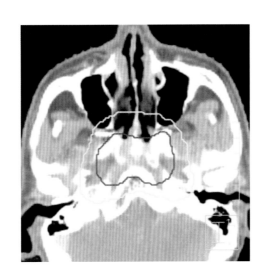

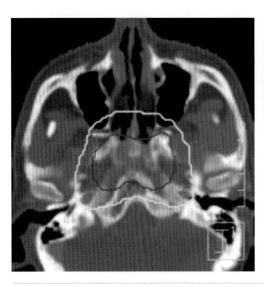
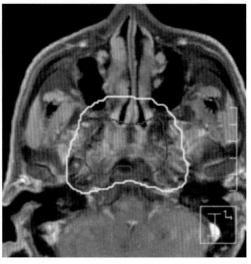

图 7-25　CTV 包括鼻腔、上颌窦后 1/3、翼腭窝、翼突内外板、枕骨斜坡 1/2 及双侧岩尖

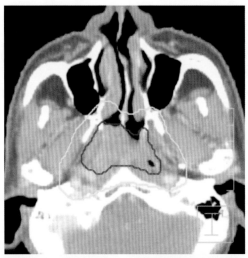

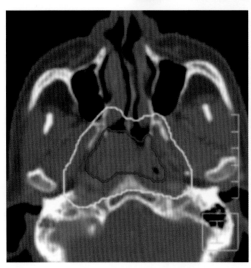
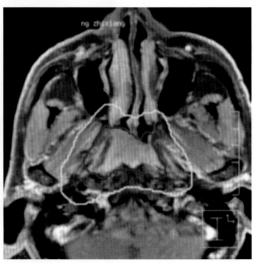

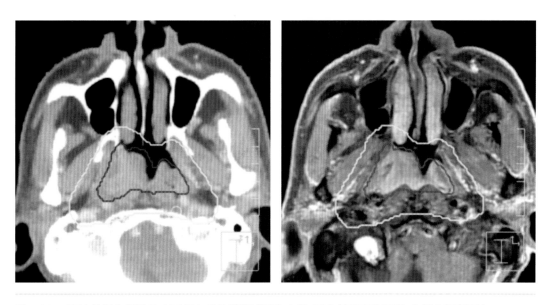

图 7-26 CTV 前界在鼻腔的中下部由前凸逐渐过渡为内凹,因左侧病变较局限,左侧上颌窦下方的后壁、翼腭窝允许在靶区外

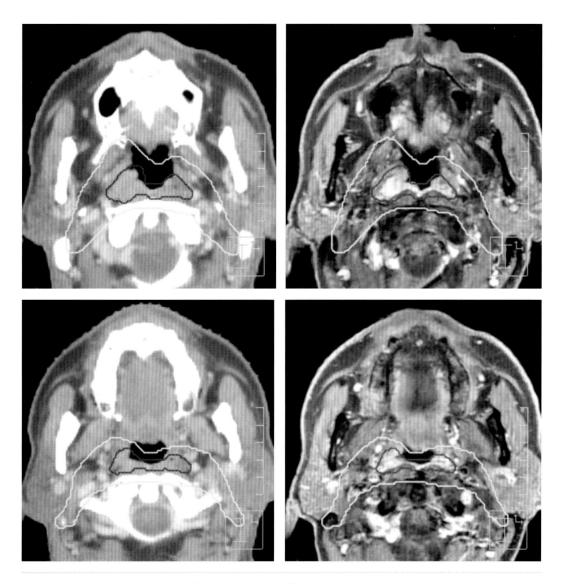

图 7-27 CTV 遗漏部分茎突前间隙便于保护口咽黏膜

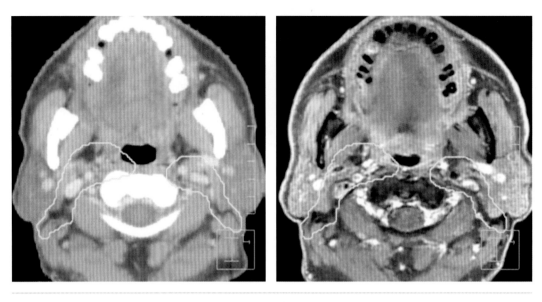

图 7-28　CTV 在 GTV 下界 1cm 分开,并逐渐向下过渡以包括颈深上淋巴结

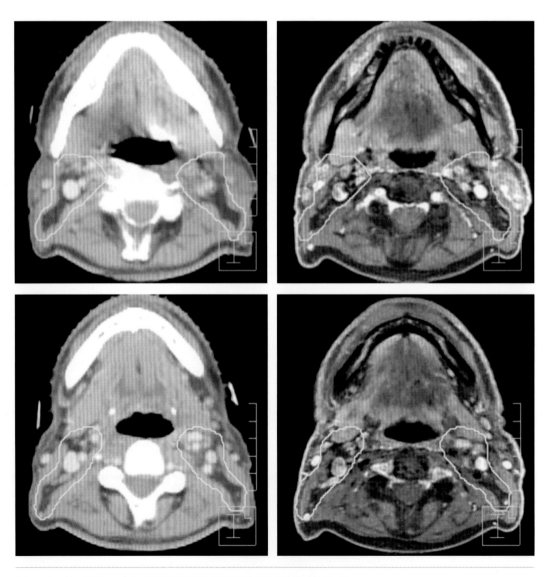

图 7-29　N0 前提下,CTV 前界置于颌下腺后缘或包括颌下腺后 1/3

如有以下Ⅰb照射的指征,则颌下腺水平CTV应将颌下腺前外侧区域包括,否则仅包括颌下腺后缘或后1/3即可。Ⅰb照射的指征(图7-30):

(1)Ⅰb淋巴结转移,或颈部淋巴结转移切除术后。

(2)Ⅱa淋巴结转移的直径≥4cm,或淋巴结包膜外侵。

(3)同侧颈部多发淋巴结转移。

(4)原发肿瘤侵犯鼻腔>1/3或侵犯软、硬腭、牙槽等容易发生Ⅰb转移的部位。

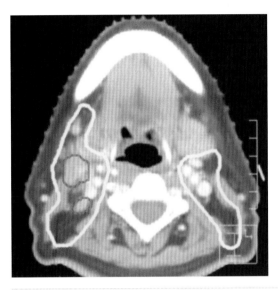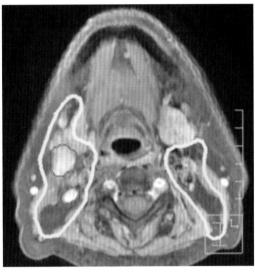

图7-30　Ⅰb照射与否的CTV

右侧颈部Ⅱa淋巴结转移且包膜不完整,故右侧Ⅰb大部分位于CTV,而左侧无Ⅰb照射指征,CTV前界至颌下腺后缘。

7. 如淋巴结包膜外受侵,则CTV至淋巴结至少外放5mm距离,而长轴上外放1cm距离;无淋巴结转移或淋巴结转移但无包膜外受侵,肌肉包括内1/3即可。

8. 无颅底受侵或颅底受侵不明显时,注意保护垂体、内耳等结构(图7-31)。

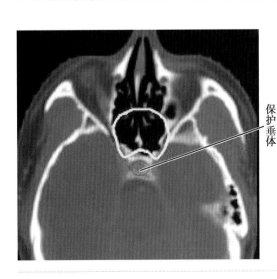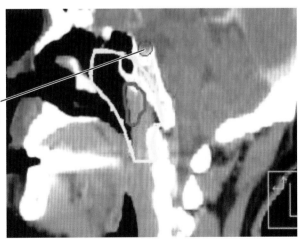

保护垂体

图7-31　垂体的保护

9. 口咽黏膜及软腭的保护　如果没有肿瘤侵犯,尽可能保护软腭、硬腭、口咽侧壁黏膜。

CTV1 的下界在原发肿瘤(GTV)下方 0.5~1cm 处分开,不包括从该处往下的口咽黏膜,以避免出现咽部严重的放疗反应。如果肿瘤非常局限,位于顶壁,GTV 最下一层下放 1cm 安全距离仍在颈椎第一椎体以上时,则 CTV1 应在第一颈椎下缘分开,该层面以下只包括咽旁间隙,不包括咽后壁黏膜(图 7-32)。

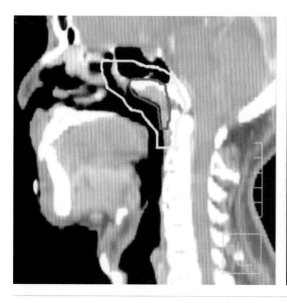
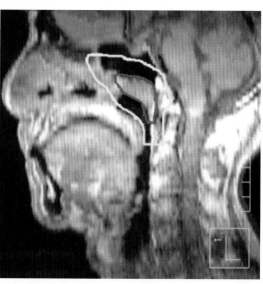

图 7-32　CTV1(黄线)在肿瘤下缘下沿黏膜面向下外放 1cm,但下界至少在颈 1 下缘水平

10. 甲状腺、颌下腺的部分保护(图 7-33)。

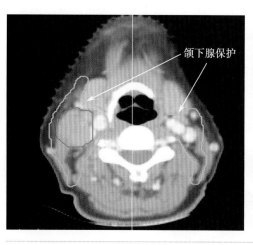
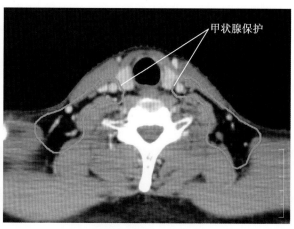

图 7-33　甲状腺、颌下腺的部分保护

11. 椎动脉的保护,应尽量避免将椎动脉孔置于靶区内。

12. 中耳及内耳的保护　当肿瘤距离有一定距离时,勾画 CTV 及外放的 PTV 要注意避开耳蜗及听小骨(图 7-34)。

13. 靶区的不对称处理　包括原发病变及颈部靶区勾画的不对称处理。

(1)对于病变偏于一侧的病变,病变侧的鼻咽靶区可较健侧包括的范围适当扩大,即 CTV 按不对称处理(图 7-35)。

(2)阳性淋巴结一侧颈部预防性区域,应较健侧的位置适当下移,即较健侧多包括几个层面(图 7-36)。

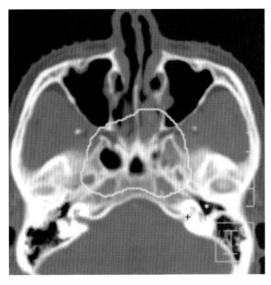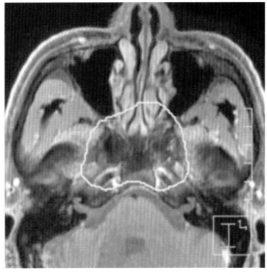

图 7-34　中耳(*)及内耳(+)的保护

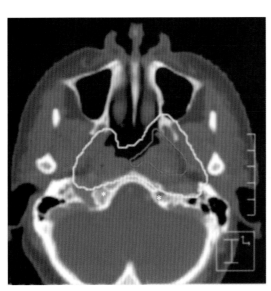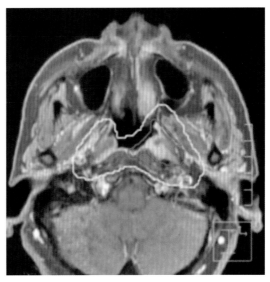

鼻咽左侧病变为主,CTV前端不对称,且后方左侧包括舌下神经孔(*)出口1/3及斜坡1/2,而对侧后缘置于舌下神经孔前端及枕骨斜坡前缘

图 7-35　CTV 不对称勾画

　　14. 咽后淋巴结的勾画。咽后淋巴结因常与原发肿瘤融合在一起,因此在鼻咽肿瘤层面,咽后淋巴结可以和鼻咽原发肿瘤勾画在一个靶区内,但如果考虑到原发肿瘤和咽后淋巴结要给予不同的分次剂量和总剂量,则建议鼻咽原发肿瘤和咽后淋巴结分开勾画。如图 7-37,原发肿瘤为 T1,GTVnx 的分次剂量为 2.12Gy,总量 69.96Gy/33 次,而咽后淋巴结较大,估计 69.96Gy 的剂量控制较为困难,因此给予分次剂量 2.24Gy,总量 73.92Gy/33 次。

　　15. 为保护气管,颈前应有 2cm 左右的间隔,因此血管间隙内侧允许有适当部分在 CTV 外(其依据为常规照射野下颈锁骨上常规挡铅 2cm,甚少出现挡铅处的淋巴结复发)(图 7-38)。

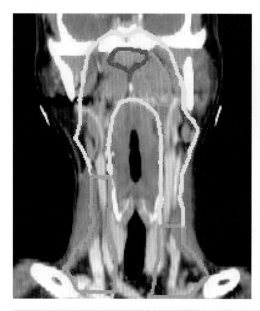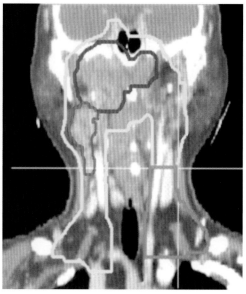

图 7-36 颈部预防性区域的下界可不在同一水平(2 例患者)

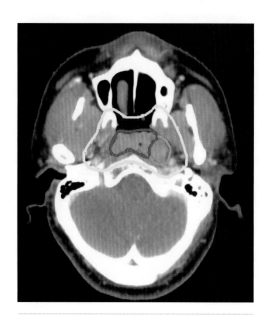

图 7-37 鼻咽原发肿瘤(红线)与咽后淋巴结(褐色线)分开勾画

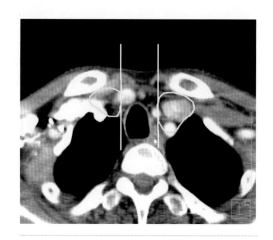

图 7-38 下颈锁骨上预防性区域颈前中央留有一定的间隔

(三)剂量

中国医学科学院肿瘤医院采用的分次剂量及总剂量如下:

1. T1~2 病变者

PGTVnx:2.12Gy/F × 33F=69.96Gy。

GTVnd:2.12Gy/F × 33F=69.96Gy。

PTV1:1.82Gy/F × 33F=60.06Gy。

PTV2:1.82Gy/F × 28F=50.96Gy。

2. T3~4 病变者

PGTVnx：2.24Gy/F×33F=73.92Gy。

GTVnd：2.12Gy/Fx33F=69.96Gy。

PTV1：1.82Gy/F×33F=60.06Gy。

PTV2：1.82Gy/F×28F=50.96Gy。

无论病期早晚,颈部转移淋巴结的剂量均为 69.96Gy(不超过 70Gy 的总量),治疗后即便残存,也可手术切除,而咽后淋巴结放射敏感性较差,同时手术又困难,因此除较小的咽后淋巴结采用和颈部淋巴结一样的分次剂量和总剂量外,对较大的咽后淋巴结(≥2cm),建议给予 2.24Gy 分次剂量、73.92Gy 的总剂量。

(四) 病例介绍

【病例 1】T1N0 鼻咽癌。因病变以左侧为主,因此左侧靶区较对侧为大(图 7-39)。

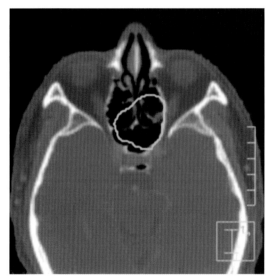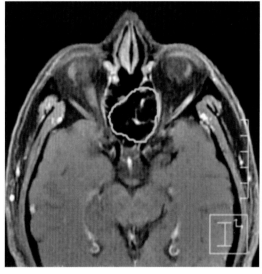

CTV1 上界包括后组筛窦、蝶窦下 1/2

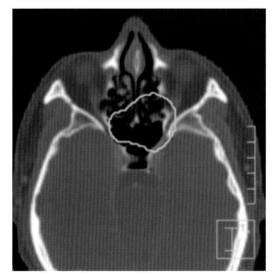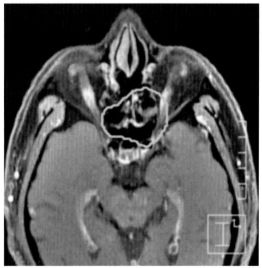

CTV1 包括后组筛窦、蝶窦下 1/2 及病变侧眶下裂

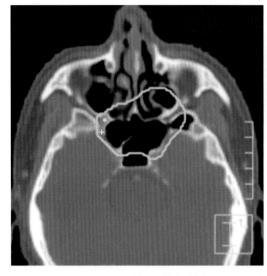
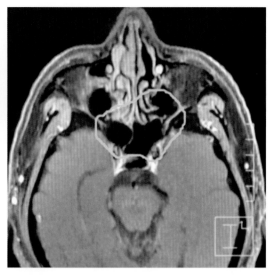

CTV1 包括后组筛窦、蝶窦下 1/2 及双侧翼腭窝、圆孔（* 右侧翼腭窝，+ 右侧圆孔）

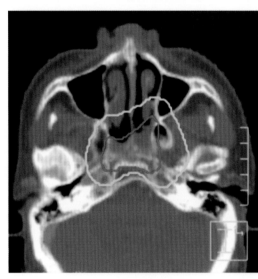
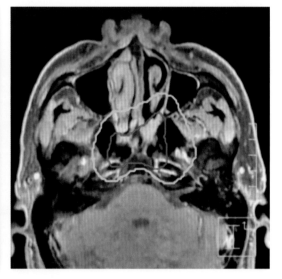

CTV1 包括鼻腔后 1/3 及双侧翼腭窝、卵圆孔、破裂孔、岩骨尖、枕骨斜坡前 1/2
（GTV 除包括影像显示的肿物，还包括其毗邻的硬化的枕骨斜坡前缘）

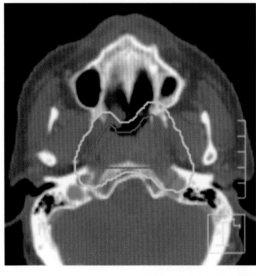
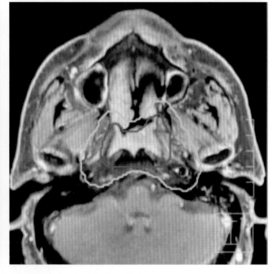

CTV1 包括双侧咽旁间隙、颈鞘、枕骨斜坡前 1/2，鼻腔部分逐渐内凹

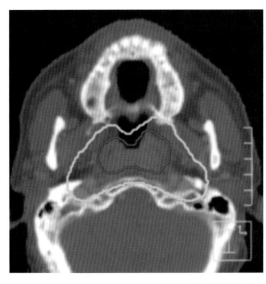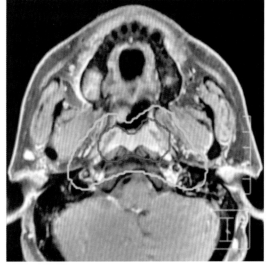

CTV1 包括双侧咽旁间隙、颈鞘、枕骨斜坡前 1/2,前界继续内收

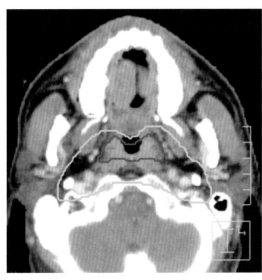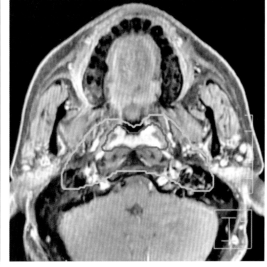

CTV1 包括双侧咽旁间隙、颈鞘,前界继续内收避开软腭

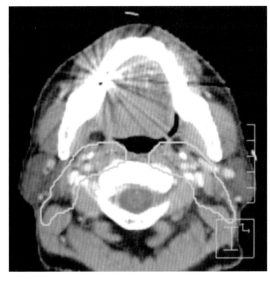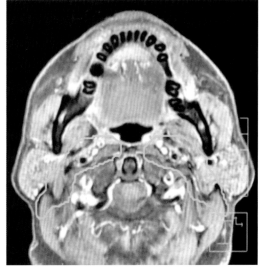

CTV1 在颈 1 下缘分开,以包括双侧咽后、颈上深淋巴引流区为主

鼻咽癌

7

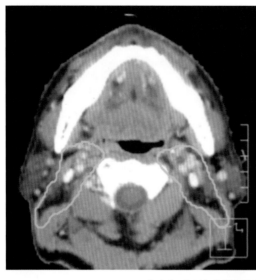
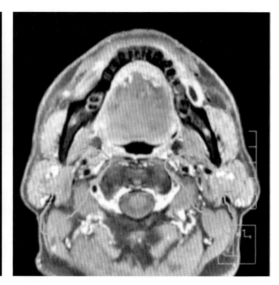

CTV1 分为左、右两部分并逐渐向外过渡，以包括颈上深淋巴引流区

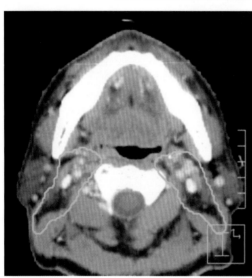
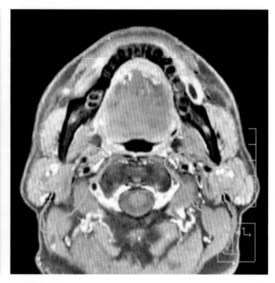

CTV1 包括颈上深淋巴引流区

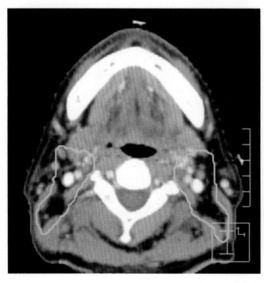
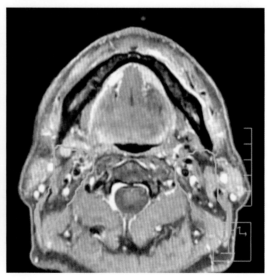

颌下腺水平的 CTV1

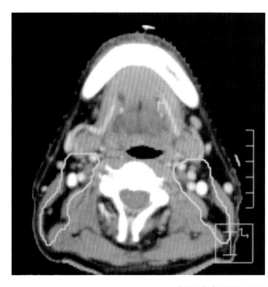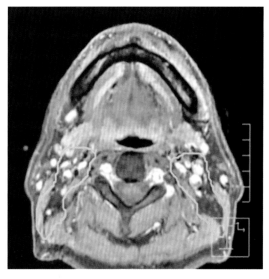

颌下腺水平的 CTV1，前界位于颌下腺后缘

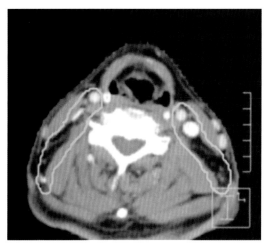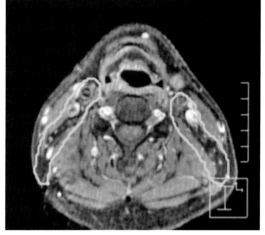

CTV1 下界位于舌骨下缘

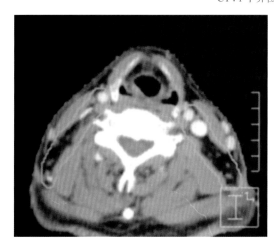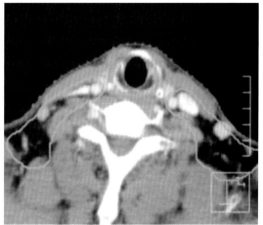

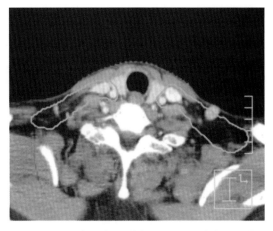

CTV2 包括Ⅲ区及Va区，上界位于舌骨下缘与CTV1下界共线，下界位于环状软骨下缘

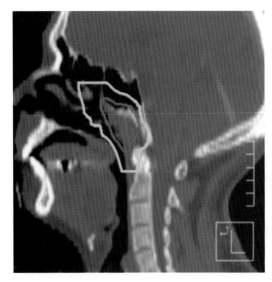
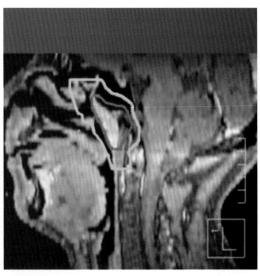

矢状面显示的GTV(红线)和CTV1(绿线)
上界:包括蝶窦及后组筛窦下 1/2；
下界:颈 1 椎体下缘分开；
前界:鼻腔后 1/3；
后界:枕骨斜坡 1/2 下行至椎体前 1/3

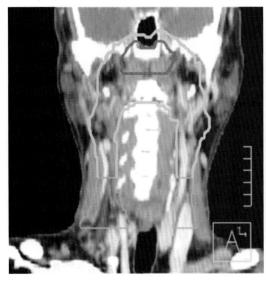
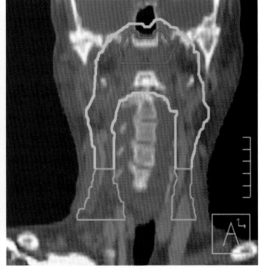

冠状面显示的 GTV(红线)、CTV1(绿线)、CTV2(褐线)
CTV1 上界:包括蝶窦下 1/2、双侧海绵窦下 1/3 及双侧破裂孔、卵圆孔；下界:舌骨下缘;侧界:咽旁间隙,胸锁乳突肌内 1/3

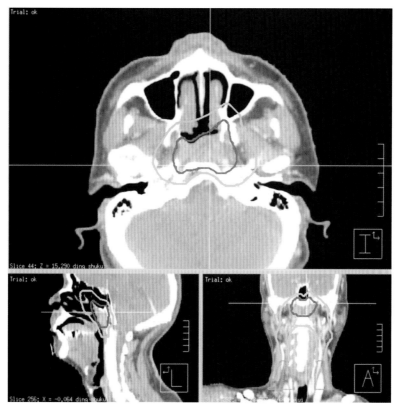

三维层面显示的靶区

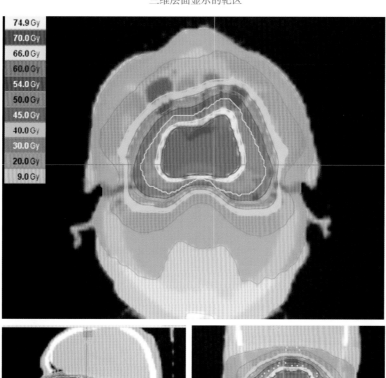

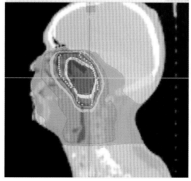
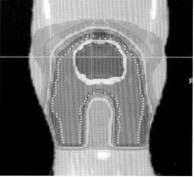

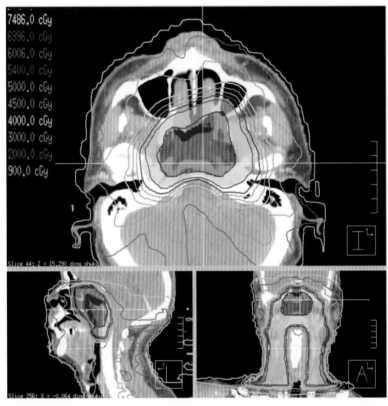

三维层面显示的靶区剂量分布(上图 TOMO 未显示 CTV2；下图 VMAT 同时显示 2 个 CTV)

图 7-39　T1N0 鼻咽癌的调强放疗靶区及剂量分布

【病例 2】女性,54 岁,因鼻塞外院诊断鼻咽腺样体肥大内镜手术,术后病理诊断 NPC。放疗前全面检查分期 T2N0 NPC。因考虑到手术的影响,因此上中颈部仅设计为一个 CTV,剂量 60.06Gy,GTV69.96Gy(图 7-40)。

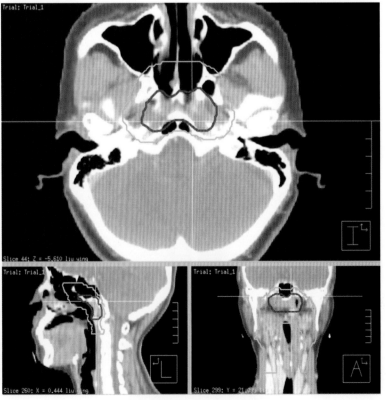

三维层面显示的 GTVnx(红线)和 CTV(绿线)

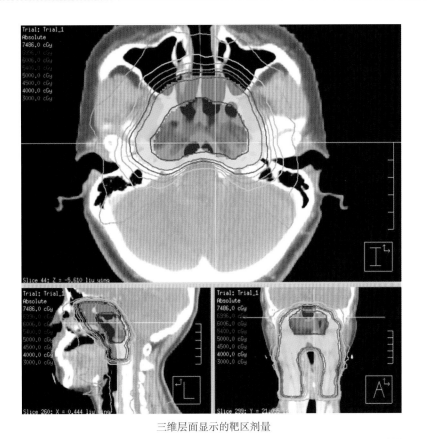

三维层面显示的靶区剂量

图 7-40　T2N0 鼻咽癌的调强放疗靶区及剂量分布

【病例 3】T1N1M0，采用全程同步加量调强技术（图 7-41）。

GTVnx 69.96Gy/2.12Gy/33F，GTVrpn 73.92Gy/2.24Gy/33F；CTV1 包括原发病变范围和转移侧上中颈部及对侧上颈部淋巴引流区，总剂量 60.06Gy/1.82Gy/33F；CTV2 包括转移侧下颈部锁骨上和对侧中下颈部锁骨上区，总剂量 50.96Gy/1.82Gy/28F。

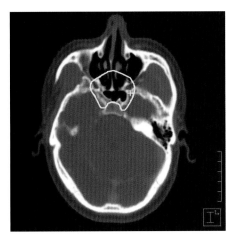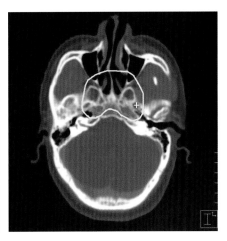

CTV1 上界包括翼腭窝、圆孔（＋左侧）岩骨尖　　CTV1 包括鼻腔上颌窦后 1/3、翼腭窝、卵圆孔（＋左侧）

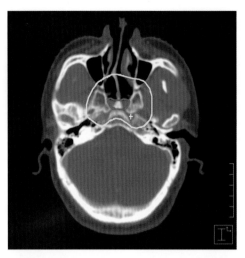

CTV1 包括后鼻腔上颌窦后 1/3、翼腭窝、破裂孔（＋左侧）、枕骨斜坡和岩尖

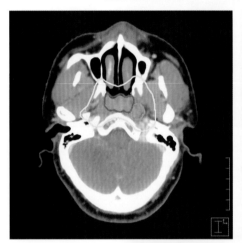
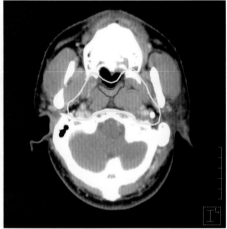

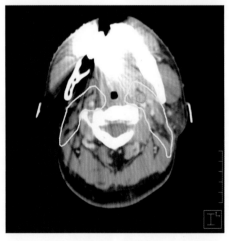

CTV1 包括鼻腔上颌窦后 1/3、鼻咽、双侧茎突前后间隙、咽后淋巴结及双侧上颈深淋巴结，
CTV1 在颈 1 下缘分开以保护口咽后壁黏膜

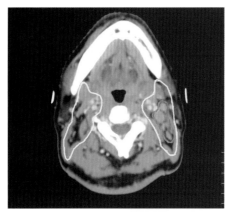
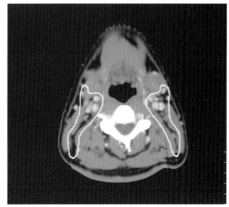
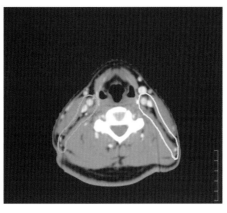

上颈部水平的 CTV1 包括双侧颈部淋巴引流区（Ⅰb 后部、Ⅱ、Ⅴa 区）
舌骨下缘水平的 CTV1，黄线为 CTV1 的延续，褐色线为 CTV2，包括双侧颈部淋巴引流区（Ⅲ、Ⅴa 区）

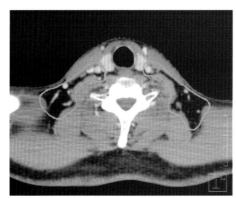
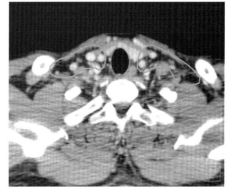
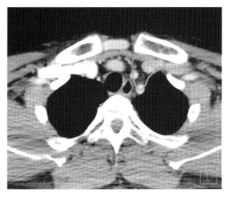

环状软骨下缘以下水平的 CTV2，包括下颈部、锁骨上淋巴引流区（Ⅳ、Ⅴb 区）
因左侧上颈部淋巴结阳性、右侧颈部阴性，故左侧 CTV2 较对侧多放两个层面

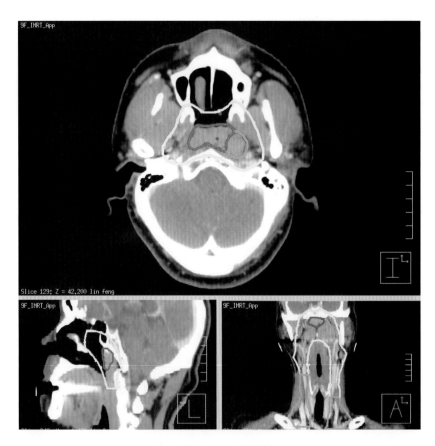

三维层面显示的 GTVnx（红线）、CTV1（黄线）和 CTV2（褐线）

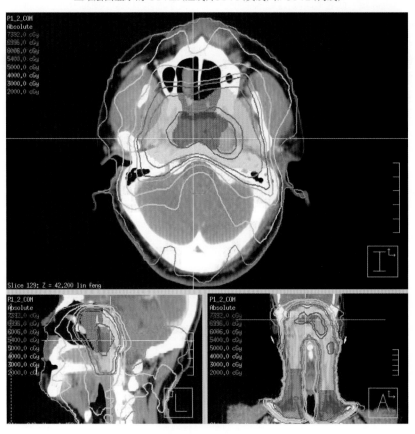

三维层面显示的靶区剂量

图 7-41　T1N1 期鼻咽癌的调强放疗靶区及剂量分布

【病例 4】T4N2M0,侵犯双侧翼腭窝、蝶窦、海绵窦、左侧颞叶,双侧上颈部多发淋巴结转移,Ⅳa 期。

治疗方案:诱导化疗 2 周期,症状缓解但瘤体无明显缩小,行全程同步加量调强技术及同步化疗(DDP100mg/m² 三周方案)。

靶区设计:GTVnx 73.92Gy/2.24Gy/33F;GTVrpn 73.92Gy/2.24Gy/33F;因双上颈部多发淋巴结转移,故仅设一个 CTV 包括全颈,总剂量 60.06Gy/1.82Gy/33F(图 7-42)。

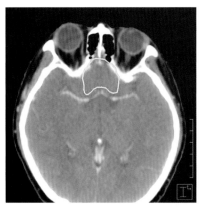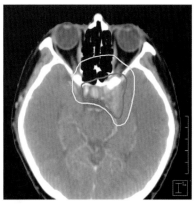

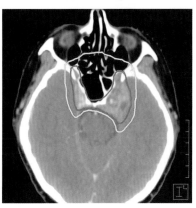

GTV 上一层作为 CTV 上界　CTV 包括筛窦后 1/2~1/3、眶后 1/3 及鞍上双侧海绵窦左侧颞叶病变

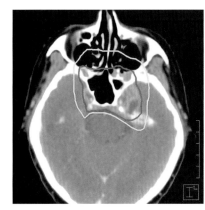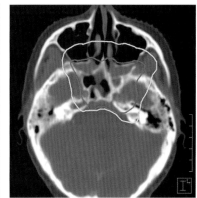

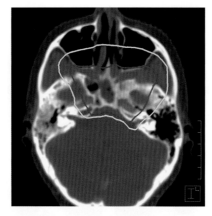

CTV 包括筛窦、鼻腔上颌窦后 1/3、双侧海绵窦、翼腭窝、翼颌裂、枕骨斜坡及双侧岩尖

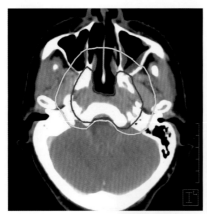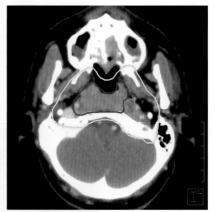

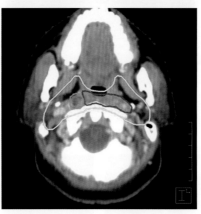

CTV 包括鼻腔上颌窦后 1/3、鼻咽、咽旁间隙及双侧颈上深淋巴结

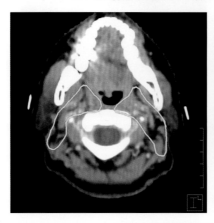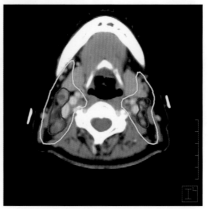

CTV 包括双侧咽旁间隙、Ⅱ区及部分Ⅰb区

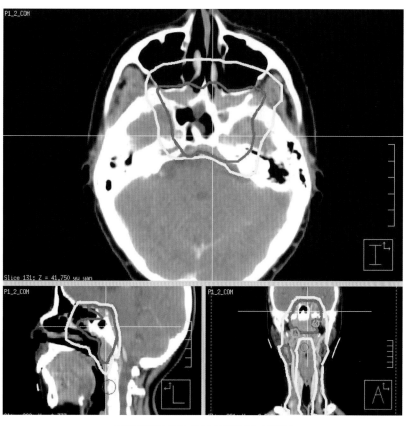

三维层面显示的 GTV（红线）CTV（黄线）

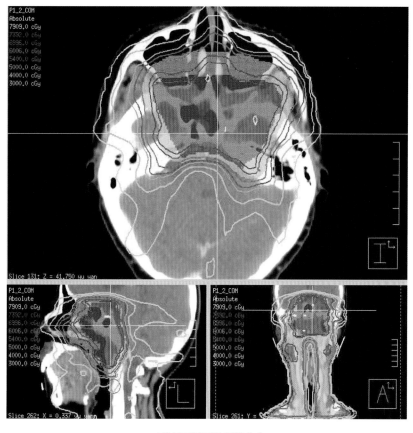

三维层面显示的剂量分布

图 7-42　T4N2 鼻咽癌的调强放疗靶区及剂量分布

因原发病变范围广泛,毗邻脑干并侵犯左侧颞叶,而放疗中复查(GTV60Gy、CTV50Gy 左右时)MRI 提示瘤体缩小,尤其是枕骨斜坡脑干面及颞叶病变缩小,因此二次 CT 扫描,将 GTV 适当缩小,便于保护脑干和颞叶(图 7-43),CTV 也可适当缩小,但绝对不能缩至放疗前 GTV 的范围内。

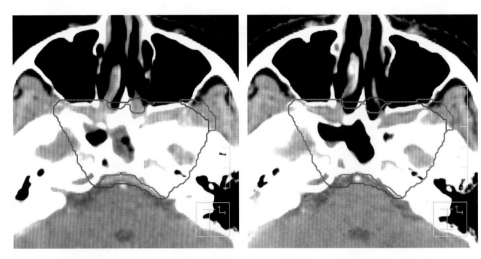

放疗中二次定位扫描并适当缩小靶区(左图为放疗前定位 CT,右图为放疗中定位 CT)
因疗前瘤体毗邻脑干,脑干面瘤体缩小后修正靶区及计划脑干剂量可相应下降

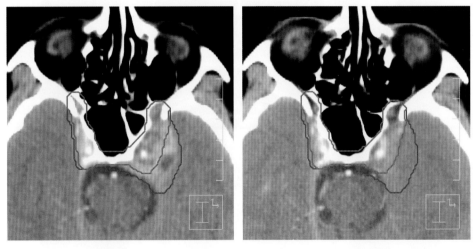

左侧颞叶病变也做了修正(图中显示左侧受侵的颞叶疗中缩小过半)

图 7-43　T4N2 鼻咽癌二次扫描及靶区修订

三、鼻咽癌放疗后局部残存或复发的治疗

1. 放疗终鼻咽残存灶的处理　放疗终鼻咽残存者,应活检病理学检查,如提示为放疗后重度反应,无需加量;如病理证实为残存,应进行局部加量照射或手术挽救。

(1)放疗加量

1)腔内近距离放疗:适合于浅表残存病灶,一般不超过 5mm 的厚度。

2)立体定向放疗技术(X 刀):适合于病变位于咽旁、颅底、海绵窦、蝶窦等;另外不适合腔内放疗或手术者也可采用 X 刀治疗。

3)调强适形放疗(IMRT):指征基本同 X 刀治疗,针对不适合手术的残存病灶加量 2~3 次,但最高剂量一般不超过 80Gy。

　　调强放疗结束如肿瘤残存是否局部加量,取决于肿瘤所在部位、靶区内是否有高量区等多种因素,如位于不适合手术的深在部位,且靶区内高量不明显时,允许加量 2~3 次,使靶区剂量至 76~80Gy,但如果靶区高量范围广泛且在 76~80Gy 则不主张加量(图 7-44)。

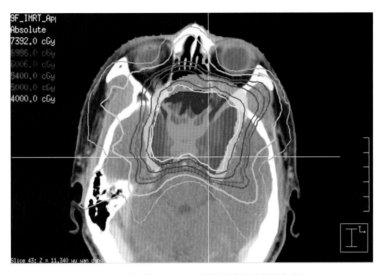

GTVnx 最高剂量 73.92Gy 颅底残存允许局部加量

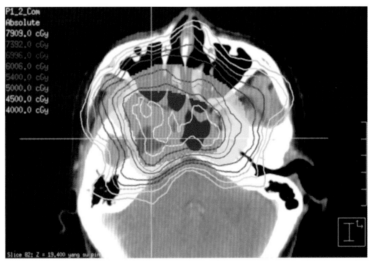

GTVnx 73.92Gy 局部高量达 79.09Gy,不能局部加量

图 7-44　放疗终鼻咽原发肿瘤残存加量与否的指征

　　(2)手术挽救:主要用于放疗后局部残存或治疗后局部复发的病变。手术指征要求严格。

　　1)首次放疗后鼻咽残存,观察 2 个月仍不消退或放疗一度控制后又出现局部复发,且为局限性病变者。

　　2)无咽旁间隙及颈鞘的明显受侵。

　　3)无颅底骨破坏,无脑神经受侵。

　　4)全身无远处转移。

　　5)无全身麻醉禁忌证。

　　鼻咽原发肿瘤的残存又分为开放性手术及内镜下微创手术两种,可根据具体复发肿瘤部位、专科技术优势等因素而决定。一般而言,微创手术与开放性手术的疗效相当,但患者的损伤明显减轻。

手术一般用于复发病变分期为 T1~T2 病变,尤其是位于中线部位者。

2. 放疗终颈部残存灶的处理 放疗后颈部残存的淋巴结,一般要观察 2 个月,如 2 个月后淋巴结消失者毋需处理,如仍残存者考虑外科手术切除,但手术要求转移的颈部淋巴结不固定,或虽已固定但颈动脉未受累。单个残存淋巴结可行淋巴结切除术,多个淋巴结残存可考虑分区性淋巴结清扫。

第五节　复发鼻咽癌的调强放射治疗

一、概述

鼻咽癌的放疗技术由常规二维照射发展至调强放疗技术,放疗的局部控制作用明显得到改善,调强年代的 NPC 局部复发率由常规放疗的 20%~40% 降至目前的 5%~15%,而颈部的复发率目前也不超过 10%。调强年代治疗失败的主要原因为远处转移。

鼻咽癌复发定义为首诊鼻咽癌根治性治疗肿瘤消失 6 个月后再次出现肿瘤;如治疗终肿瘤持续存在并生长者,称为肿瘤进展而非肿瘤复发。

调强年代肿瘤局部复发一般是根据复发部位与放疗剂量的关系而分为野内复发、边缘复发及野外复发。①野内复发:95% 等剂量线范围内的复发;②边缘复发:20%~95% 等剂量线范围内的复发;③野外复发:20% 等剂量线范围外的复发。

鼻咽癌调强治疗失败的局部复发主要为野内复发,占 50%~70%,其次是边缘复发,尤其是毗邻危及器官由于限量严格而导致的复发,而野外复发少见(图 7-45)。

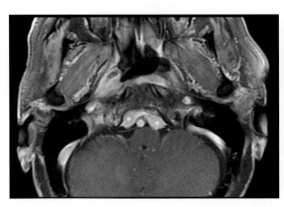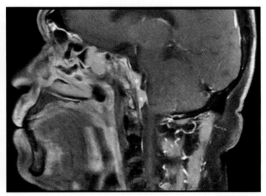

T4NPC 诱导化疗＋同步放化疗后 1 年斜坡背侧脑干面出现复发(*),为低剂量边缘复发

图 7-45　因 OAR 脑干严格限量导致的局部复发

局部复发二程放疗的基本原则(其他头颈部鳞癌均可参考):

1. 局部复发距离初程放疗最好间隔 1 年以上,采用调强放疗技术,质子重离子治疗复发性病变有优势。

2. 二程放疗靶区应以肿瘤为主、不做预防性照射,目前临床上有两种靶区设计方法。

(1)一个靶区:肿瘤 GTVnx,包括影像学 CT/MRI/PET/ 内镜等检查显示的具体肿瘤,然后外扩 5~10mm,并适当修正形成 PTV 给量。

(2)两个靶区:GTVnx+CTV,GTVnx 的勾画同前,GTVnx 再外扩 5~10mm 并适当修正形成 CTV,两个靶区各外扩 3mm 按 PTV 给量。

3. 二程放疗的肿瘤靶区剂量一般不低于 60Gy,如有两个靶区,如 GTV/CTV 总量分别为 60/50~ 54Gy。

4. 分割方法:鉴于二程放疗发生严重并发症的概率高,多主张常规分割剂量,分次剂量 2Gy;也可采用超分割技术。

5. 二程放疗危及器官的耐受剂量:推荐香港尤德夫人东方医院的经验,OAR 累计剂量不超过单程最大耐受剂量的 130%。

二、病例介绍

(一)复发鼻咽癌一个靶区的设计

【病例 1】女性,33 岁,T1N1M0,中国医学科学院肿瘤医院行 IMRT 同步放化疗 + 希美钠治疗,DT 69.96Gy/33F,放疗后 2 年出现回吸涕血,腔镜发现鼻咽病变,活检考虑复发,复发分期 rT1N0,因局部病变较广,外科手术不能保证切缘,遂行二程 IMRT,仅设计一个靶区 GTVp,DT 66Gy/33F,现放疗后 2 年,肿瘤控制良好。

当设计一个靶区时,即 GTVp 以充分包括肿瘤、不能遗漏任何可疑病灶为原则,需借助 CT/MRI/PET 多种影像显示的任何可疑病灶均勾画在 GTV 内,然后外放 5mm 并根据毗邻的危及器官适当修正形成 PTV 给予剂量(图 7-46、图 7-47)。

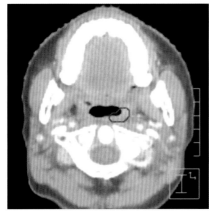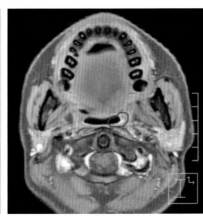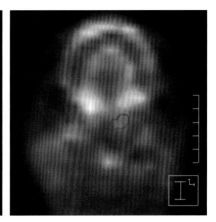

GTV 下界尽管 CT、PET 未显示明显病灶,但强化 MRI 鼻咽左侧壁及部分后壁稍增厚强化,与对侧明显不同,应包括在 GTV 内

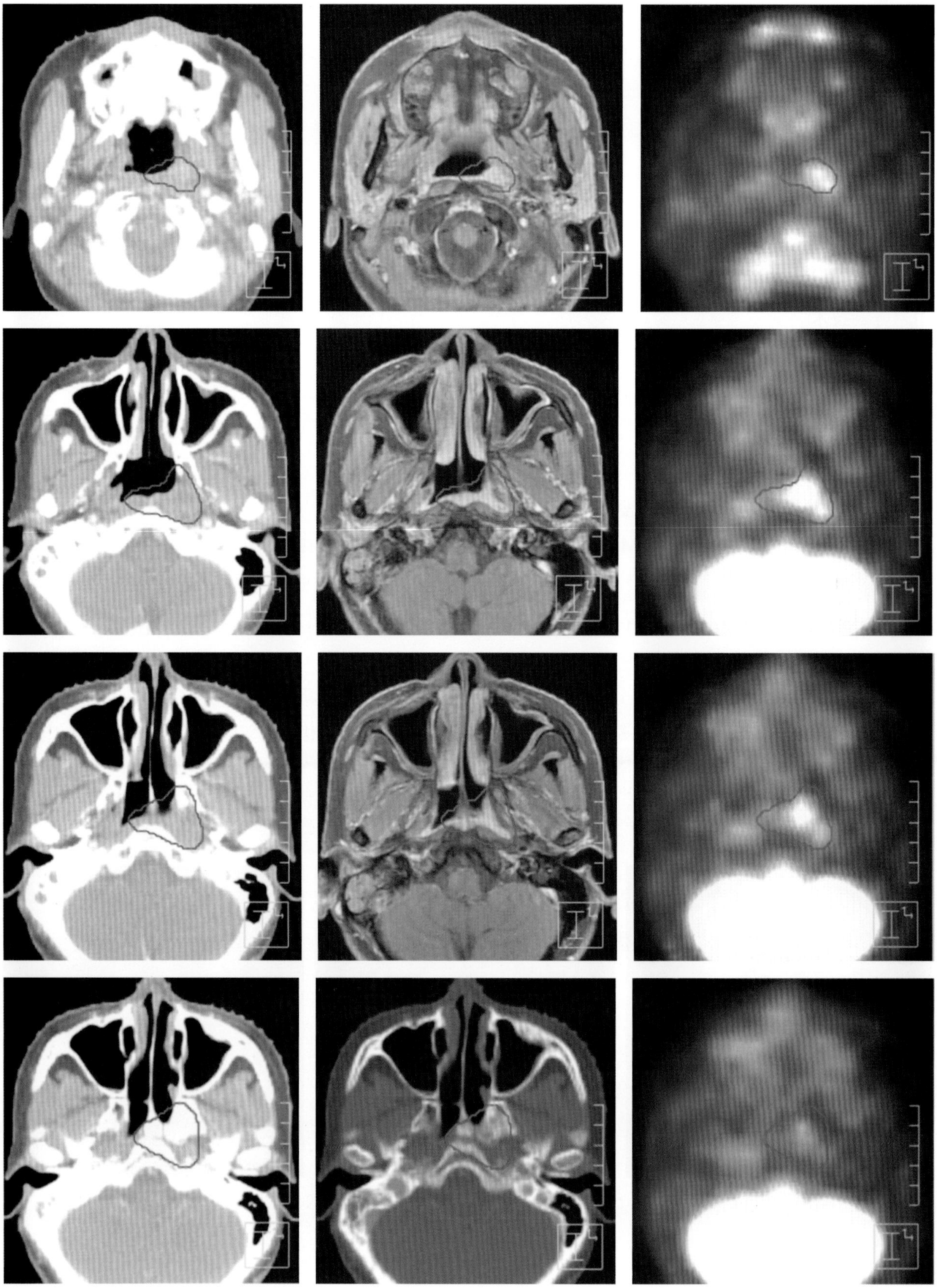

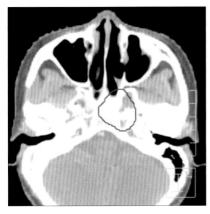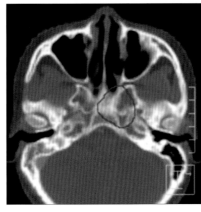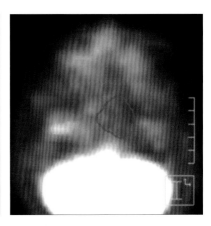

由下至上,CT/MRI/PET 均显示异常,GTV 包括任一影像显示的异常

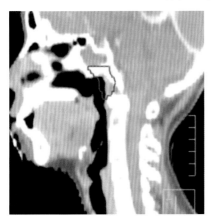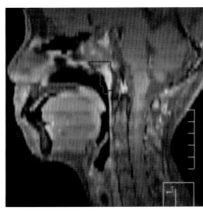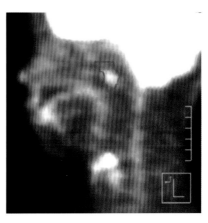

矢状面 CT/MRI/PET 显示的 GTV

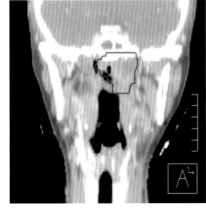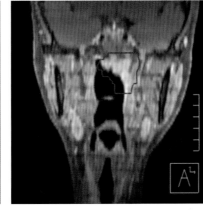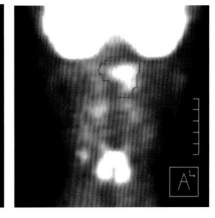

冠状面 CT/MRI/PET 显示的 GTV

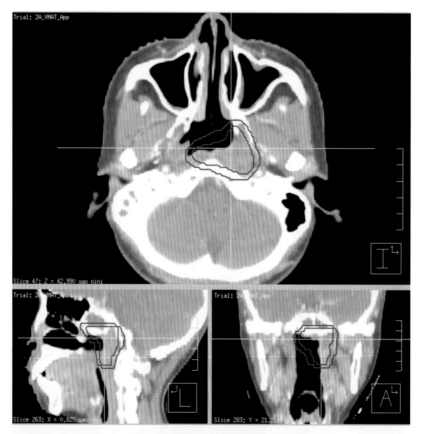

三维层面显示的 GTV（红线）及外扩后的 PTV（蓝线）

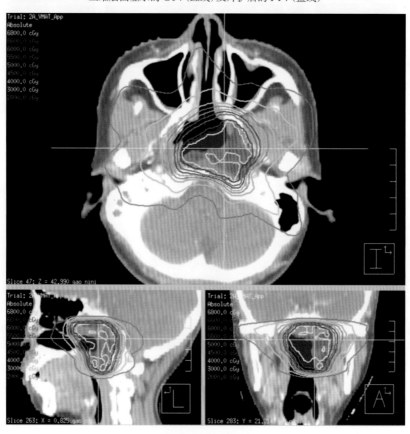

三维层面显示的剂量分布

图 7-46　复发鼻咽癌一个调强靶区的设计及计划

鼻咽癌

7

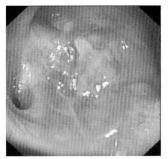
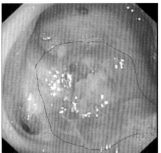

复发时内镜

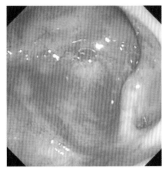
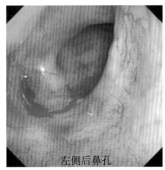

左侧后鼻孔

二程放疗后 2 年内镜

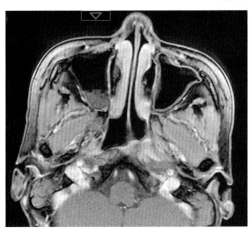
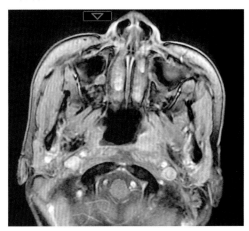

二程放疗前右侧壁明显隆起强化

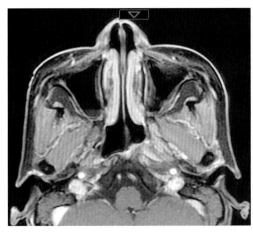
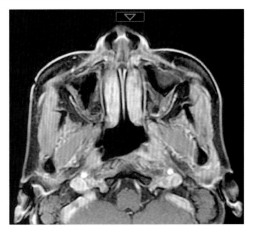

二程放疗结束显示右侧壁异常信号缩小,咽隐窝显现

图 7-47 二程 IMRT 疗效对比

（二）复发鼻咽癌两个靶区的设计

【病例】女性，60岁，鼻咽癌T3N2M0外院IMRT（69.96Gy/33F）同步化疗及辅助化疗后2年局部复发。复发分期T4N0，行二程IMRT，GTVnx包括影像上显示的病灶，CTV在GTV基础上外扩5~10mm并适当修正，常规分割GTVnx/CTV 66/56Gy（图7-48、图7-49）。

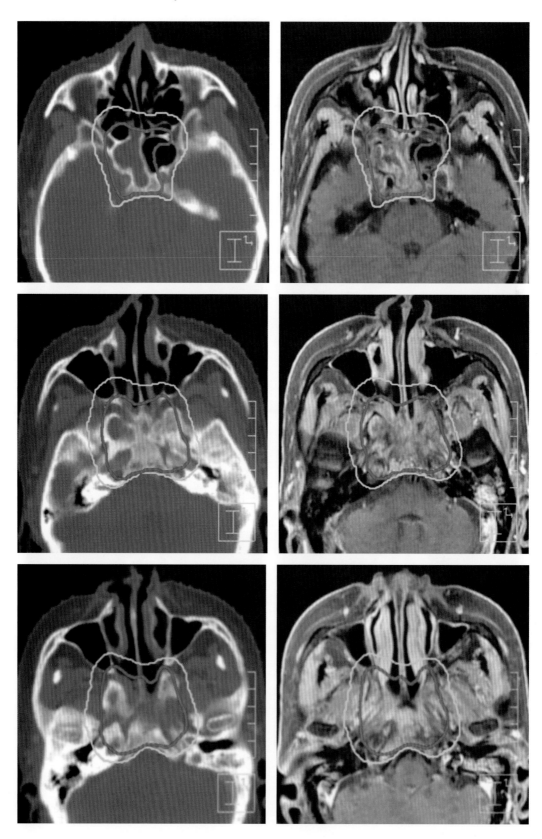

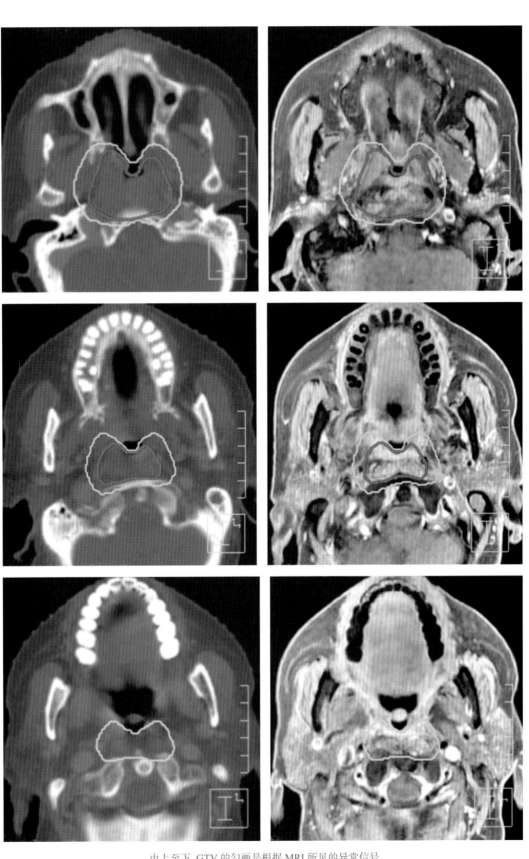

由上至下，GTV 的勾画是根据 MRI 所见的异常信号

鼻
咽
癌

7

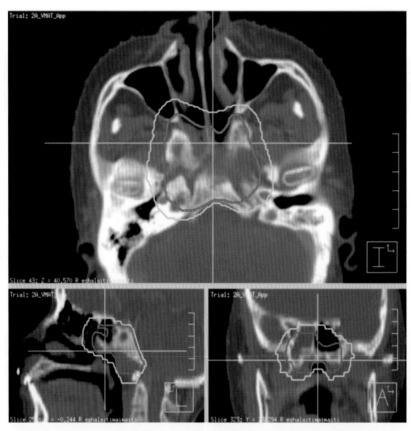

三维层面显示的 GTVnx（红线）和 CTV（绿线）

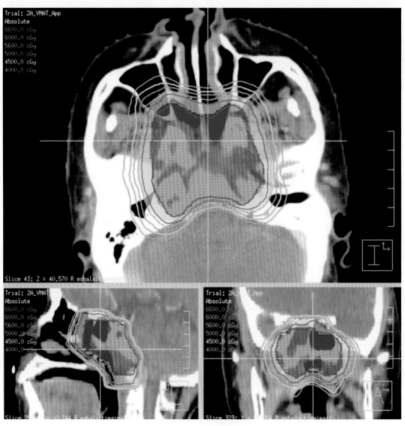

三维层面显示的靶区剂量

图 7-48　复发鼻咽癌两个调强靶区的设计及计划

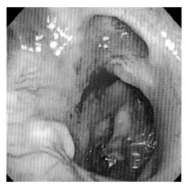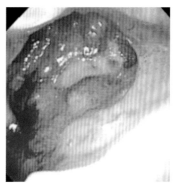

二程放疗前内镜

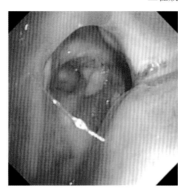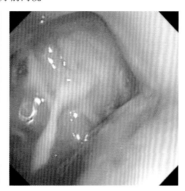

二程放疗中内镜

图 7-49　放疗至 20 次症状加重,复查内镜鼻咽坏死明显,患者
　　　　放弃治疗,自动出院

鼻
咽
癌

7

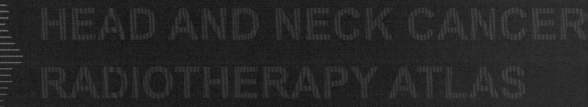

第八章　唇癌、口腔癌

第一节 唇 癌

一、临床特点

唇的解剖概念为正常闭合状态下外显的唇红黏膜组织,又分为上唇、下唇和两侧的口角。

唇癌在西方国家常见,我国少见。

唇癌男性好发,下唇为常见发病部位,1/5~1/3 的病例有癌前病损史或癌前病损存在,其中包括白斑、乳头状瘤及盘状红斑狼疮。

唇癌几乎 100% 为鳞状细胞癌,其中绝大多数分化良好;基底细胞癌主要发生在唇部皮肤,发生在黏膜者极为罕见。

二、淋巴引流

上唇和下唇的淋巴引流有所不同,因此其淋巴结转移的特点不同:上唇主要注入颌下及颈深上淋巴结;有时可引流至腮腺,特别是耳前淋巴结。下唇主要至颏下、颌下淋巴结,亦可至颈深上区淋巴结群,且下唇癌具有双侧淋巴交叉引流的特点(图 8-1~ 图 8-3)。

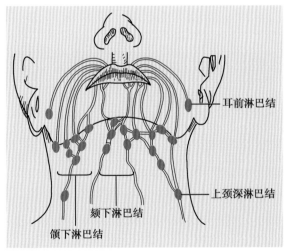

图 8-1 上、下唇的淋巴引流方向

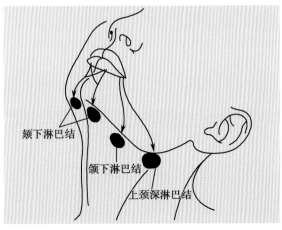

图 8-2 下唇癌的淋巴交叉引流

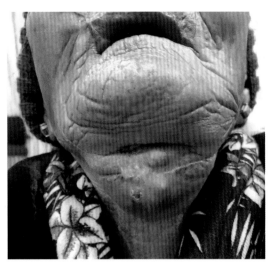
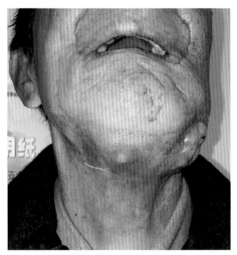

右上唇中分化鳞癌 2 次术后发生双侧 I a、I b 转移　　　左下唇高分化鳞癌术后发生双侧 I a、左侧 I b 转移

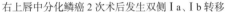

图 8-3　2 例唇癌单纯手术发生的淋巴结转移部位

三、临床分期

2017 年第八版 UICC/AJCC 分期标准将唇癌和口腔癌合并在一起。

表 8-1　2017 年第八版 UICC/AJCC 分期（唇和口腔）

T（原发肿瘤）分期
Tx：原发肿瘤不能评估
Tis：原位癌
T1：肿瘤的最大直径 ≤ 2cm，DOI ≤ 5mm
T2：肿瘤的最大直径 ≤ 2cm，5mm ≤ DOI ≤ 10mm；或肿瘤的最大直径 >2cm 但 ≤ 4cm 和 DOI ≤ 10mm
T3：肿瘤的最大直径 >4cm，或任何肿瘤 DOI>10mm
T4：中晚期局部病变，或非常晚期局部病变
T4a：中晚期局部病变
唇：肿瘤侵犯骨皮质、下牙槽神经、口底、面部皮肤（如颏部、鼻部皮肤）
口腔：肿瘤仅侵犯邻近结构（如下颌骨和上颌骨的骨皮质受侵、上颌窦受侵或面部皮肤受侵）
T4b：非常晚期局部病变：肿瘤侵犯咬肌间隙、翼板或颅底，和 / 或包绕颈内动脉。

注：牙龈癌侵犯牙槽窝（tooth socket）或骨皮质的浅表受侵不能归入 T4 病变；DOI 是肿瘤浸润深度，而非肿瘤厚度。

四、放射治疗

（一）适应证

1. 表浅的、仅占 1/3 唇或 T1 病变。

2. 口角病变或同时累及上、下唇的病变。

3. 术后复发病变。

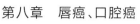

4. 局部晚期病变,如 T3~4 病变,主张"放疗＋手术"的综合治疗。

如先行放疗,而放疗不能控制或有残存,需考虑手术;如先行手术,而术后病理提示手术切缘不净、安全界不够或 >N1 者,应术后放疗。

(二) 放射治疗技术

唇癌位置表浅,多采用常规放疗技术。当病变属局部晚期、侵犯口腔结构或淋巴结转移时,采用调强放疗技术有优势。

1. 常规放疗技术

(1) 能量:一般采用深部 X 线或 6~10MeV 电子线。如病变范围广泛或深部结构受侵,可考虑高能 X 线对穿照射,并辅以电子线垂直照射。

(2) 照射野:靶区设计应完全包括肿瘤及肿瘤边缘外 1~2cm 的正常组织。原发灶周围的白斑改变应包括在照射野内。

单前野局部照射时,应做口腔和下颌骨防护,也可切线照射。根据具体情况可采用外照射加高剂量率近距离敷贴或组织间插植治疗。

(3) 颈部照射的指征:

1) 属 T1~2 病变但口角受侵。

2) 局部晚期病变如 T3~4。

3) 分化差的癌。

4) 已有颈部淋巴结转移。

颈部照射野可采用双侧水平野对穿照射、单前野切线照射或前后两野对穿照射等技术。

(4) 剂量:一般采用常规分割照射技术,50Gy 时缩小照射野继续照射至根治剂量。根治剂量的高低与分期、肿瘤的放射敏感性有关。

1) 单纯放疗者:

T1~2N0 病变,总剂量 60~66Gy/30~33 次;不做颈部的预防性照射。

T3N0 病变,总剂量 66~70Gy/33~35 次,主张Ⅰ、Ⅱ区的预防性照射。

T4 或 N+ 病变,总剂量 70Gy/35 次,并常规行Ⅰ～Ⅳ区照射,预防性剂量 50~60Gy,治疗性剂量 70Gy。

2) 术后放疗者:手术区域和高危区域,总剂量 60~66Gy/30~33 次。

2. 调强放疗技术

病变局部晚期,或有淋巴结转移需要颈部照射,或颈部需要预防性放疗时,应采用调强放疗技术,但因唇癌本身位置较为浅表,因此放疗时肿瘤表面需加用 5mm 等效填充物。其他同口腔肿瘤及头颈部鳞癌,参见相关章节具体内容。

第二节　口腔癌概论

一、应用解剖

UICC 将口腔结构分为以下亚区(图 8-4、图 8-5)。

1. 颊黏膜　包括上、下唇龈沟黏膜,颊黏膜,上、下颊龈沟,磨牙后区域(磨牙后三角、臼后三角)。

2. 上牙龈。

3. 下牙龈。

4. 硬腭。

5. 舌。

6. 口底。

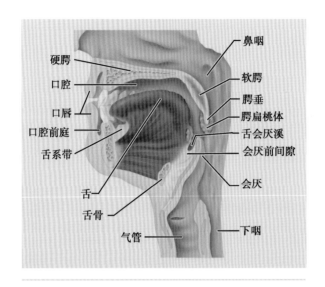

图 8-4　口腔矢状面示意图

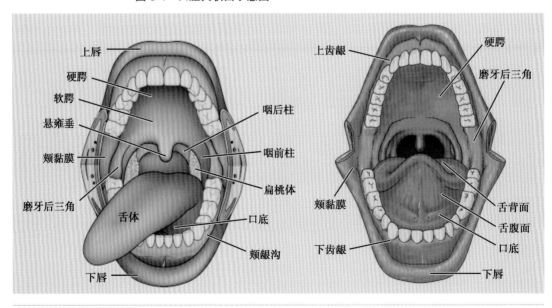

图 8-5　口腔冠状面示意图

二、淋巴引流

　　口腔发生的肿瘤由于原发部位的不同而淋巴引流有所不同。一般而言,淋巴引流自上而下,由所在部位向周围引流,图 8-6 为淋巴引流的走向。

　　口腔癌容易发生淋巴结转移的部位主要为颌下淋巴结(Ⅰb)、上颈深淋巴结(Ⅱ区)和中颈深淋巴结(Ⅲ

区）。但不同部位起源的口腔肿瘤淋巴转移规律有所不同,具体参见相关章节内容。

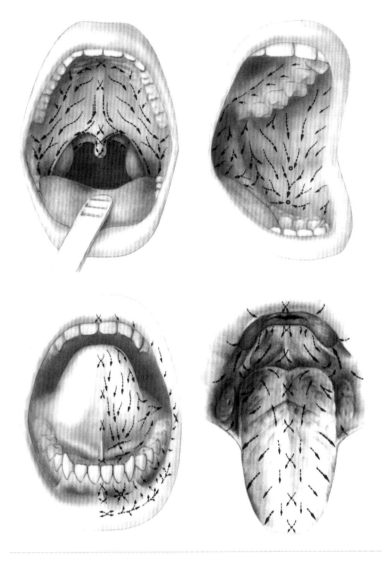

图 8-6　口腔不同部位的淋巴引流走向

淋巴结转移多发生于原发肿瘤的同侧,但以下情况对侧颈部,即双颈淋巴结转移明显增加:

1. 口底癌。

2. 原发于舌尖的舌癌。

3. 病变过中线。

4. 分化差的癌或低分化癌。

三、病理类型

口腔恶性肿瘤最常见的为鳞癌,也称之为表皮样癌,其他少见病理类型有以下几种。

1. **上皮起源**　基底细胞癌、恶性黑色素瘤。

2. **腺体起源**　腺癌、腺样囊性癌。

3. **淋巴起源**　淋巴瘤。

4. 间叶起源 肉瘤。

四、临床分期

2017 年第八版 UICC/AJCC 临床分期同唇癌（见唇癌内容）。

五、治疗原则

口腔肿瘤的治疗以手术治疗为主，切缘应保证≥ 1cm。

早期病变单纯手术即可，中晚期病变以"手术 + 放疗"的综合治疗为主，可术前或术后放疗，目前多为术后放疗。

（一）术后放疗指征（同头颈部鳞癌）

1. 手术切缘阳性。

2. 淋巴结包膜外受侵。

3. 颈部转移淋巴结 >N1 病变，即 ≥ 2 个转移淋巴结或单个淋巴结转移但最大径 >3cm。

4. 周围神经受侵。

5. 切缘 <5mm 则视为安全界不够，无论病期早晚，术后应加用放疗。

6. T3~4 病变。

7. 病理属高度恶性者。

而手术切缘阳性和淋巴结包膜外受侵为两个高危因素，具有任何一个高危因素者，术后放疗时应同步化疗（顺铂 3 周方案）。

（二）术前放疗指征

尽管口腔癌多为术后放疗，但以下几种情况可考虑术前放疗：

1. 肿瘤较大，手术切除有困难或安全界不能保证者。

2. 低分化鳞癌或分化差的癌。

3. 肿瘤生长较快者。

（三）颈部放疗原则

口腔肿瘤放疗时必须考虑颈部，但临床上应注意同为口腔器官，不同部位的肿瘤颈部照射范围不同。

1. 舌体、口底属于中线器官，单侧发生的肿瘤也应双侧颈部治疗。

2. 颊黏膜、牙龈、磨牙后区域属于单侧器官，其发生的肿瘤一般仅考虑同侧颈部的治疗（图 8-7），但有以下几种情况应考虑对侧淋巴结的预防性照射。

（1）原发肿瘤病变范围广泛至中线、口角受侵或侵及中线器官如软腭、舌、口底等，则应考虑对侧上、中颈部的预防性照射（图 8-8）。

（2）颈部手术切痕过中线。

（3）病变侧颏下淋巴结转移，应考虑包括对侧颏下、颌下和上颈深淋巴引流区。

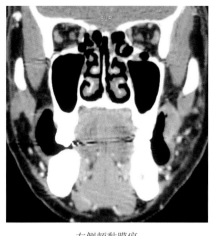

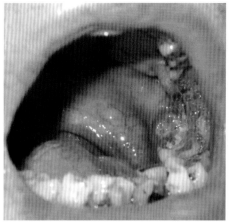

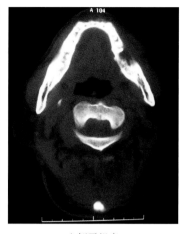

左侧颊黏膜癌　　　　　　　　　　　左侧磨牙三角癌　　　　　　　　　　　左侧牙龈癌

图 8-7　放疗时仅需包括单侧颈部

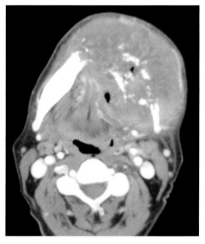

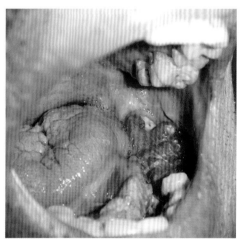

左侧牙龈癌病变广泛已侵犯对侧　　　　　　　　左侧牙龈癌侵犯中线结构口底

图 8-8　放疗时包括双侧颈部

第三节　舌　癌

一、临床特点

1. 舌体分别由舌内肌(舌上纵肌、舌下纵肌、舌横肌及舌垂直肌)和舌外肌(四对:颏舌肌、舌骨舌肌、茎突舌肌和腭舌肌)组成。

舌体发生的肿瘤容易沿肌束走向及神经血管束间隙向深层侵袭(图 8-9)。

舌癌容易侵犯邻近器官,如口底、舌根,且容易过中线。

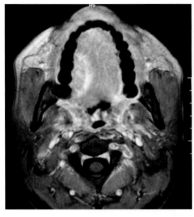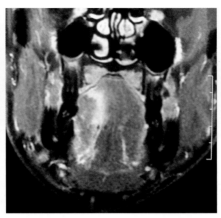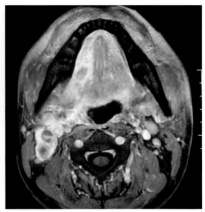

右侧舌侧缘病灶,位于 5~8 牙齿之间,最长径 4cm,已侵犯右侧口底,并发生双侧颈深上淋巴结转移

图 8-9　1 例舌癌病例的增强 MRI

2. 舌体的淋巴丰富,且相互交叉引流。舌及其周围组织淋巴引流方向见图 8-10。

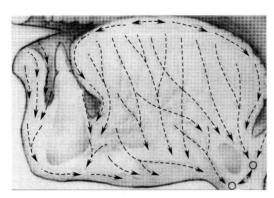

矢状面　　　　　　　　　　　　冠状面

图 8-10　舌体淋巴引流方向

3. 舌癌淋巴结转移的特点

(1)临床检查阴性,术后病理证实约 30% 已有颈部淋巴结转移;

(2)跳跃性转移多见;

(3)对侧淋巴结转移较多见,尤其是病变过中线或位于舌尖时;

(4)常见淋巴结转移部位:颈深上淋巴结(Ⅱ区)、颌下淋巴结(Ⅰb)。

二、治疗原则和放射治疗适应证

详见口腔癌概述相关内容。

三、放射治疗技术

(一)常规放射治疗技术

1. 外照射　标准照射野为"面颈联合野 + 颈部锁骨上切线野"。

(1)面颈联合野多采用两侧平行相对野、等中心照射技术。

照射野包括舌、舌根、口底及上颈部淋巴引流区域(图 8-11),要求张口压舌。

上界:肿瘤上缘上 2cm。

下界:舌骨下缘水平、喉切迹水平或根据转移淋巴结的具体大小适当下移。

前界:肿瘤前缘前 2cm,一般置于包括颏尖前缘为准(包括全舌尖、口底及Ⅰ区)。

后界:N0 者,椎体后缘连线;N+ 者,以棘突后缘连线或充分包括淋巴结为主。

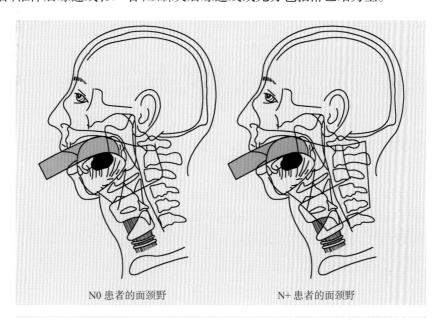

N0 患者的面颈野　　　　　　　　　N+ 患者的面颈野

图 8-11　舌癌面颈联合野示意图

(2)颈部锁骨上切线野:不论有无颈部淋巴结转移,所有患者均常规颈部、锁骨上预防或治疗性放疗。

2. 组织间插植　高剂量率后装近距离组织间插植,目前多用作外照射的一种局部补量手段来应用。

一般外照射至 50Gy 时,休息 4~7d 开始组织间插植。单次插植剂量多采用 6~8Gy/ 次,上、下午各一次或一周一次,连续 3 次,使瘤床总剂量达到 65~75Gy。

3. 病例介绍

患者,男性,63 岁,舌左侧缘高分化鳞癌,侵犯舌根部,临床分期 T4N0M0。

治疗方案:"术前放疗 + 手术"。图 8-12 显示该患者照射野。

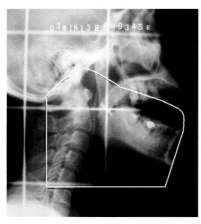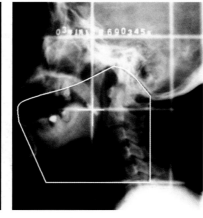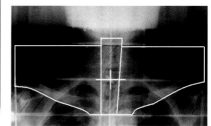

双侧面颈野的模拟定位片　　　　　　　　　　下颈锁骨上照射野的定位片

图 8-12　舌癌的"面颈照射野 + 下颈锁骨上切线野"

(二) 调强放射治疗技术

1. 舌癌靶区设计时的注意事项

(1) 舌癌 GTVp 的设计除依靠影像学检查 CT/MRI 检查外,还必须结合手指触诊,其发现的原发灶侵犯范围往往大于影像学所见。

(2) 舌癌 CTV 距 GTVp 的距离不能小于 1cm,一般在 1~2cm 并根据具体情况适当修整。

(3) 舌体动度较大,尤其是早期病变,因此 PTV 相应扩大,其前、后、上方向一般为 5~10mm,而侧方及下方一般 3~5mm。

(4) 即便 N0 患者也应双侧颈部照射,对侧颈部允许不包括Ⅳ区。

(5) 定位时,要求张口含物压舌、舌尖抵下牙,放疗过程中要求用口呼吸。

2. 病例介绍

(1) 舌癌单纯调强放射治疗(图 8-13)

患者,男性,60 岁,舌左侧缘溃疡 1 个月未愈合。查体见舌体左侧缘中 1/3 处一 2cm 溃疡,活检"中分化鳞癌",拟行手术治疗。患者拒绝手术,选择根治性放疗。

临床诊断: 舌中分化鳞癌,T1N0M0。

靶区设计: GTVp 包括影像及查体显示的瘤体,剂量 69.96Gy/2.12Gy/33 次。

CTV1 包括 GTVp 及瘤体所在的左侧半舌,左侧 Ⅰb、Ⅱ、Ⅲ区淋巴引流区,剂量 60.06Gy/1.82Gy/33 次,而Ⅳ区及对侧Ⅱ、Ⅲ区设计为 CTV2 给予预防性剂量 50.96Gy/1.82Gy/28 次。

治疗效果: 放疗终肿瘤消失。放疗后 1 年局部复发,拟行手术挽救,患者拒绝,采用粒子植入及中药治疗,半年后死于局部未控。

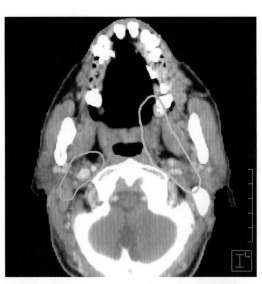

CTV1 由左侧颅底(省略)过渡至口腔软腭水平,包括口腔侧壁、咽旁、上颈深。
CTV2 上界由右侧颈 1 横突水平开始

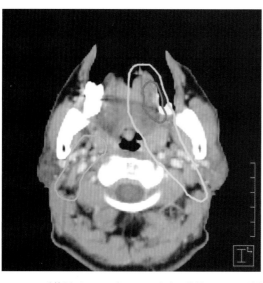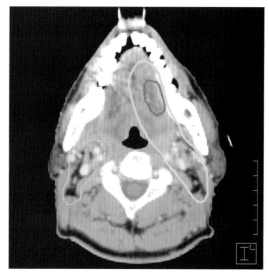

舌体层面 CTV1 在 GTVp 基础上外扩 1~1.5cm 并包括同侧口咽、咽旁和上颈深,CTV2 包括对侧上颈深

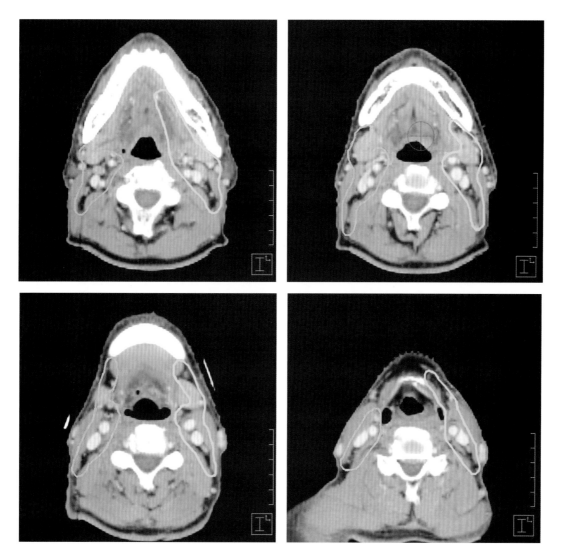

CTV1 和 CTV2 向下逐渐过渡包括双侧Ⅱ区、Ⅰb区,并过渡到Ⅲ区,病变侧照射Ⅳ区,对侧下界至Ⅲ区
即可(以下图省略)

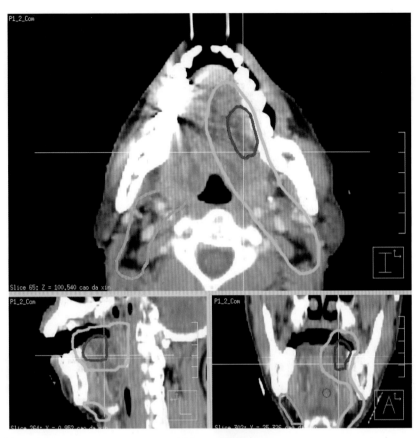

三维层面显示的靶区

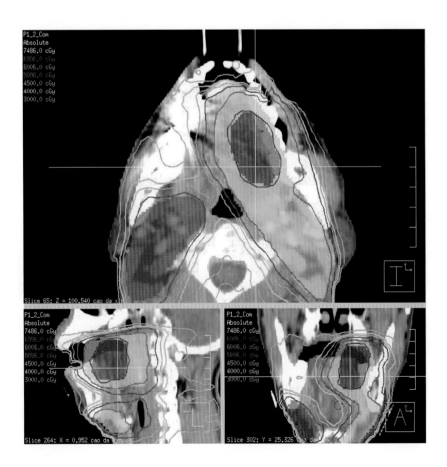

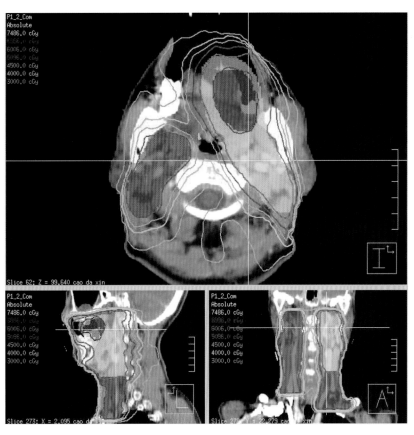

两个不同三维层面显示的靶区剂量分布

图 8-13　T1N0 舌癌的调强放疗靶区及剂量分布

(2) 舌癌术后调强放疗 (图 8-14)

【**病例 1**】男性,53 岁,左侧舌疼痛 3 个月,发现左舌肿物,伸舌左偏,活检鳞癌。外院行"左半舌切除 + 皮瓣移植 + 颈部淋巴结清扫术",术后病理提示中分化鳞癌、舌外肌受侵,双侧颈部多发淋巴结转移 5/24,临床分期 T4aN2M0。

靶区设计:GTVtb 59.36Gy/2.12Gy/28 次。因颈部多发淋巴结转移,且舌癌具有颈部淋巴结跳跃性转移的特点,故将双侧颈部淋巴引流区(双侧Ⅰ～Ⅳ区)包括在一个 CTV 内,剂量 50.96Gy/1.82Gy/28 次。

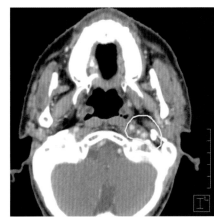

CTV 上界包括病变侧颅底水平的Ⅱ区

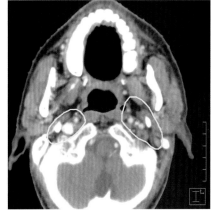

CTV 包括双侧Ⅱ区(病变侧上界较对侧高 2 个层面)

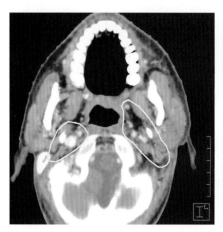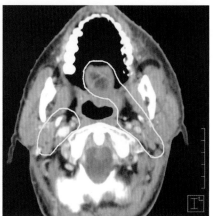

CTV 包括双侧Ⅱ区,病变侧咽旁及瘤床植皮区

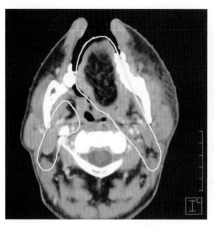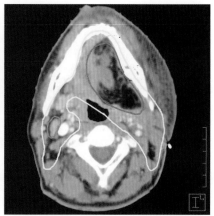

CTV 包括双侧Ⅰ、Ⅱ区,病变侧咽旁及瘤床植皮区、口底

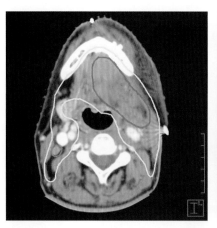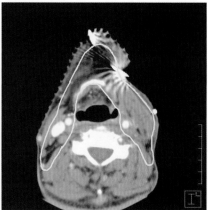

CTV 包括双侧Ⅰ、Ⅱ区,瘤床、口底

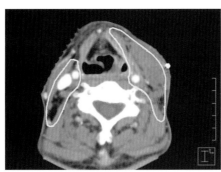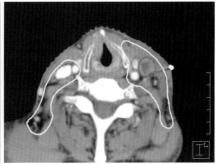

CTV 包括双侧Ⅲ区

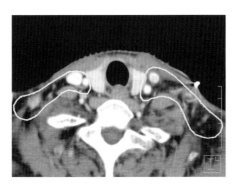

CTV 包括双侧Ⅳ区

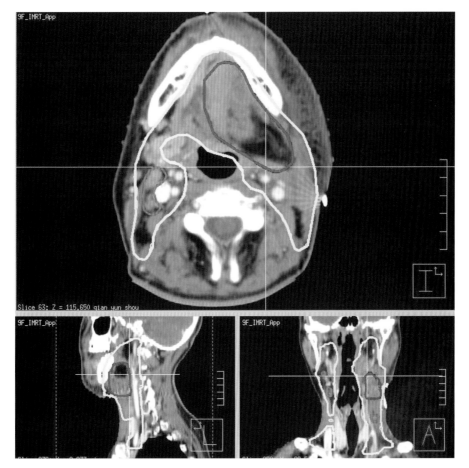

三维层面显示的靶区

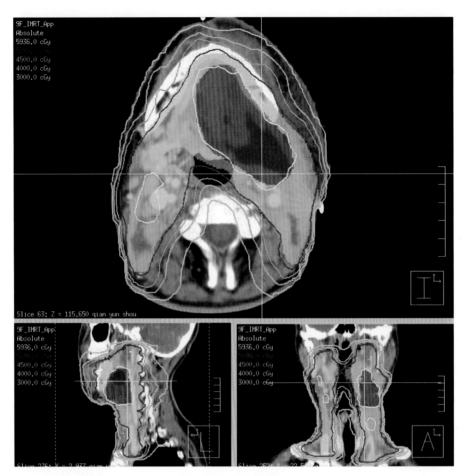

三维层面显示的靶区剂量分布

图 8-14　T4aN2 舌癌术后调强放疗靶区及剂量分布

【**病例 2**】女性,30 岁,右舌侧缘鳞癌 T2N0 根治性术后,术后病理显示后切缘 3mm,安全界不够,故行术后放疗。

术后靶区设计有以下两种方式(图 8-15),临床均可使用。

第一种方式同上述病例,1 个 GTVtb,充分包括后切缘及瘤床,剂量 66Gy/2.2Gy/30 次。

CTV1 包括 GTVtb、双侧颈上深和病变侧颌下、中颈,剂量 60Gy/2.0Gy/30 次。

CTV2 包括病变侧下颈深及对侧中颈深,剂量 54Gy/1.8Gy/30 次。

第二种方式,1 个 GTVtb 同前,剂量 66Gy/2.2Gy/30 次。

CTV1 在 GTVtb 基础上外放 1cm 并适当修改,剂量 60Gy/2.0Gy/30 次。

CTV2 包括 CTV1 及所有需要预防性颈部照射范围,剂量 54Gy/1.8Gy/30 次。

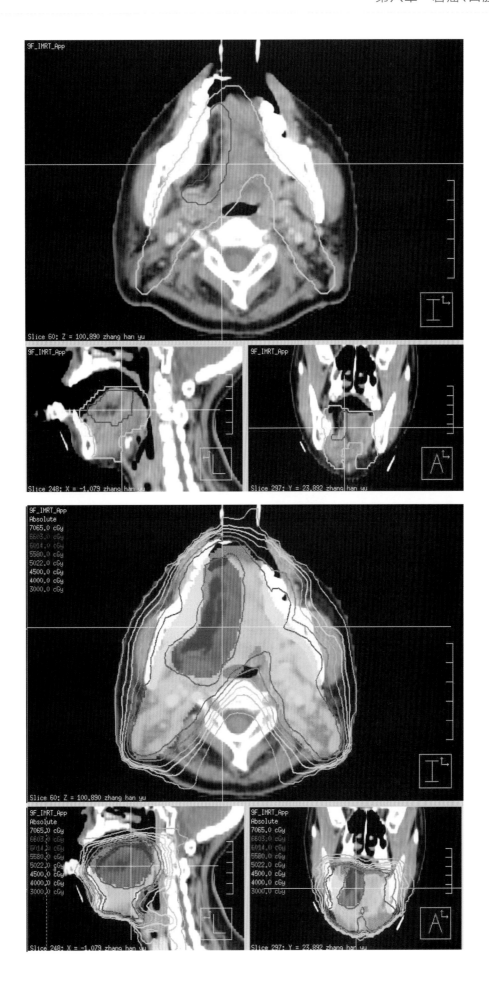

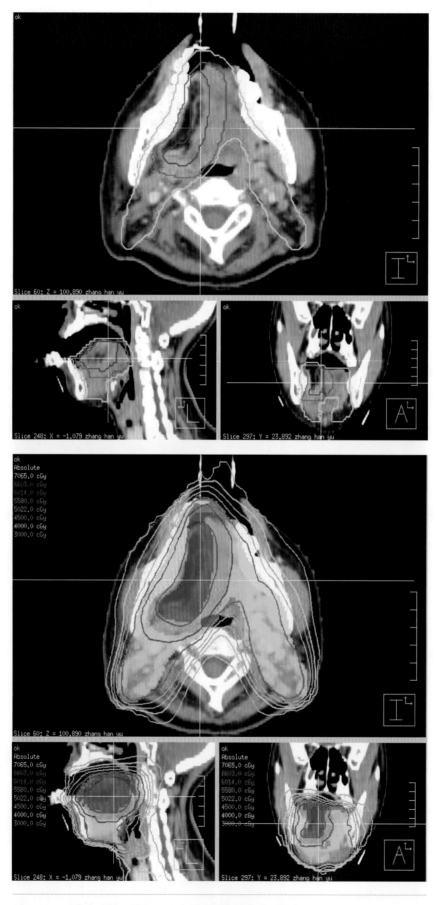

图 8-15 舌癌术后放疗两种不同方式的靶区设计及剂量分布

第四节 口 底 癌

一、临床特点

1. 口底为覆盖鳞状上皮黏膜的 U 型区域,前至下颌骨牙龈,后至咽前柱。下颌舌骨肌、颏舌骨肌、二腹肌前腹共同形成口底结构。内有舌下腺间隙和颌下腺间隙。

2. 口底癌好发于中线附近、口底的前部、颌下腺开口的周围,易侵及颌下神经管并沿此管生长。

3. 容易侵犯舌体及下颌骨(图 8-16);侵犯舌体时,有时与原发舌腹面的舌癌较难鉴别。

4. 早期即易发生淋巴结转移,且为双侧发生。转移率仅次于舌癌。

5. 颏下(Ⅰa)、颌下(Ⅰb)和上颈深淋巴结(Ⅱa)是常见转移部位,但一般先有颌下淋巴结转移,然后颈深淋巴结转移。

6. 口底癌易出现上呼吸道、上消化道第二原发癌,文献报道最高可达 30%。

7. 病理类型以中 - 高分化鳞癌为主。

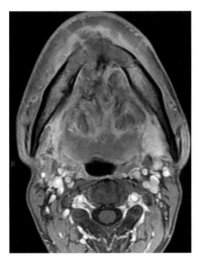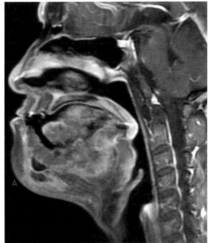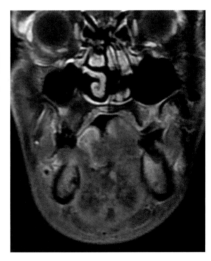

口底广泛性病变,几乎占据全部口底,向前侵犯下颌骨达颏前软组织,向后侵犯舌根,上侵犯舌体

图 8-16 1 例晚期口底癌的侵犯范围

二、治疗原则和放射治疗适应证

详见口腔癌概述相关内容。

三、放射治疗技术

(一)常规放射治疗技术

1. **照射野** 采用双侧平行相对野,要求张口含物(图 8-17)。

唇癌、口腔癌

8

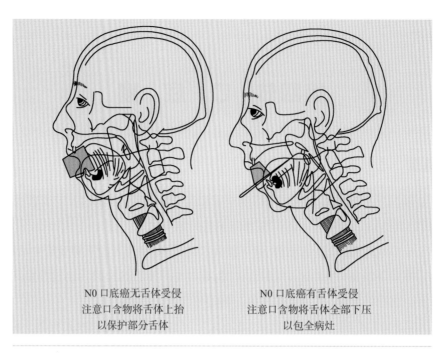

N0 口底癌无舌体受侵
注意口含物将舌体上抬
以保护部分舌体

N0 口底癌有舌体受侵
注意口含物将舌体全部下压
以包全病灶

图 8-17　口底癌照射野示意图

上界:肿瘤上缘上 2cm。

下界:舌骨下缘水平或喉切迹水平。

前界:包括下颌骨颏部前方骨皮质及颏下淋巴结。

后界:横突后缘连线或以充分包括转移的颈深淋巴结为原则。

T3~4 或 N+ 的晚期病例,应行下颈和锁骨上淋巴结的预防照射。

2. 病例介绍

某患者,男性,52 岁,口底高分化鳞癌,已经侵犯舌腹面,伴双颌下淋巴结转移,临床分期 T3N2M0。

治疗方案:术前放疗 + 手术。

照射野:双侧平行相对野 + 下颈锁骨上切线野(图 8-18)。

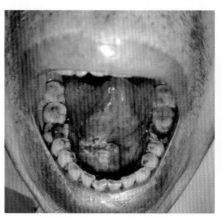

放疗前见口底肿物已侵犯舌腹面

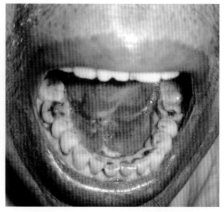

术前剂量 50Gy/25 次时复查瘤体缩小明显

唇癌、口腔癌

8

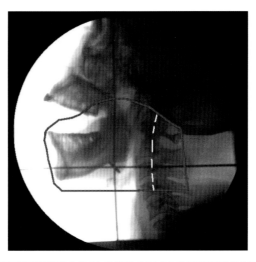

左侧面颈野模拟定位片(白色线为 36Gy/18 次后避脊髓的分界线)

(右侧面颈野及下颈锁骨上野此处省略)

图 8-18　口底癌照射野的模拟定位片

(二) 调强放射治疗技术

1. **靶区设计原则**　除靶区设计要将双侧颌下淋巴引流区域包括在 CTV 内、PTV 外放不考虑动度的影响外,其他要求同舌癌。

2. **病例介绍**(图 8-19)

患者,男性,55 岁,因口底高分化鳞癌,外科行"口底癌扩大切除术＋下颌骨区段截骨术＋颈清扫术"。术中见局部病变范围广泛,侵犯舌体及毗邻下颌骨,颈部淋巴结转移左侧Ⅱ区 1/5、右侧Ⅱ区 1/4。术后分期 T4aN2cM0,Ⅳa 期。

术后放疗采用 IMRT 技术,GTVtb 66Gy/2.0Gy/33 次;因颈部淋巴结转移不大且包膜完整,故设计两个 CTV:CTV1 包括瘤床,口底,全舌,舌根,双侧Ⅰ、Ⅱ、Ⅲ区,剂量 60.06Gy/1.82Gy/33 次;CTV2 为颈部预防性照射区域,包括双侧Ⅳ区,剂量 50.96Gy/1.82Gy/28 次。

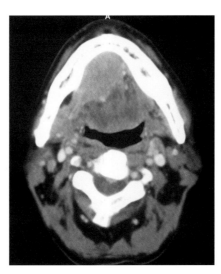

疗前 CT 显示的口底肿物,右侧明显,右侧Ⅱ区有一肿大淋巴结

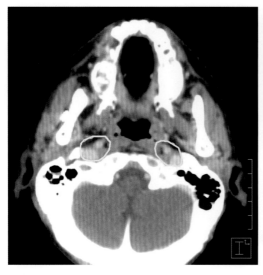

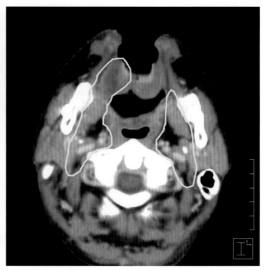

CTV1 上界包括颅底水平的双侧Ⅱ区　　　　　　CTV1 包括病变侧口咽侧壁及双侧咽旁、Ⅱ区

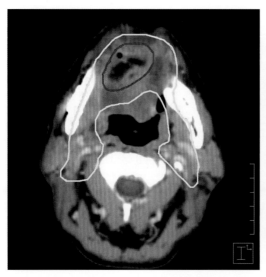

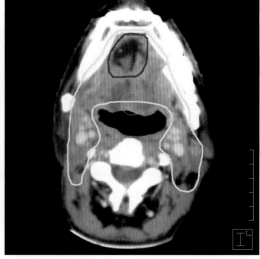

CTV1 包括瘤床,全部口底,舌腹面,舌根,双侧Ⅰ、Ⅱ区

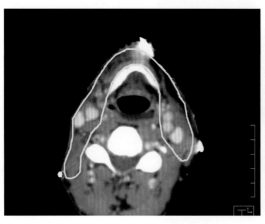

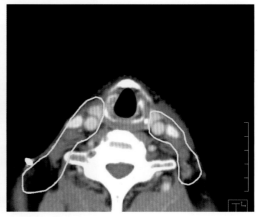

CTV1 包括双侧Ⅰ、Ⅱ、Ⅲ区,右侧Ⅴa区(以下层面省略)

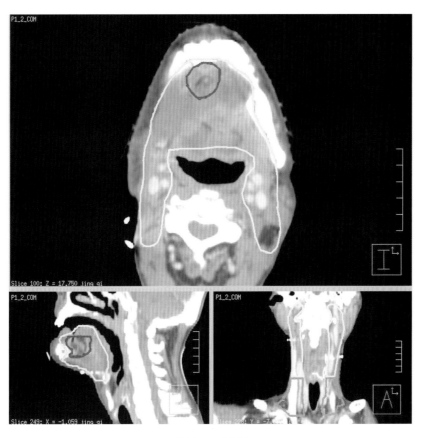

三维层面显示的靶区

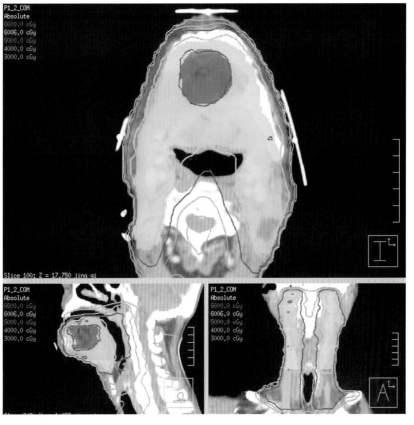

三维层面显示的靶区剂量分布

图 8-19　口底癌术后调强放疗靶区及剂量分布

第五节 颊黏膜癌

一、临床特点

1. 常发生于咬合线附近的颊黏膜,且后部较前部多见。

2. 颊黏膜的淋巴引流方向见图 8-20。

3. 容易发生颌下和上颈深淋巴结转移(图 8-21),腮腺淋巴结转移少见但临床可发生。

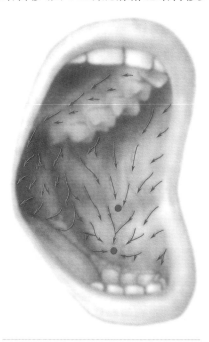

图 8-20 颊黏膜的淋巴引流方向示意图

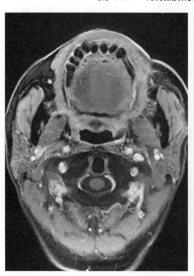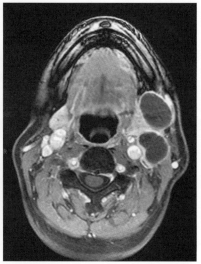

图 8-21 1例左侧颊黏膜癌发生Ⅰb、Ⅱa淋巴结转移

二、治疗原则和放射治疗适应证

详见口腔癌概述相关内容。

三、放射治疗技术

(一) 常规放射治疗技术

1. 外照射可采用同侧两楔形野(前野加患侧野)交角照射技术。

(1)前野

上界:眶下缘水平。

下界:舌骨下缘水平。

内侧界:体中线,但机架需转 5°~10° 以避开脊髓。

外侧界:开放。

(2)侧野

上界:沿颅底走行。

下界:舌骨下缘水平。

前界:上颌窦前缘、口角、颏尖连线。

后界:棘突后缘连线或以充分包括转移的淋巴结为原则。

2. 颈部淋巴结的处理

(1)无论病期早晚,上颈部淋巴引流区必须在照射野内(包括 Ⅰa/b、Ⅱ)。

(2)T1~2N0 患者且肿瘤细胞分化较好者,一般不考虑下颈锁骨上预防性照射。

(3)局部晚期病变如 T3、T4,以及分化差的癌,无论上颈部是否有淋巴结转移,主张下颈部锁上预防照射。

(4)无论 T 分期早晚,只要上颈部 N+,同侧下颈锁骨上必须预防性照射。

(5)颊黏膜为单侧器官,靶区设计仅考虑病变侧颈部,一般不行对侧颈部的照射。当病变范围广泛或侵犯至口角时或侵犯中线器官如软腭、口底等,则对侧颈部尤其是上颈部需要包括在靶区内。

3. 病例介绍

【病例 1】男性,52 岁,左侧颊黏膜中分化鳞癌,临床分期 T3N0M0。

治疗方案:术前放疗 + 手术。照射野采用病变侧两楔形野交角照射,并加用 30° 楔形板(楔形板度数由 TPS 确定),因局部晚期,故尽管颈部阴性,同侧下颈锁骨上做预防性照射(图 8-22)。

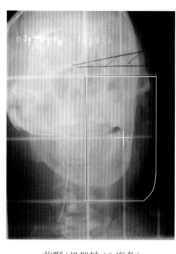
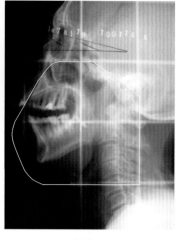
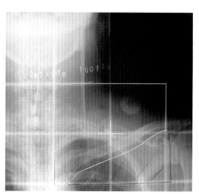

前野（机架转10度角）　　　　　左侧水平野　　　　　下颈锁骨上照射野

图8-22　T3N0颊黏膜中分化鳞癌的照射野

【病例2】右侧颊黏膜中分化鳞癌，侵犯上、下牙龈及右侧下颌骨，临床分期T4N0M0。

治疗方案：手术＋术后放疗。术后放疗采用螺旋定位CT扫描技术下的常规照射技术，照射野采用病变侧两楔形野交角照射，并加用30°楔形板，同侧下颈锁骨上做预防性照射（图8-23）。

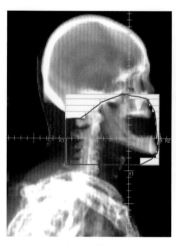
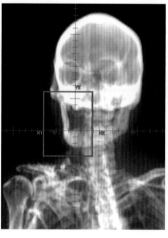
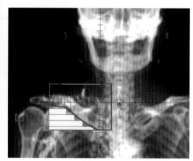

右侧照射野　　　　　右前照射野（机架转10°避开脊髓）　　　　　右侧下颈锁骨上切线野

图8-23　T4N0颊黏膜中分化鳞癌螺旋定位CT技术实施的常规照射野

为比较常规照射技术与调强放疗技术的优劣，该患者同时勾画了CTV（未显示GTVtb），并将常规照射野的剂量要求通过TPS计算靶区剂量分布，显示在总剂量60Gy/2.0Gy/30次的常规照射技术，60Gy的等剂量线仅覆盖了少部分靶区，56Gy的等剂量线覆盖的靶区范围约1/2，仅50Gy的等剂量线基本覆盖了需要照射的靶区（图8-24）。

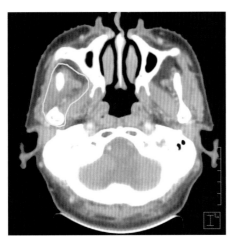

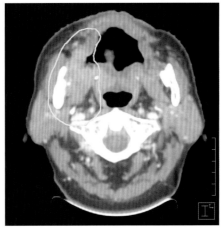

上界照射范围包括颞下窝

照射范围包括颊黏膜区域、瘤床、咽旁及上颈深
淋巴引流区

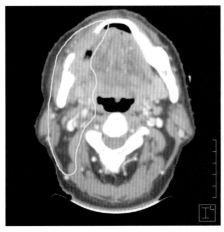

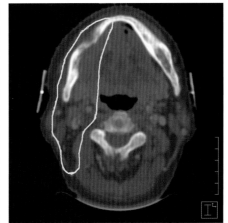

照射范围包括颊黏膜区域、瘤床、病变侧下颌骨及上颈深淋巴引流区

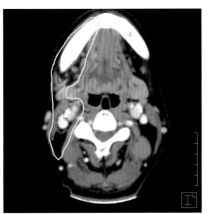

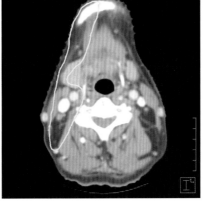

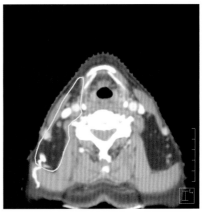

下颌骨水平的照射范围

舌骨下缘的照射范围

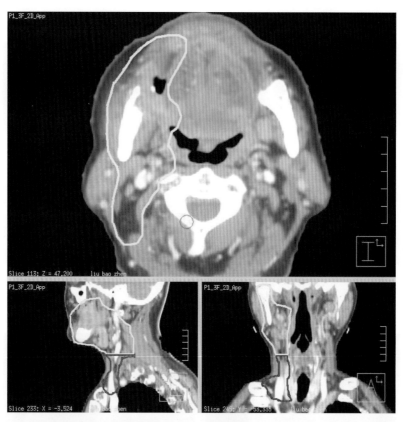

三维层面显示的常规照射野的照射范围

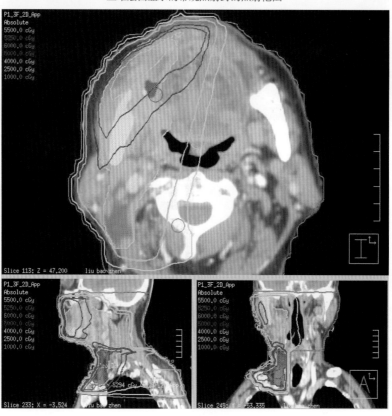

三维层面显示的常规照射野的剂量分布
黄色区域为一前一侧常规照射野所包括的范围,蓝色区域为下颈锁骨上照射范围

图 8-24　T4N0 颊黏膜中分化鳞癌螺旋定位 CT 技术实施的常规照射野

（二）调强放射治疗技术

1. 靶区设计原则　同舌癌及其他头颈部鳞癌。

以下显示 3 例颊黏膜癌病例（图 8-25），对调强靶区设计有帮助。

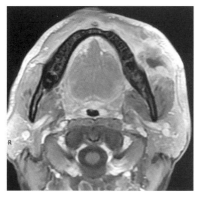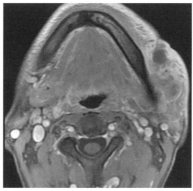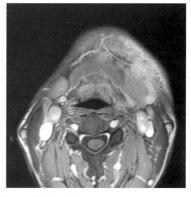

病例 1　颊黏膜癌初治病例，病变侵犯左侧咬肌、腮腺，同时有左侧颌下淋巴结转移

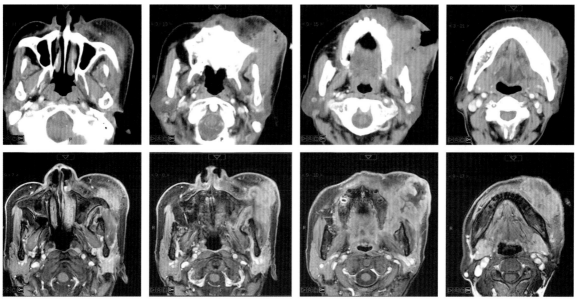

病例 2　颊黏膜癌初治病例，病变侵犯左侧咬肌、腮腺、磨牙后三角

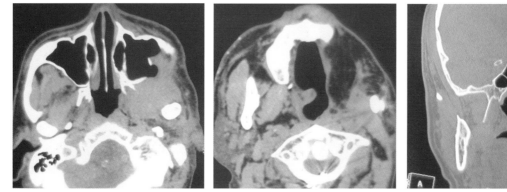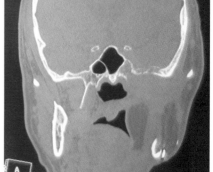

病例 3　复发病变，左侧颊黏膜癌术后皮瓣移植术后复发，复发病灶位于肌皮瓣后方、上方，侵犯咬肌系统及颞窝

图 8-25　3 例颊黏膜癌的病变范围

2. 病例介绍

【**病例 1**】男性,45 岁,左侧颊部溃疡 3 个月,张口困难 1 个月。活检为中分化鳞癌。查体左颌下可触及肿大淋巴结。外院行"左颊黏膜癌扩大切除术 + 左侧下颌骨 L 型截骨术 + 左侧上颌骨部分切除术 + 左侧改良根治性颈清扫术 + 左颊部皮瓣修复术 + 左侧上臂内侧去皮植皮术",术后病理证实上、下颌骨局部受侵、Ⅰb 淋巴结转移 2/7。术后临床分期 T4N2bM0,Ⅳa 期。

术后治疗方案:IMRT+DDP 100mg/(m²·次),每 3 周 1 次,3 个周期。

靶区设计:GTVtb 65.72Gy/2.12Gy/31 次;CTV 包括瘤床,病变侧全部颊黏膜,左侧Ⅰ~Ⅴ区,右侧Ⅰ、Ⅱ淋巴引流区(因局部病变范围广泛且Ⅰb 淋巴结转移,因此尽管对侧颈部阴性也给予照射,但病变侧Ⅱ区上界从颅底水平开始且包括至锁骨水平,而对侧Ⅱ区从颈 1 下缘开始包括至中颈),剂量 56.42Gy/1.82Gy/31 次(图 8-26)。

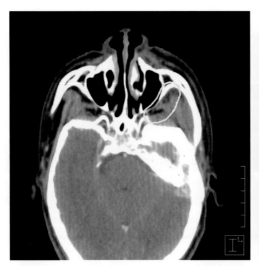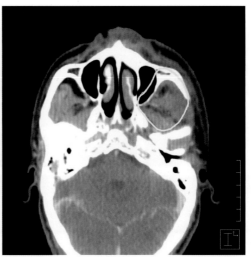

CTV 包括翼上颌裂、部分颞窝、颞下窝

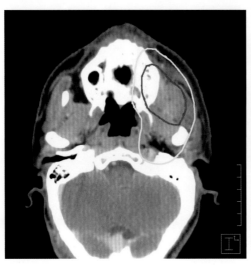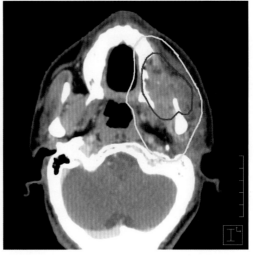

CTV 包括瘤床、颞下窝、咽旁、受侵的上颌骨及同侧Ⅱ区淋巴引流区

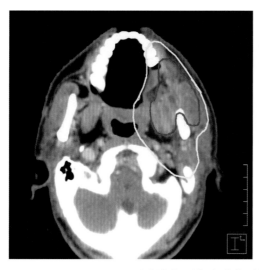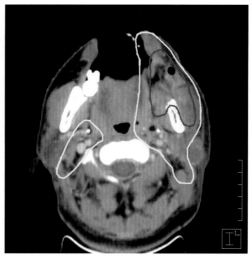

CTV 包括瘤床、咽旁、颊黏膜、受侵的上颌骨、同侧Ⅱ区、对侧Ⅱ区

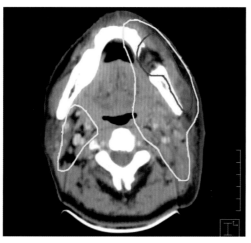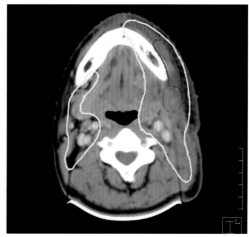

CTV 包括瘤床,颊黏膜,受侵的下颌骨,双侧Ⅰb、Ⅱ区

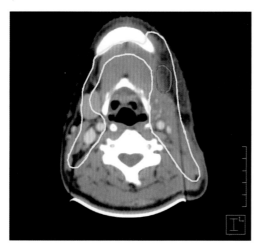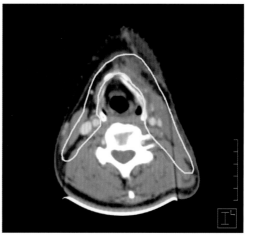

CTV 包括瘤床,颊黏膜,受侵的下颌骨,双侧Ⅰ、Ⅱ、Ⅲ区

8

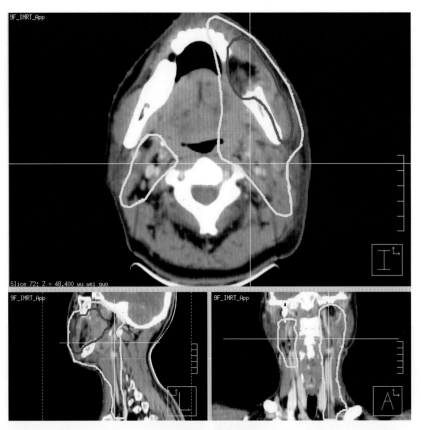

三维层面显示的靶区

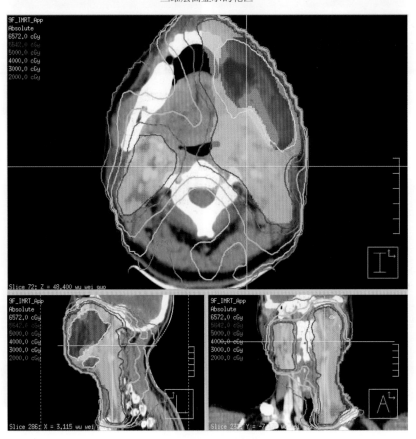

三维层面显示的靶区剂量分布

图 8-26　T4N2b 颊黏膜中分化鳞癌术后调强放疗靶区及剂量分布

【病例2】女性,75岁,左侧颊黏膜生长性肿物4个月,疼痛,并放射至同侧耳部,活检病理"高分化鳞癌"。外院行左颊黏膜癌颌颈联合根治术。术后病理提示横纹肌受侵、下颌骨受侵,颈部淋巴结转移0/28(Ⅰ、Ⅱ、Ⅲ、Ⅳ区)。术后临床分期T4aN0M0。

靶区设计:GTVtb包括原肿瘤部位及手术区域,剂量59.36Gy/2.12Gy/28次;CTV包括左侧颞下窝、Ⅰb、Ⅱ、Ⅴa。因患者高龄,病理属高分化鳞癌,且颈清扫未见淋巴结转移,故CTV仅包括至上颈水平,未做下颈锁骨上区域的预防性照射,50.96Gy/1.82Gy/28次(图8-27)。

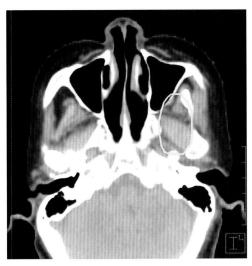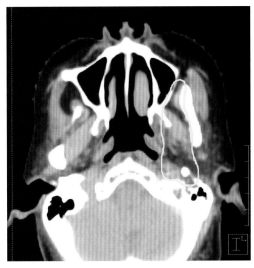

CTV上界包括部分颞下窝　　　　CTV包括颞下窝、咽旁及同侧Ⅱ区淋巴引流区

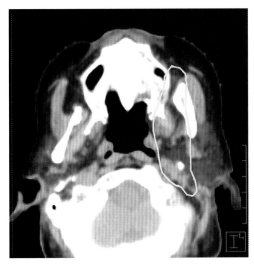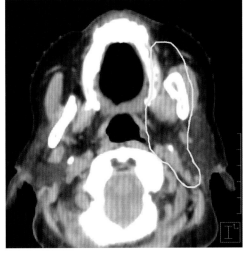

CTV包括颊黏膜、咽旁及同侧Ⅱ区淋巴引流区

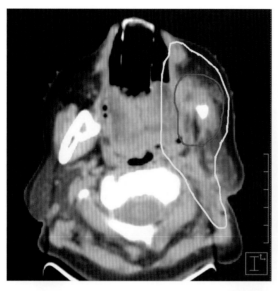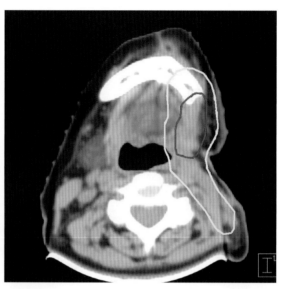

CTV 包括颊黏膜、瘤床、受侵的同侧下颌骨断端和 I b、Ⅱ区淋巴引流区

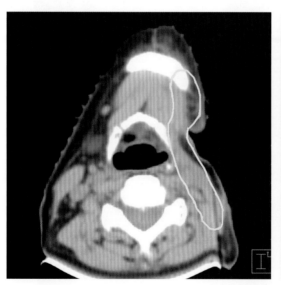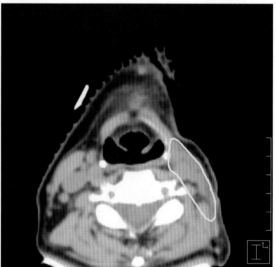

CTV 包括 I b、Ⅱ区淋巴引流区

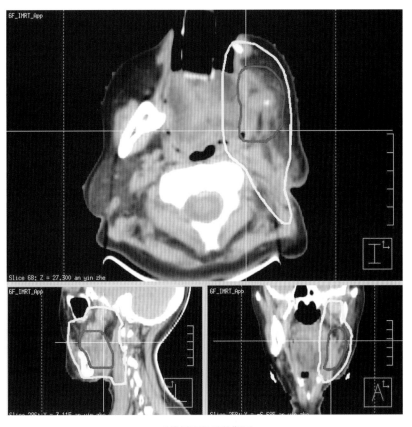

三维层面显示的靶区

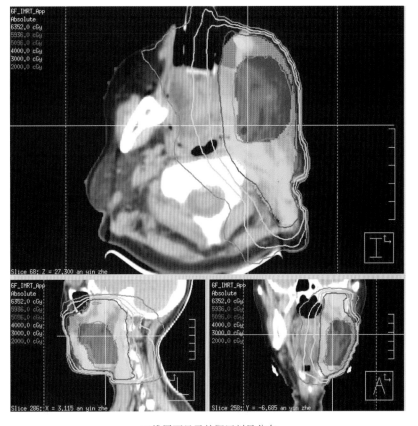

三维层面显示的靶区剂量分布

图 8-27 T4N0 颊黏膜癌术后调强放疗靶区及剂量分布

第六节　牙　龈　癌

一、临床特点

1. 发病部位　下牙龈较上牙龈、后牙区较前牙区常见,颌骨容易受侵。

2. 下牙龈癌较上牙龈癌容易发生淋巴结转移　下牙龈癌容易发生颌下、颏下淋巴结转移,然后至上颈深淋巴结;上牙龈癌容易发生颌下和上颈深淋巴结转移。

3. 临床注意牙龈癌与颊黏膜癌鉴别　查体很容易鉴别,但影像通过检查时鼓气试验也容易鉴别(图 8-28)。

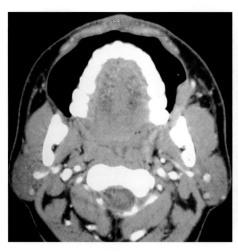

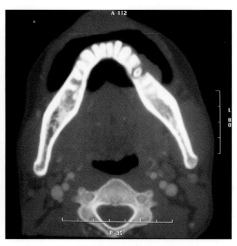

左侧颊黏膜癌　　　　　　　　　　　　左侧牙龈癌

图 8-28　颊黏膜癌与牙龈癌 CT 扫描鼓气时的影像所见

二、治疗原则和放射治疗适应证

详见口腔癌概述相关内容。

三、放射治疗技术

(一) 常规放射治疗技术

1. 标准照射野为同侧两野交角楔形野照射,照射原发灶和同侧上颈淋巴引流区(图 8-29、图 8-30)。

2. 如病变毗邻中线或已侵犯至中线结构、甚或对侧,则原发灶和上颈部淋巴引流区以两野对穿照射技术为主。

3. 上牙龈癌常易侵及上颌骨及上颌窦,照射野在满足肿瘤情况的同时,应包括同侧上颌窦。

4. 颈部的处理原则同前。

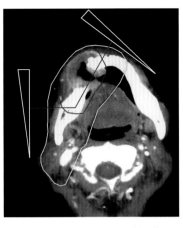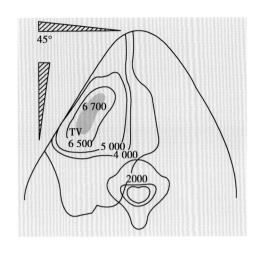

红线为肿瘤,黄线为需要照射的范围

图 8-29 牙龈癌单侧两野交角楔形 野照射示意图

图 8-30 牙龈癌单侧两野交角楔形野照射 的 TPS 分布

【病例】

T4N1 右下牙龈高分化鳞癌,术前放疗 + 手术。

照射野采用一前一侧两野交角 90° 照射,并加用 45° 楔形板。因上颈部阳性,故下颈部锁骨上区域常规预防性照射(图 8-31)。

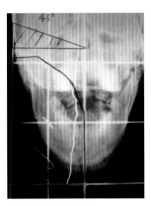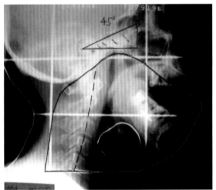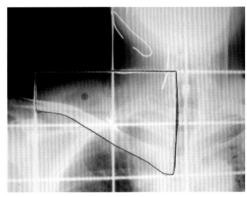

前野   右侧野   同侧下颈锁骨上照射野

图 8-31 T4N1 右下牙龈高分化鳞癌术前放疗照射野

放疗至 36Gy 时改野,右侧野避开脊髓,避开部分用 12MeV 电子线照射,前方继续高能 X 线照射至 50Gy,休息 2 周后外科手术

(二)调强放射治疗技术

1. 靶区设计原则 牙龈癌为单侧器官,一般靶区设计仅考虑同侧颈部,但病变达中线或侵犯中线器官(如软腭、舌、口底)时,对侧颈部,尤其是上颈部,或上、中颈部要包括在靶区内。其他原则同舌癌及其他头颈部鳞癌。

2. 病例介绍

某患者,男性,65 岁,左下牙龈高分化鳞癌侵犯同侧下颌骨,行"病灶扩大切除 + 左下颌骨区段切除术 + 左颈淋巴结清扫术 + 左腓骨肌皮瓣修复术",术后临床分期 T4N0。

　　靶区设计:GTVtb包括术前影像学、术中所见、术后病理检查显示的肿瘤范围,剂量66.24Gy/2.07Gy/32次;CTV包括瘤床、左侧下颌骨及颞下窝、上中颈深淋巴引流区,剂量58.24Gy/1.82Gy/32次(图8-32)。

　　同时以该患者为例,显示常规照射技术的等剂量分布(图8-33),其与IMRT的优劣通过对比一目了然。

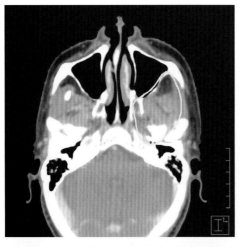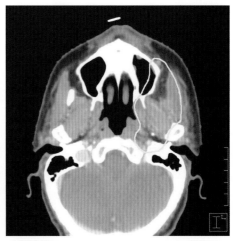

CTV包括颅底水平的翼上颌裂、颞窝、颞下窝、翼肌及Ⅱ区最高处(颈静脉出颅处)

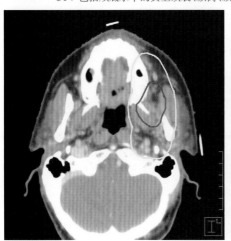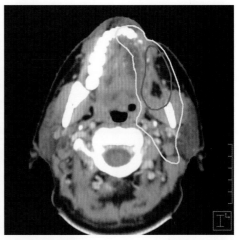

CTV包括瘤床、病变侧下颌骨及Ⅱ区

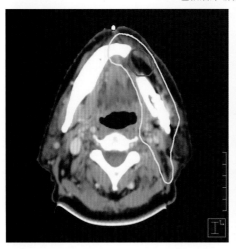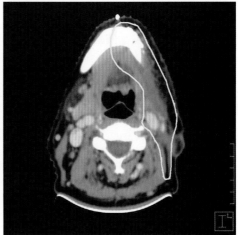

CTV包括瘤床,受侵的下颌骨及Ⅰ、Ⅱ区

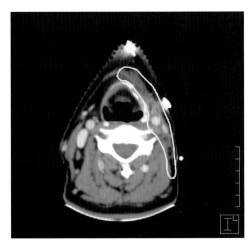

舌骨下缘水平的 CTV 括Ⅰ、Ⅱ、Ⅲ区

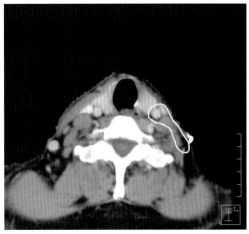

环状软骨下缘水平的 CTV 包括Ⅲ区

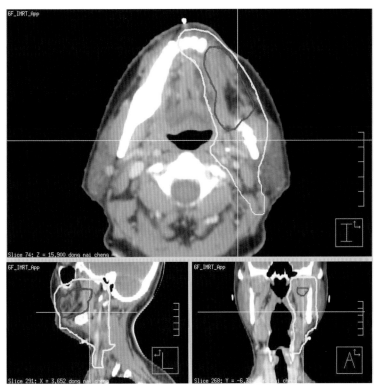

三维层面显示的靶区

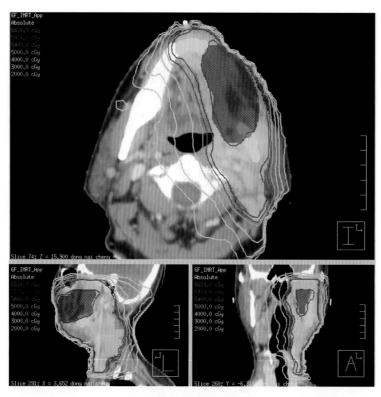

三维层面显示的靶区剂量分布

图 8-32　T4N0 的左下牙龈高分化鳞癌术后调强放疗靶区及剂量分布

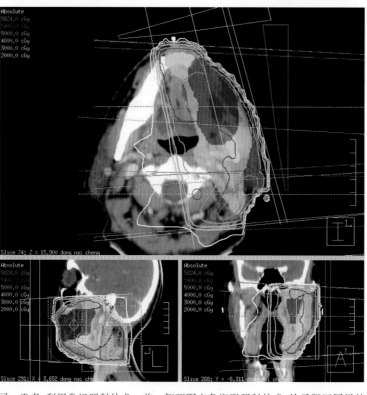

同一患者,利用常规照射技术一前一侧两野交角楔形照射技术,给予靶区同样的 58Gy/29 次,显示的等剂量分布 58Gy 线仅占靶区的很小部分,仅 50Gy 的等剂量线包全了靶区,且适形度明显不如 IMRT,这正是常规野照射的缺陷

图 8-33　常规照射技术的剂量分布

第七节　硬　腭　癌

一、临床特点

1. 来源于小涎腺的恶性肿瘤(腺癌、腺样囊性癌)多见,而鳞癌少见。

2. 肿瘤细胞分化较好。

3. 硬腭淋巴组织稀少,颈部淋巴结转移相对少见,但可发生双侧转移,以颌下、颈上深淋巴结常见。咽后淋巴结转移也可发生,但少见。

二、放射治疗技术

(一)常规放射治疗技术

早期病变照射野应包括上颌窦下半部或全部、全部硬腭和部分软腭(图 8-34)。

小涎腺来源的腺样囊性癌,因其有沿神经播散的可能,照射野要适当加大,上界应至颅底,可采用平行相对野、平行相对野加前野或前野加侧野两楔形野照射(具体见囊腺癌相关内容)。

硬腭癌的淋巴结转移率较低,10%~20%。临床一般不常规行颈部预防照射。但病变晚期或侵及其他解剖部位(如口咽)时应常规颈部预防性照射。

术后行放疗的病例,在放疗前应以水囊填充术腔,以减少空腔效应,尽可能使靶区的剂量分布均匀。

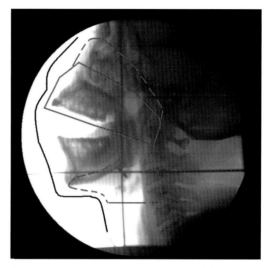

实线部分为早期硬腭鳞癌照射野,如为囊腺癌或上颌窦受侵,则上界上扩至虚线水平;如上颈部需要预防性照射,则下界外放至下方的虚线水平

图 8-34　硬腭癌的照射野

(二)调强放射治疗技术

1. **靶区设计原则**　同常规放疗技术。

2. **病例介绍**　女性,44 岁,左侧硬腭肿物单纯肿物切除,术后病理高分化黏液表皮样癌,切缘仅 1mm,外科不考虑扩大手术,遂行术后放疗(图 8-35)。

因高分化黏液表皮样癌为低度恶性,术后放疗为局部野,手术区域为 GTVtb,剂量 66Gy/2.2Gy/30 次;GTVtb 外放 1~1.5cm 基本包括全部硬腭及病变侧牙龈设计为 CTV,剂量 60Gy/2.0Gy/30 次。

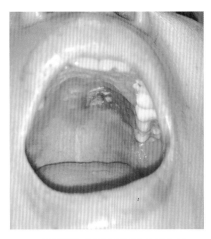

左侧硬腭病变局部切除术后改变

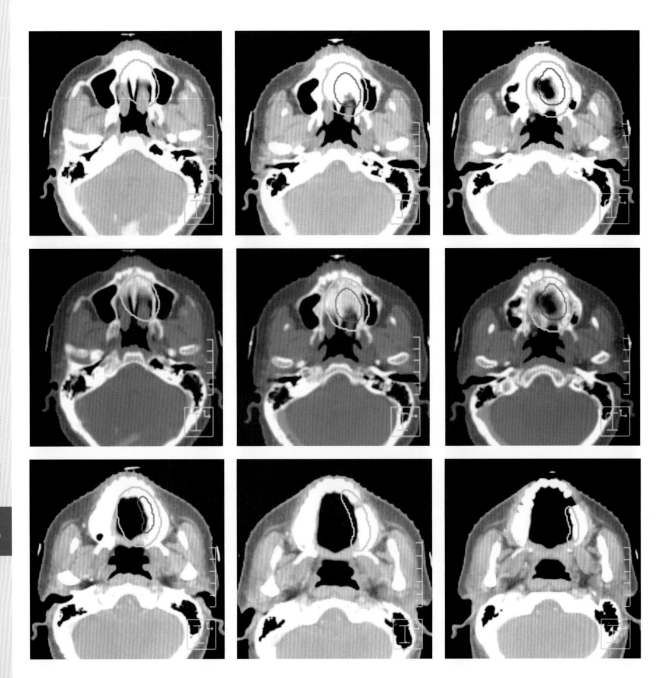

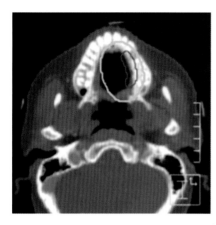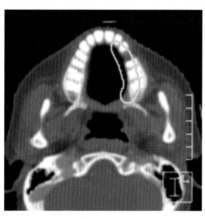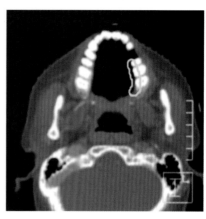

靶区勾画(分别显示相同层面的软组织窗和骨窗)
由下至上,GTV 包括术前瘤体所在位置,CTV 包括手术区域外 1~1.5cm 区域

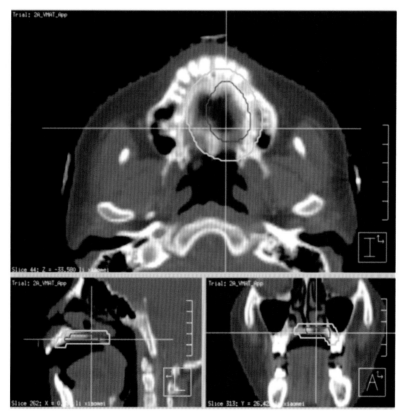

三维层面显示的靶区

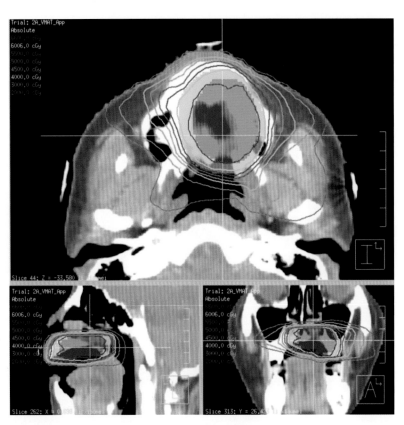

三维层面显示的靶区剂量分布

图 8-35　硬腭黏液表皮样癌术后调强放疗靶区及剂量分布

第八节　磨牙后区癌

一、临床特点

1. 临床少见。

2. 与口腔、口咽黏膜及颌骨结构毗邻,容易侵犯邻近结构(图 8-36、图 8-37)。

3. 最容易侵及的黏膜部位为咽柱、软腭和下牙龈;最易侵犯的骨结构为下颌骨。

4. 常见淋巴结转移部位为上颈深淋巴结,其次为颌下淋巴结,对侧颈部转移的概率低。

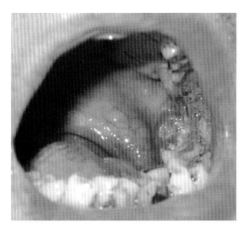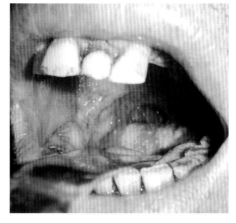

左侧磨牙后区癌　　　　　　　　右侧磨牙后区癌,侵犯部分软腭及下牙龈

图 8-36　磨牙后区癌张口所见

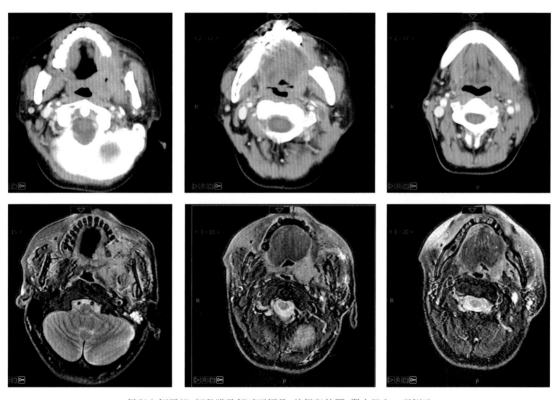

侵犯左侧牙龈、颊黏膜及邻近下颌骨,并侵犯软腭、翼内肌和口咽侧壁

图 8-37　CT/MRI 显示的 1 例磨牙后区癌的局部侵犯范围

二、放射治疗技术

(一)常规放射治疗技术

1. 单野高能 X 线 + 电子线混合束照射。

2. 一前一侧两野交角照射技术并加用合适角度的楔形板。

3. 两侧平行相对野照射。

其中,第一、二种照射技术主要用于病变完全局限在一侧、且肿瘤细胞分化较好的情况下。如果局部病变范围广泛,并侵犯软腭等淋巴丰富的结构时,或肿瘤细胞分化较差时,则主张用第三种照射技术。

侧野的体表标记(图 8-38):

上界:沿颅底走行。

下界:舌骨下缘或喉切迹水平。

前界:肿瘤前缘前 2cm,一般置于下颌骨体前、中 1/3 交界处。

后界:棘突后缘连线。

4. 病例介绍　右侧磨牙后肿物,活检鳞癌,已经侵犯上、下牙龈及右侧下颌骨,同侧颌下及上颈深淋巴结转移,临床分期 T4N2。治疗方案为术前放疗＋手术。术前放疗采用一前、一侧两野夹角楔形照射技术,前野机架转 15° 以避开脊髓(图 8-39),放疗至 50Gy 时停止治疗,休息 2 周手术。

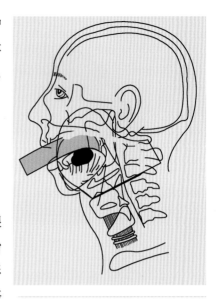

图 8-38　磨牙后区鳞癌的照射野侧野示意图

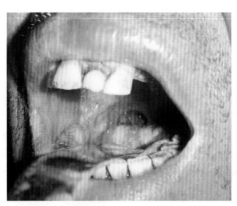

右侧磨牙后肿物侵犯上、下牙龈

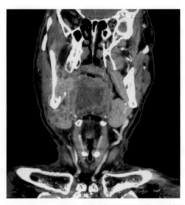

放疗前 CT 显示右侧磨牙后肿物,同侧下颌骨受侵明显

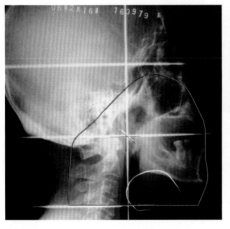

右侧野

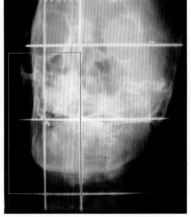

前野机架转 15° 以避开脊髓

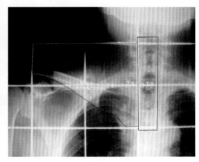

同侧下颈锁骨上切线野

图 8-39　右侧磨牙后区鳞癌的照射野

(二)调强放射治疗原则

1. 靶区设计原则　按照单侧器官发生的肿瘤进行颈部处理,其他同舌癌及其他头颈部鳞癌。

2. **病例介绍**　男性,70 岁,自我查体发现右侧磨牙后三角一凸起,不痛,质韧,有生长趋势,针吸发现鳞癌细胞。临床诊断为口腔磨牙后三角癌 T1N0,拟行手术切除,患者拒绝手术,选择根治性放疗(图 8-40)。

靶区设计:GTVp 包括影像学检查及查体显示的肿瘤,剂量 69.96Gy/2.12Gy/33 次。

CTV1 包括 GTVp 及外扩 1~2cm 正常组织,同侧上颈深淋巴引流区,剂量 60.06Gy/1.82Gy/33 次。

CTV2 包括同侧中下颈深淋巴引流区,剂量 50.96Gy/1.82Gy/28 次。

治疗效果:放疗终肿瘤完全消失。放疗后 3 年患者因声嘶发现右侧气管食管沟淋巴结,无法手术,局部二程放疗后控制 2 年。

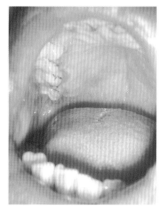
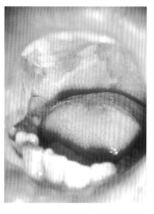

放疗前查体见右侧磨牙后三角外凸形肿物已侵犯软腭　疗终肿瘤完全消失,肿瘤所在部位表现为重度黏膜反应,同时其周围软腭也表现为伪膜反应

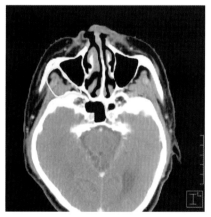
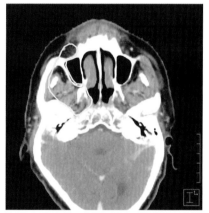

CTV1 包括翼上颌裂、颞窝　CTV1 包括翼上颌裂、颞窝及面前颊部

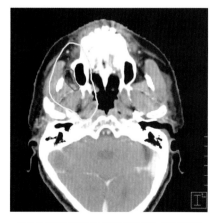
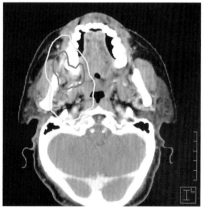

CTV1 包括颞下窝、部分颊黏膜、鼻咽侧壁　CTV1 包括颊黏膜、磨牙后三角、部分软腭和Ⅱ区

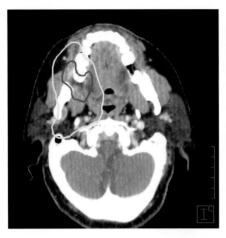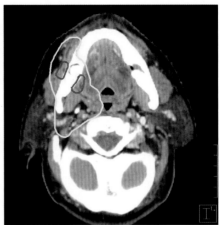

CTV1 包括颊黏膜、咽旁、部分软腭、扁桃体和Ⅱ区

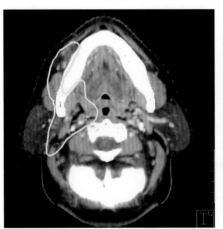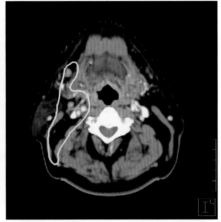

CTV1 包括颊黏膜、咽旁和Ⅱ区　　　　　CTV1 包括Ⅰb、Ⅱ区

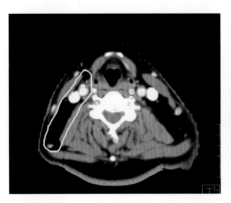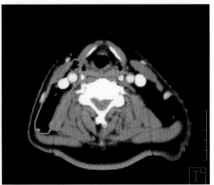

CTV1 下界至舌骨下缘包括Ⅱ区、Ⅴa　　　CTV2 上界包括Ⅲ区、Ⅴa,下界至胸骨切迹上缘上 2cm(以下图略)

(注:磨牙后区癌 N0 不建议包括Ⅴ区)

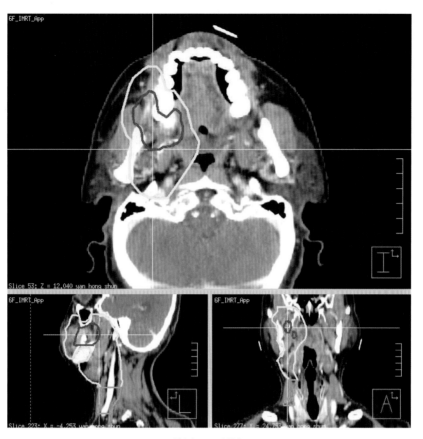

三维层面显示的靶区

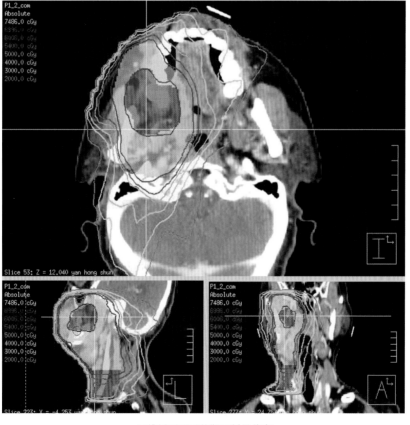

三维层面显示的靶区剂量分布

图 8-40　T1N0 磨牙后高分化鳞癌的靶区及计划

8

第九章 口 咽 癌

第一节 概　　述

一、应用解剖

口咽介于软腭与舌骨水平之间。上借软腭与鼻咽为界；下至舌会厌谷(舌会厌溪)、与下咽相毗邻；前方以舌腭弓(咽前柱)及舌轮廓乳头与口腔为界；后方为软腭与舌骨水平之间的椎前软组织。

按照 UICC 标准，口咽分为以下 4 个解剖分区(图 9-1、图 9-2)：前壁，即舌根会厌区域，由舌根和舌会厌谷组成；侧壁，左右两个相互对称，由扁桃体、扁桃体窝和咽柱、舌扁桃体沟构成；后壁，由椎前软组织组成；上壁，也称为顶壁，由软腭舌面和腭垂(悬雍垂)构成。

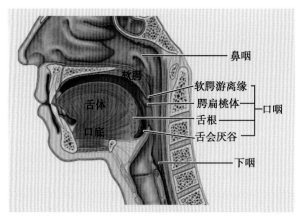

图 9-1　口咽矢状面解剖示意图

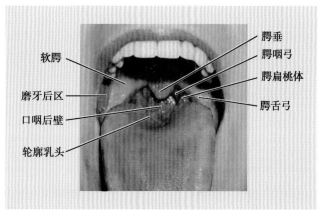

图 9-2　口腔张口位解剖结构示意图

二、临床特点

1. **发病部位**　扁桃体癌最常见，其次为舌根癌、软腭癌，而咽后壁癌少见。

2. **病理类型**　鳞癌多见，约占全部口咽癌的 95%，肿瘤细胞的分化程度同口腔鳞癌比较相对较差，但又好于下咽鳞癌的分化程度。

3. **颈部淋巴结转移的特点**

(1)颈部淋巴结转移常见(70% 左右)，且对侧转移的概率高(50% 左右)。

(2)常见的淋巴结转移部位为颈深上、中组淋巴结(Ⅱ、Ⅲ区)，其次为颈后淋巴结(Ⅴ区)。咽后淋巴结转移少见，但当病变累及咽侧壁、后壁，或直接发生于侧壁、后壁的口咽癌，以及对侧颈部淋巴结发生转移时，则咽后淋巴结转移发生的概率增加。

舌根癌和扁桃体癌常见淋巴结转移部位：上、中颈深淋巴结(Ⅱ、Ⅲ)。

咽后壁癌常见淋巴结转移部位：上、中、下颈深淋巴结(Ⅱ、Ⅲ、Ⅳ)和咽后淋巴结。

当颈深淋巴结转移时，颈后淋巴结转移(Ⅴ区)的概率明显增加。

软腭癌容易发生颈深淋巴结和颌下淋巴结转移，其次为咽后淋巴结转移。

三、临床分期

2017 年第八版 UICC/AJCC 分期标准较第七版有了明显的改变,主要是引入了 HPV 感染状态、ENE,两者分期的不同详见表 9-1。

表 9-1　口咽癌 2010 年第七版与 2017 年第八版 AJCC TNM 分期

原发肿瘤(T)2010	2017 高危型 HPV 感染(P16+)	2017 非 HPV 感染(P16-)型
T1:肿瘤最大直径 ≤ 2cm	T0:无原发肿瘤证据	Tx:原发肿瘤无法评估
T2:肿瘤最大直径 >2cm 但 ≤ 4cm	T1:肿瘤最大直径 ≤ 2cm	Tis:原位癌
T3:肿瘤最大直径 >4cm 或病变侵犯会厌舌面	T2:肿瘤最大直径 >2cm 但 ≤ 4cm	T1:肿瘤最大直径 ≤ 2cm
T4:中晚期局部病变或非常晚期局部病变	T3:肿瘤最大直径 >4cm,或侵犯会厌舌面	T2:肿瘤最大直径 >2cm 但 ≤ 4cm
T4a:中晚期局部病变:肿瘤侵犯喉、舌深部肌肉 / 舌外肌、翼内肌、硬腭或颌骨	T4:中晚期局部病变:肿瘤侵犯喉、舌外肌、翼内肌、硬腭、下颌骨或向上侵犯	T3:肿瘤最大直径 >4cm,或侵犯会厌舌面
T4b:非常晚期局部病变:肿瘤侵犯翼外肌、翼板、鼻咽侧壁或颅底,或包绕颈内动脉	注:原发舌根肿瘤沿黏膜侵犯至会厌舌面或会厌溪不能归为喉受侵	T4:中晚期局部病变或非常晚期局部病变
		T4a:中晚期局部病变,肿瘤侵犯喉、舌外肌、翼内肌、硬腭或下颌骨
		T4b:非常晚期局部病变,肿瘤侵犯翼外肌、翼板、鼻咽侧壁或颅底,或包绕颈动脉
		注:原发舌根肿瘤沿黏膜侵犯至会厌舌面或会厌溪不能归为喉受侵
临床区域淋巴结分期(cN)		
Nx:淋巴结情况不能评价	Nx:区域淋巴结不能评估	Nx:区域淋巴结不能评估
N0:临床检查淋巴结阴性	N0:无区域淋巴结转移	N0:无区域淋巴结转移
N1:同侧单个淋巴结转移,其最大径 ≤ 3cm	N1:同侧单个或多个淋巴结转移,其最大径 ≤ 6cm	N1:同侧单个或多个淋巴结转移,其最大径 ≤ 3cm,ENE 阴性
N2:同侧单个淋巴结转移,其最大径 >3cm 但 ≤ cm;或同侧多个淋巴结转移,但其最大径均 ≤ 6cm;或双侧、对侧淋巴结转移,但其最大径均 ≤ 6cm	N2:对侧或双侧淋巴结转移,其最大径均 ≤ 6cm	N2:同侧单个淋巴结转移,3cm< 最大径 ≤ 6cm,或同侧多个淋巴结转移,或双侧或对侧单个淋巴结转移,最大径均 ≤ 6cm,且 ENE 均阴性
N2a:同侧单个淋巴结转移,其最大径 >3cm 但 ≤ 6cm	N3:转移淋巴结的最大径 >6cm	N2a:同侧单个淋巴结转移,3cm< 最大径均 ≤ 6cm,ENE 阴性
N2b:同侧多个淋巴结转移,其最大径均 ≤ 6cm		N2b:同侧多个淋巴结转移,最大径均 ≤ 6cm,ENE 阴性
N2c:双侧或对侧淋巴结转移,其最大径均 ≤ 6cm		N2c:双侧或对侧淋巴结转移,最大径均 ≤ 6cm,ENE 阴性
N3:转移淋巴结的最大径 >6cm		N3:转移淋巴结的最大径 >6cm,ENE 阴性;或任何淋巴结转移,临床 ENE 阳性
		N3a:转移淋巴结的最大径 >6cm,ENE 阴性
		N3b:任何淋巴结转移,临床 ENE 阳性

续表

原发肿瘤（T）2010	2017 高危型 HPV 感染（P16+）	2017 非 HPV 感染（P16-）型
病理区域淋巴结分期（pN）		
无	pNx：区域淋巴结不能评估 pN0：无区域淋巴结转移 pN1：转移淋巴结个数 ≤ 4 个 pN2：转移淋巴结个数 >4 个	除同侧单个淋巴结转移，最大径 ≤ 3cm，ENE 阳性定义为 N2a 外，其它完全同临床分期标准
远处转移		
M0：无远处转移 M1：有远处转移	M0：无远处转移 M1：有远处转移	M0：无远处转移 M1：有远处转移
临床分期/分期组合		
Ⅰ期：T1N0M0 Ⅱ期：T2N0M0 Ⅲ期：T3N0M0 　　 T1~3N1M0 Ⅳ期：T4N0~1M0 　　 T1~4N2~3M0 　　 T1~4N0~3M1 Ⅳ期 A：T4N0~1M0 　　　 任何 TN2M0 Ⅳ期 B：任何 TN3M0 Ⅳ期 C：任何 T 任何 NM1	Ⅰ期：T0~2N0~1M0 Ⅱ期：T0~2N2M0、T3N0~2M0 Ⅲ期：T4 任何 NM0、任何 TN3M0 Ⅳ期：任何 T 任何 NM1	Ⅰ期：T1N0M0 Ⅱ期：T2N0M0 Ⅲ期：T3N0M0、T1~3N1M0 Ⅳ期 A：T4aN0~1M0、T1~4aN2M0 Ⅳ期 B：T4b 任何 N M0、任何 T N3M0 Ⅳ期 C：任何 T 任何 N M1
病理分期/分期组合		
同临床分期	Ⅰ期：T0~2N0~1M0 Ⅱ期：T0~2N2M0、T3~4N0~1M0 Ⅲ期：T3~4N2M0 Ⅳ期：任何 T 任何 NM1	Ⅰ期：T1N0M0 Ⅱ期：T2N0M0 Ⅲ期：T3N0M0、T1~3N1M0 Ⅳ期 A：T4aN0~1M0、T1~4aN2M0 Ⅳ期 B：任何 T N3M0、T4b 任何 N M0 Ⅳ期 C：任何 T 任何 N M1

四、治疗原则

（一）手术和放射治疗

1. 早期口咽癌，放疗和手术治疗的效果相似。但手术损伤大、功能影响明显，因此国内外对早期口咽癌多建议首选放疗。

2. 局部晚期口咽癌的治疗以"手术＋放疗"的综合治疗为主。

（二）化学治疗

对晚期病变，主张同步放化疗，所用药物主要为单药顺铂三周方案（DDP 100mg/m^2，在放疗的第 1、22、43 天用药）。

（三）靶向治疗

国外文献报道，西妥昔单抗（爱必妥）联合放疗可以将包括口咽癌在内的头颈部鳞癌单纯放疗的 5 年生存率提高近 10% 左右，国内应用的同类药物为尼妥珠单抗（泰欣生）。

五、放射治疗技术

(一)常规放射治疗技术

照射野:"两侧面颈联合野水平对穿 + 下颈锁骨上区单前野垂直照射"。

1. 面颈联合野　包括原发肿瘤和上颈部淋巴引流区。

上界:沿颅底走行。

下界:舌骨下缘、喉切迹水平或根据肿瘤侵犯的下界再外放 2cm 为原则。

前界:以包括全部口咽结构及颌下淋巴结并适当外放为原则。

后界:棘突后缘连线,或根据转移的淋巴结而定。

不同部位起源的口咽癌在具体设计照射野时又有所不同,具体见下述。

2. 下颈、锁骨上野　无论病期早晚、肿瘤细胞分化程度、上颈部淋巴结有无转移,中下颈、锁骨上区常规预防性照射。可根据具体情况采用设野技术(图 9-3)。

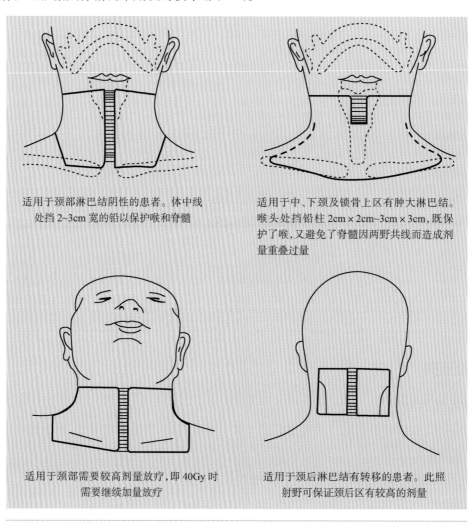

适用于颈部淋巴结阴性的患者。体中线处挡 2~3cm 宽的铅以保护喉和脊髓

适用于中、下颈及锁骨上区有肿大淋巴结。喉头处挡铅柱 2cm × 2cm~3cm × 3cm,既保护了喉,又避免了脊髓因两野共线而造成剂量重叠过量

适用于颈部需要较高剂量放疗,即 40Gy 时需要继续加量放疗

适用于颈后淋巴结有转移的患者。此照射野可保证颈后区有较高的剂量

图 9-3　下颈、锁骨上区照射野的照射技术

3. 剂量

(1)原发灶剂量

术前放疗剂量 50Gy/5 周。

术后放疗剂量 60Gy/6 周,但对有残留者应局部加量至根治剂量。

根治放疗剂量 66~70Gy/6.5~7 周,一般为 70Gy/7 周。

(2)颈部剂量

N0 病变,50Gy/5 周。

N1 病变,66~70Gy/6~7 周。

N2 以上的病变,即淋巴结直径 >3cm 者,往往需要 70Gy 以上的剂量且单纯放疗的颈部控制率仍明显下降,故临床上对 >3cm 的淋巴结,且位于缩野后的原发灶照射野外,最多追加剂量至 70Gy,观察 4~8 周,如有残存,行颈清扫术。

(二) 调强放射治疗技术

调强放疗技术基本原则同头颈部鳞癌。

口咽鳞癌容易发生双侧颈部淋巴结转移,因此口咽鳞癌颈部的预防性放疗要考虑双侧颈部。国外对发生于扁桃体鳞癌,如果分期属于 Tx~T2,N0~N2b,局限于扁桃体窝或咽前柱、软腭受侵但不到 1cm 或距离中线 1cm 以上可以考虑不予对侧颈部的预防性照射,仅采用单侧照射技术,依旧可以获得满意的治疗效果,对侧颈部失败率一般在 2% 左右,最高不超过 5%,但考虑到人种、致病因素、国情的不同,国内多建议双侧颈部的预防性照射,但对侧颈部允许Ⅳ区不予照射。

第二节　扁桃体癌

一、临床特点

扁桃体鳞癌容易侵犯周围结构:向前侵犯咽前柱(舌咽弓)、磨牙后三角,进而侵犯颊黏膜,并通过腭舌沟(即舌扁桃体沟)侵犯舌根;向后侵犯咽后柱(腭咽弓)、口咽后壁,进而侵犯椎前结构;向上、下容易沿黏膜侵犯鼻咽、口咽黏膜;向外侧容易侵犯咽旁间隙和翼内肌、翼外肌,向内侧容易侵犯软腭(图 9-4)。

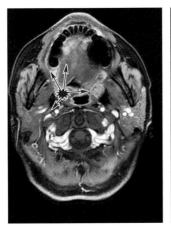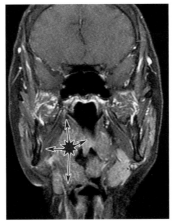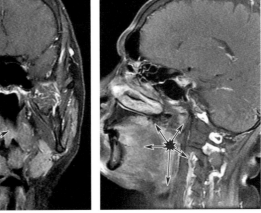

MRI 显示扁桃体癌的侵犯范围

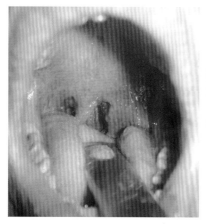
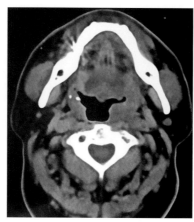
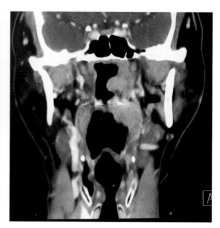

1 例左侧扁桃体癌,向上侵犯鼻咽,向下至下咽水平,向前侵犯软腭及舌根,向后侵犯口咽后壁

图 9-4　扁桃体癌的局部侵犯范围

扁桃体鳞癌容易发生颈部淋巴结转移:常见淋巴结转移部位为Ⅱ、Ⅲ区;如Ⅱ、Ⅲ区淋巴结转移,则Ⅴ区淋巴结转移发生率相应增加。

二、放射治疗技术

(一)常规放射治疗技术

1. 标准照射野　双侧面颈联合野 + 下颈锁骨上野(图 9-5)。

两侧面颈联合野包括原发病变、周围邻近结构(包括颊黏膜、牙龈、舌根、鼻咽和咽侧、后壁)和上颈淋巴结(包括Ⅰb、Ⅱ、Ⅴ区上部)。上界:沿颅底走行;下界:喉切迹水平或根据病变向下侵犯的范围而定;前界:至少超出病变前缘前 2cm;后界:以包括颈后淋巴结为准。

两野的剂量比为 1:1。

照射至肿瘤剂量 ≤ 40Gy 时,照射野后界前移以避开脊髓继续加量放疗(图 9-6)。避开的颈后区可用合适能量的电子线补量。

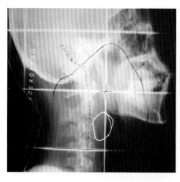
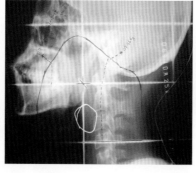
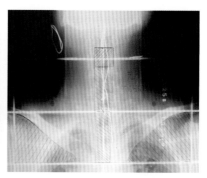

双侧面颈联合野对穿照射　　　　　　　　　　　　　下颈锁骨上照射野

剂量 ≤ 40Gy 时,缩野避开脊髓继续照射,避开的颈后部分用 9~12MeV 电子线补量

图 9-5　扁桃体癌面颈照射野 + 下颈锁骨上照射野

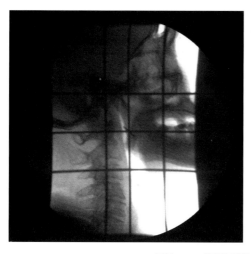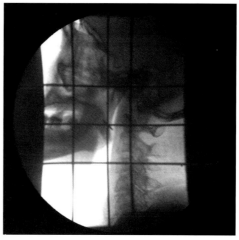

剂量50Gy缩野局部加量至根治剂量70Gy

图 9-6 扁桃体癌的局部缩野加量照射野

2. 特殊照射技术

(1)不同剂量比照射:为增加病侧部位的剂量,可使用病变侧与对侧剂量比为2:1或3:2的照射技术。可在放疗的整个过程中使用,或在缩野加量时使用(图9-7)。

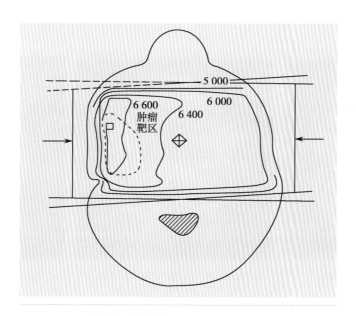

图 9-7 不同剂量比照射技术的剂量分布示意图

(2)单侧部位照射技术:对一些早期病变可采用单侧部位照射,即病变侧两斜野交角楔形照射技术,包括病变区及同侧上颈部(图9-8)。单侧部位照射技术也可用于较晚期肿瘤大野对穿照射≤40Gy时的一种加量方法。其目的是尽量保护对侧腮腺,减少严重口腔干燥症的发生。

(二)调强放射治疗技术

某患者,男性,60岁,右侧扁桃体鳞癌右上颈深淋巴结转移,临床分期 T2N1M0。

治疗方案:采用全程 IMRT+ 同步 DDP 100mg/m² 三周方案。

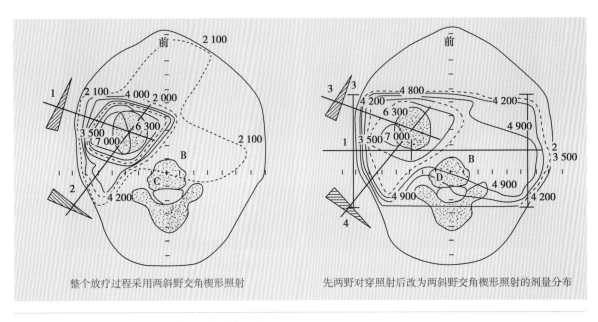

图 9-8　两斜野交角楔形照射技术的剂量分布示意图

　　靶区设计(图 9-9)：GTVp、GTVnd 包括影像及查体所见的具体肿瘤，总剂量 69.96Gy/2.12Gy/33 次，CTV1 包括口咽及病变侧上、中颈部和对侧上颈部淋巴引流区，总剂量 60.06Gy/1.82Gy/33 次，CTV2 包括病变侧下颈锁骨上区和对侧中颈行预防性照射(因对侧颈部阴性，故对侧下颈锁骨上区域未予照射)，总剂量 50.96Gy/1.82Gy/28 次。

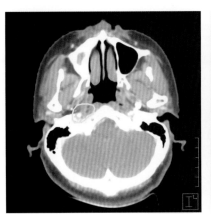

CTV1 上界包括病变侧颅底水平的Ⅱ区

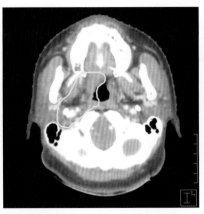

CTV1 包括病变侧口咽侧壁及Ⅱ区

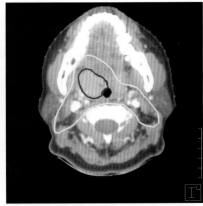

CTV1 包括瘤体、舌根、口咽 + 双侧Ⅱ区

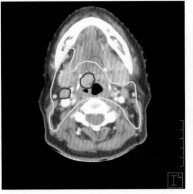

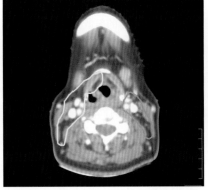

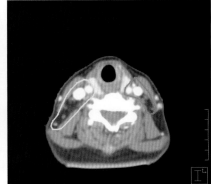

CTV1 包括病瘤体、舌根、口咽、病变侧舌会厌谷，以及病变侧Ⅰb、双侧Ⅱ区，舌骨水平的对侧颈部Ⅱ区设计为 CTV2

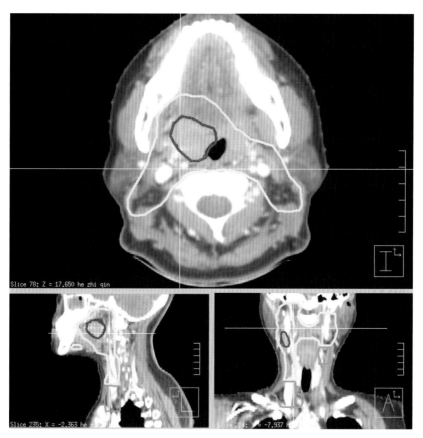

三维层面显示的靶区

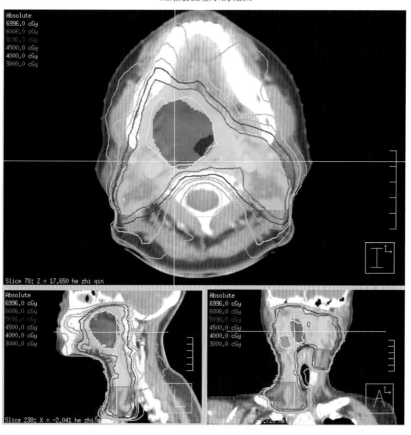

三维层面显示的靶区剂量分布

图 9-9　T2N1 右侧扁桃体鳞癌的调强放疗靶区及剂量分布

第三节 软 腭 癌

一、淋巴引流

软腭淋巴引流丰富,且两侧相互交通,因此软腭癌容易发生淋巴结转移,且双侧发生转移多见。常见的淋巴结转移部位为颈上深淋巴结、咽后淋巴结、颌下淋巴结(图9-10)。

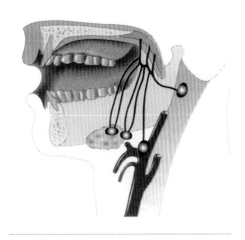

图 9-10 软腭癌淋巴引流示意图

二、侵犯范围

软腭癌可沿黏膜下生长,并向深层浸润发展,容易侵犯其周围结构(图9-11)。

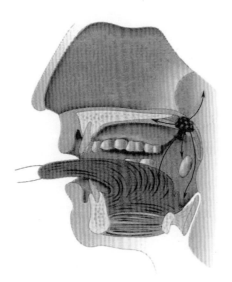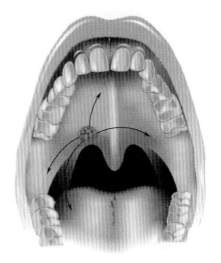

软腭癌的局部侵犯范围示意图

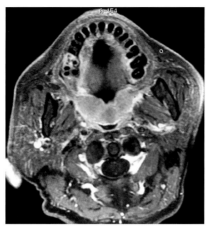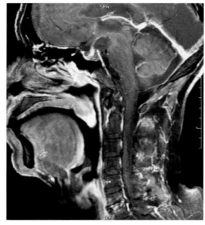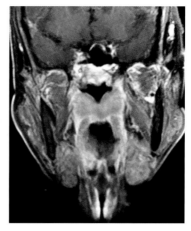

1 例软腭癌,侵犯全部软腭,向前侵犯硬腭,两侧达磨牙后区,上下沿口咽侧壁蔓延

图 9-11 软腭癌的局部侵犯范围

三、放射治疗技术

(一) 常规放射治疗技术

1. 除较小的浅表性病变可采用单纯局部手术切除外,一般均以放疗或 "放疗 + 手术" 的综合治疗为主。

2. 放疗以外照射为主

(1) 原发肿瘤:两侧面颈联合野对穿照射,包括软腭、扁桃体区和上颈淋巴引流区(图 9-12)。

(2) 中下颈常规预防性照射:大野照射至 ≤ 40Gy 时避开脊髓,50Gy 时再次缩野,仅包括软腭区,加量至根治剂量 66~70Gy。对小涎腺来源的癌,剂量常需高出 70Gy。

3. 病例介绍 右侧软腭中分化鳞癌,已经侵犯同侧臼后三角,双上颈部直径 1~2cm 的多发淋巴结转移,临床分期 T2N2M0,采用术前放疗,50Gy 复查肿瘤消失,遂改为根治性放疗,缩野后原发肿瘤及双上颈部淋巴结 70Gy(图 9-13)。

(二) 调强放疗技术

【病例 1】女性,65 岁,软腭中分化鳞癌右上颈深多发淋巴结转移,临床分期 T2N2bM0。

治疗方案:放疗 + 同步 DDP 100mg/m² 三周方案。

靶区设计(图 9-14):GTVp 包括软腭肿瘤,GTVnd 包括右上颈深转移的 2 个淋巴结,总剂量 69.96Gy/2.12Gy/33 次;CTV1 包括口咽及病变侧上、中、下颈和对侧上颈深淋巴引流区,总剂量 60.06Gy/1.82Gy/33 次;CTV2 包括对侧中下颈深锁骨上区行预防性照射,总剂量 Dt 50.96Gy/1.82Gy/28 次。

治疗效果:放疗终复查肿瘤完全消失。

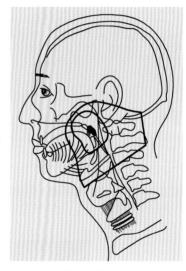

照射野基本同扁桃体癌,但因软腭癌很少发生颈后淋巴结转移,所以照射野的后界较扁桃体癌靠前,即不需要包括颈后淋巴结,仅包括上颈深和颌下淋巴结即可;但如果上颈深淋巴结转移,则颈后应包括

图 9-12 软腭癌两侧相对野的体表标记

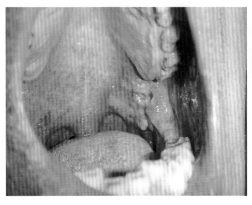
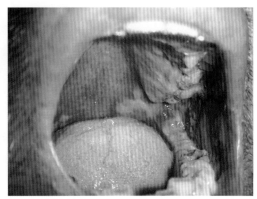

放疗前左侧软腭病变侵犯臼后三角　　　　　　放疗中 50Gy 肿瘤消失，局部伪膜反应

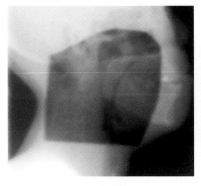
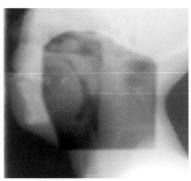
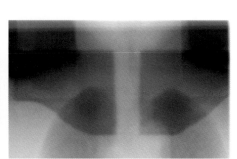

右侧照射野　　　　　　　　左侧照射野　　　　　　　下颈部锁骨上照射野

图 9-13　T2N2M0 软腭癌的照射野（以验证片方式显示照射范围）

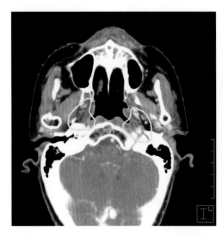
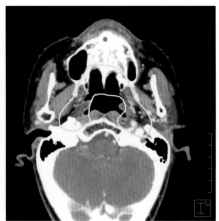

CTV1 上界包括颅底水平Ⅱ区及病变侧咽旁　　CTV1 包括硬腭后部、鼻咽侧壁、咽旁、咽后及双
　　　　　　　　　　　　　　　　　　　　　　　　侧Ⅱ区

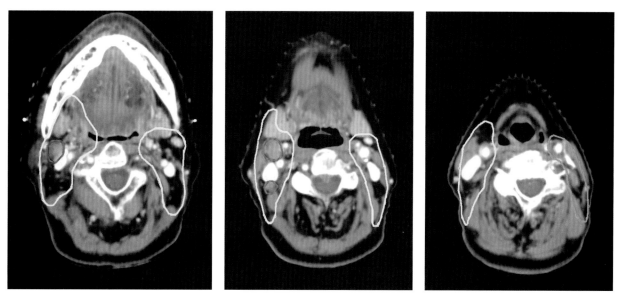

CTV1 包括瘤体、软腭全部、口腔后部部分黏膜、鼻咽侧壁、咽旁,双侧咽后及Ⅱ区

CTV1 包括双侧Ⅱ区,病变侧Ⅰb、Ⅲ、Ⅳ、Ⅴ区,对侧Ⅲ、Ⅳ区设计为 CTV2

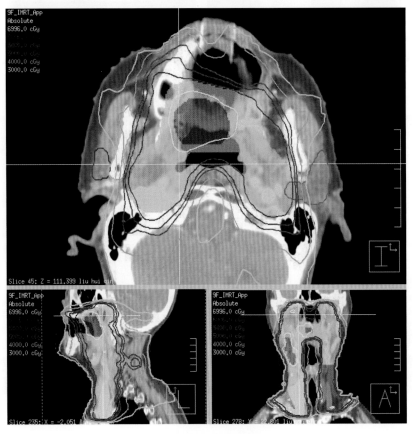

三维层面显示的靶区

三维层面显示的靶区剂量分布

图 9-14　T2N2bM0 软腭癌的调强放疗靶区及剂量分布

【病例2】男性,71岁。食管原位癌内镜下切除术后半年发现软腭肿物,渐大,无症状,活检为高分化鳞癌,临床分期 T2N1M0。

治疗方案:根治性放疗。

靶区设计:GTVp 包括软腭肿瘤、GTVnd 包括右上颈深肿大淋巴结,剂量均为 69.96Gy/2.12Gy/33 次;CTV1 包括 GTVp、GTVnd、全部软腭、磨牙后区、口咽侧壁、鼻咽侧壁及病变侧上、中颈和对侧上颈深淋巴引流区,剂量 60.06Gy/1.82Gy/33 次;CTV2 包括病变侧下颈和对侧中颈行预防性照射,剂量 50.96Gy/1.82Gy/28 次(图 9-15)。

治疗效果:放疗终肿瘤完全消失,现无瘤生存 2 年。

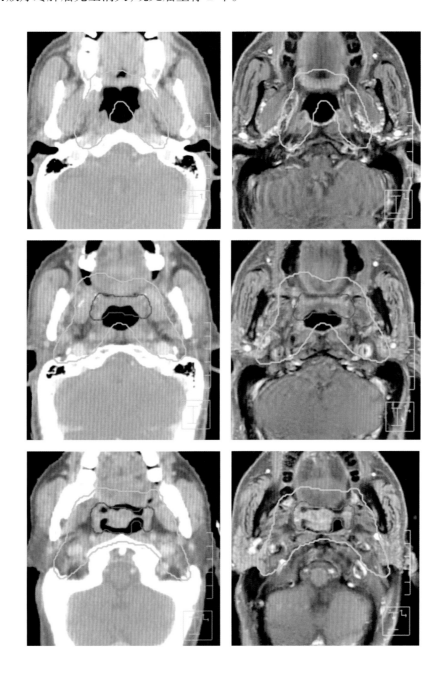

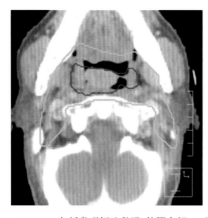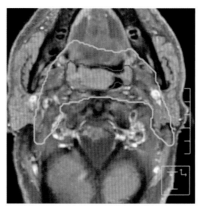

CTV 包括鼻咽侧壁黏膜、软腭全部、口咽侧壁、磨牙后三角、颈上深淋巴引流区

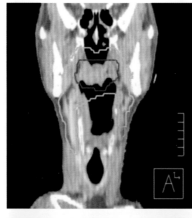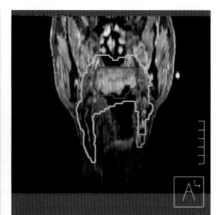

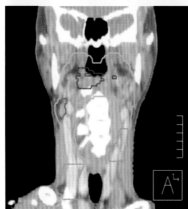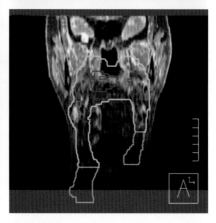

冠状面显示的 GTV 和 CTV（红线 GTVp；粉红线 GTVnd；绿线 CTV1；褐色线 CTV2）

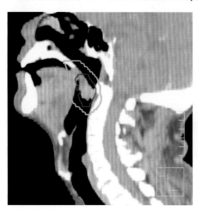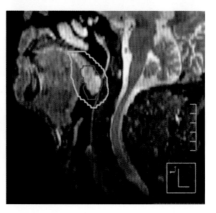

矢状面显示的 GTV 和 CTV

口咽癌

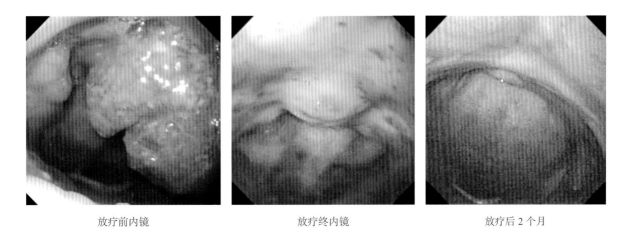

三维层面显示的靶区及剂量分布

放疗前内镜　　　　　　　　　放疗终内镜　　　　　　　　　放疗后 2 个月

图 9-15　T2N1M0 软腭癌的调强放疗靶区及剂量分布

第四节 舌 根 癌

一、淋巴引流

舌根癌以鳞癌为主,绝大多数表现为浸润性生长的特性,易侵犯其周围结构(图 9-16)。

舌根有丰富的淋巴结构。80% 的患者在确诊时已有颈部淋巴结转移,其中 30% 为双侧转移。临床检查颈部阴性的患者,20% 左右的患者已有微小淋巴结转移。最常见的淋巴结转移部位是上颈深组,其次为颈后淋巴结组,咽后淋巴结转移也可发生,但是少见(图 9-17)。

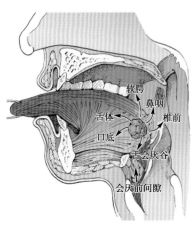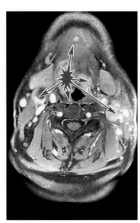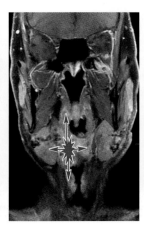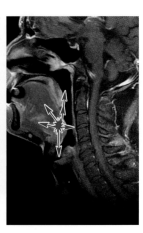

图 9-16 舌根癌侵犯途径示意图

二、放射治疗原则

1. T1、T2 和外生型 T3 病变首选放疗。

2. 可以手术切除的局部晚期病变,如浸润型或溃疡型的 T3、T4 病变,以手术治疗为主,但应根据具体情况加用术前或术后放疗。

3. 不能手术切除的局部晚期病变,也应给予足量的放疗,仍可取得较好的姑息作用,甚或因对放疗敏感,瘤体缩小明显,由不能手术转为可以手术,个别患者甚至因此而获得治愈。

三、放射治疗技术

(一) 常规放疗技术

标准照射野:双侧野对穿照射 + 下颈锁骨上垂直照射技术(图 9-18)。

1. 双侧照射野包括原发病变及上颈部淋巴引流区(包括上颈深、颌下、颈后淋巴结)。

上界:颧弓上缘(至少超过舌体、舌根上缘 1.5~2cm),如口咽侧壁受侵则沿颅底走行。

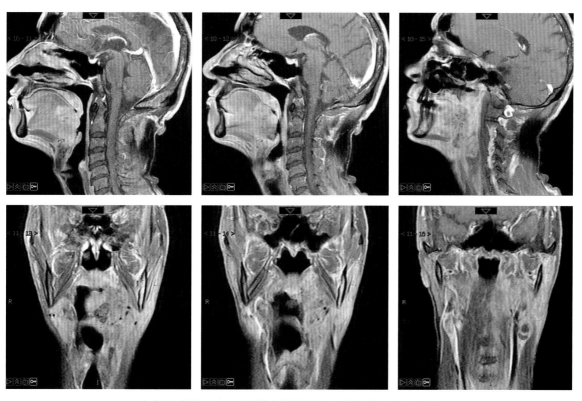

舌根癌 MRI/CT 显示左侧舌根病变侵犯病变侧软腭、口咽侧壁、磨牙后三角、颊黏膜、舌体,左侧颌下、双侧颈深上淋巴结转移

矢状面 / 冠状面 MRI 显示肿瘤侵犯范围,上下侵犯鼻咽、口咽、下咽

图 9-17 一例晚期舌根癌 CT/MRI 显示的侵犯范围

下界:舌骨下缘水平,可根据病变下侵范围及颈部转移淋巴结位置适当调整。

前界:包括咽峡及部分舌体,至少在肿瘤前缘前 2cm。

后界:以包括颈后三角淋巴引流区为原则。

2. 下颈锁骨上淋巴引流区另设一个单前野垂直照射。

照射至肿瘤剂量≤ 40Gy 时,两侧野的后界前移以避开脊髓继续照射,颈后区加量可用合适能量的电子线照射,一般不超过 12MeV 能量。50Gy 时下颈锁骨上预防性照射区域可结束,而原发病变区及上颈部淋巴引流区(已不包括颈后三角淋巴引流区)继续照射至 60Gy,此时可再次缩野,仅包括病变区加量至 66~70Gy,也可采用深部 X 线或电子线自颌下针对舌根和舌会厌谷加量 5~10Gy。

对非浸润性生长的舌根癌,高剂量率近距离后装组织间插植方法是一种较有效的手段,常在外照射达肿瘤剂量 45~50Gy 时,休息 2 周再行插植,局部推量至根治剂量。

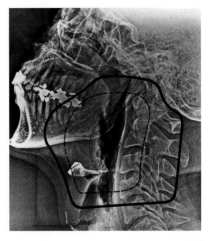

图 9-18　舌根癌照射野的体表标记

(二)调强放疗技术

【**病例 1**】男性,45 岁,发现左侧上颈部无痛性肿物 3 个月。术前 CT 见左上颈一约 4cm 囊性肿物,边界清楚,余未见明显异常。行单纯肿物切除术,术后病理为淋巴结转移性中分化鳞癌。PET-CT 检查阴性,但手指触诊左侧舌根一局限性、质硬隆起,内镜下检查结合窄带成像技术(narrow band imaging,NBI)发现异常,活检证实为舌根鳞癌,临床分期 T1N2M0、Ⅳa 期。

治疗方案:同步放化疗或放疗 + 靶向治疗,患者选择根治性放疗 + 靶向治疗泰欣生。

靶区设计(图 9-19):全程调强放疗,GTVp 包括左侧舌根肿瘤,总剂量 69.96Gy/2.12Gy/33 次,CTV1 包括口咽及病侧上中颈部淋巴引流区,总剂量 60.06Gy/1.82Gy/33 次,CTV2 包括病侧下颈锁骨上区及对侧全颈,行预防性照射,总剂量 54.6Gy/1.82Gy/30 次。

治疗效果:放疗终 CR,现无瘤生存 9 年。

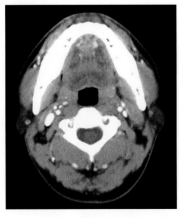 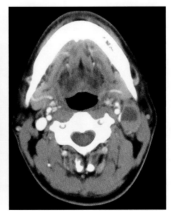

口咽结构未见明显异常　　　　　　左上颈囊性肿物术前 CT

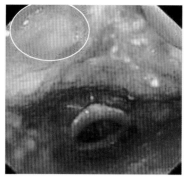
内镜检查见左侧舌根局限性隆起

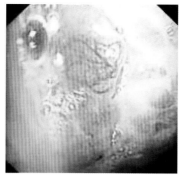
NBI 见舌根局部隆起处血管增粗、
变多、扭曲

内镜检查所见

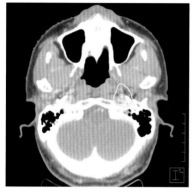
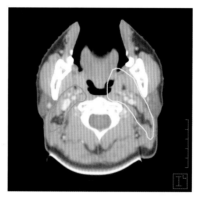

CTV1 上界位于病变侧颅底水平包括Ⅱ区　CTV1 包括病变侧Ⅱ区及口咽侧壁,CTV2 上界位于颈 1 横突下缘包括对侧Ⅱ区

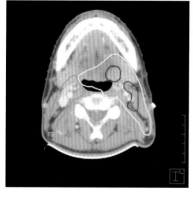
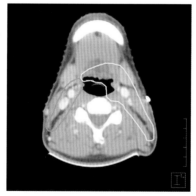
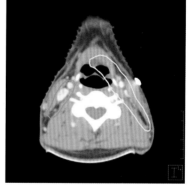

CTV1 包括病变侧舌根、口咽侧壁、后壁、舌会厌谷及Ⅱ、Ⅲ区,原发肿瘤及颈部淋巴结手术区域均在 CTV1 内,
CTV2 包括对侧颈部Ⅱ、Ⅲ区

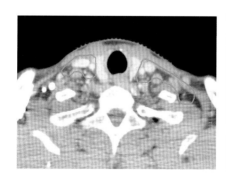
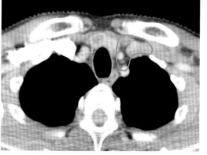

CTV2 包括病变侧Ⅳ,对侧颈部Ⅲ、Ⅳ区

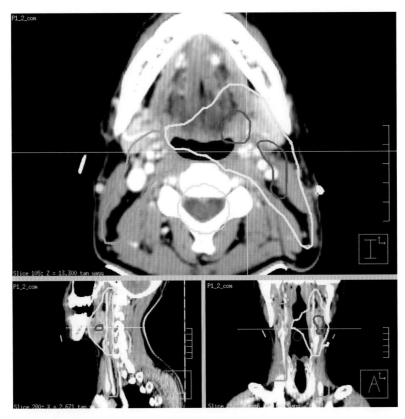

三维层面显示的靶区

（红线 . 原发肿瘤和颈部淋巴结瘤床；黄线 .CTV1；褐线 .CTV2）

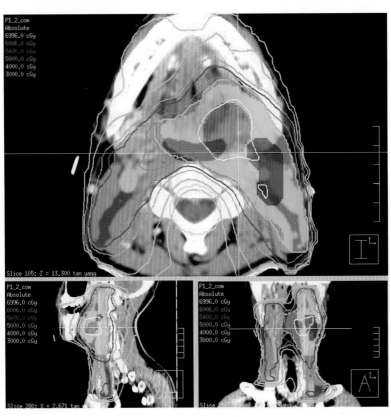

三维层面显示的靶区剂量分布

图 9-19　T1N2 舌根癌调强放疗靶区勾画及剂量分布

【病例2】男性,62岁,因右侧耳部疼痛发现舌根肿瘤,临床诊断:舌根中分化鳞癌 T2N2bM0。

治疗方案:同步放化疗。

靶区设计(图9-20):GTVp 包括右侧舌根肿瘤,总剂量 69.96Gy/2.12Gy/33 次。

一个 CTV,包括口咽及双侧颈部淋巴引流区(病变侧 Ⅰb~Ⅳb区,对侧 Ⅱ~Ⅳa区),总剂量 60.06Gy/1.82Gy/33 次(对侧 Ⅱ~Ⅳa 区也可设计为 CTV2 给予 50~54Gy)。

治疗效果:放疗中肿瘤缩小 80%,放疗终肿瘤完全消失,现放疗后 3 年无瘤生存(图9-21)。

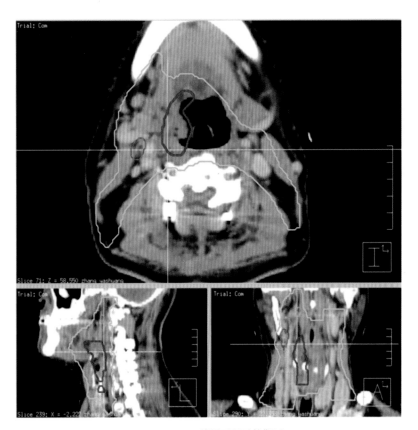

三维层面显示的靶区

三维层面显示的靶区剂量分布

图 9-20　T2N2b 舌根癌调强放疗靶区及剂量分布

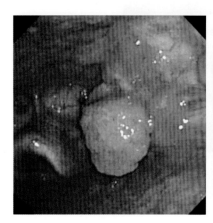
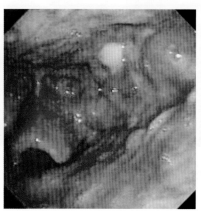
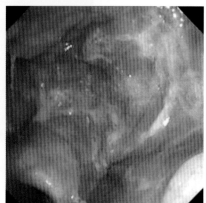

放疗前内镜　　　　　　　放疗终内镜　　　　　　放疗后 2 个月内镜

图 9-21　T2N2b 舌根癌放疗前后的内镜检查所见

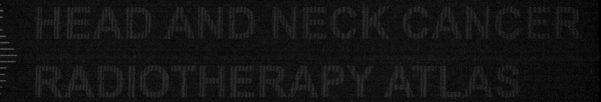

第十章　喉　癌

一、应用解剖

喉位于颈前中央,成人相当于第4~6颈椎椎体水平,其上方与口咽相延续,下方与气管相通,两侧及后方与下咽相连。

解剖学上将喉分为3个区域(图10-1~图10-4)。

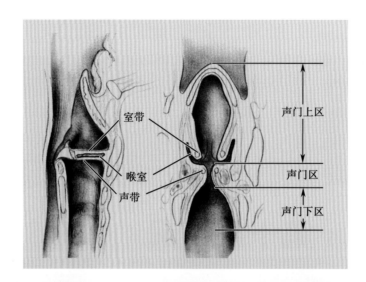

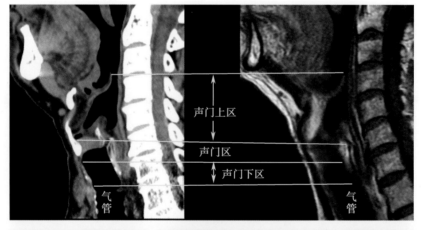

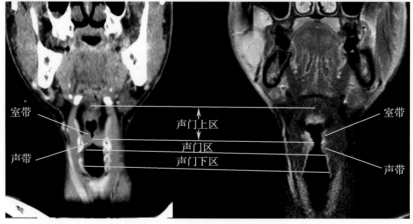

图 10-1　喉解剖分区

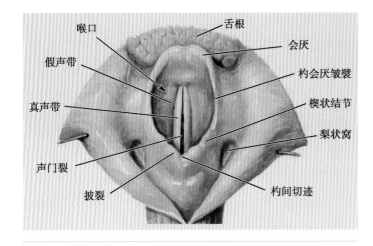

图 10-2 喉口解剖（后面观）

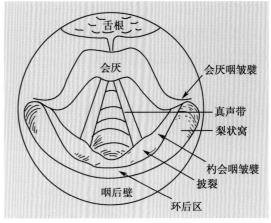

图 10-3 间接喉镜显示的喉内结构

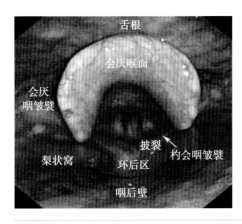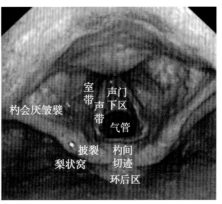

图 10-4 纤维喉镜显示的喉内结构

（一）声门上区

声门上区是指声带以上的喉部，按照 UICC 标准，声门上区具体包括以下几个亚区。

1. 舌骨上会厌，包括会厌尖、会厌舌面和会厌喉面。

2. 杓会厌皱襞（会厌披裂皱襞）。

3. 杓状软骨部（披裂）。

4. 舌骨下会厌。

5. 室带（假声带）、喉室。

（二）声门区

声门区包括声带，前、后联合。

（三）声门下区

声门下区是指声门区以下至环状软骨下缘水平。

二、喉的淋巴引流

喉的淋巴引流在声门上区、下区以声带为界分别引流至不同的方向和部位。

1. 声门上区淋巴管丰富，主要引流至颈上深或颈中深淋巴结（Ⅱ、Ⅲ区）（图 10-5）。

2. 声门下区淋巴管较小，主要引流至声门下区旁、前、下方的结构如喉前、气管前、气管旁淋巴结（Ⅵ

区),然后进入颈下深淋巴结(Ⅳ区),最后可至锁骨上和上纵隔淋巴结(图 10-5)。

3. 真声带基本没有毛细淋巴管,故早期声带癌甚少发生淋巴结转移:T1 病变淋巴结转移率为 0,T2 病变淋巴结转移率最高不超过 5%。但一旦至 T3~4,淋巴结转移率相应增加,可达 15%~30%。

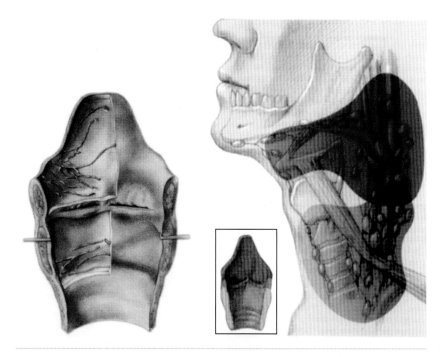

图 10-5　声门上、下区淋巴管的特点及颈部好发转移部位

三、临床分期

最新分期为 2017 年第八版 UICC/AJCC 标准,同第七版比较变化在于将 T3 甲状软骨微小受侵定义为内侧骨皮质受侵,T4a 的甲状软骨受侵细化为侵犯至外侧骨皮质,T4b 将椎前筋膜改为椎前间隙,余完全等同第七版。

(一)声门上区癌

T1:肿瘤局限于声门上一个亚区,声带活动正常。

T2:肿瘤累及声门上区一个以上邻近结构的黏膜,或声带受侵,或病变超出声门上区(如舌根黏膜、会厌溪、梨状窝内侧壁的受侵),不伴有喉的固定。

T3:肿瘤限于喉内,声带固定和 / 或侵犯以下任何一个结构:环后区、会厌前间隙、声门旁间隙和 / 或甲状软骨内侧骨皮质的受侵。

T4:中晚期或非常晚期局部病变。

　　T4a:中晚期局部病变,肿瘤侵犯甲状软骨外侧骨皮质,和 / 或喉外受侵(如气管、颈部软组织包括舌外肌、带状肌、甲状腺或食管)。

　　T4b:非常晚期局部病变,肿瘤侵犯椎前间隙,包绕颈动脉,或侵犯纵隔结构。

注:声门上区的亚区包括舌骨上会厌、舌骨下会厌、杓会厌皱襞(会厌披裂皱襞)、室带(假声带)、披裂。

（二）声门癌

除 T4a 增加了环状软骨受侵外,第七、八版 UICC/AJCC 标准声门癌的临床 T 分期完全相同。

T1:肿瘤限于声带,可以累及前、后联合,声带活动正常。

 T1a:肿瘤限于一侧声带。

 T1b:肿瘤侵犯两侧声带。

T2:肿瘤累及声门上区,和 / 或声门下区,和 / 或声带活动受限。

T3:肿瘤限于喉内,声带固定,和 / 或侵犯声门旁间隙,和 / 或甲状软骨内侧骨皮质的受侵。

T4:中晚期或非常晚期局部病变。

 T4a:肿瘤侵犯甲状软骨外侧骨皮质和 / 或喉外受侵(如气管、环状软骨、颈部软组织包括舌外肌、带状肌、甲状腺或食管)。

 T4b:非常晚期局部病变,肿瘤侵犯椎前间隙,包绕颈动脉,或侵犯纵隔结构。

（三）声门下区癌

T 分期无明显变化:

T1:肿瘤局限于声门下区。

T2:肿瘤累及声带,声带活动正常或受限。

T3:肿瘤限于喉内,声带固定,和 / 或侵犯声门旁间隙,和 / 或甲状软骨内侧骨皮质的受侵。

T4:中晚期或非常晚期局部病变。

 T4a:中晚期局部病变,肿瘤侵犯环状软骨或甲状软骨,和 / 或喉外受侵(如气管、颈部软组织包括舌外肌、带状肌、甲状腺或食管)。

 T4b:非常晚期局部病变,肿瘤侵犯椎前间隙,包绕颈动脉,或侵犯纵隔结构。

四、治疗原则

喉癌的治疗以手术和放疗为主。

在喉功能保留的前提下,手术是首选的治疗手段。但如果首选手术需要全喉切除,而患者又无明显喘鸣、周围软骨结构无明显破坏、肿瘤无明显坏死且表现为外凸形生长的患者,可采用术前放疗 + 手术的综合治疗策略,如 50Gy 复查瘤体消除满意,则可改为根治性放疗,手术留待复发挽救时用;也可采用诱导化疗 2~3 周期来筛选放疗敏感患者。如患者有以上不良因素,则建议直接手术切除,术后根据术中所见、术后病理检查、术后分期等因素决定是否术后放疗。

具体参见第四章头颈部肿瘤概论中相关内容。

五、疗效和失败模式

目前喉癌总的 5 年生存率超过 50%,预后与全身情况、病理类型、临床分期、肿瘤部位等多种因素有关。

一般而言,预后声门型 > 声门上型、声门下型 > 贯通型。

治疗失败的主要原因:局部 > 区域 > 远处转移、第二原发癌,因此喉癌疗效的改进在于局部区域控制的进一步改善。

六、放射治疗指征

(一) 单纯放射治疗指征

1. 有手术禁忌证,或拒绝手术的早期喉癌(Ⅰ、Ⅱ期)。

2. 低分化癌或未分化癌可首选放疗。

3. 可手术中晚期患者经计划性术前放疗肿瘤消失,可改为单纯根治性放疗。

4. 病变可手术但需要全喉切除者,且患者无憋气,肿瘤无坏死、感染,软骨无明显破坏等情况下,可以首选术前放疗+手术的综合治疗方案,放疗中50Gy时复查疗效,如治疗有效,可以追加剂量至根治剂量,如若无效,休息1个月手术切除;但如果患者有放疗相对禁忌证,可直接手术,然后根据具体情况进行术后放疗。

(二) 术后放射治疗指征

1. 手术后切缘不净、残存或安全界不够。

2. 局部晚期病变如T3~4(但对声门型喉癌的T3N0病变,目前在手术切除彻底的前提下已不再建议术后放疗)。

3. 多发淋巴结转移(>N1)或淋巴结包膜受侵。

4. 病理为低分化或分化差的癌,则不论分期及手术切除情况,建议术后放疗。

(三) 气管造瘘口需包括在照射野内进行照射的指征

1. 病变侵及声门下区。

2. 术前行紧急气管切开术者。

3. 颈部软组织受侵(包括淋巴结包膜外受侵)。

4. 气管切缘阳性或安全界不够。

5. 手术切痕通过造瘘口。

(四) 放射治疗相对禁忌证

1. 肿瘤或肿瘤周围组织明显水肿者。

2. 肿瘤或肿瘤周围组织有广泛的坏死或严重感染者。

3. 周围软骨结构明显被肿瘤破坏者。

4. 肿瘤严重阻塞气道,有明显呼吸困难者。

七、常规放射治疗技术

(一) 放疗体位

体位以仰卧位为准,头垫合适角度的头、肩枕使颈椎伸直,面罩固定,行双侧水平野对穿照射。

(二) 放疗设备

因喉位置较为表浅,故不主张过高能量的X线治疗,以4~6MV高能X线或^{60}钴为首选。

(三) 分割剂量

常规分割放疗:术前放疗剂量50Gy/25次/5周;术后放疗剂量60Gy/30次/6周,切缘不净或残存者66~70Gy/33~35次/6.5~7周。

根治放疗剂量66~70Gy/33~35次/6.5~7周。

但对小野照射(如早期声门癌的照射)主张分次剂量高于 2Gy,如 2.1Gy、2.25Gy 或 2.3Gy 的分次放疗;对中晚期患者或高危患者,主张改变分割方式,如采用超分割或加速超分割方式。

(四) 放疗技术

1. 声门癌

具体照射野的设置,应根据肿瘤的具体部位、病变大小而做适当的调整(图 10-6)。

上界:舌骨水平,或舌骨下缘。

下界:环状软骨下缘水平。

前界:颈前缘前 1cm。

后界:椎体的前缘,或椎体的前、中 1/3 交界处。

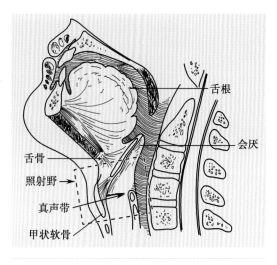

图 10-6　早期声门癌照射野体表标记及模拟定位显示的照射野

如病变位于声带前 1/3~1/2,或前联合受侵,主张不加楔形板的水平野对穿照射,如声带后 1/3 受侵,则可考虑加用合适角度的楔形板以使高剂量区后移,但楔形板最大不能超过 30°。

图 10-7 为两野对穿照射无和有 30° 楔形板的等剂量分布。通过比较显示加用楔形板,使得高剂量区适当后移(红线范围)。

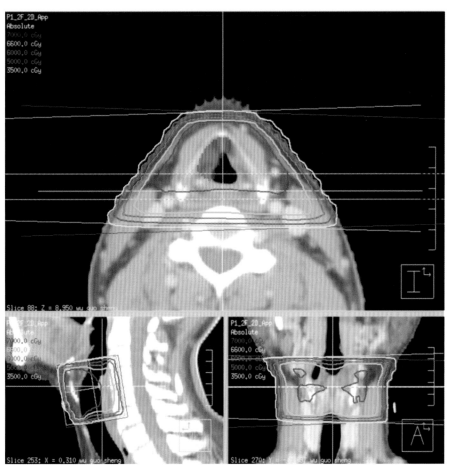

无楔形板

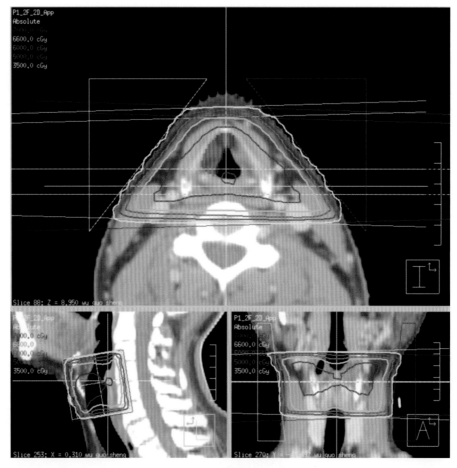

30° 楔形板

图 10-7　T1 声门型喉癌两野对穿照射是否应用楔形板的等剂量分布比较

（红线包括的范围为 70Gy）

2. 声门上癌　N0 的患者也必须行上、中颈淋巴引流区的预防性照射。N0 者下颈锁骨上是否预防性照射与 T 分期有关：T1~2 病变，不考虑下颈锁骨上预防性照射；T3~4 病变，则常规行下颈锁骨上预防性照射。

N+ 的患者如上、中颈淋巴结阳性，则无论 T 分期情况，双侧下颈、锁骨上区，或至少病变侧下颈锁骨上要做预防性照射。

（1）N_0 的患者设野：照射野包括原发病灶及上、中颈部区域性淋巴引流区（图 10-8）。

上界：下颌骨下缘上 1cm 至颈 1 横突水平，或颅底水平连线。

下界：环状软骨下缘水平。

前界：颈前缘，但如果前联合或会厌前间隙受侵，前界应在颈前缘前 1cm，以保证该部位得到足够的剂量供应，避免剂量冷点。

后界：颈椎横突后缘。

（2）N+ 的患者设野：双侧水平野 + 下颈、锁骨上野。双侧水平野的

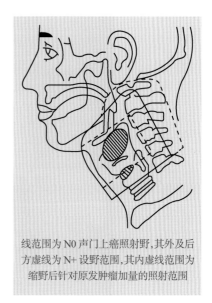

线范围为 N0 声门上癌照射野，其外及后方虚线为 N+ 设野范围，其内虚线范围为缩野后针对原发肿瘤加量的照射范围

图 10-8　声门上区癌的照射野

下、前界同 N0 患者，但上界应至颈 1 上缘颅底水平，后界应相应后移包括颈后淋巴结或根据肿大淋巴结

的位置以完全包括为准(图 10-9)。

下颈锁骨上野的上界与双侧水平野的下界共线,但在共线与体中线相交处的下方应挡铅 2cm×2cm~3cm×3cm,以避免颈髓处两野剂量重叠而造成过量,或挡楔形挡块,下界沿锁骨下缘走行,外界位于肩关节内侧缘内(图 10-9)。

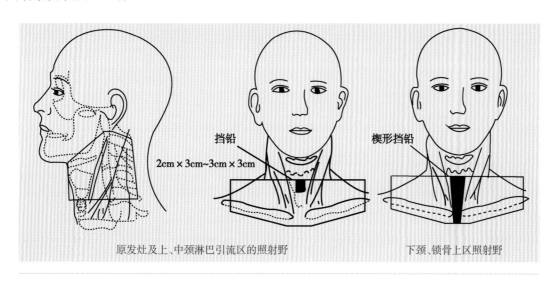

图 10-9 淋巴结转移的声门上区癌的照射野

因喉癌晚期容易侵犯下咽,或喉、下咽均有病灶无法判定其具体原发部位时,为避免颈段食管入口及气管上段的漏照,多主张在面颈野的侧方挡铅(图 10-10),而下颈锁骨上不挡铅。

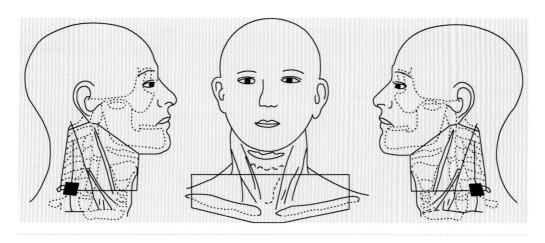

图 10-10 淋巴结转移的声门上区癌的照射野显示下颈不挡铅,挡铅处位于面颈野侧下方

如颈部粗短者,或喉、下咽均有病变者,可采用两侧水平大野对穿照射,将原发肿瘤、区域淋巴引流区包括锁骨上共同包括在一个照射野内,同时转床角 5°~10° 以避开同侧肩部(图 10-11)。

3. 声门下癌

靶区范围:包括肿瘤的原发部位、下颈锁骨上淋巴结、气管及上纵隔。

具体设野方法:

(1)小斗篷野照射技术(mini-mantle field):将原发肿瘤、下颈锁骨上淋巴结和上纵隔全部包括在一个靶区内(图 10-12)。

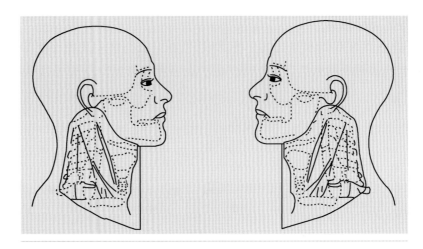

图 10-11　两侧水平大野对穿照射

采用前、后两野对穿的等中心照射技术,等中心点一般选在颈椎椎体前缘水平。前野颈髓不挡铅而后野颈髓挡铅,前后两野剂量比为 4:1,每日同时照射。因颈部前、后间的距离较大,主张用 ≥ 6MV 高能 X 线照射,40Gy 时改为双侧水平野以避开颈髓,包括喉、气管上部,加量至总量 66~70Gy。

（2）先设单前野或前、后两野对穿,上界根据病变侵犯的范围而定,下界接近隆突水平以包括气管、上纵隔。高能 X 线照至 ≤ 40Gy（图 10-13）（为消除颈薄胸厚的影响,可使用大头朝上,小头朝下的楔形板进行校正）时,脊髓处挡 3cm 铅,继续 X 线照射至 50Gy,而挡铅处用合适能量的电子线补量 10Gy,使其总量也达到 50Gy。因下颈、锁骨上及上纵隔已到预防剂量,可停照,然后改为双侧水平野避开颈髓针对喉和气管上段进行加量,使总量达 70Gy 左右。

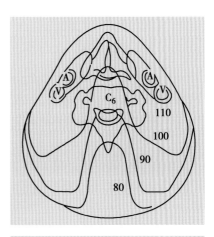

图 10-12　小斗篷野照射技术的剂量分布（10MV X 线）

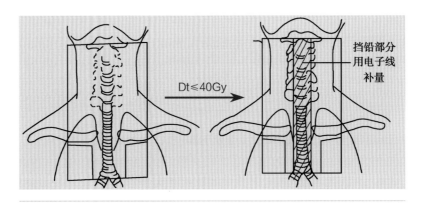

图 10-13　声门下区癌的照射野

八、调强放疗技术

了解和掌握喉癌的临床生长规律及失败模式,对靶区勾画有参考价值和指导意义。下面为不同发病部位喉癌病例的局部侵犯范围（图 10-14~ 图 10-16）。

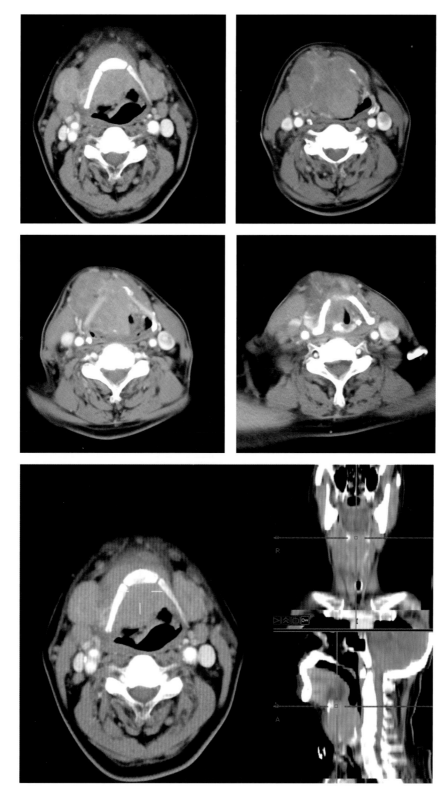

声门上肿物,局部病变范围广泛,向上侵犯舌会厌溪及部分舌根,向前侵犯喉切迹及
颈前软组织,两侧侵犯甲状软骨及带状肌,向下侵犯声带,同时有双侧Ⅱa淋巴结转移

图 10-14　T4N2 声门上型喉癌侵犯范围

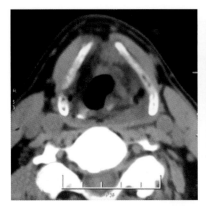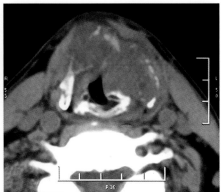

病变侵犯双侧声带、甲状软骨、颈前软组织、左侧披裂

图 10-15　T1b 声门型喉癌激光术后 1 年半局部复发侵犯范围

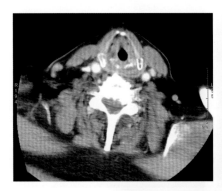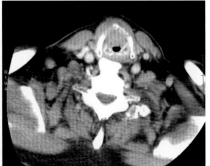

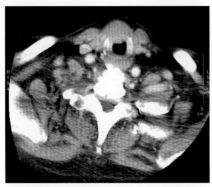

声门下区癌,位于声门下区前部,并侵犯颈前软组织,但声门区正常

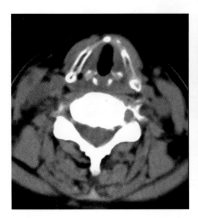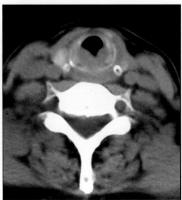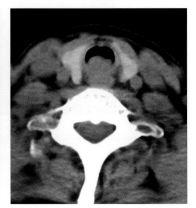

声门下区癌,位于声门下区后部,并侵犯颈段气管、食管,但声门区正常

图 10-16　2 例声门下区喉癌的局部侵犯范围

（一）调强靶区设计

根据临床检查、内镜及影像学检查所见分为 GTV、CTV1、CTV2 等。

1. GTV 分为原发肿瘤的 GTVp 及转移淋巴结的 GTVnd；术后放疗者，原发肿瘤、转移淋巴结所在的部位为瘤床，分别为 GTVtb、GTVnd-tb。

2. CTV1 勾画根据原发肿瘤部位及病变范围的不同而不同。

声门上区癌、T3~4 声门癌的 CTV1 设计基本相似：包括 GTV、全部喉结构、梨状窝、声门旁间隙、会厌前间隙、舌会厌溪、部分舌根和整个甲状软骨、环状软骨，以及高危淋巴引流区（Ⅱ~Ⅲ区）；因喉和下咽关系密切，因此 CTV1 在包括全喉的基础上一般包括下咽全部结构。

声门下区癌：在声门上区勾画的基础上包括双侧Ⅵ区淋巴结。

T1~2 声门癌：只有一个 CTV：T1 声门癌仅包括全喉即可，同常规照射野所包括的范围，T2 声门型喉癌在包括全喉的基础上，建议包括Ⅱa 淋巴引流区。

3. CTV2 下颈锁骨上预防照射区域。

将相应靶区外放 3~5mm 即为 PTV，考虑到吞咽时喉向上、向前活动的幅度较大，因此上方和前方的 PTV 可相应扩大至 5~10mm。

临床一定要注意，如病变侵及前联合，或颈前软组织，GTVp 外扩的 PTV 在颈前区绝对不能按常规缩至皮下 3mm，否则治疗后颈前容易复发，应在颈前皮缘，此时颈前填充 5mm 填充物以避免颈前区低量（图 10-17）。

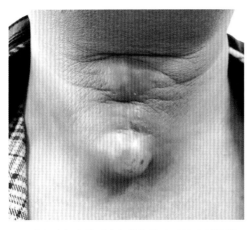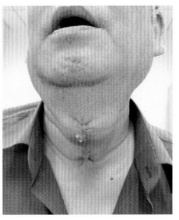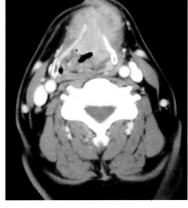

T1 声门癌侵犯前联合切缘阳性术后放疗颈前低量导致的复发　　T2 声门癌侵犯前联合单纯术后半年颈前复发

图 10-17　2 例早期声门型喉癌前联合受侵的失败模式

分次剂量及总剂量按 PTV 给量：

GTV 分次剂量 2.12Gy，总剂量 69.96Gy/33 次（根治性放疗）。

CTV1 分次剂量 1.82Gy，总剂量 60.06Gy/33 次。

CTV2 分次剂量 1.82Gy，总剂量 50.96~54.6Gy/28~30 次。

早期声门型喉癌，GTVp 可以用分次较大的剂量如 2.2Gy、2.3Gy 甚至更高，但总剂量应有所下降。

（二）病例介绍

1. 声门型喉癌的调强放疗

【病例 1】男性，80 岁，声音嘶哑半年。内镜检查见右侧声带表面粗糙不平，累及右侧声带全长，向前侵及前联合,左侧声带可见白斑,双侧声带活动正常,活检中分化鳞癌。

　　临床诊断:右侧声门型喉癌,T1bN0M0。

　　治疗方案:根治性调强放疗,剂量 67.5Gy/2.25Gy/30 次,放疗终儿达完全缓解(CR),现无瘤生存 1 年、正常发音(图 10-18、图 10-19)。

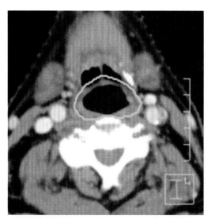
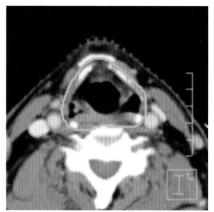

CTV 上界包括会厌游离缘　　　　　　喉切迹水平的 CTV 包括全喉及下咽

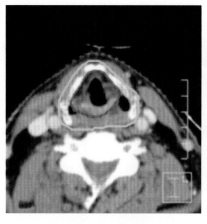
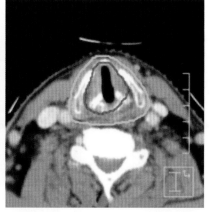

CTV 包括全喉(甲状软骨、喉旁间隙、　　　CTV 包括声带水平的全喉及下咽
室带)及下咽

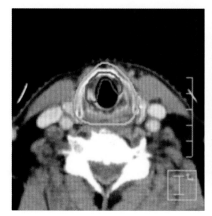
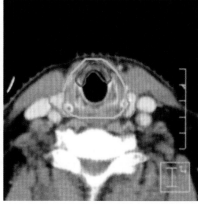
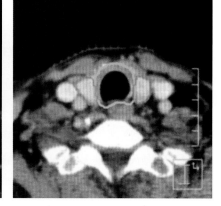

CTV 包括甲状软骨、环状软骨、声门下区域及气管上缘,下界位于环状软骨下缘水平

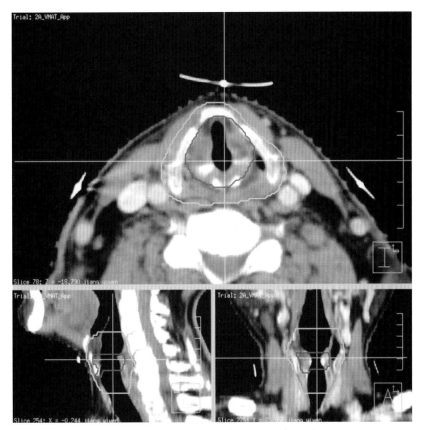

三维层面显示的靶区（蓝线 GTVp；绿线 CTV）

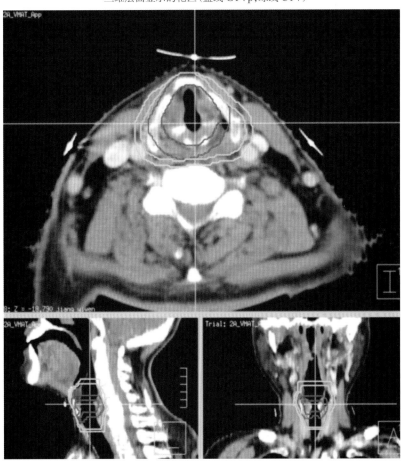

GTVp、CTV 外扩形成的 PTV（红线 PTVp；天蓝线 PTV）位于颈前缘，
不能收至皮下 3mm

三维层面显示的靶区剂量分布

图 10-18　T1N0 声门型喉癌调强放疗靶区及剂量分布

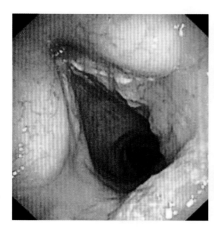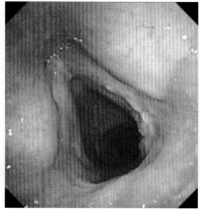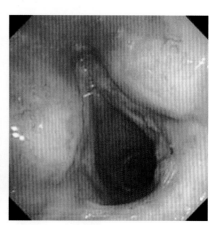

放疗前　　　　　　　　　　　放疗终　　　　　　　　　　放疗后 3 个月

图 10-19　T1N0 声门型喉癌调强放疗的纤维喉镜检查

　　【病例2】男性,45岁,左侧声带病变侵及左侧声带全长、前联合及对侧声带及双侧室带,声带活动正常,活检病理高分化鳞癌。

　　临床诊断:左侧声门型喉癌,T2N0M0。

　　治疗方案:手术或放疗。患者拒绝手术,选择根治性放疗+西妥昔单抗靶向治疗。

　　放疗技术:采用全程IMRT,GTV包括内镜检查及影像学检查显示的肿瘤,总剂量69.96Gy/2.12Gy/33次;CTV包括全喉、喉旁间隙、喉周软骨、上中颈部淋巴引流区(Ⅱa、Ⅲ区),上界颈1下缘,下界环状软骨下缘,总剂量60.06Gy/1.82Gy/33次(图10-20)。

　　治疗效果:肿瘤完全消失。现无瘤生存10年,正常发音(图10-21)。

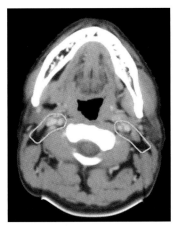 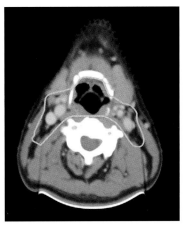

CTV上界至颈1下缘包括双侧Ⅱa、　　　CTV包括舌会厌溪、声门上喉(会厌)
　　　　　　部分Ⅱb　　　　　　　　　　　　及双侧Ⅱa、部分Ⅱb

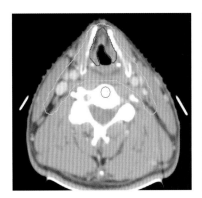 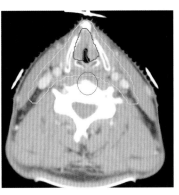 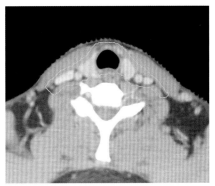

　　CTV包括全喉、下咽、双侧Ⅱa、部分Ⅱb　　　　　CTV下界位于环状软骨下缘包括其上方的
　　　　　　　　　　　　　　　　　　　　　　　　　　　　Ⅲ区,避开颈段食管

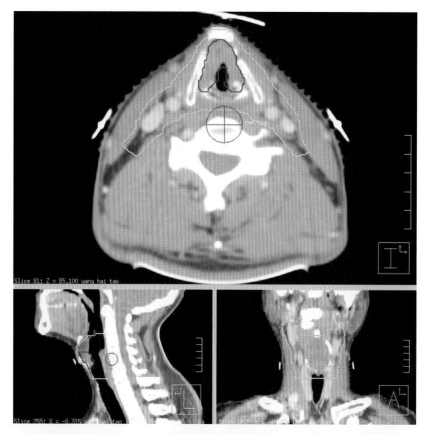

三维层面显示的靶区

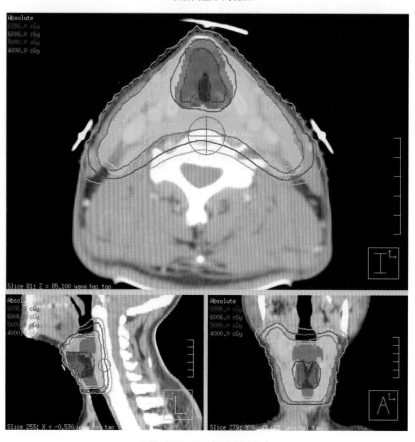

三维层面显示的靶区剂量分布

图 10-20　T2N0 声门型喉癌调强放疗靶区及剂量分布

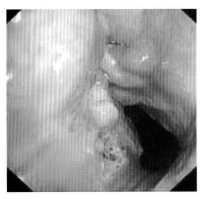 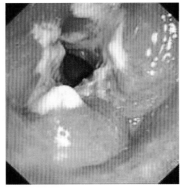 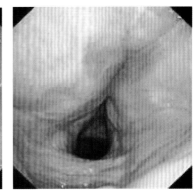

放疗前内镜显示的病变部位　　　　放疗终内镜肿瘤部位完全为伪膜覆盖　　　放疗后 3 个月内镜检查恢复正常

图 10-21　放疗前、放疗终、放疗后的纤维喉镜所见

【病例 3】男性,52 岁,声门区高分化鳞癌,侵及右侧声带全长、前联合及右侧声门旁间隙,声带活动正常。

临床诊断:声门型喉癌,T3N0M0。

治疗方案:手术或放疗。患者选择同步放化疗。

放疗技术:采用全程同步加量 IMRT,靶区设计为 GTVp 和两个 CTV(图 10-22)。

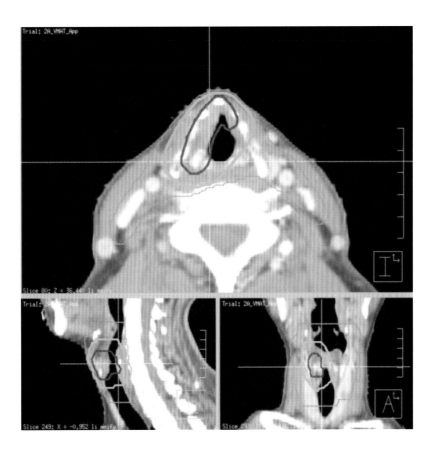

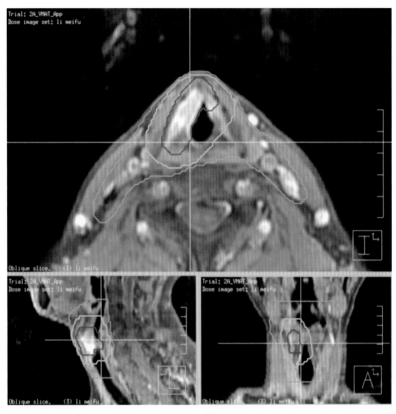

CT/MRI 显示的靶区

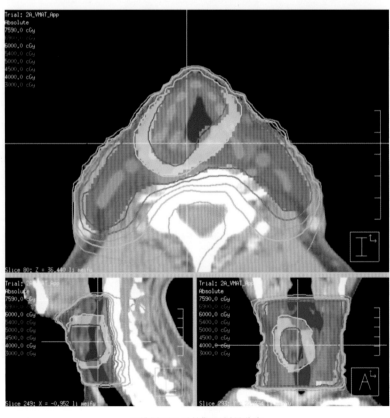

三维层面显示的靶区剂量分布

图 10-22　T3N0 声门型喉癌调强放疗靶区及剂量分布

GTVp 69Gy/2.3Gy/30 次。

CTV1 在 GTVp 的基础上外放 5mm 并适当修正,给予 60Gy/2Gy/30 次。

CTV2 包括全喉、喉旁间隙、喉周软骨、上中颈部淋巴引流区(Ⅱa、Ⅲ区),上界颈 1 下缘,下界环状软骨下缘,总剂量 54Gy/1.8Gy/30 次。

治疗结果:肿瘤完全消失。现无瘤生存 1 年,正常发音(图 10-23)。

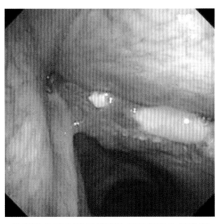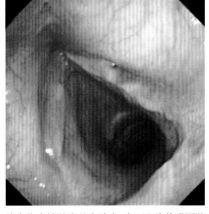

放疗前内镜右侧声带肿物侵及前联合及喉室　放疗终内镜肿瘤基本消失,表面少许伪膜覆盖

图 10-23　放疗前、放疗终、放疗后的纤维喉镜所见

【病例 4】男性,65 岁,声嘶 3 个月、憋气 1 个月,纤维喉镜检查发现声门区占位,活检提示中高分化鳞癌。

放疗前内镜:喉部会厌根部可见菜花样肿物,向下延伸侵及双侧室带和声带,声门入口变窄。因甲状软骨破坏及颈前软组织受侵,临床分期 T4N0M0。

治疗方案:MDT 拟定"全喉切除 + 术后放疗",但患者拒绝手术,选择根治性放疗 +DDP 同步化疗。

放疗技术:采用全程 IMRT,GTVp 69.96Gy/2.12Gy/33 次;上中颈有散在小淋巴结不够诊断标准也勾画出来,希望靶区内的高剂量点限制在 GTVnd 内;CTV 包括全喉、喉旁间隙、喉周软骨、舌会厌溪、部分舌根、全颈淋巴引流区(Ⅱ、Ⅲ、Ⅳ区),上界颈 1 横突水平,下界锁骨上缘,总剂量 60.06Gy/1.82Gy/33 次。

因患者前联合及颈前软组织受侵,且喉随吞咽上下移动,因此 GTVp 的 PTV 给予上方外扩 1cm、前界外扩 5mm、其他方向 3mm,如此 PTV 前界在喉外,此时颈前填充 5mm 填充物以避免颈前区低量(图 10-24、图 10-25)。

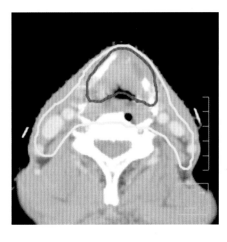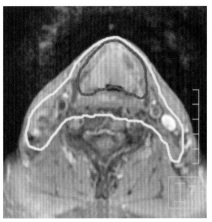

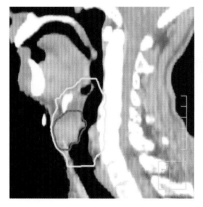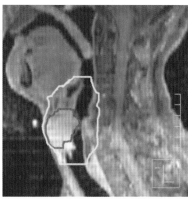

GTVp 最大层面的勾画同时参考 CT/MRI

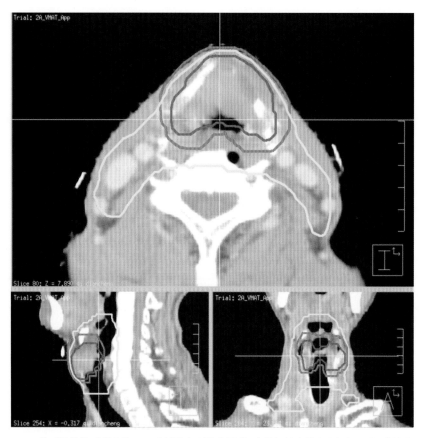

GTVp(红线)外扩后形成的 PTV(粉线)在颈前皮缘前,应增加填充物(图中未显示),黄线为CTV 下图为从上至下的靶区勾画

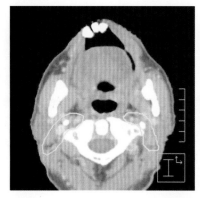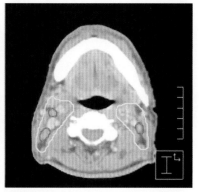

CTV 上界位于颈一横突水平并逐步向下过渡包括双侧 Ⅱ 区

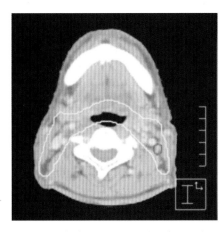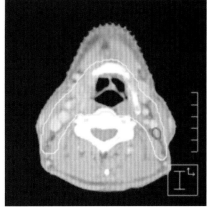

CTV 包括部分舌根、舌会厌溪、双侧Ⅱ区（口咽水平咽后壁保护，喉水平咽后壁位于 CTV 内）

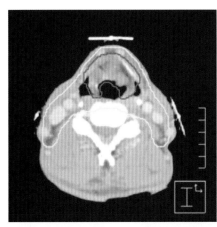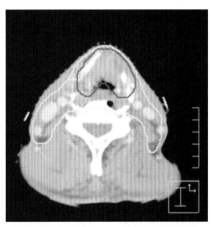

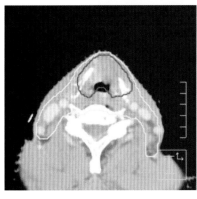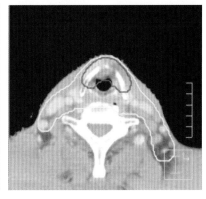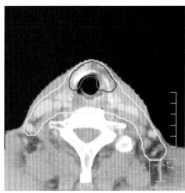

CTV 包括全喉，下咽，甲状软骨，环状软骨，颈前肌，双侧Ⅱ、Ⅲ区、部分Ⅴ区

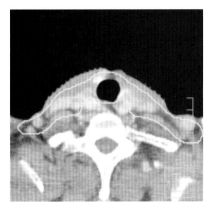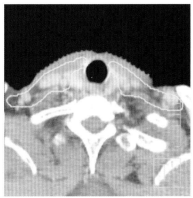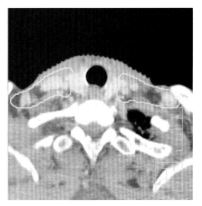

CTV 包括声门下、部分气管，并逐步过渡到双侧Ⅳa区

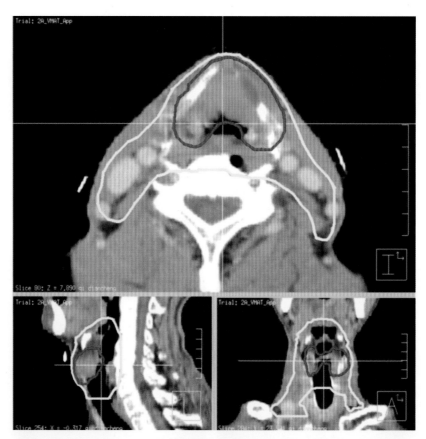

三维层面显示的靶区

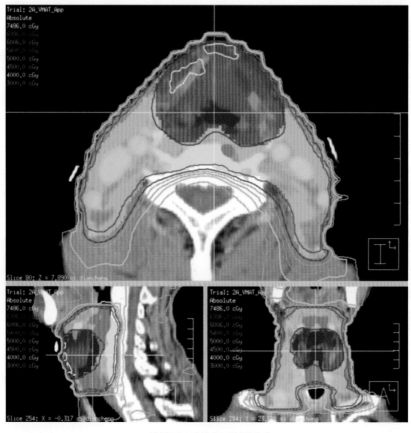

三维层面显示的靶区剂量分布

图 10-24　T4N0 声门型喉癌调强放疗靶区及剂量分布

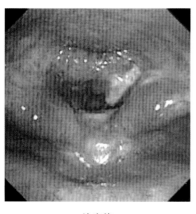
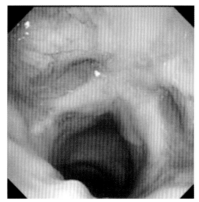
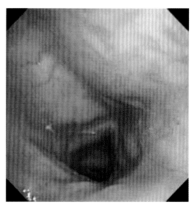

| 放疗前 | 放疗终 | 放疗后 3 个月 |

图 10-25　纤维喉镜检查所见

2. 声门上型喉癌的调强放疗

【病例 1】男性,75 岁,右侧中颈部巨大包块,穿刺证实为癌,纤维鼻咽喉镜见右侧声门上区局部病变,活检证实为鳞癌,临床诊断为声门上区鳞癌、右中颈淋巴结转移合并右侧颈静脉瘤栓,临床分期 T1N3M0,无法手术。

治疗方案:放疗 + 泰欣生靶向治疗 + 右侧颈部微波热疗。

靶区设计:GTVp、GTVnd 分别为右侧声门上区肿瘤及右中颈部转移淋巴结,总剂量 69.96Gy/2.12Gy/33 次;

CTV 为一个靶区,包括全喉、喉旁间隙、喉周软骨、全颈部淋巴引流区(Ⅱa、Ⅲ、Ⅳ、病变侧Ⅴ区),上界病变侧位于颅底水平、对侧位于颈 1 横突,下界锁骨下缘,总剂量 60.06Gy/1.82Gy/33 次(图 10-26)。

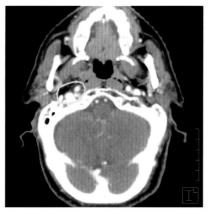
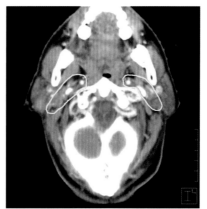

| CTV 上界包括病变侧即右侧颅底处Ⅱ区 | CTV 包括双侧颈 1 横突水平的Ⅱ区 |

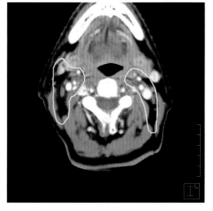
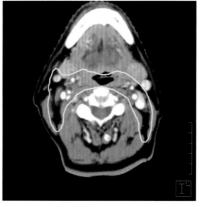

| CTV 包括双侧Ⅱ区、右侧部分Ⅰb | CTV 包括双侧Ⅱ区、右侧部分Ⅰb、口咽 |

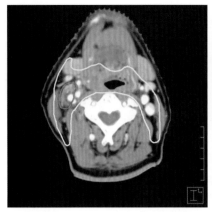
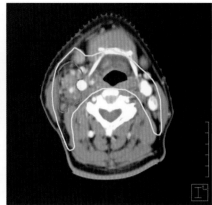

CTV 包括右侧转移淋巴结、舌根、口咽侧后壁、声门上喉、双侧Ⅱ区、右侧部分Ⅰb

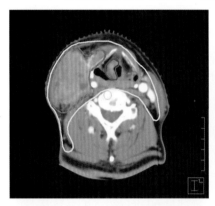
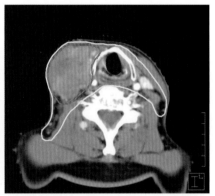

CTV 包括右侧转移淋巴结、全喉、下咽、双侧Ⅲ、Ⅵ区、右侧Ⅴa

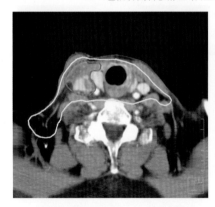
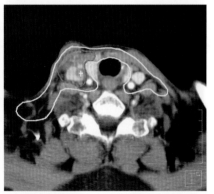

CTV 包括右侧转移淋巴结、颈静脉瘤栓、全喉、下咽、颈段食管入口、双侧Ⅲ、Ⅵ区、右侧Ⅴa
（右图白色"+"为颈静脉瘤栓）

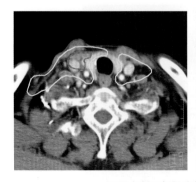
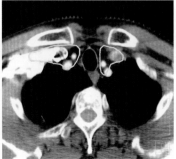

CTV 包括双侧Ⅳ、右侧Ⅴb、转移淋巴结　　　　　　CTV 包括右侧锁骨上区域

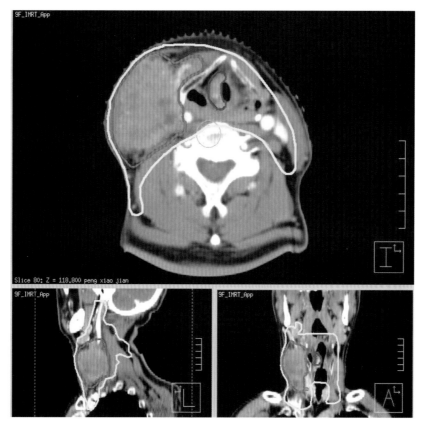

三维层面显示的靶区

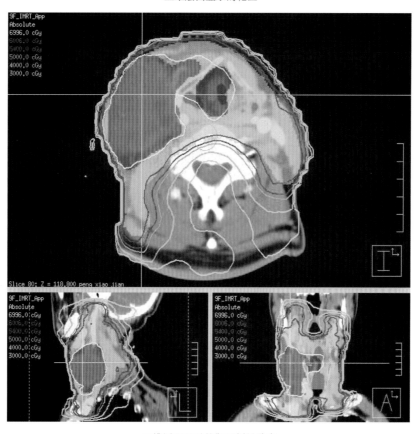

三维层面显示的靶区剂量分布

图 10-26　T1N3 声门上喉癌调强放疗靶区及剂量分布

治疗效果：疗中复查内镜,原发肿瘤完全消失(图10-27)。疗终复查颈部肿物缩小2/3,疗后3个月右侧颈部淋巴结清扫术。放疗后2年患者死于颈部复发。

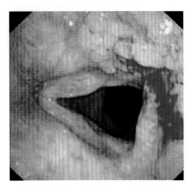
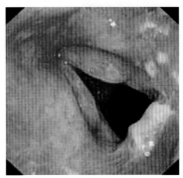

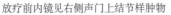

放疗前内镜见右侧声门上结节样肿物　　放疗中内镜见右侧声门上肿物消失,
　　　　　　　　　　　　　　　　　　仅局部肿胀

图10-27　纤维喉镜检查所见

【**病例2**】男性,55岁,咽部异物感半年,加重3个月,纤维喉镜见会厌舌面菜花样肿物,活检中分化鳞癌,影像检查双上颈可见转移淋巴结,临床诊断声门上区鳞癌双侧上颈淋巴结转移,临床分期T2N2cM0,ⅣA期。患者因酒精性肝病不能手术,行根治性放疗。

放疗技术：放疗采用全程IMRT。GTVp、GTVnd分别为会厌舌面肿瘤及双上颈及右中颈部转移淋巴结,总剂量69.96Gy/2.12Gy/33次;CTV1包括后部舌根、舌会厌谷、全喉、下咽、右侧颈部(部分Ⅰb、Ⅱ、Ⅲ、Ⅳ、Ⅴ区)及左上中颈淋巴引流区,总剂量60.06Gy/1.82Gy/33次;CTV2仅包括对侧即左侧下颈锁骨上区域,总剂量50.96Gy/1.82Gy/28次(图10-28)。

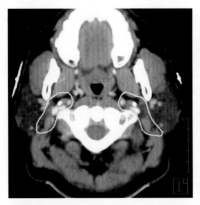
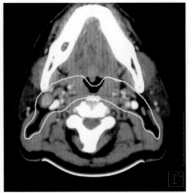

CTV1包括双侧Ⅱ区　　　　　　　　CTV1包括口咽侧壁、后壁、双侧Ⅱ区

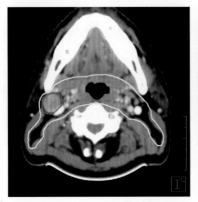
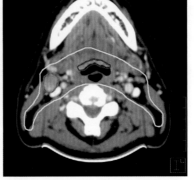

CTV1包括部分舌根、舌会厌溪、舌骨上会厌、双侧Ⅱ区

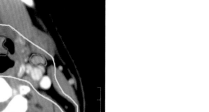

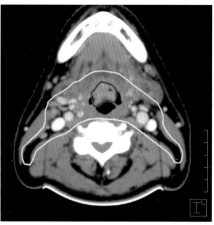

CTV1 包括部分舌根、舌骨上会厌、舌会厌溪、双侧Ⅱ区

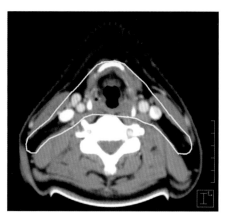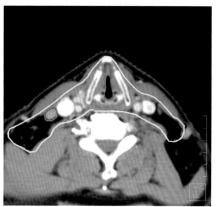

CTV1 包括全喉、下咽及双侧Ⅱ、Ⅲ、病变侧Ⅴ区

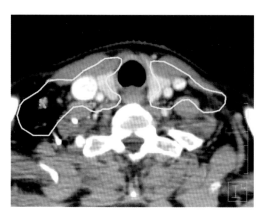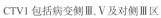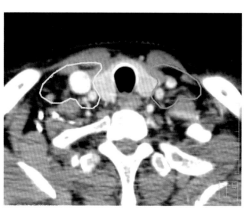

CTV1 包括病变侧Ⅲ、Ⅴ及对侧Ⅲ区　　　　环状软骨下缘对侧Ⅳ区设计为 CTV2

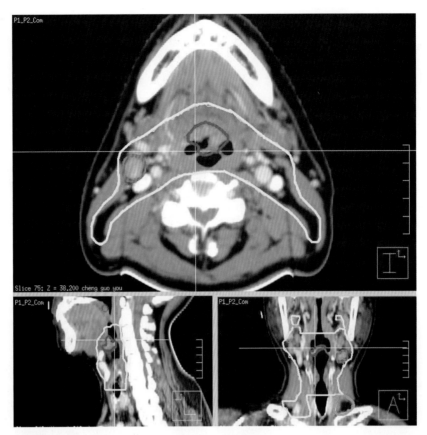

三维层面显示的靶区

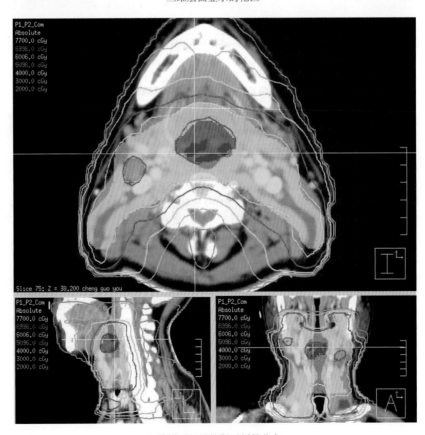

三维层面显示的靶区剂量分布

图 10-28　T2N2cM0 声门上喉癌的调强放疗靶区及剂量分布

治疗效果:放疗终内镜及影像复查肿瘤完全消失(图 10-29)。放疗后定期复查,放疗后 3 年发现右侧舌根复发(图 10-30),手术挽救,现术后又无瘤生存 5 年(图 10-31)。

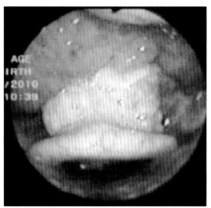 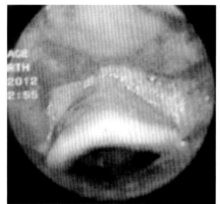

放疗前内镜　　　　　　　　　　　　　　放疗后 2 年内镜

图 10-29　放疗前及放疗后 2 年纤维喉镜所见

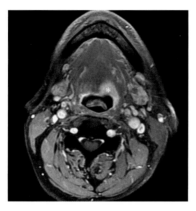 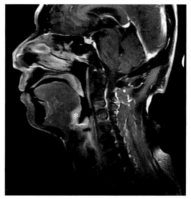

图 10-30　放疗后 3 年右侧舌根复发(＊复发病灶)

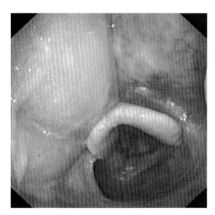 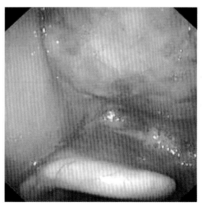 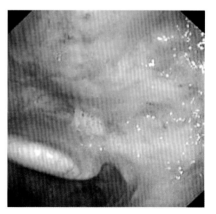

挽救性手术后 5 年,内镜检查见左侧舌根及左侧咽会厌皱襞呈术后改变,皮瓣平整,未见肿瘤复发征象

图 10-31　纤维喉镜检查所见

3. 声门下型喉癌的调强放疗

【病例】男性,48 岁,声音嘶哑 3 个月,纤维喉镜发现声门下肿物,活检小细胞癌。

临床诊断:声门下区小细胞癌,喉前淋巴结及左侧颈部淋巴结转移。

临床分期:T1N2M0,Ⅳa 期。

治疗方案:诱导化疗 + 放疗:CE 方案化疗 6 个周期,几达 CR。

靶区设计:GTVp 以化疗前肿瘤的范围为主,总剂量 66Gy/2Gy/33 次;一个 CTV,CTV 上界位于颈 1 上缘、下界位于锁骨下缘,包括全喉、下咽、部分气管以及双侧 Ⅱ、Ⅲ、Ⅵ区淋巴引流区,总剂量 60.06Gy/1.82Gy/33 次。

治疗效果:放疗后 3 个月肝多发转移,全身化疗无效,现安罗替尼靶向治疗中,肿瘤稳定(图 10-32、图 10-33)。

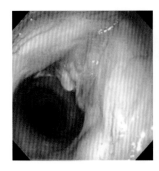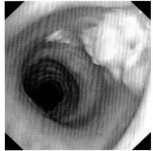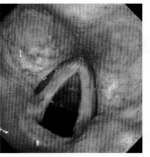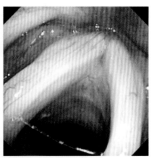

疗前　　　　　　　　　　　　　6 个周期化疗后

纤维喉镜检查所见

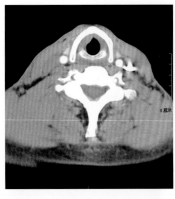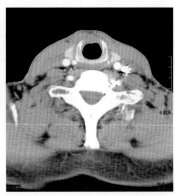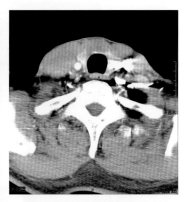

化疗前 CT 显示声门下前壁软组织增厚,甲状腺峡部可见软组织结节,左中颈深多发小淋巴结

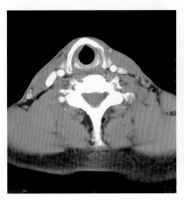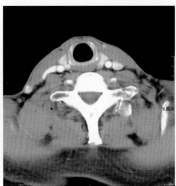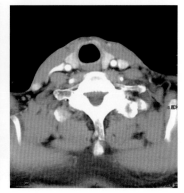

化疗后 CT 显示声门下及喉前软组织影完全消失,左中颈部淋巴结也有缩小

图 10-32　化疗前后效果

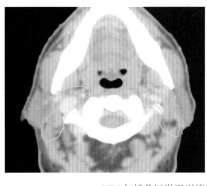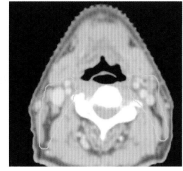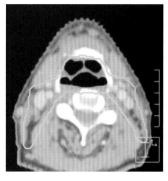

CTV 包括Ⅱ区淋巴引流区及舌会厌溪、会厌、会厌咽皱襞等声门上喉结构及咽后壁

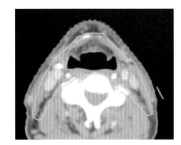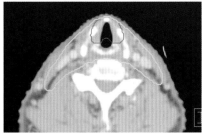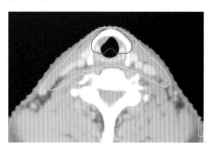

CTV 包括全喉、下咽及Ⅲ、Ⅵ区淋巴引流区

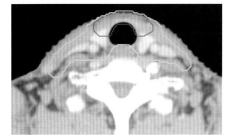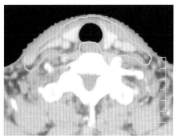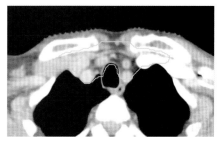

CTV 包括声门下区、气管以及Ⅳ、Ⅵ区淋巴引流区

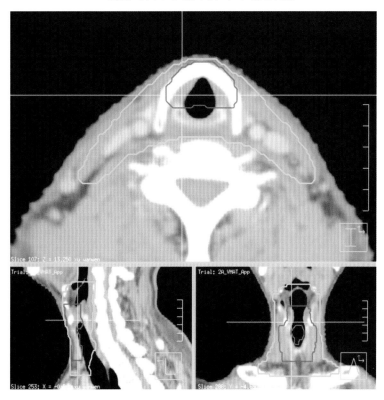

三维层面显示的靶区

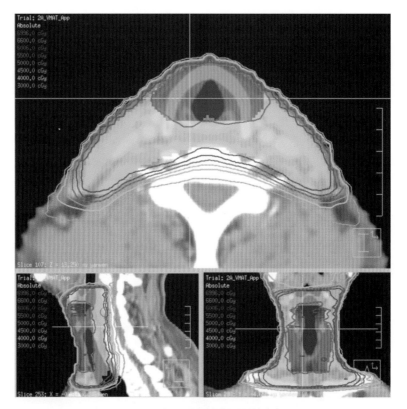

三维层面显示的靶区剂量分布

图 10-33　T1N2M0 声门下喉癌的调强放疗靶区及剂量分布

4. 喉癌术后放疗

【病例】男性,66 岁,喉癌术后放疗。疗前 CT 显示左侧声门上区肿物侵犯会厌咽皱襞、会厌左侧缘、声门上区、声门区、披裂(图 10-34),声门上水平喉 + 颈清扫,术后病理中分化鳞癌,肿瘤广泛累及会厌喉面、左侧室带、会厌皱襞,侵透会厌软骨达周围纤维脂肪组织,淋巴结转移癌 4/36,分别位于两侧Ⅲ区。临床分期 T4N2cM0。

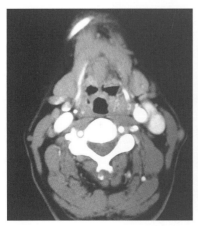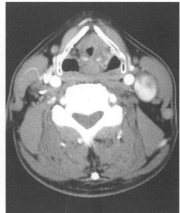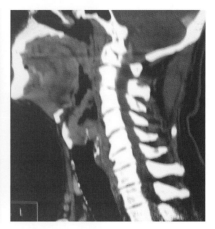

左侧声门上区肿物侵犯左侧会厌咽皱襞、会厌、声门区、披裂

图 10-34　疗前 CT 显示的病变范围

治疗方案: 术后放疗。

放疗技术: GTVtb 为术前检查、术中所见肿瘤范围,总剂量 65.72Gy/2.12Gy/31 次;因有双侧颈部淋巴结转移,仅设计一个 CTV,包括全喉、喉旁间隙、喉周软骨、双侧颈部引流区(Ⅱ、Ⅲ、Ⅳ区),上界颅底水平,下界锁骨上缘,总剂量 60.14Gy/1.94Gy/31 次(图 10-35)。

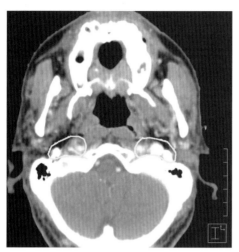
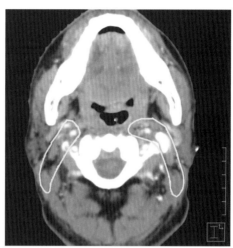

CTV 包括双侧Ⅱ区

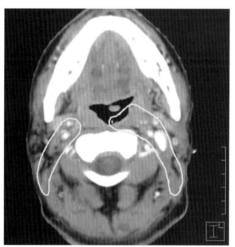
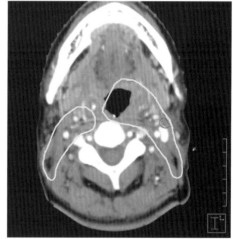

CTV 包括左侧口咽、双侧Ⅱ区

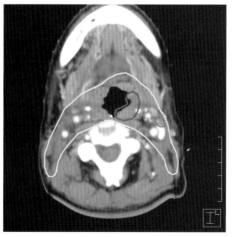
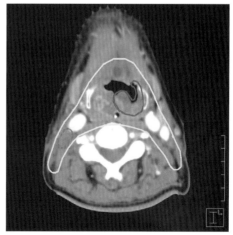

CTV 包括口咽、声门上、瘤床、双侧Ⅱ区

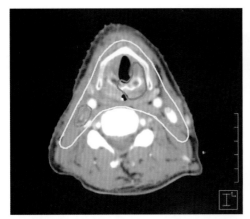
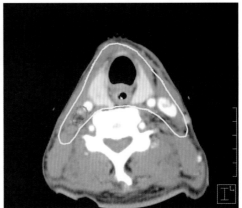

CTV 包括全喉、下咽、双侧Ⅲ、Ⅵ区

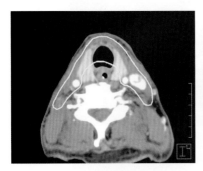
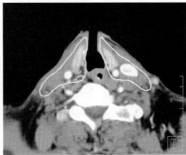
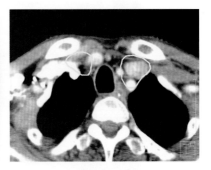

CTV 包括声门下区、吻合口及双侧Ⅳ区，避开颈段食管　　　　最下层面 CTV 包括双侧锁骨上淋巴区

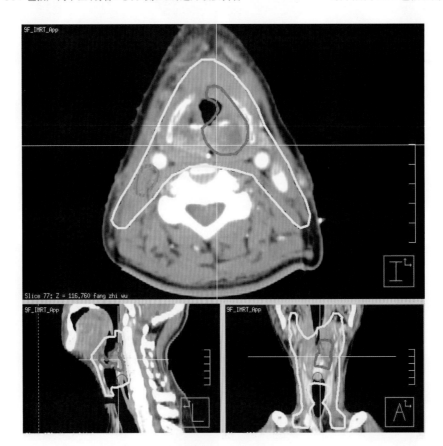

三维层面显示的靶区

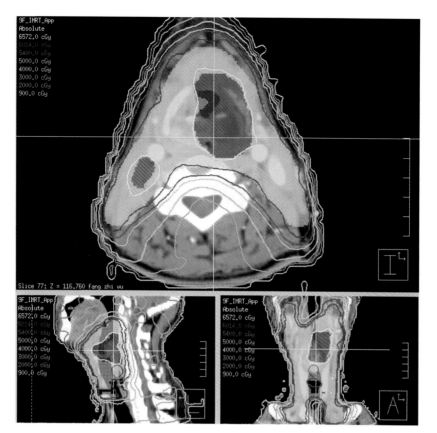

三维层面显示的靶区剂量分布

图 10-35　声门上喉癌术后调强放疗靶区及剂量分布

第十一章 下 咽 癌

一、应用解剖

下咽始于会厌咽皱襞水平,终于环状软骨下缘,与颈段食管相连,相当于第3~6颈椎的前方。

下咽在临床上分为3个区域(图11-1~图11-3)。

1. **梨状窝区** 有两个壁:内侧壁和外侧壁。内侧壁由杓会厌皱襞和喉侧壁组成。外侧壁由甲状软骨翼构成。后方开放与下咽相通。

2. **环后区** 即环状软骨后缘的区域。其上至杓会厌皱襞,下至环状软骨下缘,外邻梨状窝。

3. **咽后壁区** 会厌溪的底部(相当于舌骨水平)至环状软骨下缘之间的咽后壁。

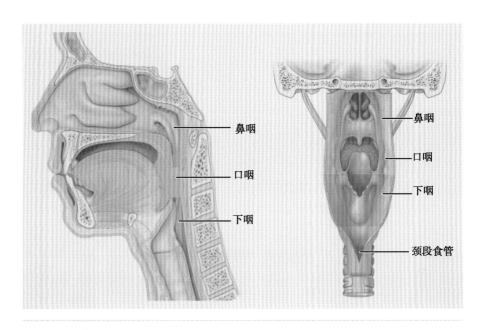

图 11-1　咽部分区

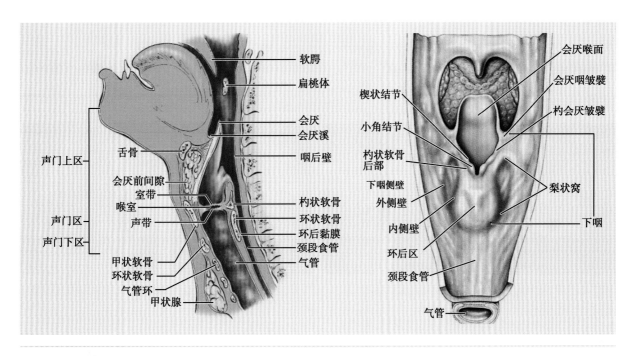

图 11-2　下咽解剖

二、临床特点

发病部位:梨状窝癌最常见,其次为咽后壁癌,环后区癌少见。

病理类型:95% 以上为鳞癌,且其分化程度较低。

下咽容易侵犯周围结构,且沿黏膜下蔓延(图 11-4)。

下咽有丰富的淋巴网,下咽癌的颈部淋巴结转移相当多见且易早期出现。常见的转移部位为上、中颈深淋巴结(Ⅱ、Ⅲ区),其次为脊副链淋巴结(即颈后淋巴结,Ⅴ区)和咽后淋巴结(Ⅶ区)。

不同部位起源的下咽癌咽后淋巴结转移概率不同:下咽后壁、外侧壁和梨状窝外侧壁发生的肿瘤咽后淋巴结转移发生率高,而环后区发生的下咽癌则咽后淋巴结转移少见。

下咽癌可以沿黏膜蔓延较远的距离,尤其是下咽后壁、外侧壁和梨状窝外侧壁发生的肿瘤。

另外,下咽癌合并食管第二原发癌的概率颇高,可同时或异时发生,因此下咽癌内镜检查务必包括纤维鼻咽喉镜检查和胃镜结合碘染色检查,如此食管早期癌包括原位癌的发现可高达 30%。

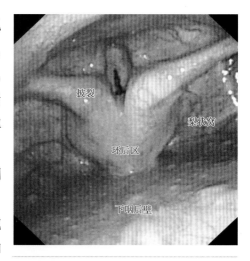

图 11-3 下咽的纤维喉镜所见

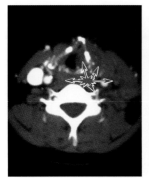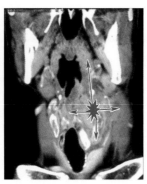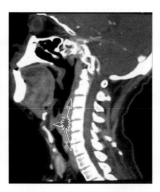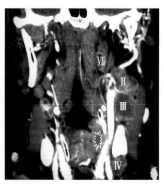

向前侵犯喉,向上侵犯口咽、软腭,向下侵犯颈段食管,双侧Ⅱ、Ⅲ及病变侧Ⅳ区、咽后淋巴结(Ⅶa)转移
左侧下咽癌侵犯范围

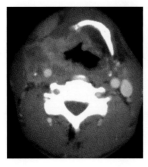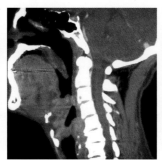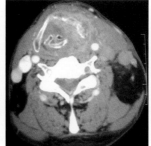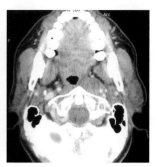

右侧下咽癌侵犯喉、口咽、舌会厌溪及部分舌根　　　　左侧下咽癌侵犯喉、甲状软骨、颈部软组织,左咽后淋巴结转移

图 11-4 CT 显示的不同病例下咽癌侵犯范围

三、临床分期

2017年第八版 UICC/AJCC 标准同第七版。

T 分期(图 11-5)

TX:原发肿瘤不能评估。

Tis:原位癌。

T1:肿瘤局限于下咽的一个解剖亚区,和 / 或肿瘤的最大径 ≤ 2cm。

T2:肿瘤侵犯下咽一个以上亚区,或邻近组织,或肿瘤的最大径 >2cm,但 ≤ 4cm,不伴有半喉固定。

T3:肿瘤的最大径 >4cm,或伴有半喉固定,或食管受侵。

T4:中晚期局部病变和非常晚期局部病变。

T4a:中晚期局部病变,肿瘤侵犯甲状软骨 / 环状软骨、舌骨、甲状腺,或颈前正中软组织(包括喉前带状肌和皮下脂肪)。

T4b:非常晚期局部病变,肿瘤侵犯椎前筋膜,包绕颈动脉,或侵犯纵隔结构。

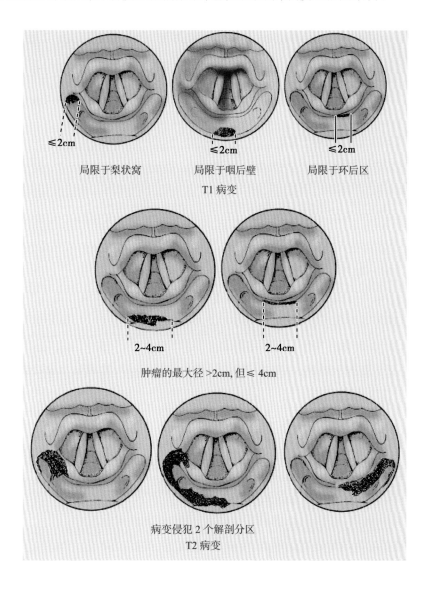

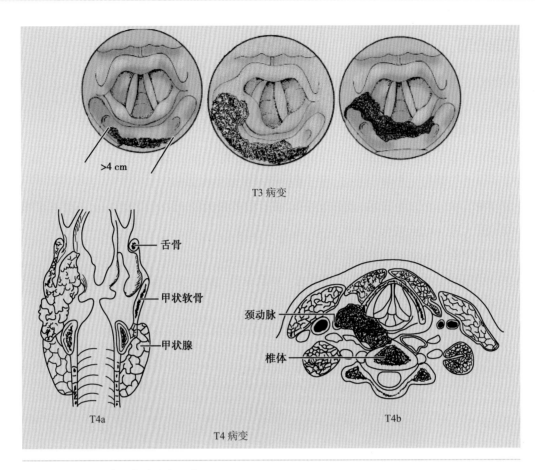

图 11-5 下咽癌的 T 临床分期示意图

四、治疗原则

以手术和放疗为主。

T1~2 早期病变,手术和放疗的效果相似,可根据具体情况选择单纯手术,或根治性放疗。

T3~4 病变,以"手术 + 放疗"的综合治疗方案为主。

如果外科手术可以保留喉功能,可先手术,然后术后放疗;如不能保留喉功能且患者无憋气,肿瘤无坏死、感染、软骨无明显破坏等情况下,可行术前同步放化疗,50Gy 时评估疗效,如肿瘤缩小超过 70% 以上,追加剂量至根治性剂量,否则休息 1 个月后手术切除。

对于不能保喉的局部晚期下咽癌,也可应用 2~3 周期的诱导化疗,如有效(CR+PR)则行放疗,效果不明显者先手术,然后术后放疗。

五、放射治疗

(一)放射治疗适应证

1. T1~2N0 病变,尤其是肿物呈外生性生长者,可行根治性放疗。

2. 可以手术的 T3~4N0~1 的患者,如需切除全喉者,则做计划性术前放疗。

3. 对 >3cm 的淋巴结,且质地硬而固定,或侵皮者,单纯放疗的局部控制作用较差,应以术前放疗 + 手术治疗为主。

4. 手术切缘不净、残存、>N1 者、淋巴结包膜外受侵、周围神经受侵者,均应行术后放疗。

5. 不能手术的患者可做姑息性放疗,少数患者放疗后肿瘤缩小明显,有可能手术切除。

6. 手术后复发的患者行姑息性放疗。

7. 病理类型为低分化癌或未分化癌者,不论病期早晚,建议首选放疗。如放疗后有残存,可行手术切除。

(二)放射治疗相对禁忌证

1. 局部肿瘤严重水肿、坏死和感染。

2. 邻近气管、软组织或软骨广泛受侵。

3. 颈部淋巴结大而固定,且有破溃者。

4. 有明显的喉喘鸣、憋气、呼吸困难等呼吸道梗阻症状者。

(三)常规放射治疗技术

1. 照射野

(1)两侧面颈野对穿照射 + 下颈锁骨上野垂直照射技术

面颈野:包括从颅底到上、中颈部范围内的肿瘤及淋巴引流区。

上界:颅底水平;下界:环状软骨下缘;前界:颈前缘,如喉受侵,则置于颈前缘前 1cm;后界:棘突后缘连线,或根据转移淋巴结的后界而定。

下颈部采用切线照射技术包括气管造瘘口和下颈部淋巴结(图 11-6)。不主张前野挡铅,以免遗漏咽、气管淋巴结和造瘘口周围组织。

剂量 <40Gy 时,后界前移至颈椎椎体中、后 1/3 交界处以避开脊髓继续照射。

剂量 50Gy 时照射野的上、下界可适当内收继续照射。

剂量 60Gy 时再次缩野,仅包括病变区,使总量达 70Gy 左右。

对淋巴结阳性的患者,如缩野后不能全部包括转移的淋巴结,则在 40Gy 改野时,颈后可用合适能量的电子线来补量,一般不宜超过 12MeV 能量,而对 N0 的患者 9MeV 能量即可。

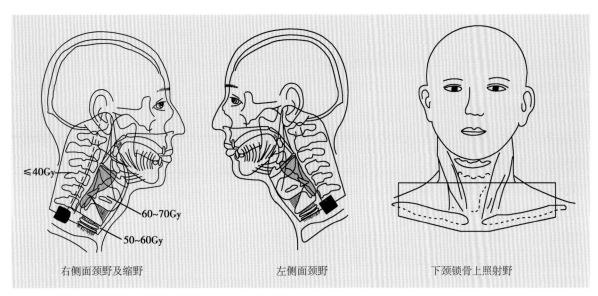

右侧面颈野及缩野   左侧面颈野   下颈锁骨上照射野

图 11-6 下咽癌面颈野 + 下颈锁骨上切线照射野示意图

(2)两侧水平大野对穿照射:适用于颈部粗短者,或下咽病变侵犯颈段食管入口者(图 11-7)。

原发肿瘤、区域引流淋巴结包括锁骨上淋巴结共同包括在一个照射野内,同时转床角 5°~10° 以避开同侧肩部。

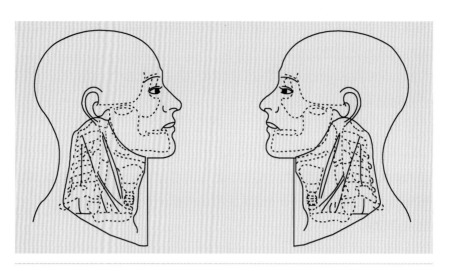

图 11-7　两侧水平大野对穿照射

2. 照射剂量　同其他头颈部鳞癌。

(四)调强放射治疗技术

因为下咽癌容易侵犯周围结构,且有沿黏膜下扩散的特点,纵轴方向更为明显,淋巴结转移多见且双侧发生,咽后淋巴结的发生也颇为常见。因此下咽癌靶区设计的一些基本原则包括:

1. 无论部位、T 分期、有无颈部淋巴结转移,双侧颈部均应照射。

2. 下咽容易沿黏膜下蔓延,且具有多点起源的特点,因此建议无论 T 分期,CTV 包括全部下咽结构。

3. 下咽与喉的关系密切,建议局部晚期病变 CTV 包括全喉或至少病变侧半喉。

4. GTV 到 CTV 的距离不少于 1cm,对于发生于侧壁、后壁的下咽癌,纵轴方向一般外放 2~3cm。

5. 对于下咽后壁癌、T3~4 梨状窝癌、颈部 N2b 以上淋巴结转移者,CTV 包括双侧咽后淋巴结至颅底水平。

6. 术后放疗如采用胃代或空肠代,则胃代、空肠代单独勾画出来,限制剂量不超过 54Gy。

下面通过具体病例介绍下咽癌的调强放疗靶区勾画。

1. 根治性放疗

(1)梨状窝癌

【病例】男性,73 岁,右侧梨状窝中低分化鳞癌,侵及环后区、声门上喉、口咽,并侵出喉外达颈部软组织,临床分期 T4aN0M0。

治疗方案:放疗 + 西妥昔靶向治疗。

放疗技术:7 野调强技术(图 11-8)。

GTV 包括内镜检查及影像学检查显示的肿瘤,总剂量 69.96Gy/2.12Gy/33 次。

因颈部阴性,故 CTV 分为两个靶区 CTV1 和 CTV2:

CTV1 包括全喉下咽、喉旁间隙、喉周软骨、上中颈部淋巴引流区(Ⅱ、Ⅲ区),上界为颈 1 上缘,下界达环状软骨下缘,总剂量 60.06Gy/1.82Gy/33 次。

CTV2 包括双侧下颈锁骨上淋巴引流区,总剂量 50.96Gy/1.82Gy/28 次(图 11-8)。

疗效:IMRT 放疗 10 次 + 西妥昔单抗用药 3 次后复查纤维喉镜,镜下肿瘤消失,50Gy 时复查影像肿瘤完全消失,临床 CR(图 11-9),不考虑手术,完成根治剂量放疗。

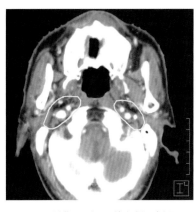

CTV1 上界位于颈 1 上缘包括双侧Ⅱ区

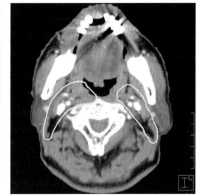

包括右侧部分咽侧壁、双侧Ⅱ区

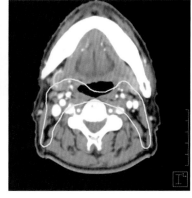

包括双侧口咽侧壁、后壁及双侧Ⅱ区

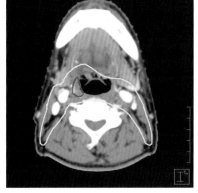

CTV1 包括右侧口咽侧壁肿瘤、舌根、会
厌溪、双侧Ⅱ区

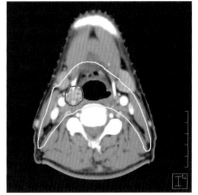

CTV1 包括右侧口咽侧壁肿瘤、舌根、会厌溪、双侧Ⅱ区、Ⅴa 区

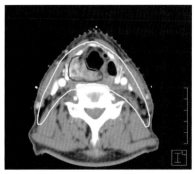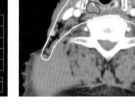

CTV1 包括全喉、下咽、双侧Ⅲ区、Ⅴa 区

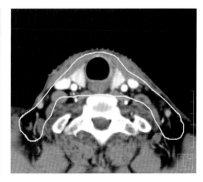

环状软骨下缘水平 CTV

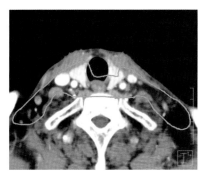

环状软骨下缘以下设计为 CTV2 包括双侧Ⅳ、Ⅵ区、Ⅴb 区及颈段食管入口

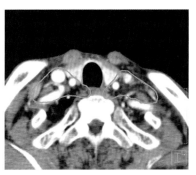

CTV2 逐渐撤开颈段食管过渡到包括Ⅳ区

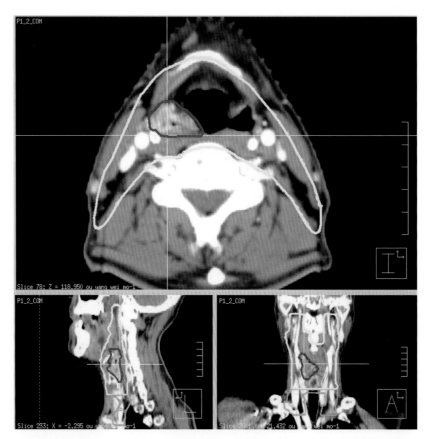

三维层面显示的靶区

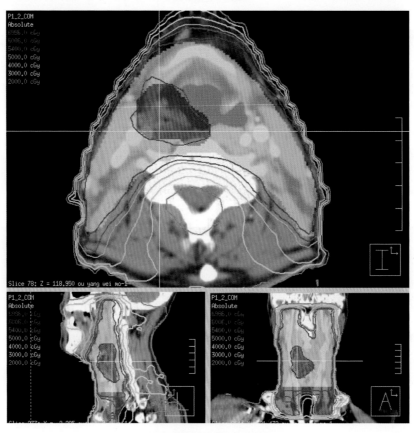

三维层面显示的靶区剂量分布

图 11-8　T4N0 下咽癌单纯根治性放疗的靶区设计及剂量分布

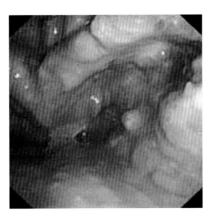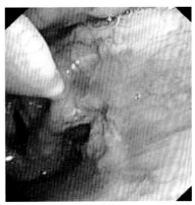

疗前内镜见右侧梨状窝结节样肿物侵及环后区、声门上喉、口咽侧壁

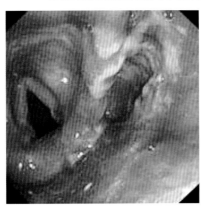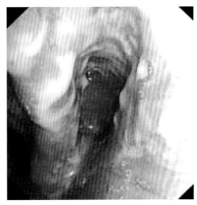

西妥昔单抗用药 3 次,放疗 10 次复查肿瘤消失,下咽喉重度伪膜反应

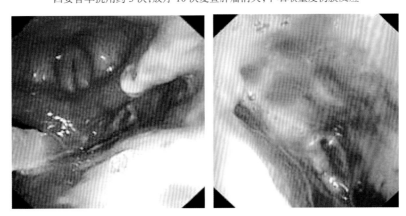

放疗终内镜检查结构完全恢复正常,周围伪膜反应明显

图 11-9　放疗前、放疗中、放疗终内镜检查所见

(2)下咽后壁癌

【病例】下咽后壁鳞癌、双侧颈部多发淋巴结转移,分期 T4N2 Ⅳa 期。

治疗方案:因不能保喉,MDT 制订"术前放疗＋手术"治疗方案。

术前治疗为同步放化疗,治疗中复查肿瘤几近消失,改治疗方案为根治性放疗,总剂量 GTVp、GTVnd 69.96Gy/2.12Gy/33 次,CTV 60.06Gy/1.82Gy/33 次(图 11-10)。

治疗效果:放疗终肿瘤 CR,现无瘤生存 3 年(图 11-10)。

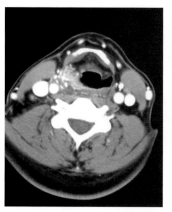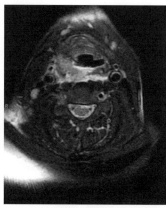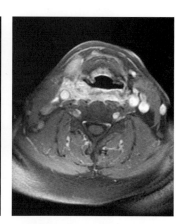

MRI 显示的下咽后壁肿物明显大于 CT,且已侵出喉外

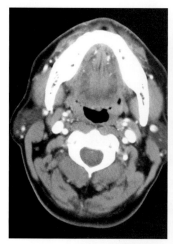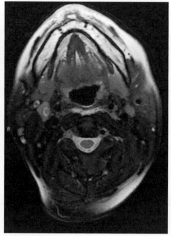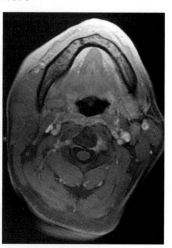

此层面 CT 正常,但 MRI 显示的下咽后壁肿物已沿黏膜下扩散至口咽水平

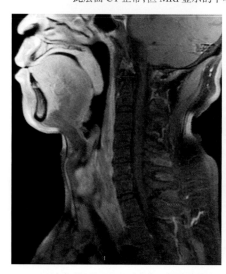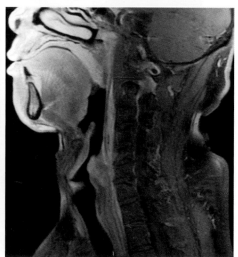

两个矢状面 MRI 显示病变上界达软腭水平、下界达颈段食管入口(红箭头为病变上、下界)

以下为自上而下的靶区勾画

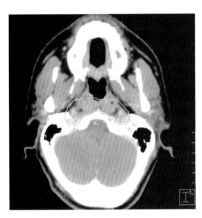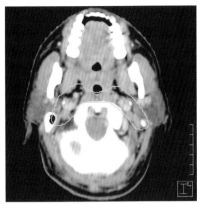

CTV 上界至颅底包括鼻咽后壁、双侧颈鞘　　　　　CTV 包括鼻咽后壁及双上颈深淋巴结

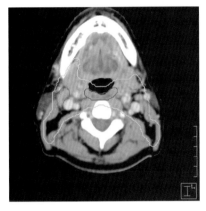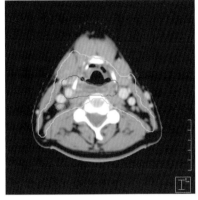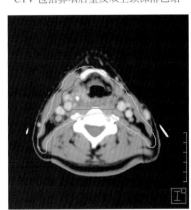

CTV 包括鼻咽后壁、口咽后壁 / 双侧壁、舌会厌溪，右侧 Ⅰb 及双侧 Ⅱ 区

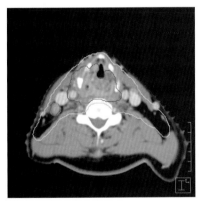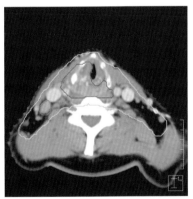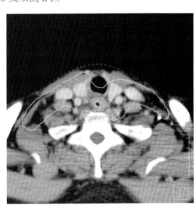

CTV 包括全喉、全下咽、颈段食管及双侧 Ⅲ、Ⅴ 区

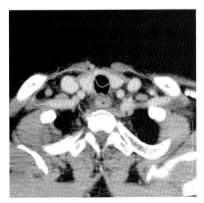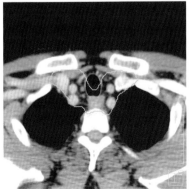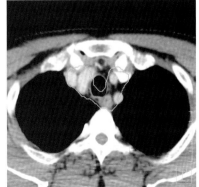

CTV 包括颈段食管，双侧 Ⅳ、Ⅴ 区及气管食管旁淋巴结

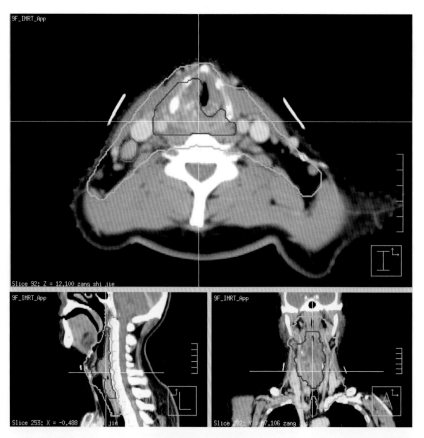

三维层面显示的靶区

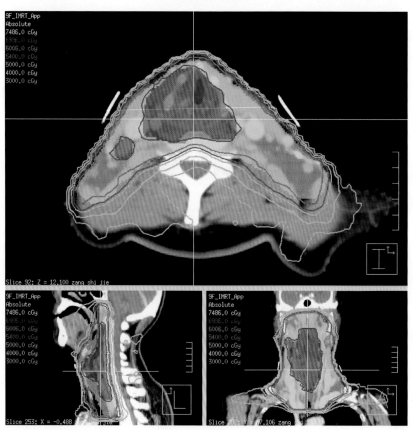

三维层面显示的靶区剂量分布

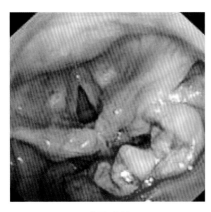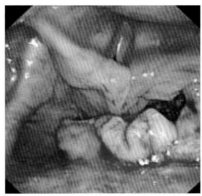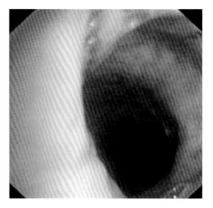

喉及下咽　　　　　　　　　　喉及下咽　　　　　　　　　　食管入口处

放疗前纤维喉镜见下咽后壁菜花样肿物,已侵犯颈段食管入口

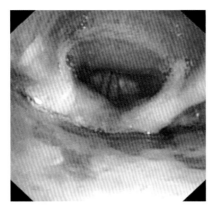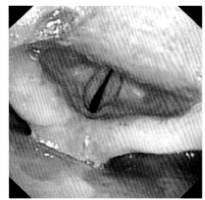

放疗结束,伪膜反应明显,肿瘤完全消失

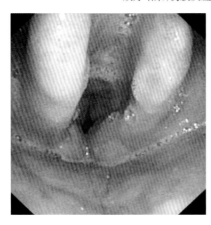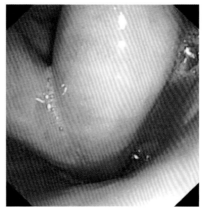

放疗后 2 年,仍有明显水肿,但未见具体肿瘤
治疗后内镜

图 11-10　T4N0 下咽咽后壁癌单纯根治性放疗的靶区设计、剂量分布及疗效

(3)环后区癌:完全局限于环后区的下咽癌与下咽外侧壁、后壁发生的病变靶区设计有所不同,一般不需要考虑咽后淋巴结,且头足纵轴方向外放距离不少于 1cm 即可,但病变一旦超出环后区位置,如侵犯梨状窝达外侧壁,或下咽后壁受侵,则靶区设计时不仅要考虑包括至颅底水平的咽后淋巴结,头足方向也应外放较大距离,一般建议 2~3cm。

2. 术前放疗

【病例】男性,60 岁,声嘶伴咽部异物感 1 个月。喉镜检查发现右侧梨状窝肿物,活检为中分化鳞癌,内镜及影像学检查提示病变侵及右侧梨状窝、环后区、喉、口咽、甲状软骨、颈部软组织,双侧颈部多发淋巴结转移,临床分期 T4aN2cM0。

治疗方案: 术前放疗 + 顺铂同步化疗。

靶区设计: 按根治性放疗设计计划,术前剂量 50Gy 时评价疗效。GTVp、GTVnd 分次剂量 2.12Gy,总剂量 69.96Gy/33 次;

因双侧颈部淋巴结转移、且右侧颈部多发,故设计 2 个 CTV:

CTV1 包括全喉下咽、喉旁间隙、喉周软骨、右侧全颈部淋巴引流区(Ⅱ、Ⅲ、Ⅳ、Ⅴ区),以及左侧上中颈淋巴引流区(Ⅱ、Ⅲ区),总剂量 60.06Gy/1.82Gy/33 次;

CTV2 仅包括左侧下颈锁骨上区域,总剂量 Dt50.96Gy/1.82Gy/28 次(图 11-11)。

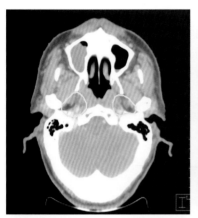 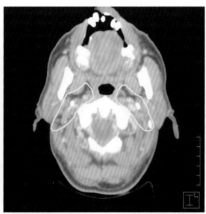 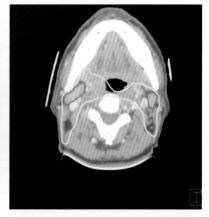

CTV1 上界包括颅底水平的Ⅱ区　　包括颈 1 水平的Ⅱ区　　包括病变侧口咽、转移的淋巴结及双侧Ⅱ区

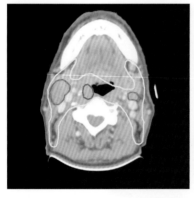 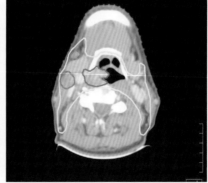 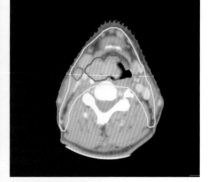

CTV1 包括病变侧口咽、下咽喉水平的原发肿瘤、转移的淋巴结及双侧Ⅰb、Ⅱ、Ⅴ区

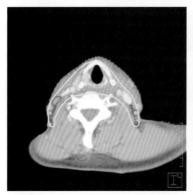 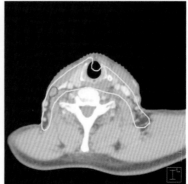

CTV1 包括下咽、喉及双侧Ⅲ、Ⅴ、Ⅵ区

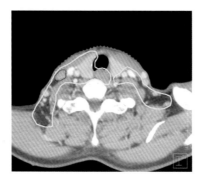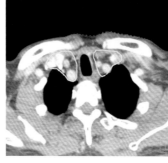

环状软骨下缘的 CTV1 包括颈段

CTV1 包括胸骨柄上缘上的
下颈锁骨上巴结

食管入口、双侧Ⅳ、Ⅴ区

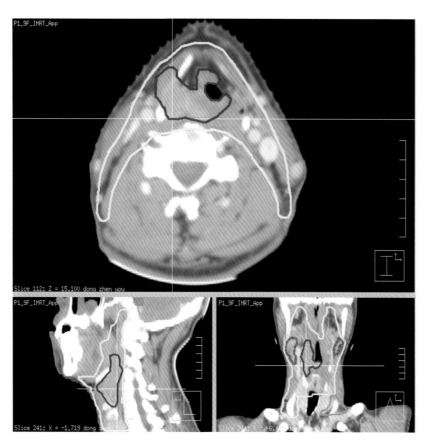

三维层面显示的靶区
GTVp（红线）、GTVnd（粉红线）、CTV1（黄线）、CTV2（褐色线）

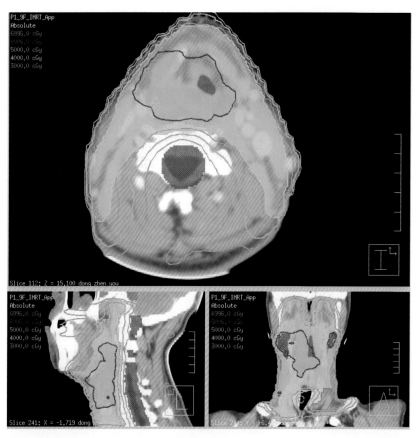

三维层面显示的靶区剂量分布

图 11-11　T4N2 下咽癌术前放疗的靶区设计及剂量分布

　　治疗效果：术前剂量 CTV1 49.14Gy/27 次（GTV57.24Gy/27 次）时评价疗效，尽管内镜提示肿瘤消失（图 11-12），但因病变局部晚期为 T4，影像学检查提示肿瘤残存，且纤维喉镜检查见右侧披裂活动不佳，故停止放疗，休息 4 周外科行部分喉、下咽切除术，术中见右梨状窝内侧壁成瘢痕样改变。术后病理梨状窝黏膜及固有层内见大量炎细胞浸润、砂砾体样钙化及巨细胞反应，未见明确癌细胞残留，结合病史，符合重度放疗后反应；声门旁间隙肿物见砂砾体样钙化及巨细胞反应，右颈 Ⅱ、Ⅳ区各有一枚淋巴结内可见坏死、纤维化、砂砾体样钙化及巨细胞反应，未见明确癌组织残留，符合重度放疗后反应（0/34）。

　　现患者无瘤生存 1 年。

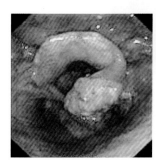
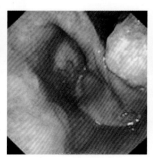
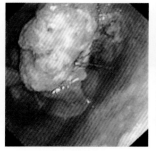
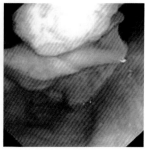

| 喉及口咽 | 左侧梨状窝 | 右侧梨状窝 | 下咽环后区 |

放疗前内镜检查

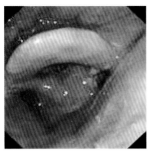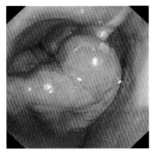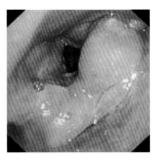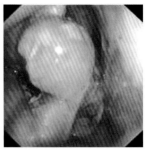

| 喉及口咽 | 喉及下咽 | 喉 | 喉及下咽 |

放疗中内镜检查显示肿瘤完全消失

图 11-12 T4N2 下咽癌放疗前、放疗中内镜检查

3. 术后放疗

【病例】男性,48 岁,下咽咽后壁中分化鳞癌,侵及右侧梨状窝、环后区、喉、口咽、甲状软骨、颈部软组织,同时合并食管多处原位癌(图 11-13)。

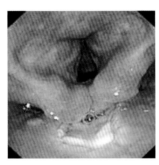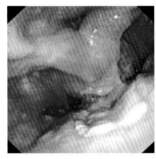

放疗前内镜见下咽后壁溃疡性病变,向下延伸侵犯到双侧
梨状窝尖部及环后区,并且达食管入口

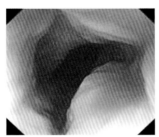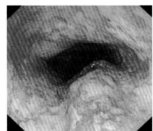

| 食管(25~28cm) | 食管(25~28cm) |

距门齿 25~28cm 3~6 点位食管可见隆起型病变,其表面黏膜粗糙且碘染色阳性

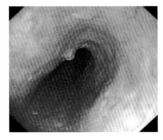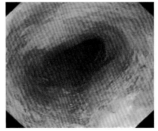

| 食管(30~35cm) | 食管(30~37cm,碘染色) |

距门齿 30~35cm 9~6 点位食管黏膜粗糙、糜烂且局部可见结节样病变,碘染色阳性

图 11-13 术前纤维喉镜及食管镜检查所见

治疗方案: 手术 + 术后放疗。先行手术切除,切除全喉、全下咽、全食管,胃代上提,术后病理下咽中分化鳞癌,浸润全层达外膜,侵犯右侧梨状窝、环后区及颈段食管。食管中段早期斑块型中分化鳞癌,周围鳞状上皮呈重度不典型增生 / 原位癌改变,侵至黏膜下层,邻近浅肌层。食管下段早期糜烂型中分化鳞癌,局限于黏膜层。食管上、下段多灶黏膜鳞状上皮呈中 - 重度不典型增生 / 原位癌改变。淋巴结转移癌3/57,部分侵透淋巴结包膜累及周围结缔组织,位于右侧Ⅱ区。术后临床分期 T4N2M0。

靶区设计: 术后放疗采用 IMRT 技术。因胃代食管不能耐受较高剂量放疗,故无法同步加量调强放疗,仅设计一个靶区 CTV 分次剂量 2Gy,总剂量 54Gy/27 次;为避免胃代食管在高量区内,将上提的胃逐层勾画出来(图中蓝线包括的范围),同时勾画出瘤床部位,避免低剂量区发生于此区(红线包括范围)。CTV 包括术前全喉、下咽、颈部淋巴引流区,上界位于颈 1 横突水平,下界至锁骨下缘(图 11-14)。

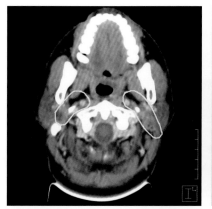 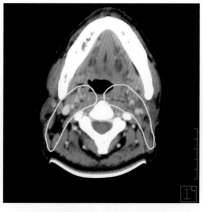 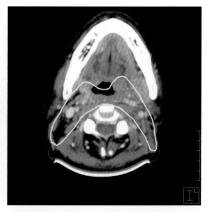

CTV 上界包括颈 1 横突水平的Ⅱ区　　　CTV 包括口咽侧壁、双侧Ⅱ区　　　CTV 包括口咽侧壁、双侧Ⅱ区

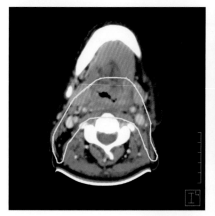 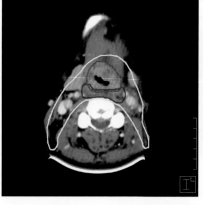

CTV 包括舌根、舌会厌溪、双侧Ⅱ区　　　　CTV 包括全喉、全下咽所在部位及双侧Ⅱ、Ⅲ区

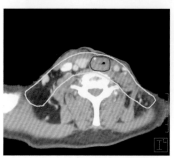 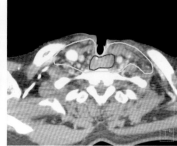

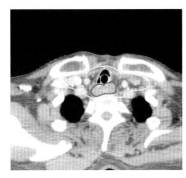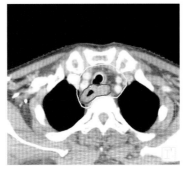

CTV 包括全喉、全下咽所在部位、气管造瘘口及双侧Ⅲ、Ⅳ、Ⅵ区、部分Ⅴ区
（以下层面省略，下界位于锁骨头下缘，距瘤床下缘 2cm）

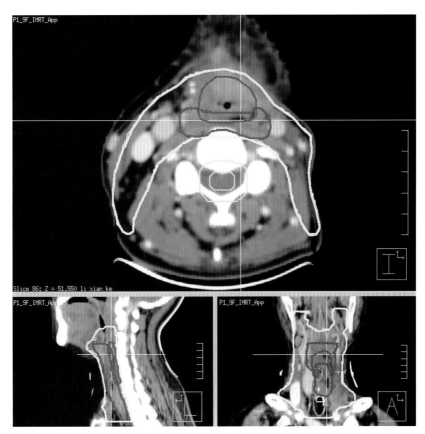

三维层面显示的靶区（黄线 CTV，红线瘤床，蓝线上提的胃代）

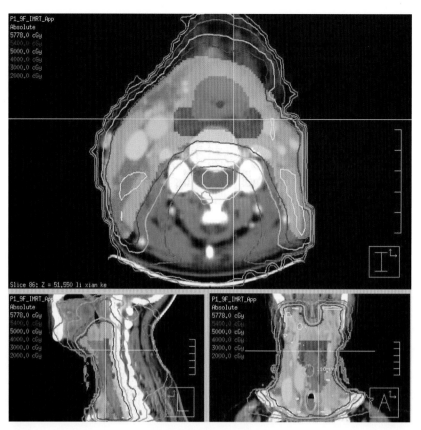

三维层面显示的靶区及剂量分布

图 11-14 T4N2 下咽癌术后放疗的靶区设计及剂量分布

4. 下咽癌＋食管癌双原发癌的放疗 下咽癌＋食管双原发癌的处理原则：

(1)双原发癌均为早期病变,且可保留功能手术,可首选手术,术后根据病理检查决定是否需要后继治疗。

(2)如食管为原位癌、而下咽癌为局部晚期病变,则首先要控制病变晚、危害大的下咽病变,因此可按照下咽癌的治疗原则选择放疗或手术＋放疗的综合治疗,而食管的原位癌可于放疗后2个月左右行内镜下食管黏膜剥脱术。

(3)如双原发癌均为局部晚期病变且不能手术,或适合手术但患者拒绝者,可采用放疗。放疗视患者全身情况、病变部位等因素而决定是一次性完成双原发癌的放疗或依次完成放疗。

如需放疗,放疗前鼻饲胃管或胃造瘘以保证放疗过程中的营养至关重要。

【病例】男性,54 岁,嗜烟酒 30 余年,因吞咽疼痛及咽下困难诊断为下咽＋胸上段食管双原发癌,患者拒绝手术,采用双病灶同步放疗。放疗前鼻饲胃管保证营养的摄入。

靶区设计及剂量同上(图 11-15)。

对患者全身情况欠佳,不能耐受同步放疗者,可采用双病灶分次放疗,具体靶区设计同上。两个病灶的放疗根据初次放疗反应的恢复情况,两处病灶放疗间隔半个月到 1 个月为宜。

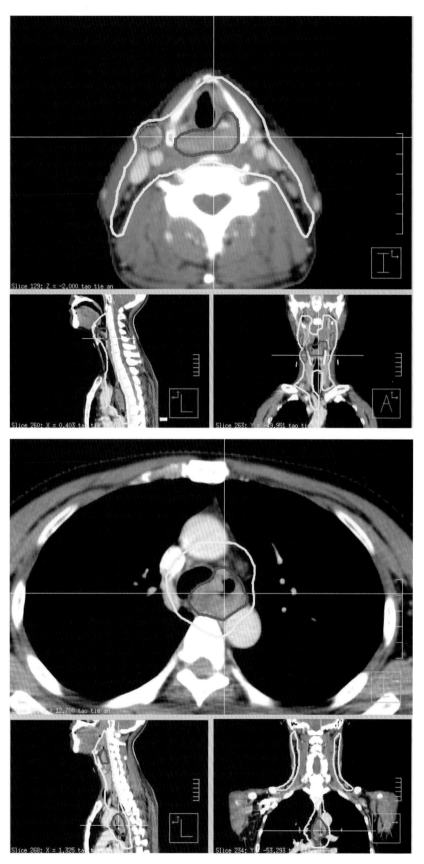

三维层面显示的下咽和胸上食管病变,因距离较近,设计一个 CTV 包括双原发病灶及需要预防性区域

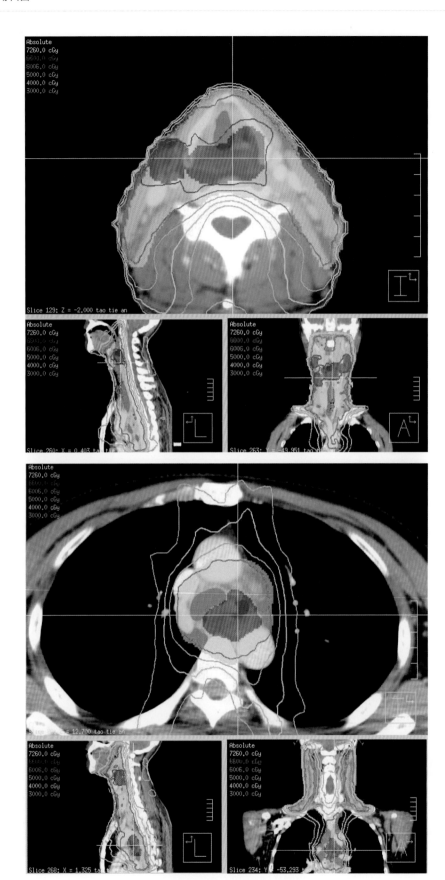

三维层面显示的双原发癌的靶区剂量分布

图 11-15　下咽 + 食管双原发癌同步调强放疗

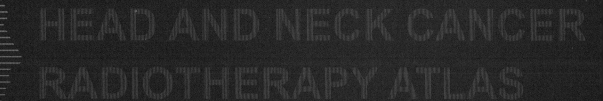
第十二章　颈段食管癌

一、概述

颈段食管定义为自环状软骨下缘至胸骨上切迹水平,长 3~5cm,食管镜检距门齿的距离一般在 15~18cm(图 12-1)。颈段食管癌一般不超过全部食管癌的 10%。

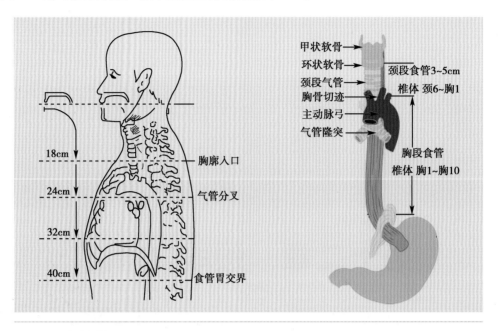

图 12-1　食管镜检分段示意

食管黏膜含有丰富的淋巴管网且缺乏浆膜层覆盖,颈段食管癌有黏膜下浸润生长和向周围侵犯的特点:病变沿黏膜下浸润易侵犯下咽、喉和胸段食管;同时可很快穿透黏膜壁、浸透肌层,向周围发展,容易侵犯气管后壁、喉返神经及甲状腺(图 12-2)。常有颈部淋巴结包括锁骨上淋巴结及上纵隔淋巴结转移。

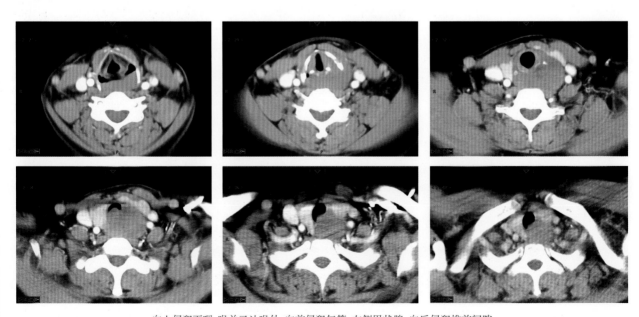

向上侵犯下咽、喉并已达喉外,向前侵犯气管、左侧甲状腺,向后侵犯椎前间隙

图 12-2　CT 显示的一例晚期颈段食管癌的侵犯范围

颈段食管淋巴引流以纵向为主,引流至食管、气管旁淋巴结(Ⅵ区)、颈静脉链淋巴结(即颈深淋巴结,上、中、下组分别为Ⅱ、Ⅲ、Ⅳ区)、颈后淋巴结(Ⅴ区)、锁骨上淋巴结、上纵隔淋巴结以及咽后淋巴结(尤其是下咽受侵时)。因此颈段食管癌容易发生以上部位区域性和上下双向性的淋巴结转移。

同时颈段食管癌不仅发生胸段食管双原发癌的概率较高,而且发生其他头颈部鳞癌(如下咽、口腔、口咽、喉癌等)第二原发癌的概率也较高,占全部病例的 1/5~1/3。

二、临床分期

最新的临床分期为 2017 年第八版 UICC/AJCC 的 TNM 分期标准(图 12-3),同 2010 年的第七版分期相比无明显变化,其不足之处是此分期主要用于胸段食管癌,且以术后分期为主,未行手术治疗的食管癌按此标准进行分期受到限制。

1. 原发肿瘤 T 分期(表 12-1)

表 12-1　食管原发肿瘤 T 分期

Tx 原发肿瘤不能确定

T0 无原发肿瘤证据

Tis 高度异型增生,定义为恶性细胞局限于上皮基底膜

T1 肿瘤侵犯黏膜固有层、黏膜肌层或黏膜下层

　T1a 肿瘤侵及黏膜固有层或黏膜肌层

　T1b 肿瘤侵及黏膜下层

T2 肿瘤侵及固有肌层

T3 肿瘤侵及纤维膜

T4 肿瘤侵犯邻近结构

　T4a 肿瘤侵及胸膜、心包、奇静脉、膈肌或腹膜

　T4b 肿瘤侵及其他邻近器官,如主动脉、椎体或气腔

注:原发肿瘤至少应记录肿瘤的最大径,多源癌记为 Tm;高度异型增生,即以前所指的原位癌,现称为高级别上皮内瘤变。目前原位癌的诊断已不再使用。

2. 区域淋巴结(N)分期(表 12-2)

表 12-2　区域淋巴结(N)分期

Nx　区域淋巴结无法确定

N0　无区域淋巴结转移

N1　1~2 个区域淋巴结转移

N2　3~6 个区域淋巴结转移

N3　≥7 个区域淋巴结转移

3. 远处转移(M)分期(表 12-3)

表 12-3 远处转移(M)分期

Mx 远处转移无法确定
M0 无远处转移
M1 有远处转移

4. TNM 分期组合(表 12-4)

表 12-4 TNM 分期组合

	肿瘤细胞分化程度	肿瘤部位
0 期:TisN0M0	1,X	任何
Ⅰ期 A:T1aN0M0	1,X	任何
Ⅰ期 B:T1aN0M0	2~3	任何
T1bN0M0	1~3,X	任何
T2N0M0	1	任何
Ⅱ期 A:T2N0M0	2~3,X	任何
T3N0M0	任何	下段
T3N0M0	1	上/中段
Ⅱ期 B:T3N0M0	2~3	上/中段
T3N0M0	X	任何
T3N0M0.	任何	不能明确
T1N1M0	任何	任何
Ⅲ期 A:T1N2M0	任何	任何
T2N1M0	任何	任何
Ⅲ期 B:T2N2M0	任何	任何
T3N1~2M0	任何	任何
T4aN0~1M0	任何	任何
Ⅳ期 A:T4aN2M0	任何	任何
T4bN0~2M0	任何	任何
任何 TN3M0	任何	任何
Ⅳ期 B:任何 T 任何 N,M1	任何	任何

注:X 细胞分化程度不能确定;1. 高分化癌;2. 中分化癌;3. 低分化癌。

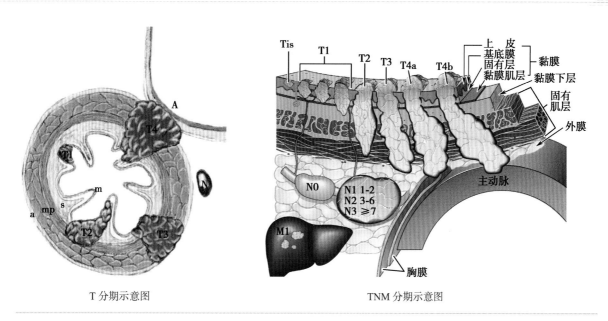

T 分期示意图　　　　　　　　　　　TNM 分期示意图

图 12-3　食管癌分期示意图

三、治疗原则

颈段食管毗邻下咽、喉、气管、甲状腺等重要器官,但因为其少见,目前尚无标准治疗方案,一般借鉴胸段食管癌和头颈部鳞癌的治疗经验,即颈段食管癌还是以手术为主要治疗手段;但基于相当一部分肿瘤发现时已为中晚期,多侵犯下咽、喉等,如首选外科手术切除则无法保留器官功能,因此放疗在颈段食管癌的治疗中也占据重要地位。

一般而言,完全局限于颈段食管且首选手术可以保留喉功能者则手术为主,根据术中所见、术后病理检查等决定是否术后放疗;如果手术需要全喉切除者且患者有保喉意愿者,则可选择术前放疗 + 手术的计划性综合治疗方案,如术前放疗 50Gy 复查肿瘤完全消失或接近完全消失,则可行根治性放疗;如术前放疗肿瘤消退不满意,则停止放疗休息 1 个月左右行手术治疗。

颈段食管癌的放疗包括:

(一) 术前放疗

1. 所有有手术指征的颈段食管癌,如首选手术治疗不能保喉则建议术前放疗,通过术前放疗控制手术不易清扫的亚临床病灶,同时对部分放疗敏感的病例可以避免手术。

2. 对没有手术指征的局部晚期颈段食管癌,术前照射可以使肿瘤缩小,粘连松解,从而增加部分放疗敏感患者的手术切除率。

(二) 术后放疗

1. 手术治疗的患者,如病理证实切缘不净、残存、肿瘤侵及食管外层纤维膜、周围淋巴结有转移,均应行术后放疗。

2. 术后复发的患者采用术后放疗作为挽救手段。

(三) 单纯放疗

1. 拒绝手术治疗者。

2. 无手术指征者。

3. 术前放疗剂量完成时如通过客观检查(包括食管造影、食管镜检、CT/MRI 等)显示肿瘤完全消失时,可直接追加剂量完成根治性剂量的放疗。

四、放射治疗技术

靶区的设计应根据病变范围、侵犯部位、区域性淋巴结有无转移等因素而定。一般需包括下咽、颈段食管、上纵隔和颈部区域性淋巴引流区。

如无下咽受侵,则上界置于舌骨水平即可。

如有下咽受侵,则根据下咽受侵的部位而决定上界位置:如仅环后区受侵,或梨状窝内侧壁受侵,则上界距肿瘤上界 1~2cm、一般不包括咽后淋巴结;如梨状窝外侧壁、下咽外侧壁、后壁受侵,则上界距离肿瘤上界 2~3cm,而且应该包括咽后淋巴结。

同时还应结合有无颈部淋巴结转移以及颈部淋巴结转移的部位做必要调整。

一般而言,术前放疗剂量以及预防性照射区域的剂量为 50Gy/25 次;根治性放疗的剂量中国医学科学院肿瘤医院头颈组一般达到缩野后局部剂量 70Gy/35 次,高于胸段食管癌单纯放疗根治性剂量 60Gy/30 次。

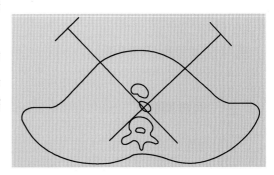

图 12-4　两前斜野交角照射技术

(一) 常规放射治疗技术

主要采用以下 3 种照射技术。

1. 两前斜野交角照射技术 (图 12-4)。

2. 前后两野对穿 + 两前斜野交角或右前左后斜野照射技术 (图 12-5)。

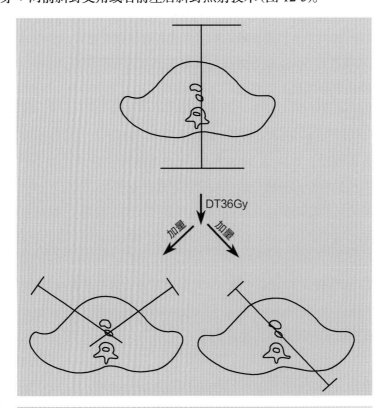

图 12-5　前后两野对穿 + 两前斜野交角或右前左后斜野照射技术

3. 全颈、上纵隔切线照射 + 两前斜野交角或右前左后斜野照射技术(图12-6)。

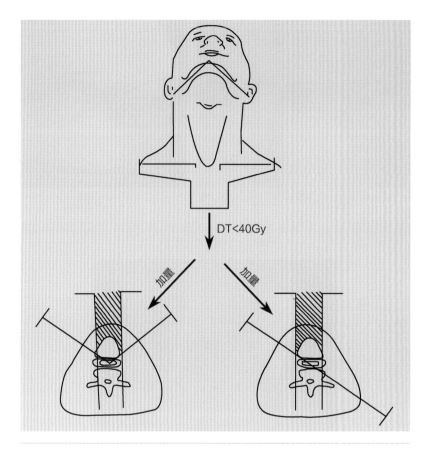

图 12-6　全颈、上纵隔切线照射 + 两前斜野交角或右前左后斜野照射技术

4. 病例介绍　男性,60岁,颈段食管癌侵及环后区,拟订治疗方案"术前放疗 + 手术"。具体照射野见图12-7。

(二)调强放射治疗技术

1. **靶区设计**　靶区的设计同其他头颈部肿瘤。

GTV包括影像学、内镜检查以及PET/CT扫描等确定的病变范围。

CTV则可根据危险度的不同分为一个或多个CTV:如可将GTV周围外放2~3cm作为CTV1,而其周围的组织器官以及需要预防照射的淋巴引流区作为CTV2对待。

中国医学科学院肿瘤医院目前应用的是一个CTV,包括中下颈锁骨上和上纵隔淋巴引流区,如一侧颈部淋巴结阳性,则同侧上颈部淋巴引流区也包括在内,如下咽受侵,则下咽、部分喉和咽后淋巴结应包括在CTV。

2. **剂量要求**　根治性剂量GTV 69.96Gy/2.12Gy/33次,CTV 60.06Gy/1.82Gy/33次。

术前放疗者一般在GTV 50Gy左右时停止放疗,休息4周外科手术。

术后放疗根据手术情况而决定总剂量,如用空肠代或胃代者,则吻合口一般控制在剂量54Gy,而且分次剂量不超过2Gy。

3. **病例介绍**

(1)颈段食管癌侵犯下咽的调强靶区设计

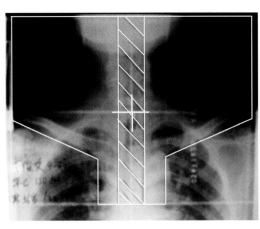

模拟定位片

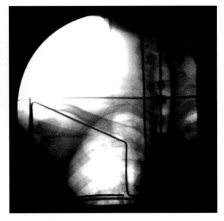

模板校位

全颈上纵隔单前野 6MV X 线照射至 36Gy,然后脊髓挡铅 3cm 宽,继续 X 线照射至 50Gy,挡铅部分
用 15MeV 电子线同步补量至 50Gy

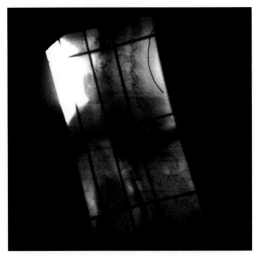

右前左后照射野,针对食管及环后区加量至 70Gy 治疗结束(因患者拒绝手术,
遂采用根治性放疗)。患者至今已无瘤生存 10 年

图 12-7　颈段食管癌常规照射野

【病例】男性,65 岁,因咽部异物感半年、吞咽困难 3 个月就诊。纤维镜检(喉镜 + 食管镜检 + 气管镜)
及影像资料、活检确诊为颈段食管中分化鳞癌,侵犯下咽、胸上段食管、气管膜部、甲状腺左叶,左中颈淋巴
结转移。临床分期 T4N1M0,Ⅲ 期。

治疗方案:因首选手术不能保留喉,MDT 确定"术前放疗 + 手术"综合治疗方案。术前放疗同步
应用西妥昔单抗(爱必妥,C225)。放疗至 GTV 50Gy 时复查因瘤体消失而改为根治性放疗(图 12-8、图
12-9)。

靶区设计:GTVp 包括原发肿瘤,GTVnd 包括转移的颈部淋巴结,剂量均为 69.96Gy/2.12Gy/33 次;
CTV 包括原发肿瘤、全下咽、喉、甲状腺右叶、颈段食管、胸上段食管、转移淋巴结及 Ⅱ、Ⅲ、Ⅳ、Ⅴ、Ⅵ、Ⅶ区,上
界位于颈 1 横突水平,下界位于气管分叉水平,剂量 60.06Gy/1.82Gy/33 次。

治疗效果:放疗后半年右下颈、锁骨上、上纵隔、右气管旁淋巴结转移,爱必妥 + 多西他赛 + 顺铂化疗
5 周期无效,1 年后患者死亡。

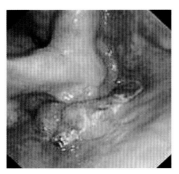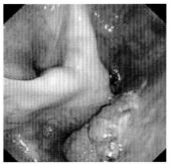

放疗前内镜显示颈段食管病变已经侵犯下咽后壁和右侧梨状窝（仰卧位）

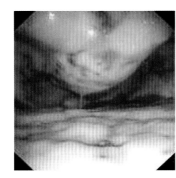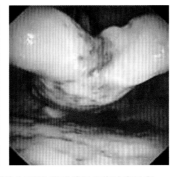

放疗中内镜复查肿瘤完全消失，但整个下咽、喉黏膜呈重度放疗反应

图 12-8　放疗前、放疗中内镜检查所见

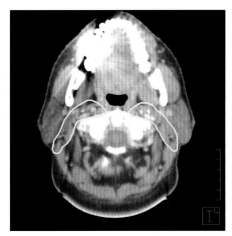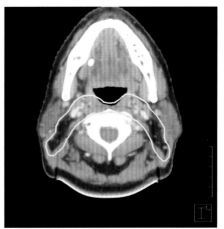

CTV 上界包括双侧颈 1 横突水平的 II 区　　　　　CTV 包括口咽侧后壁黏膜及双侧 II 区

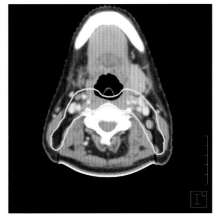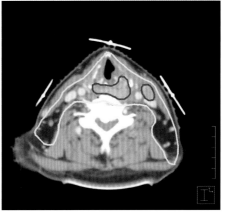

CTV 包括口咽侧后壁黏膜、GTVnd 及双侧 II 区　　CTV 包括 GTVp、GTVnd，下咽、喉，及双侧 III、V 区

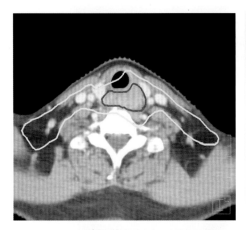

CTV 包括 GTVp、部分喉、双侧Ⅲ区、Ⅴ区

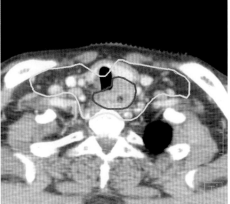

CTV 包括 GTVp、大部分气管、双侧Ⅳ区

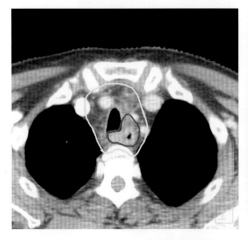

CTV 包括胸内 GTVp 及上纵隔淋巴引流区

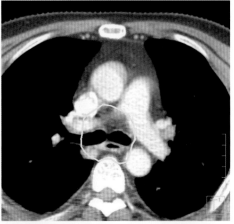

CTV 包括气管分叉处食管及其周围淋巴引流区

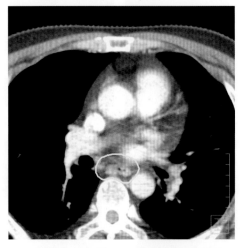

CTV 下界位于气管分叉水平（包括病变下方 3cm 处正常食管及其周围 1cm 结构）

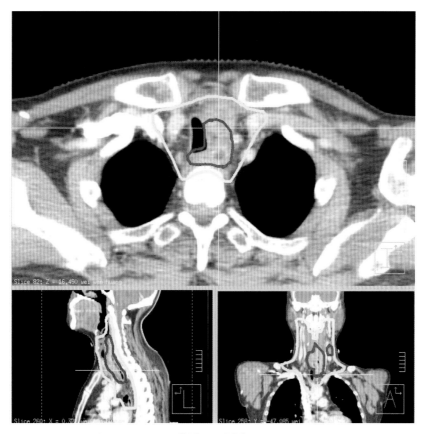

三维层面显示的靶区

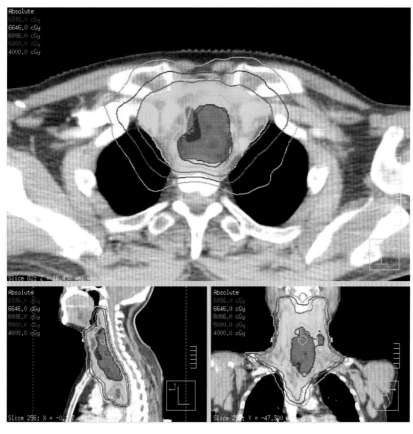

三维层面显示的靶区及剂量分布

图 12-9 颈段食管癌侵犯下咽的调强放疗靶区及剂量分布

（2）颈段食管癌未侵犯下咽的调强靶区设计

【**病例**】男性,56岁,因吞咽梗阻1个月,食管造影和食管镜检发现颈段、胸上段病变,活检中分化鳞癌。纤维喉镜检查下咽、喉正常。食管腔内超声显示病变侵透纤维膜,可疑侵犯甲状腺左叶,左侧气管食管沟多发转移淋巴结,T4N1M0,临床Ⅲ期。

治疗方案:因首选手术不能保留喉,MDT确定"术前放疗＋手术"综合治疗方案。放疗技术按根治性放疗准备,至术前量时评价疗效,如消失完成根治性剂量放疗,如残存停止放疗休息2~4周外科手术。

术前放疗同步应用西妥昔单抗。放疗至术前量时复查瘤体消失而改为根治性放疗（图12-10）。

靶区设计:GTVp、GTVnd分别包括原发肿瘤及转移的气管食管沟淋巴结,剂量69.96Gy/2.12Gy/33次;CTV包括原发肿瘤、颈段、胸段食管、全下咽、转移淋巴结及Ⅲ、Ⅳ、Ⅴ、Ⅵ、Ⅶ区,上界位于舌骨下缘水平,下界位于肿瘤下缘下3cm左右,剂量60.06Gy/1.82Gy/33次。

放疗后无瘤生存3年局部复发,手术挽救成功又生存2年最后仍死于局部复发性病变。

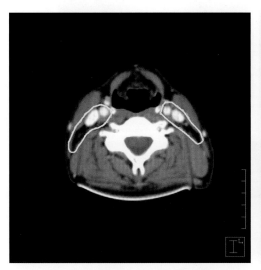
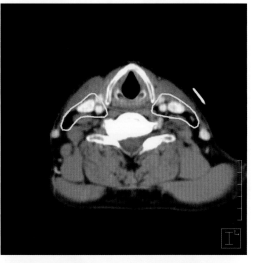

CTV上界位于舌骨下缘水平包括双侧Ⅲ区　　　　甲状软骨和环状软骨水平的CTV包括双侧Ⅲ区

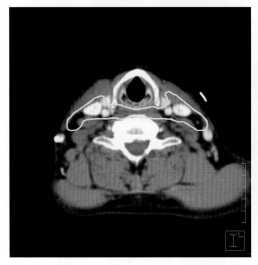
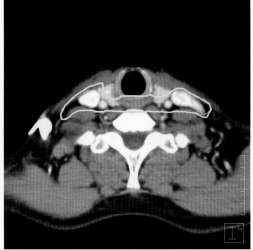

CTV包括下咽、双侧Ⅲ区

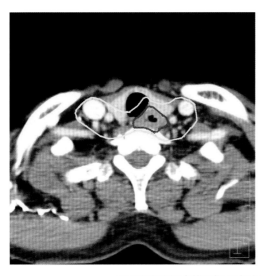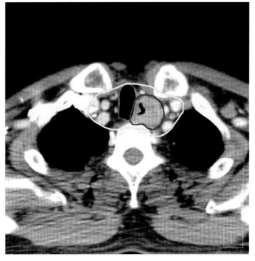

CTV 包括颈段食管肿物、左侧大部甲状腺、气管及双侧Ⅳ区、Ⅵ区

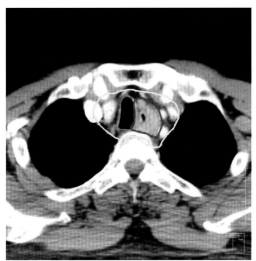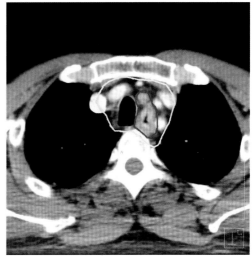

CTV 包括胸上段食管肿物、气管、Ⅶ区

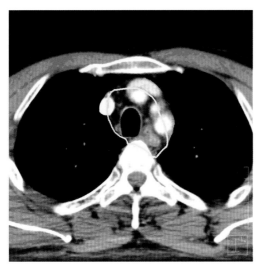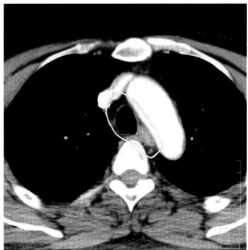

CTV 包括胸上段食管肿物、Ⅶ区

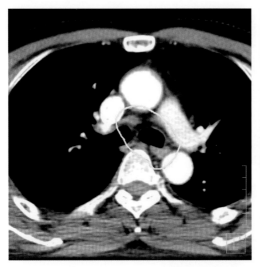
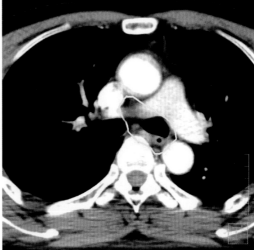

CTV 包括正常胸上段食管及其周围血管间隙

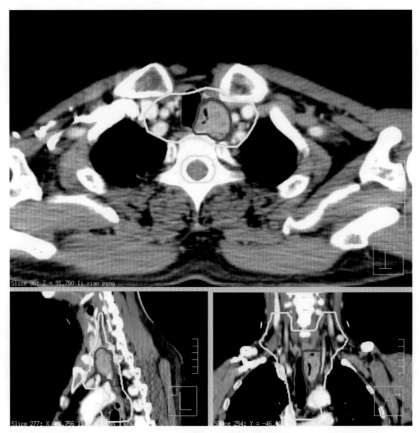

三维层面显示的靶区

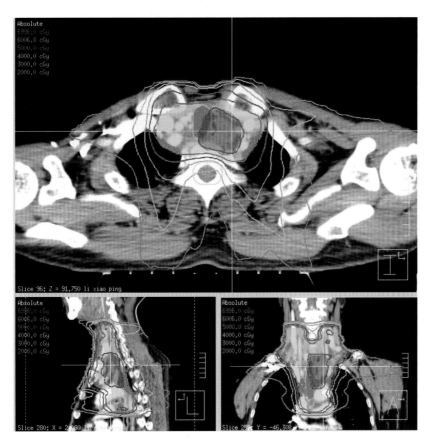

三维层面显示的靶区及剂量分布

图 12-10　颈段食管癌未侵犯下咽的调强放疗靶区及剂量分布

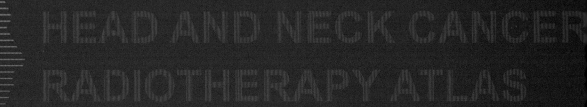

第十三章 甲状腺癌

一、应用解剖

甲状腺分为左、右两个侧叶,中间以峡部相连,贴附在甲状软骨、气管和颈段食管的前面及两侧,上界在甲状软骨的中部,下界在第 6 气管软骨环水平,两侧叶贴近气管、食管及喉返神经,后方邻近颈动脉鞘(图 13-1)。

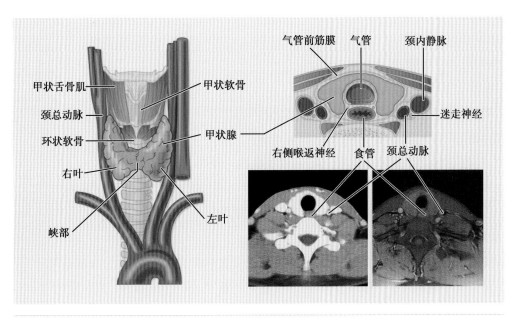

气管前筋膜　气管　颈内静脉

甲状舌骨肌　　　　甲状软骨

颈总动脉

环状软骨　　　　　甲状腺　　　　　　　　迷走神经

右叶　　　　　　　右侧喉返神经　食管　颈总动脉

峡部

左叶

图 13-1　甲状腺解剖

甲状腺癌发生区域性淋巴结转移较为常见,转移的第一站淋巴结为喉旁、气管旁和喉前淋巴结,第二站淋巴结则为中、下颈淋巴结,上纵隔淋巴结尽管也可受侵,但并不常见,其他少见的淋巴结转移部位还包括颌下、颏下和咽后淋巴结(图 13-2)。

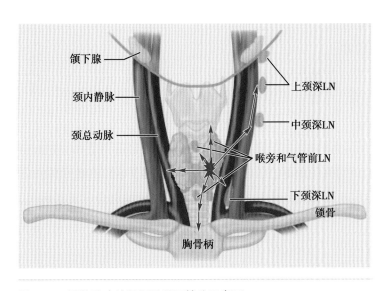

颌下腺

颈内静脉　　　　　　　　　　　上颈深LN

颈总动脉　　　　　　　　　　　中颈深LN

　　　　　　　　　　　　　　　喉旁和气管前LN

　　　　　　　　　　　　　　　下颈深LN

　　　　　　　　　　　　　　　锁骨

胸骨柄

图 13-2　甲状腺癌的侵犯及淋巴转移示意图

二、临床分期

2017年第八版 UICC/AJCC 的 TNM 分期标准(图 13-3),同 2010 年的第七版比较,将年龄因素由 45 岁提高至 55 岁,Ⅲ、Ⅳ期标准上提一档、且分化好的癌取消了 Ⅳc 期(未分化癌保留 Ⅳc 期),其余无明显变化。

1. 原发肿瘤 T 分期

TX:原发肿瘤不能评估。

T0:无原发肿瘤的依据。

T1:肿瘤局限于甲状腺,最大径 ≤ 2cm。

　　T1a:局限于甲状腺,最大径 ≤ 1cm。

　　T1b:局限于甲状腺,1cm< 肿瘤最大径 ≤ 2cm。

T2:肿瘤局限于甲状腺,2cm< 肿瘤最大径 ≤ 4cm。

T3:肿瘤局限于甲状腺,肿瘤最大径 >4cm;或甲状腺外浸润,仅累及带状肌群。

　　T3a:肿瘤局限于甲状腺,肿瘤最大径 >4cm。

　　T3b:任何大小的肿瘤甲状腺外浸润,仅累及带状肌群。

T4:甲状腺外浸润

　　T4a:任何大小的肿瘤甲状腺外浸润,包括侵犯皮下软组织、喉、气管、食管或喉返神经。

　　T4b:任何大小的肿瘤甲状腺外浸润,包括侵犯椎前筋膜,或包绕颈动脉,或纵隔血管。

注:根据肿瘤结节的多少分为(s)单发肿瘤, (m)多发肿瘤。对多发肿瘤者,最大肿瘤的大小决定具体分期。

带状肌群包括胸骨舌骨肌、胸骨甲状肌、甲状舌骨肌、肩胛舌骨肌。

所有的甲状腺未分化癌均为 T4,其中又分为:

　　T4a:甲状腺内未分化癌。

　　T4b:超出甲状腺范围的未分化癌。

2. 区域淋巴结(N)分期　　区域淋巴结又分为中央组、两侧颈部和上纵隔淋巴结区域。

Nx:区域淋巴结不能评价。

N0:区域淋巴结无转移。

　　N0a:细胞学或组织学明确无转移的淋巴结。

　　N0b:无淋巴结转移的影像学或临床检查证据。

N1:区域淋巴结转移。

　　N1a:单侧,或双侧Ⅵ区(包括气管前、气管旁,喉前 /Delphian 淋巴结)或Ⅶ区淋巴结转移。

　　N1b:单侧、双侧,或对侧颈部淋巴结转移(Ⅰ、Ⅱ、Ⅲ、Ⅳ和Ⅴ区),或咽后淋巴结转移。

由于甲状腺癌不同病理类型的预后明显不同,因此建议分期组合应根据病理类型如乳头状癌和滤泡状癌、髓样癌,以及未分化癌而分为三组,同时对乳头状癌和滤泡状癌的预后因受年龄因素的显著影响,因此分期中考虑年龄因素。

13

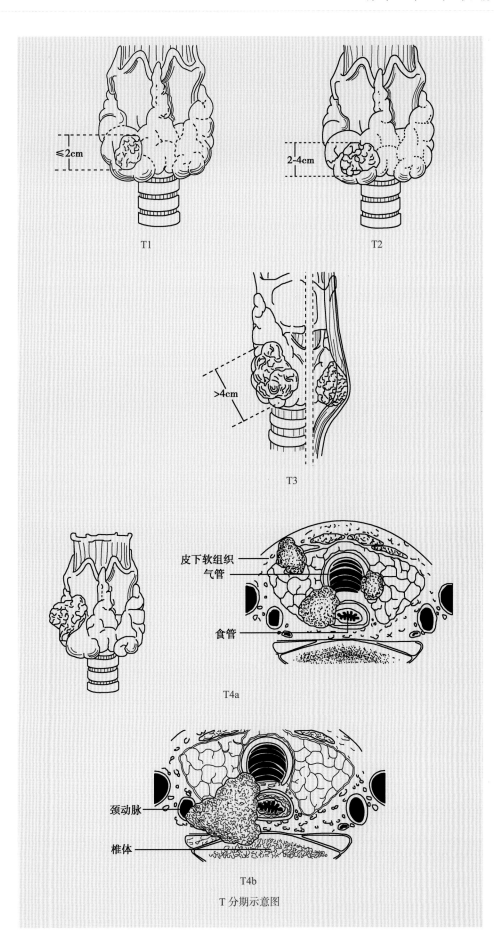

T1

T2

T3

皮下软组织
气管

食管

T4a

颈动脉

椎体

T4b

T 分期示意图

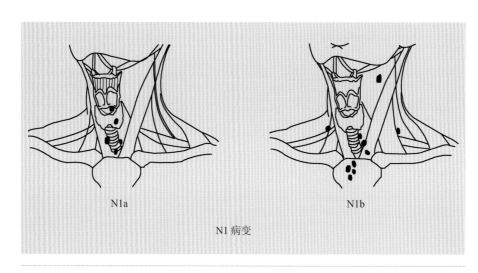

N1a   N1b

N1 病变

图 13-3 甲状腺癌临床分期示意图

分化性癌包括乳头状和滤泡状癌。

<55 岁者

Ⅰ期：	任何 T	任何 N	M0
Ⅱ期：	任何 T	任何 N	M1

≥55 岁者

Ⅰ期：	T1~2	N0/Nx	M0
Ⅱ期：	T1~2	N1	M0
	T3	任何 N	M0
Ⅲ期：	T4a	任何 N	M0
ⅣA：	T4b	任何 N	M0
ⅣB：	任何 T	任何 N	M1

髓样癌(任何年龄)

Ⅰ期：	T1	N0	M0
Ⅱ期：	T2~3	N0	M0
Ⅲ期：	T1~3	N1a	M0
ⅣA：	T4a	任何 N	M0
	T1~3	N1b	M0
ⅣB：	T4b	任何 N	M0
	任何 T	任何 N	M1

未分化癌:所有诊断未分化病理类型的甲状腺癌都为临床Ⅳ期。

ⅣA：	T1~3a	N0/Nx	M0
ⅣB：	T1~3a	N1	M0
	T3b~4	任何 N	M0
ⅣC：	任何 T	任何 N	M1

三、治疗原则

甲状腺癌的治疗原则以外科手术切除为主。

对分化好的甲状腺乳头状癌、滤泡状癌术后一般不考虑放疗,除非手术无法切净、明显残存者,可考虑术后放疗,而且应用小野照射;但对分化差的癌或未分化癌,无论手术是否彻底,术后均应及时放疗,而且应给予大范围照射,并考虑同步化疗;不能手术者可直接放疗,以控制肿瘤生长。

另外,近年来随着靶向药物的不断问世,部分难治性甲状腺癌采用靶向治疗可获得较好疗效,临床可酌情应用。

四、放射治疗

(一) 放射治疗适应证

1. 分化型甲状腺癌侵犯甲状腺外组织,术后有残存而且不摄取 [131] 碘。

2. 甲状腺髓样癌淋巴结转移广泛并侵犯纵隔,或术后降钙素不降而无远处转移者。

3. 甲状腺未分化癌,无论手术是否彻底,术后放疗是常规,对无法手术者可考虑单纯放疗。

(二) 靶区的制定

一般而言,高分化癌设野以小野充分包括病变为原则,上界舌骨水平、下界至胸骨切迹即可;低分化或未分化癌用大野,上界应至下颌骨下缘上 1cm 以包括上颈部淋巴结,下界应至气管分叉水平以包括上纵隔淋巴结(图 13-4)。

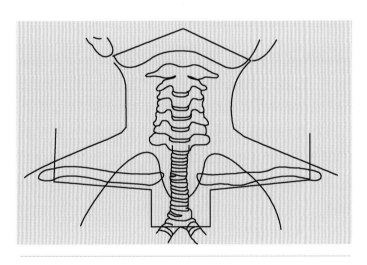

图 13-4 甲状腺未分化癌的标准照射野

(三) 常规照射技术

1. 两前斜野交角楔形照射技术(图 13-5)

2. X 线与电子线的混合照射技术 先高能 X 线前后大野轮照或单前野 X 线照射,剂量 ≤ 40Gy 时颈前中央挡铅 3cm 继续 X 线照射,而挡铅部分用合适能量的电子线照射,既保证了靶区足够的剂量,又使脊髓的受量处于安全剂量范围内(图 13-6)。

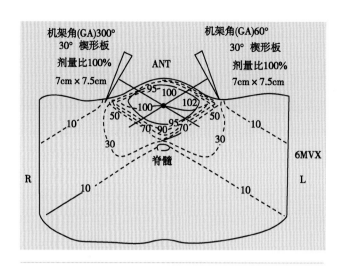

图 13-5　两前斜野交角楔形照射技术

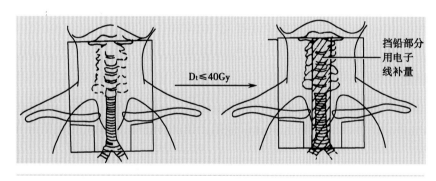

图 13-6　高能 X 线与电子线混合照射技术

3. 小斗篷野(mini-mantle field)照射技术　是一种前后野对穿技术,均用高能 X 线,前野颈髓不挡铅而后野颈髓挡铅,两野每日均照,前后野的剂量比例为 4∶1。剂量参考点选在颈椎椎体前缘。剂量 40Gy 时,脊髓受量仍在耐受剂量范围内,且甲状腺、颈部及上纵隔均可得到满意的剂量供应。最后加量时将下界上移至胸骨切迹水平而甩掉上纵隔,改为双侧水平野对穿或两前斜野楔形照射,使总量达到根治剂量(图 13-7)。

4. 剂量　采用常规剂量分割照射:分次剂量 2Gy,每日 1 次,每周 5 次;大野照射 50Gy,然后缩野针对残留区加量至 66~70Gy,注意脊髓量勿超过耐受量。

（四）调强放射治疗技术

1. 靶区　GTVp、GTVtb 同其他肿瘤要求。

CTV:CTV 大小与肿瘤的分化程度有关,高分化癌局部野照射,仅包括残存病变及其邻近结构和邻近淋巴引流区,对分化差的癌,或未分化癌,CTV 同常规大野包括范围,即 CTV=GTVp 或 GTVtb+ 全部甲状腺 + Ⅱ、Ⅲ、Ⅳ、Ⅵ、Ⅶ区,也可根据危险度不同而分为 2 个 CTV,如颈部阳性区域置于 CTV1、预防性照射区域置于 CTV2。

图 13-8 为 1 例甲状腺未分化癌的病变范围,对临床靶区设计有帮助。

2. 剂量

GTVp 69.96Gy/2.12Gy/33 次。

GTVtb 66Gy/2.0Gy/33 次。

CTV 60.06Gy/1.82Gy/33 次,或 CTV1 60Gy/2.0Gy/33 次、CTV2 56Gy/2.0Gy/28 次。

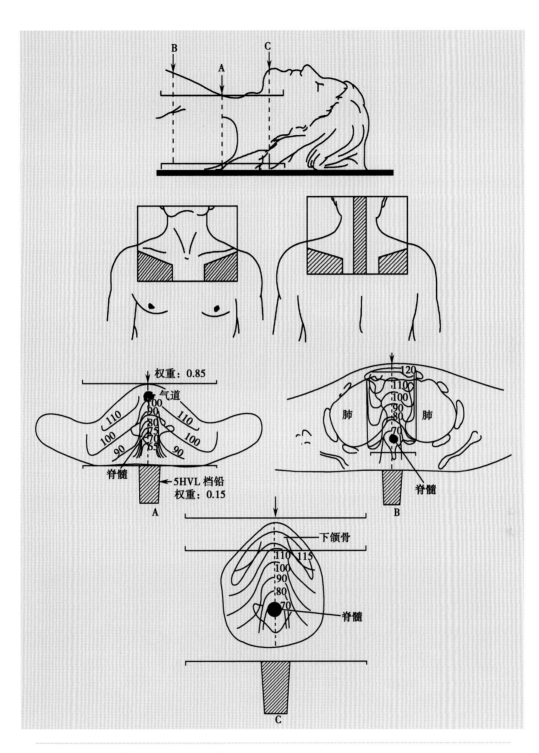

图 13-7 小斗篷野照射技术及剂量分布

3. 病例介绍

（1）甲状腺分化好的癌靶区设计

【病例】女性，60 岁，甲状腺滤泡癌术后 7 年局部复发中国医学科学院肿瘤医院二次手术，术中见复发肿瘤位于左侧甲状腺，与气管、食管粘连，肉眼全切。术后病理检查纤维脂肪组织中可见肿瘤组织浸润。术后采用局部野调强放疗（图 13-9）。

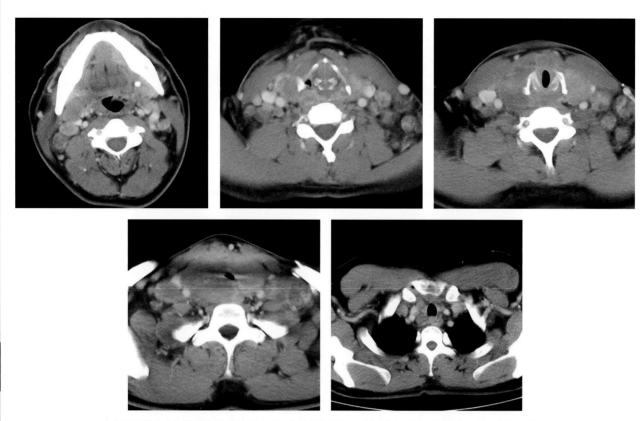

全部甲状腺完全为肿瘤占据,并侵犯气管、食管及椎前肌肉,同时有双侧Ⅱ、Ⅲ、Ⅳ、Ⅵ区及左侧Ⅴ区转移

图 13-8　1 例甲状腺未分化癌的病变范围

GTVtb 为肿瘤术前肿瘤所在部位,剂量 66Gy/2.2Gy/30 次;

CTV 上界位于喉切迹,下界位于胸骨切迹上缘,包括病变侧Ⅲ、Ⅳ、Ⅵ区,以及食管、大部分气管,剂量 60Gy/2.0Gy/30 次。

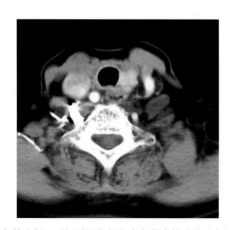

气管左侧一不规则强化病灶,与气管食管壁关系密切

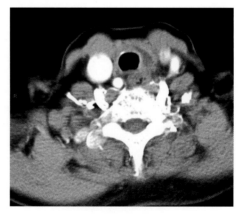

术后瘤床为低密度区

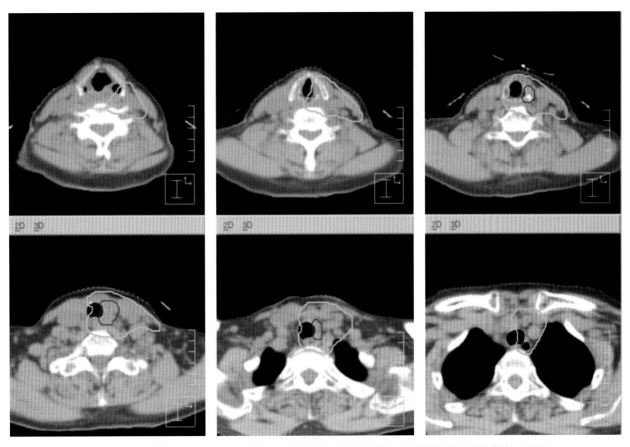

由上至下显示的靶区,红色 GTVtb、绿线 CTV 包括瘤床、左侧甲状腺、左侧气管大部及颈段食管,上界喉
切迹水平、下界胸骨切迹水平

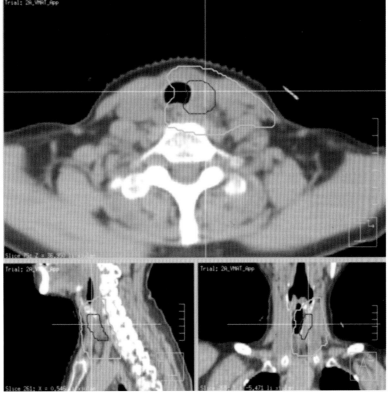

三维层面显示的靶区

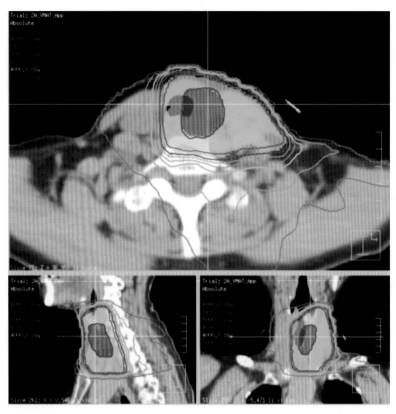

三维层面显示的靶区剂量分布

图 13-9　甲状腺滤泡癌的调强放疗靶区及剂量分布

(2)甲状腺未分化癌的靶区设计

【病例】女性,57 岁,甲状腺乳头状腺癌 10 年病史,5 次手术 + 多次 [131] 碘治疗史。第五次手术后病理提示为分化差的乳头状腺癌、脉管瘤栓、多发淋巴结转移,手术仅为姑息性,故术后按甲状腺未分化癌原则设野,大野,同步加量调强技术,GTVp 69.96Gy/2.12Gy/33 次、GTVnd 69.96Gy/2.12Gy/33 次、CTV 60.06Gy/1.82Gy/33 次(图 13-10)。

治疗疗效:放疗控制局部区域病变半年进展,服用索拉菲尼又控制半年患者死亡。

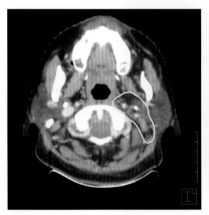

CTV 包括双侧Ⅱ区

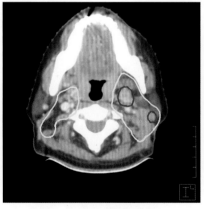

CTV 包括 GTVnd、双侧Ⅱ区

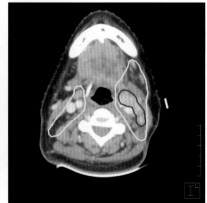

CTV 包括 GTVnd、患侧Ⅰb、双侧Ⅱ区(患侧上界至颈 1 上缘,对侧至颈 1 下缘)

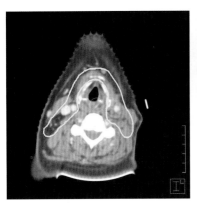
CTV 包括双侧Ⅲ区及Ⅵ区

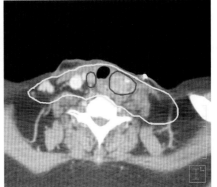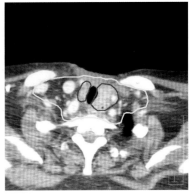
CTV 包括 GTVp、GTVnd、双侧Ⅳ区及Ⅵ区

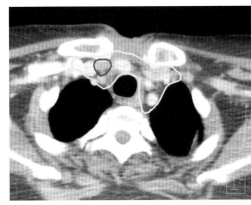
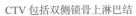
CTV 包括双侧锁骨上淋巴结

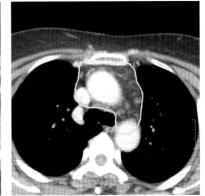
CTV 包括上纵隔淋巴引流区至气管分叉水平

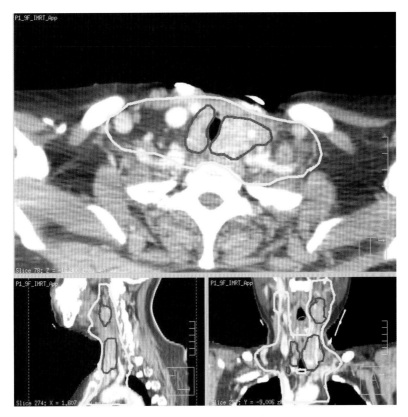
三维层面显示的靶区

13

甲
状
腺
癌

361

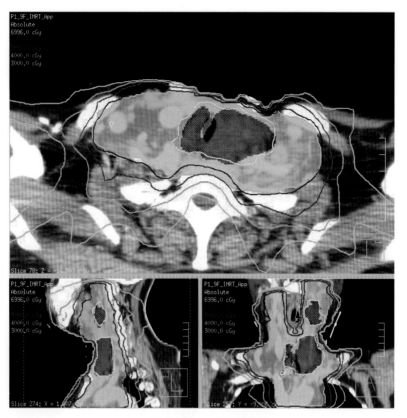

三维层面显示的靶区剂量分布

图 13-10　甲状腺未分化癌的调强放疗靶区及剂量分布

第十四章 鼻腔、鼻窦癌

HEAD AND NECK CANCER
RADIOTHERAPY ATLAS

第一节　概　　述

一、一般情况

鼻腔、鼻窦关系密切(图 14-1),发生的肿瘤多相互侵犯,至晚期时往往不能区分具体起源部位而统称为鼻腔、鼻窦肿瘤。

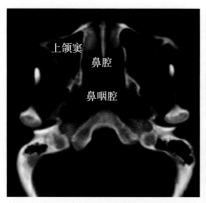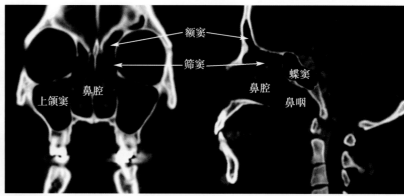

图 14-1　CT 扫描显示的鼻腔、鼻窦解剖结构

在鼻腔、鼻窦恶性肿瘤中,上颌窦癌最常见(70%),其他依次为鼻腔癌、筛窦癌,而额窦癌和蝶窦癌临床罕见。

男性多见,任何年龄均可发生,成年人常见。

二、病理类型

鼻腔、鼻窦肿瘤的病理类型多样,主要包括:

1. 源于鳞状上皮的鳞癌　最为常见,超过半数的鼻腔上颌窦恶性肿瘤为鳞癌。

2. 源于小涎腺的恶性肿瘤　居第二位,主要为腺癌、腺样囊性癌、黏液表皮样癌。

3. 起源不能确定的未分化癌。

4. 嗅神经母细胞瘤。

5. 黑色素瘤。

6. 淋巴瘤。

7. 肉瘤。

三、淋巴引流

鼻腔、鼻窦的淋巴引流方向见图 14-2。

鼻腔、鼻窦癌发生淋巴结转移和原发肿瘤的部位、分期、分化程度等有关。

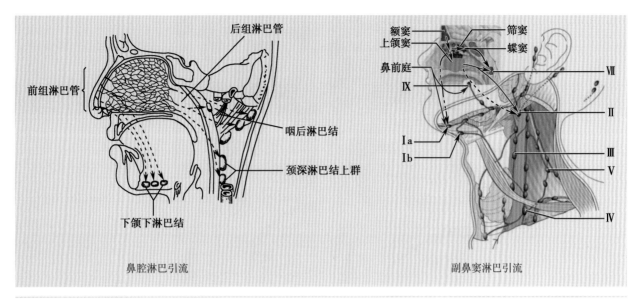

图 14-2　鼻腔、鼻窦淋巴引流示意图

四、临床分期

国际上提供的为鼻腔、筛窦、上颌窦癌的临床分期,而额窦癌、蝶窦癌因少见无相关临床分期。

第八版 UICC/AJCC T 分期标准同第七版(表 14-1,图 14-3),N 分期参见总论部分。

表 14-1　鼻腔、鼻窦临床分期

临床分期	鼻腔筛窦	上颌窦
TX	原发肿瘤不能评估	原发肿瘤不能评估
Tis	原位癌	原位癌
T1	肿瘤局限于任一解剖结构的亚区,有或无骨质的破坏	病变局限于窦腔内黏膜,无骨质受侵或破坏
T2	肿瘤侵犯一个解剖结构的两个亚区,或侵犯局限于鼻腔筛窦内邻近区域,有或无骨质破坏	病变引起除上颌窦后壁和翼板外的骨质破坏,包括硬腭和/或中鼻道
T3	肿瘤侵犯眼眶内侧壁,或底壁、上颌窦、硬腭,或筛板	肿瘤侵犯以下任何一个部位:上颌窦后壁骨破坏、颊部皮下软组织和皮肤、眼眶底壁和内侧壁、翼腭窝、筛窦
T4	中晚期或非常晚期局部病变	中晚期或非常晚期局部病变
T4a	局部中晚期病变:肿瘤侵犯下述任一结构,眶内容前部、鼻及颊部皮肤、颅前窝、翼板、蝶窦或额窦	局部中晚期病变:肿瘤侵犯下述任一结构,眶内容前部、颊部皮肤、翼板、颞下窝、筛板、蝶窦或额窦
T4b	局部非常晚期病变:肿瘤侵犯下述任一结构:眶尖、硬脑膜、脑、颅中窝、除 V2 外其他脑神经、鼻咽或斜坡	局部非常晚期病变:肿瘤侵犯下述任一结构:眶尖、硬脑膜、脑、颅中窝、除 V2 外其他脑神经、鼻咽或斜坡

五、治疗原则

鼻腔、鼻窦发生的恶性肿瘤,除淋巴瘤、未分化癌、低分化癌及部分放射敏感的肉瘤(如尤因肉瘤、胚胎性横纹肌肉瘤)以放疗、化疗为主外,均建议手术为首选的治疗手段。术后是否需要后继治疗取决于肿瘤分期、病理类型、术中所见、术后病理检查等多种因素。

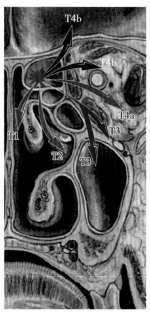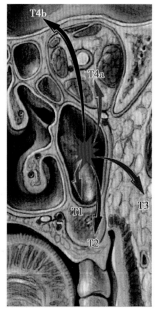

鼻腔筛窦癌 T 分期　　　上颌窦癌 T 分期

图 14-3　鼻腔筛窦、上颌窦癌 T 临床分期示意图

早期病变单纯手术即可。

中晚期病变,主张"手术 + 放疗"的综合治疗方案。

(一) 术前放疗指征

1. 超腔的中晚期病变,尤其是侵犯重要结构者如眼眶、翼腭窝、颅内等,行计划性的术前放疗。

2. 低分化或未分化癌建议首选放疗,手术作为放疗后局部残存或复发的挽救性治疗手段。

(二) 术后放疗指征

1. 切缘阳性或安全界不够。

2. 神经受侵。

3. 局部软组织或肌肉受侵。

4. 局部晚期如 T3、4 病变,同时 T2 病变已经超腔,也建议术后放疗。

5. 病理属分化差的癌、未分化癌,或低分化癌。

6. 淋巴结转移 >N1,或淋巴结包膜受侵者。

对于部分病变范围广泛或进展迅速者,也可试用诱导化疗、靶向治疗等。

(三) 单纯放射治疗指征

单纯根治性放疗临床较少采用,但以下几种情况可以酌情采用。

1. 患者有手术禁忌证,或拒绝手术者。

2. 未分化癌、低分化癌或分化差的癌如首选放疗且表现为放疗敏感、放疗中肿瘤消退满意者可行根治性放疗。

(四) 颈部放疗的指征

1. 当病变侵犯鼻咽、口咽等淋巴组织较为丰富的结构时,颈部应行放疗。

2. T4 病变。

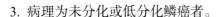

3. 病理为未分化或低分化鳞癌者。

4. 术后复发的病变。

5. 术后病理证实有淋巴结转移或淋巴结包膜外受侵的病变。

六、放射治疗技术

（一）常规放疗技术

1. 体位及体位固定技术　一般取仰卧位，头部置头颈枕。头颈枕的角度既要考虑到入射线，也要考虑到出射线，以避开角膜晶体及尽可能多地保护脑干、大脑实质为原则，同时张口含物使舌体下移，采用热塑面罩固定头部。

2. 照射靶区和布野

（1）原发灶的靶区设计根据病变部位及范围而有所不同：完全局限于一侧的病变，可以选用同侧两野交角照射技术、并加用合适角度的楔形板；病变过中线者，可采用两野对穿照射技术，或两野对穿照射技术＋前野垂直照射的三野照射技术；比较接近体表的病变如鼻腔前部发生的病变，也可应用单野混合束照射技术。

（2）颈部照射：颈部是否需要照射，与肿瘤部位、T 分期、病理类型、分化程度等多种因素有关。

对早期病变且病理为分化好的鳞癌或腺癌，如详细的影像学检查未发现有可疑淋巴结，一般不考虑颈部的预防性照射，或至多照射至上颈部；而对于局部晚期鳞癌，或病理类型为分化差或低分化癌者，多建议颈部的预防性照射：完全局限于一侧的病变仅照射病变侧颈部，而病变过中线者，则双侧颈部均要预防性照射。

（二）调强放射治疗技术

由于与鼻腔、鼻窦毗邻的结构重要，如双侧眼球、角膜、晶体、视神经、视交叉、脑实质、腮腺等，因此常规照射技术很难在保证靶区满意的剂量分布情况下而躲避周围正常组织，尤其是双侧角膜晶体的放射耐受性限制，从而使常规照射技术的实施受到一定程度的限制，而采用适形调强放疗，则可较好地克服常规照射技术相应的缺陷。

（三）照射剂量与分割方法

常规分割方法：

根治放疗剂量 70Gy/35 次 /7 周。

术前放疗剂量 50~60Gy/25~30 次 /5~6 周（如侵犯上颌窦后壁、翼腭窝、眼眶者，则术前剂量 ≥ 60Gy/30 次 /6 周）。

需要强调的是，中国医学科学院肿瘤医院对鼻腔、鼻窦癌采用的术前放疗剂量与口腔、口咽、下咽、喉有所不同：前者术前放疗剂量多为 60Gy，如翼腭窝受侵、眼眶受侵者，则往往给予 70Gy；而后者的术前放疗剂量则统一为 50Gy。

术后放疗剂量 60Gy/30 次 /6 周，但切缘不净、有明显残留时，缩野后局部剂量应 ≥ 70Gy。

对原发病变晚期或肿瘤对放射线不敏感时，可根据具体情况改变分割方式，如采用超分割、加速超分割等。

第二节 鼻 腔 癌

一、临床特点

鼻腔由鼻中隔分为左、右两腔。在冠状面上呈三角形上窄下宽。前经鼻前孔与外界相通,后经鼻后孔与鼻咽相连。每侧鼻腔包括内侧壁(鼻中隔)、外侧壁(与上颌窦毗邻)、下壁(与口腔毗邻)和顶壁(与筛窦、蝶窦和眼眶毗邻)。

病理类型:鳞癌(包括低分化和分化差的癌)最多,约占80%,其他少见病理类型有小涎腺来源的肿瘤如腺癌、腺样囊性癌、黏液表皮样癌、恶性混合瘤等,以及恶性黑色素瘤、嗅神经母细胞瘤等。

鼻腔肿瘤以局部生长为主,容易侵犯或破坏邻近结构和窦腔(图14-4、图14-5)。

鼻腔淋巴引流由于部位不同而不同:鼻腔前1/2发生的肿瘤容易发生颌下淋巴结、上颈深淋巴结转移,浅表淋巴结如耳前淋巴结也容易发生转移;鼻腔后1/2发生的肿瘤则容易发生上颈深和咽后淋巴结转移(图14-4)。

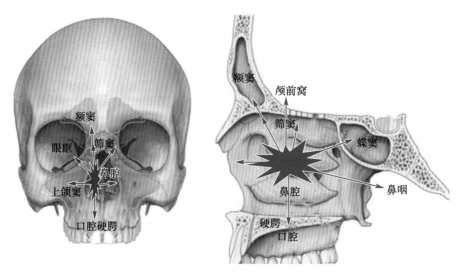

鼻腔周围侵犯解剖示意图

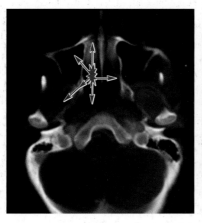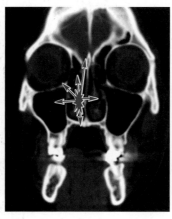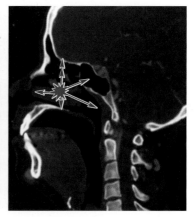

鼻腔癌周围结构侵犯(CT示意图)

图14-4 鼻腔癌周围侵犯示意图

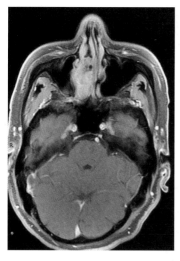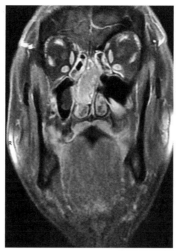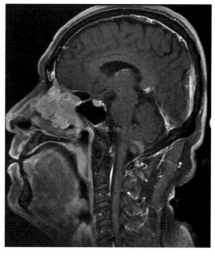

向上侵犯筛窦、硬脑膜,向下侵犯至中鼻道,向后侵犯至鼻咽、蝶窦,向外侵犯右侧上颌窦

图 14-5　1 例鼻腔中分化鳞癌侵犯范围

二、放射治疗指征

参见本章概述相关内容。

三、常规放射治疗技术

(一)体位及体位固定技术

患者取仰卧位,头部置合适角度的头颈枕,使下颌稍呈内收位、以颅底线与床面互相垂直为原则,张口含物使舌体下移,采用热塑面罩固定头部。

(二)照射靶区和布野

1. 原发灶　靶区设计根据病变范围选用以下几种。

(1)单野照射:面前野的高能 X 线与电子线的混合束照射,适用于局限于鼻腔的病变(图 14-6)。深度一般以面前至后鼻孔距离为准。

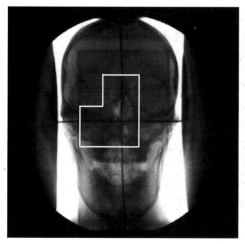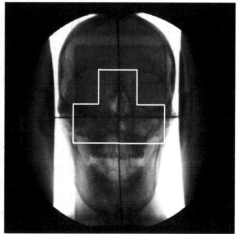

局限于一侧鼻腔的照射野　　　　　　　　双侧鼻腔病变的照射野

图 14-6　局限于鼻腔病变的照射野

（2）两野照射：面前野＋病变侧侧野，两野成角加用楔形滤过板，适用于超出鼻腔范围的病变。具体照射技术同下文筛窦癌的两野夹角照射技术。

（3）三野照射：面前野＋两侧侧野，两侧野选用合适角度的楔形滤过板。需采用治疗计划确定照射条件（图 14-7）。

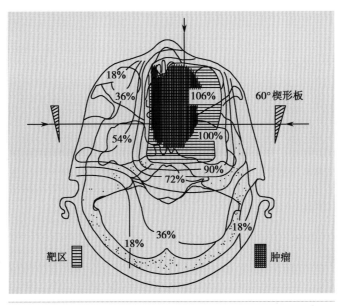

图 14-7　三野照射的等剂量分布示意图

2. 颈部　早期鼻腔肿瘤由于淋巴结转移较少见，故不需要进行选择性颈部淋巴结的放疗，中晚期患者，或病理属分化差的癌应常规行颈部淋巴结预防照射。

四、调强放射治疗

下面为一例局部晚期鼻腔癌 T4aN0 的调强放疗。

【**病例**】男性，56 岁，因鼻塞发现右侧鼻腔肿物，病理活检证实为鳞癌，MRI 检查提示病变范围较广（图 14-8）。拟行术前放疗＋手术，患者拒绝手术，遂行根治性放疗，GTVp 69.96Gy/2.12Gy/33 次，CTV 60.06Gy/1.82Gy/33 次。放疗终肿瘤达部分缓解（PR），放疗后 3 个月达 CR。放疗后 3 年局部复发，患者拒绝进一步治疗，后死于局部病变进展。

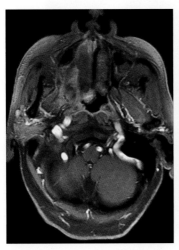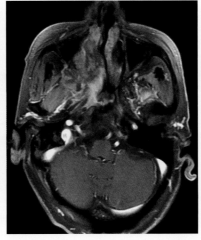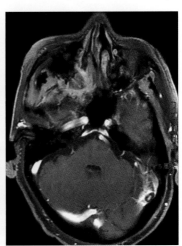

放疗前强化 MRI 显示右侧鼻腔肿瘤侵犯右侧上颌窦、翼腭窝、翼内肌、翼外肌

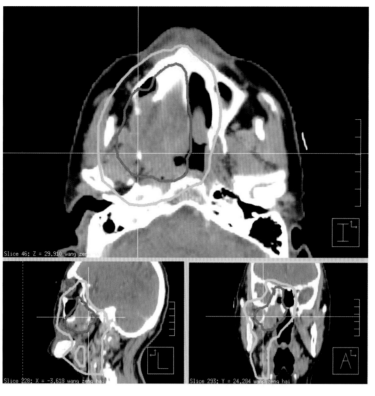

三维层面显示的靶区

GTVp（红线范围）包括影像所见的肿瘤，CTV（绿线范围）包括全部鼻腔、筛窦、蝶窦、鼻咽黏膜、右侧上颌窦、右侧眼眶内侧壁和底壁、颞下窝、硬腭等，同时包括容易发生转移的高危淋巴结区域（Ⅰb+Ⅱ区）

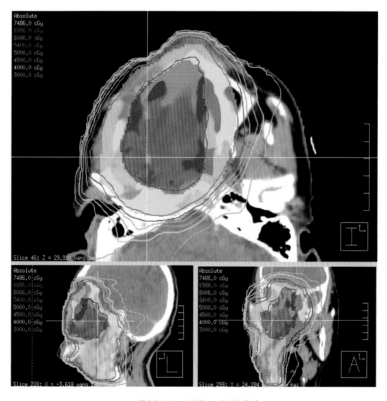

三维层面显示的靶区剂量分布

图 14-8 T4aN0 鼻腔鳞癌的调强放疗靶区及剂量分布

第三节　筛　窦　癌

一、临床特点

因筛窦及鼻腔两者在解剖上关系密切,除早期癌外,相当多的患者就诊时对鼻腔、筛窦癌的具体原发部位很难确定,而且两者在致病因素、病理类型及临床处理方面有相似之处,故在诊治上常一并讨论。

筛窦位于鼻腔外上部与两眶之间的筛骨迷路内,两侧常不对称。整个筛窦小房和眶部仅隔很薄的筛骨眶板(纸样板),因此筛窦癌容易侵犯眼眶(图 14-9)。

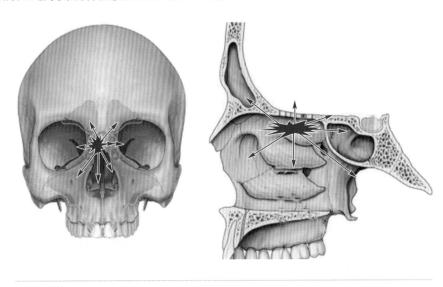

图 14-9　筛窦癌周围结构侵犯示意图

图 14-10 为两例筛窦癌具体病例,病例 1 为初诊时筛窦癌的侵犯范围,病例 2 为筛窦癌术后局部复发侵犯范围,对放疗靶区设计很有参考价值。

筛窦黏膜与鼻腔黏膜彼此延续,大部分淋巴引流至下颌下(Ⅰb)、颈深上(Ⅱ)和咽后淋巴结(Ⅶa),其中前组筛窦主要引流至下颌下淋巴结和颈深上淋巴结,而后组筛窦多引流至咽后淋巴结。

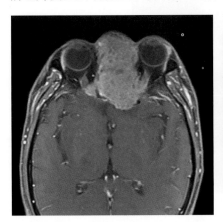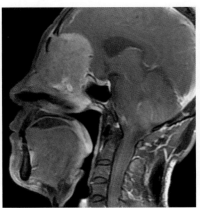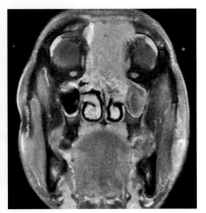

【病例1】筛窦鳞癌向两侧侵犯双侧眼眶、视神经、上颌窦开口,向上侵犯颅内、硬脑膜、额窦,向前侵犯鼻根部皮下软组织,向后侵犯蝶窦前壁,向下侵犯鼻腔和鼻咽

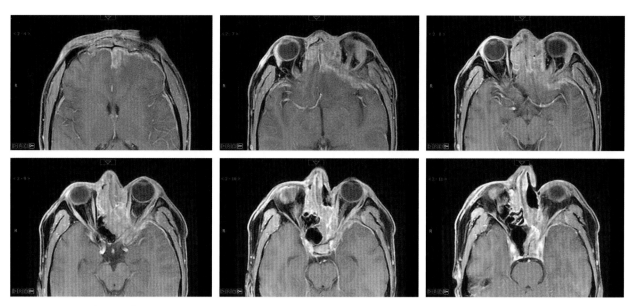

【病例2】筛窦鳞癌术后复发，MRI显示病变侵犯双侧筛窦、左侧眼眶、海绵窦，以及额叶及其硬脑膜

图 14-10　两例筛窦鳞癌增强 MRI 检查显示的病变范围

二、治疗原则

以"手术 + 放疗"的综合治疗为主。

三、放射治疗技术

（一）常规放射治疗技术

靶区的设计根据病变侵犯范围而定，如果眼眶下壁或内侧壁受侵，则应包括整个眼眶，同时尽量保护对侧正常的眼睛，照射时嘱患者睁眼正视。

靶区设计：前野为矩形、半品字或品字形野；侧野需避开对侧眼睛，需要时同时予同侧眼眶、筛窦区用电子线补量（图 14-11）。正、侧均给予 45° 楔形板。

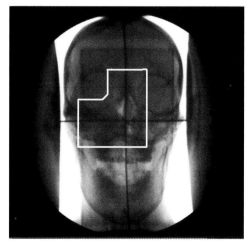
前半品字野

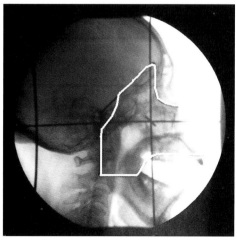
右侧野

图 14-11　鼻腔筛窦癌照射野的模拟定位片

（二）调强放射治疗技术

【病例】男性,50岁,筛窦低分化鳞癌,侵犯病变侧蝶窦、眼眶、上颌窦、鼻腔。

治疗方案:术前放疗＋手术。

靶区设计(图14-12):

主体病变位于筛窦,GTVp包括影像学所见的具体肿瘤。

CTV包括额窦、筛窦、蝶窦、鼻腔及病变侧上颌窦全部,同时因病变已过中线,双侧咽后、颌下及上颈深淋巴引流区做预防性照射。

放疗中复查肿瘤消退70%,遂根治性放疗,总剂量GTVp 69.96Gy/2.12Gy/33次,CTV 60.06Gy/1.82Gy/33次。

放疗终肿瘤完全消失,后定期复查,3年半局部复发手术挽救成功,现又无瘤生存3年。

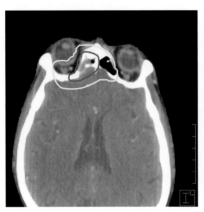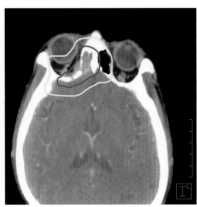

CTV包括额窦全部及病变侧骨性眼眶

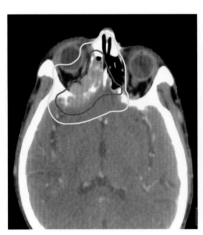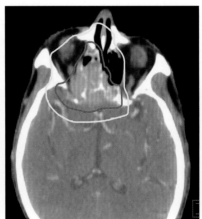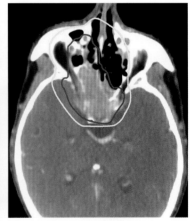

CTV包括筛窦、鼻腔全部及病变侧骨性眼眶、上颌窦

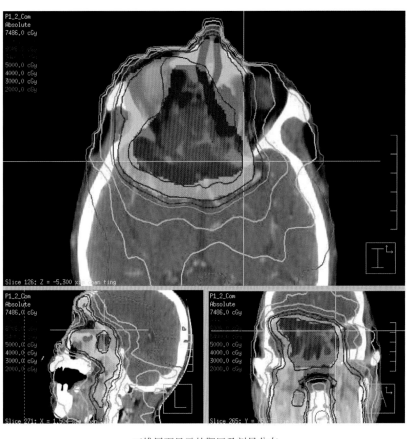

三维层面显示的靶区及剂量分布

图 14-12 鼻腔筛窦癌的调强放疗靶区及剂量分布

第四节 上颌窦癌

一、临床特点

上颌窦在解剖上是一个立锥体,为 6 面体的空腔。

1. **前壁** 为面部。

2. **上壁** 为眼眶底壁。

3. **内壁** 为鼻侧壁。

4. **下壁** 为硬腭。

5. **侧后壁** 颞下窝的前壁。

6. **后壁** 翼腭窝前壁。

上颌窦根据肿瘤发生的解剖部位与预后关系,通常被分为后上结构与前下结构。其分界线为人为划定的 Öhngren 线,为从眼内眦到下颌角的连线,形成平面将上颌窦分为后上、前下两结构:前者接近后筛窦、蝶窦、颅底,预后较差;后者解剖表浅,尽管淋巴结转移率高,但利于手术切除,因而预后较后上结构为好(图 14-13)。

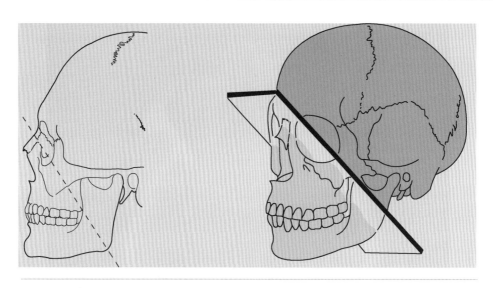

图 14-13　Öhngren 线将上颌窦分为后上、前下两结构

　　上颌窦的淋巴引流主要至颈深上淋巴结。但上颌窦癌发生淋巴结转移部位因侵犯邻近结构的不同而不同,如鼻腔后部受侵容易发生咽后淋巴结和上颈深淋巴结转移;如侵犯口腔、颊黏膜,则颌下和上颈深淋巴结转移多见(图 14-14)。

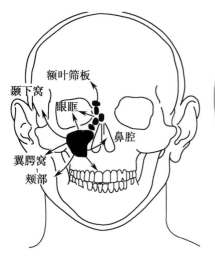

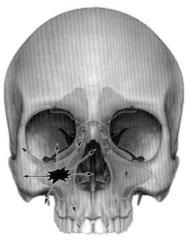

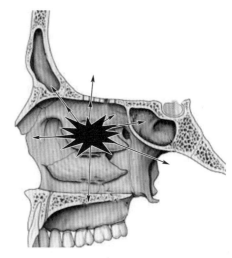

上颌窦周围结构侵犯解剖示意图

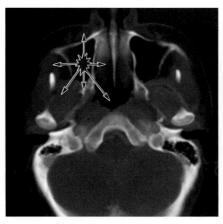

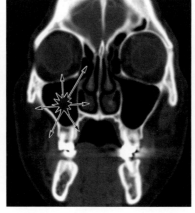

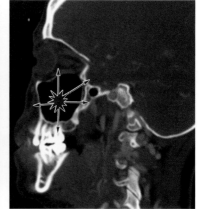

上颌窦周围结构侵犯 CT 示意图

14

鼻腔、鼻窦癌

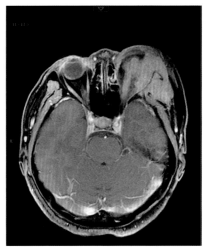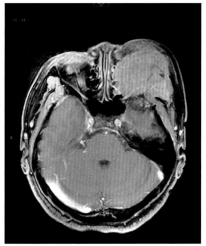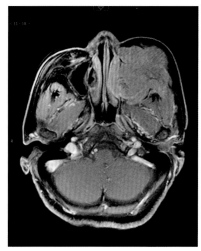

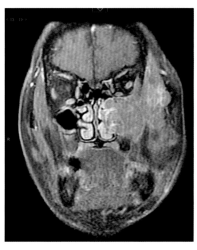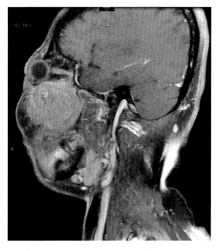

一例晚期左侧上颌窦鳞癌侵犯右侧鼻腔筛窦、眼眶、颞下窝、颞窝

图 14-14　MRI 显示的一例上颌窦鳞癌侵犯范围

二、治疗原则

上颌窦癌的治疗以手术治疗为主,早期病变单纯手术即可,但病变一旦超腔,主张手术 + 放疗的综合治疗。

(一)术前放疗指征

1. 中晚期上颌窦癌,尤其侵犯翼腭窝、眼眶、筛窦或颅内者,通过术前放疗可以控制手术不易清扫的亚临床病灶,降低 T 分期,起到保留面部重要器官功能的作用。

2. 分化差或未分化癌,对放疗敏感,有可能完全治愈,手术可以作为挽救性治疗手段。

(二)术后放疗指征

同筛窦癌。

(三)颈部预防性照射指征

1. 局部晚期病变。

2. 分化差或低分化癌。

鼻腔、鼻窦癌

14

三、放射治疗技术

(一)常规放射治疗技术

靶区的设计根据病变侵犯范围而定:如果眼眶下壁或内侧壁受侵,则应包括整个眼眶,同时尽量保护对侧正常的眼睛,照射时嘱患者睁眼正视。具体设计如下:

1. 注意事项

(1)体位:如果眼眶未受侵,则患者仰卧时下颌应上仰,以充分包括上颌窦的顶壁(也即眼眶的底壁),同时又可避开同侧眼球免受照射,但此种体位脑干受照范围较大;如果眼眶受侵,则仰卧时下颌适当内收,可使脑干照射范围减少(图14-15、图14-16)。

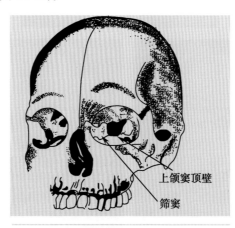

图 14-15　上颌窦顶壁,即眼眶底壁的
局部解剖示意图

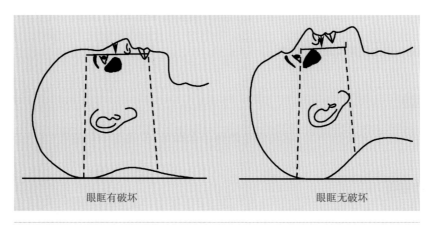

图 14-16　上颌窦癌照射体位

(2)双眼正视前方。

(3)手术残腔建议组织等效物填充。

(4)张口含物,下压舌体利于保护正常组织。

(5)建议 3D-CRT 或 IMRT。

(6)尽可能保护泪腺。

2. 照射野　常规照射野为面前野和侧野的交角照射(图14-17)。面前野应根据病变范围而分别采用矩形野、半品字或品字形野。侧野需避开对侧眼睛,并同时予同侧眼眶、筛窦区电子线补量。正、侧照射野

14

鼻腔、鼻窦癌

均给予45°楔形板或楔形板具体度数由TPS确定。

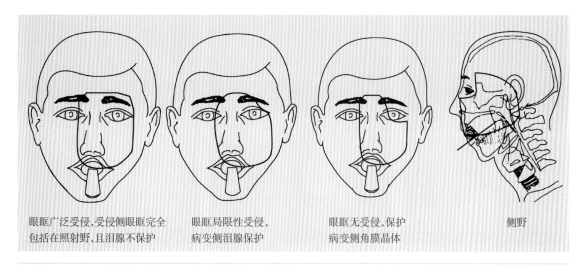

图14-17 上颌窦癌常规照射技术常用照射野示意图

（三）病例介绍

【病例1】右侧局部晚期上颌窦鳞癌但未侵犯眼眶的照射野（图14-18）。

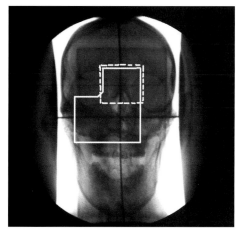 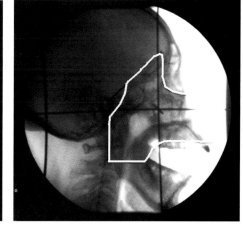

原发灶照射野：面前野＋侧野（均用45°楔形板）
因侧野不能照射到筛窦前组且面前野由于高能X线剂量建成效应的影响也会造成浅表剂量
欠缺，故筛窦前组常规另开一6~9MeV电子束照射野（左图虚线部分）以弥补其剂量不足

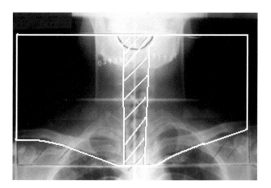

全颈预防性照射野
采用头仰伸位全颈切线野照射

图14-18 局部晚期但未侵及眼眶的上颌窦癌照射野

【病例 2】上颌窦鳞癌侵犯同侧眼眶的照射野(图 14-19)。

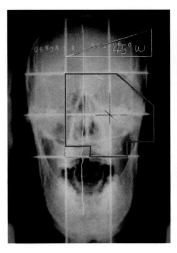 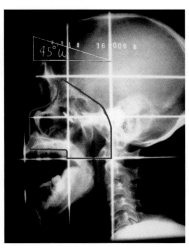 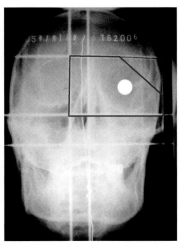

原发肿瘤面前照射野,照射野左上角为一斜线主要目的是保护泪腺,下方一凸起主要是为了充分包括病变侧牙槽突

侧野

前组筛窦和眼眶的电子线野:与上例患者唯一不同的是面前野要包括眼眶(放疗时要求患者睁眼、正视前方)、电子线野在包括筛窦前组的同时也要包括眼眶(放疗时角膜要用 1cm 左右的铅珠遮挡)

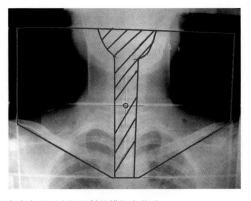

上颌窦癌全颈预防性照射的模拟定位片
因与原发肿瘤的照射采用同一体位面罩固定,故全颈照射时上界包括口腔内容过多,口腔部分用烧杯状挡铅块进行保护

图 14-19 上颌窦癌侵及眼眶的照射野

(二)调强放射治疗技术

1. **术前或根治性放疗** GTVp 以影像学检查及查体显示的肿瘤为准,在颅底部位,注意软组织窗和骨窗的切换。

CTV 的勾画在包括原发 GTVp 的同时,将 GTVp 所在的部位作为一个整体完全包括在 CTV 内,同时将其外扩一个部位一并包括在 CTV 内,如果没有完整器官的指导,则借鉴外科手术安全切缘,将 GTVp 外放至一定安全切缘,一般为 1~2cm,但距离危及器官较近时应适当调整。

因鼻腔、鼻窦癌容易侵犯眼眶,因此危及器官(尤其是视神经)受量在强调 54Gy 安全剂量的前提下,容易导致靶区的缺量而造成复发。此种情况下允许视神经适当超量,但对侧视神经一定要在正常限量范围内。

术后放疗无 GTVp 的概念,将原发肿瘤的范围并结合外科手术切除范围设计为 GTVtb,而 GTVtb 多大于 GTVp,临床勾画时应予注意。

下面为一例局部晚期上颌窦鳞癌的靶区勾画。

【病例】男性,68 岁,右侧颧部隆起并针扎样疼痛 3 个月,MRI 检查发现右侧上颌窦肿物,鼻腔活检为中分化鳞癌,疗前 CT/MRI 显示局部病变范围广泛,临床分期 T4aN0。

治疗方案:术前放疗 + 手术。

靶区设计(图 14-20):

GTVp 包括影像学所见的具体肿瘤。

CTV 包括右侧上颌窦全部、翼腭窝、翼上颌裂、颞下窝,全部鼻腔筛窦、额窦、蝶窦,右侧眼眶、鼻咽,上颈深及颌下淋巴引流区。

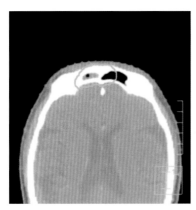
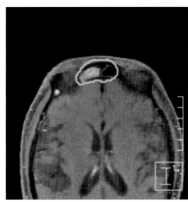

CTV 上界包括病变侧额窦在 GTVp 上缘上 1.5cm

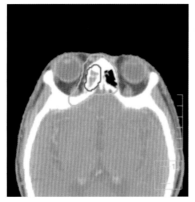
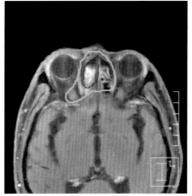

CTV 包括病变部位全部额窦

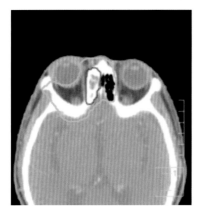
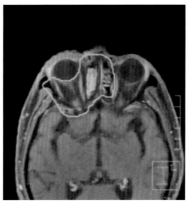

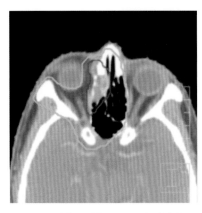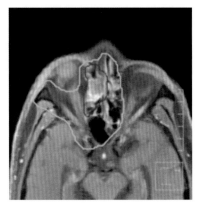

眼眶内侧壁受侵,CTV 包括病变侧眼眶、眶上裂、眶尖,而对侧视神经孔保护

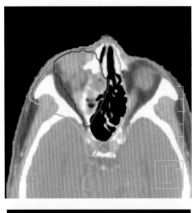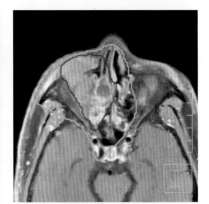

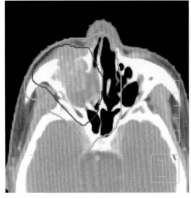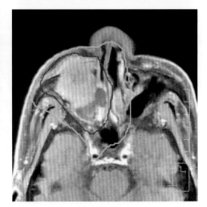

CTV 包括病变侧眼眶下部、海绵窦、鼻腔筛窦全部及右侧上颌窦、颞窝

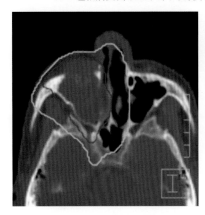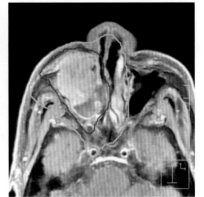

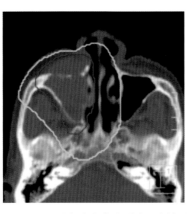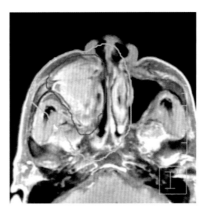

CTV 包括全部鼻腔、右侧上颌窦、翼腭窝、圆孔、破裂孔、海绵窦、颞下窝

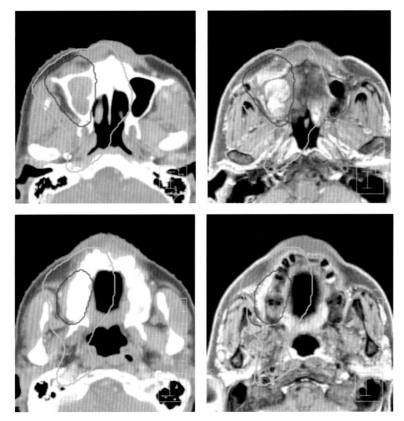

CTV 包括病变侧全部鼻腔、右侧上颌窦、右侧鼻咽、颈深上淋巴结，并逐渐向下过渡

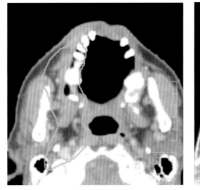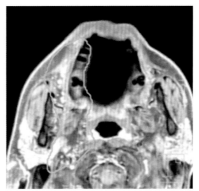

14

鼻腔、鼻窦癌

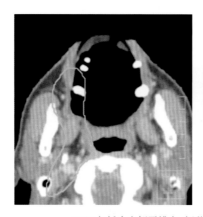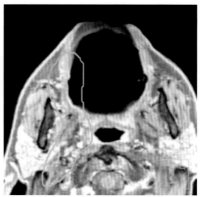

CTV 包括病变侧牙槽突、颊黏膜、磨牙后三角、颈深上淋巴结

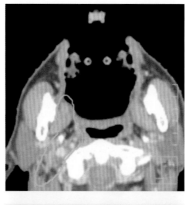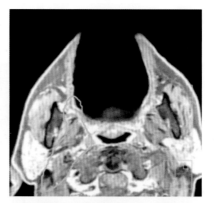

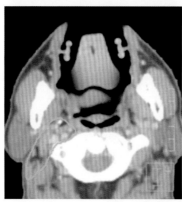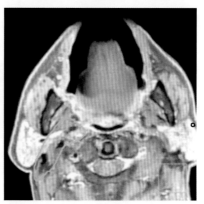

CTV 包括病变侧咽旁间隙、咽后淋巴结及颈深上淋巴结

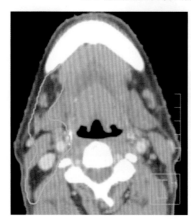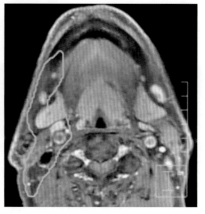

CTV 过渡至颈部淋巴引流区,包括首站淋巴引流区 Ⅰb 和 Ⅱ区

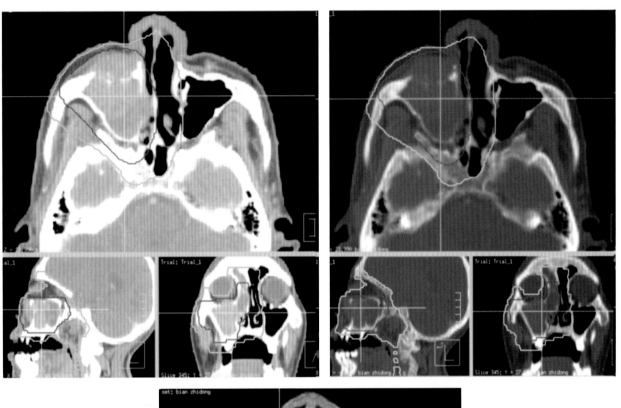

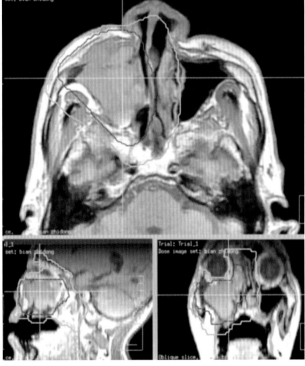

三维层面显示的 GTV 和 CTV,分别以软组织窗 / 骨窗 /MRI 显示

图 14-20　上颌窦癌调强放疗靶区

按照根治性放疗设计计划,GTVp 69.96Gy/2.12Gy/33 次,CTV 60.06Gy/1.82Gy/33 次,放疗中 50Gy 复查肿瘤缩小过半,拟 60Gy 后手术切除,患者拒绝手术,遂完成根治性剂量的放疗。

治疗效果:放疗终复查仍有肿瘤残存,现随访中。

2. 术后调强放射治疗

【病例】男性,39 岁,因鼻塞外院诊断鼻息肉内镜下手术切除,术后病理为高分化鳞癌,术后行根治性放疗,采用 7 野同步加量调强技术。

靶区设计(图 14-21):

GTVtb 根据疗前 CT 显示的具体肿瘤勾画,剂量 69.96Gy/2.12Gy/33 次。

CTV1 包括左侧上颌窦全部、筛窦、鼻腔,剂量 60.06Gy/1.82Gy/33 次。

CTV2 包括同侧上颈部淋巴引流区,剂量 54Gy/1.8Gy/30 次。

治疗效果:放疗后随访 12 年局部控制良好,无瘤生存。

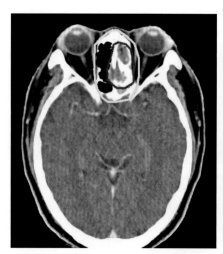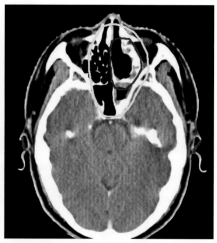

CTV 包括双侧筛窦、蝶窦及病变侧眼眶内侧壁

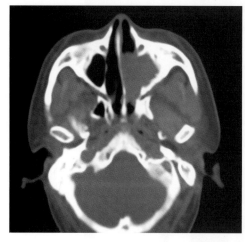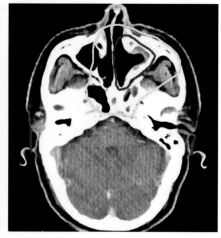

GTVtb 参照术前同一层面 CT 所在位置进行勾画
CTV 包括双侧鼻腔、左侧上颌窦全部、部分颞下窝、对侧上颌窦内侧壁

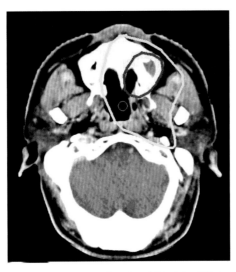
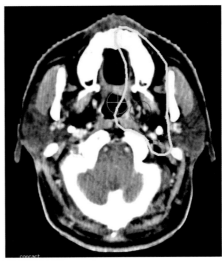

CTV 包括左侧上颌窦下方、牙槽突、咽旁、颞下窝、同侧上颈深淋巴引流区

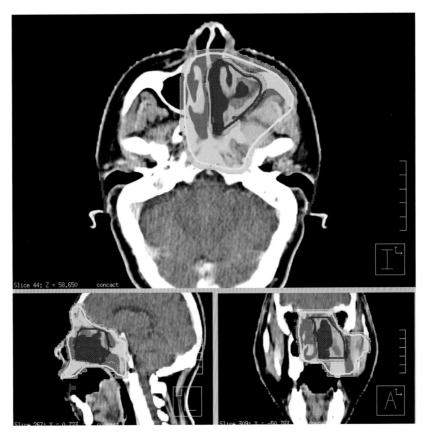

三维层面显示的靶区

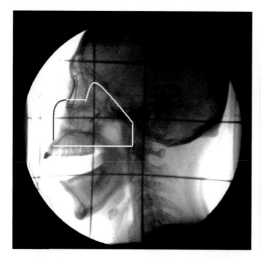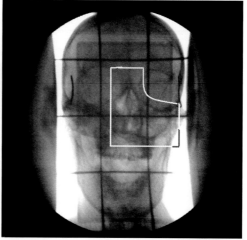

上颌窦癌的常规照射野与调强靶区勾画的重建图像比对相似,说明靶区勾画合理

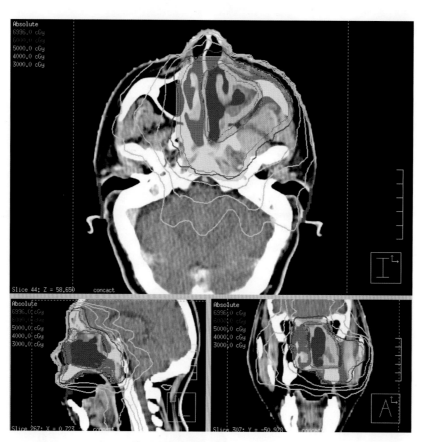

三维层面显示的原发灶靶区的剂量分布

14

鼻腔、鼻窦癌

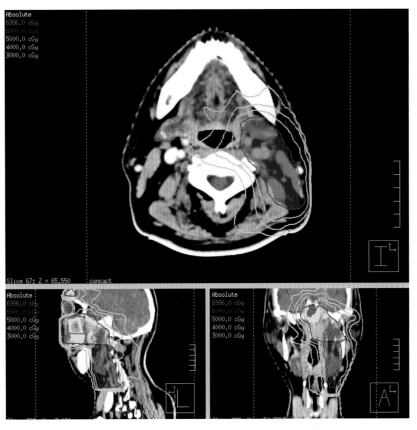

三维层面显示的原发＋颈部淋巴引流区的剂量分布

图 14-21　上颌窦癌术后调强放疗靶区及剂量分布

第五节　蝶　窦　癌

一、临床特点

原发于蝶窦的恶性肿瘤少见,且解剖部位隐蔽,早期症状不明显,不仅容易误诊,而且确诊时多为晚期。

原发于蝶窦的恶性肿瘤以鳞状细胞癌最常见,其次为腺样囊性癌,其他还有软骨肉瘤、神经内分泌癌、腺癌、巨细胞瘤、造釉细胞瘤、恶变的内翻性乳头状瘤等。

由于蝶窦壁骨质菲薄,且周围毗邻重要结构,容易侵犯其周围结构如筛窦、海绵窦、鼻咽,甚或颅内,其引起的症状与体征是蝶窦邻近器官受侵所致(图 14-22)。

临床诊断过程中注意应首先排除鼻咽癌侵犯蝶窦的可能,其次还应排除蝶窦转移癌的可能。

蝶窦癌发生颈部淋巴结转移者甚少,但一旦超腔(如侵犯鼻咽)则淋巴结转移风险明显增加。

蝶窦肿瘤的诊断需经穿刺或经鼻中隔蝶窦开放术取活体组织进行病理检查。

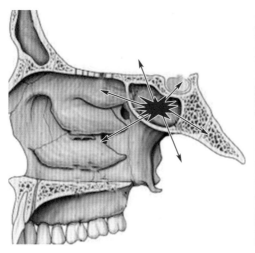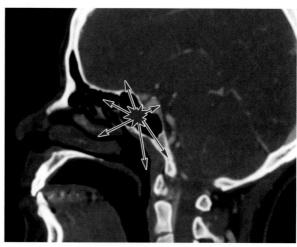

图 14-22　蝶窦癌侵犯范围示意图

二、治疗原则

蝶窦位置深在,且其血供丰富、毗邻重要结构,因此单纯手术很难切除彻底,一般多主张"放疗＋手术"的综合治疗。

(一) 手术治疗

1. 内镜下手术切除　适合于局限于窦腔内的小病变。

2. 颅颌面联合手术　适合于超腔的中晚期病变。

(二) 放射治疗

1. 如病理为低分化癌或分化差的癌,可首选放疗。

2. 如首选外科手术,则病变超腔侵犯邻近器官者常规行术后放疗。

三、放射治疗技术

采用高能 X 线照射,以包括全部蝶窦及邻近器官为原则。

如采用常规照射技术,以两侧野对穿照射为主。

如采用调强照射技术,GTV 包括影像检查所显示的瘤体,CTV 在充分包括 GTV 的基础上还应包括其邻近结构如海绵窦、筛窦、鼻腔、鼻咽等。

四、病例介绍

【病例】男性,45 岁,因头痛外院 CT 检查发现蝶窦软组织肿物,内镜下手术切除,病理中分化鳞癌。术后 CT/MRI 检查肿瘤残存明显,给予术后根治性剂量的调强放疗。

靶区设计:GTVtb 包括术前 CT 并结合术后 CT/MRI 检查所显示的肿瘤范围,因术后肿瘤残存,因此瘤床给予根治性剂量 69.96Gy/2.12Gy/33 次。

CTV 在充分包括 GTVtb 的基础上,包括蝶窦全部、筛窦全部、额窦下部、双侧眶尖眶上裂、鼻腔后 1/2 及双侧上颈深淋巴引流区,剂量 60.06Gy/2.12Gy/33 次。

治疗效果:放疗后复查残存肿瘤完全消失,现无瘤生存 3 年。

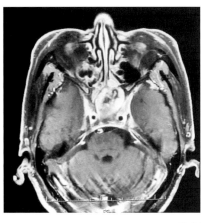
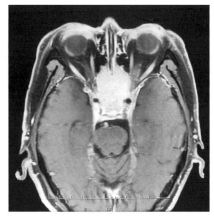
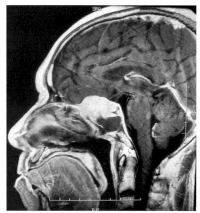

放疗前 MRI 显示蝶窦肿物已侵犯后组筛窦、双侧视神经孔

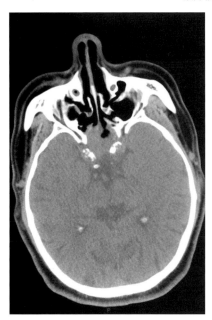
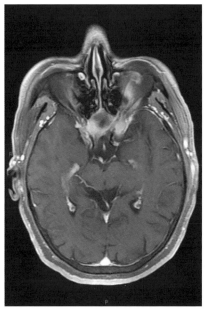
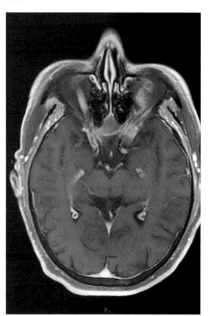

术后 CT/MRI 显示蝶窦肿物大部切除，周围肿瘤残存明显

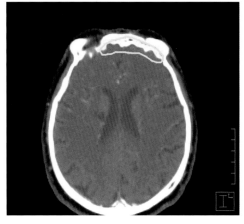
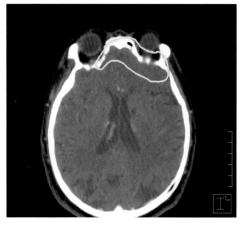

CTV 上界包括额窦　　　　　　　　CTV 包括额窦及病变侧眼眶内、后壁

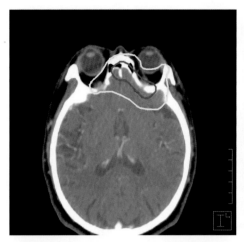

CTV 包括瘤床及病变侧骨性眶壁

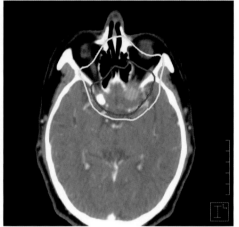

CTV 包括瘤床、全部筛窦、双侧眶尖眶上裂

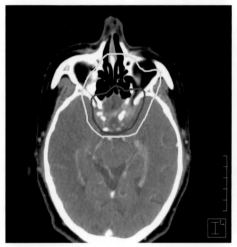

CTV 包括瘤床、全部筛窦、蝶窦、双侧海绵窦、鼻腔和上颌窦的后 1/2

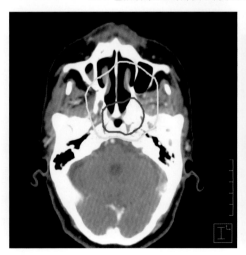

包括范围同上图

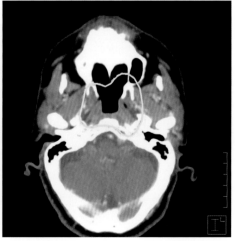

CTV 包括全部鼻咽腔、鼻腔和上颌窦的后 1/3

鼻腔、鼻窦癌

14

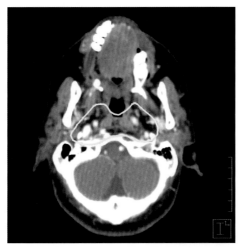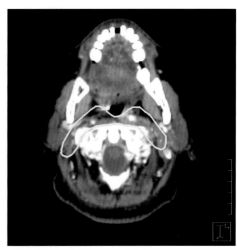

CTV 包括鼻咽腔侧后壁、双侧Ⅱ区

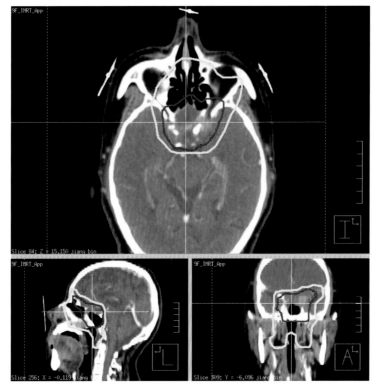

三维层面显示的靶区

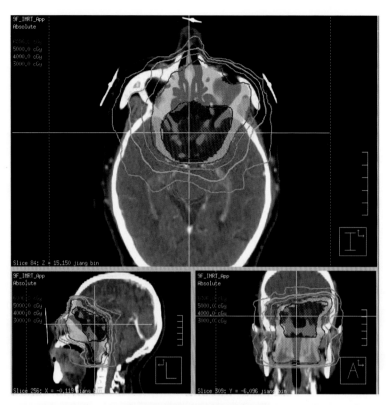

三维层面显示的靶区及剂量分布

图 14-23　蝶窦癌的调强放疗靶区及剂量分布

第六节　额　窦　癌

一、临床特点

原发于额窦恶性肿瘤罕见,发现时多为局部中晚期。

病理类型以鳞状细胞癌最常见,其次为腺癌、肉瘤等。

病变容易侵犯其周围结构如筛窦、颅内,而引起相关的症状与体征(图 14-24)。

额窦癌发生颈部淋巴结转移者甚少,如发生淋巴结转移多与周围结构受侵有关。

二、治疗原则

本病早期诊断困难,多为手术明确诊断,因此该病的治疗原则为手术＋术后放疗。

本病发现多为晚期,发展快、预后较差。

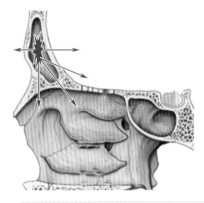
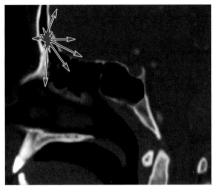
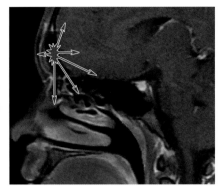

图 14-24 额窦癌侵犯范围的解剖及 CT/MRI 示意图

三、病例介绍

【病例】男性,42 岁,额部头痛半年,右眼胀痛,视力下降 3 个月,MRI 检查见右侧额窦、筛窦肿物,已侵犯眼眶及额叶,手术切除,术后病理"高中分化鳞癌"。

术后 1 个月行放疗,采用调强照射技术。

靶区设计(图 14-25):

GTVtb 包括术前 MRI 检查所显示的肿瘤范围,因术后肿瘤有残存,GTVtb 给予根治性剂量,70Gy/2.0Gy/35 次。

CTV 在充分包括 GTV 的基础上,还包括额窦、筛窦全部,右侧眼眶,鼻腔、鼻咽上部,同时包括颌下和上颈深淋巴引流区作为预防性照射,剂量 60.2Gy/1.72Gy/35 次。

放疗后 2 年局部复发,化疗效果不明显,2 年半患者死于局部未控。

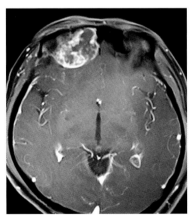
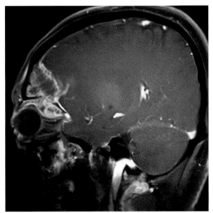
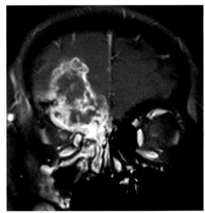

术前强化 MRI 显示右侧额窦不均质强化病灶已侵犯颅内额叶及颅外筛窦

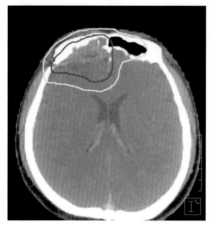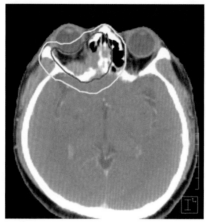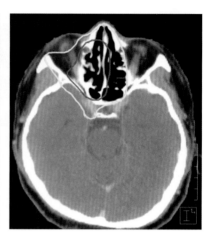

CTV 包括额窦全部、筛窦全部、右侧眼眶及右侧海绵窦

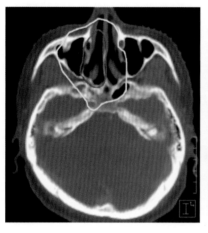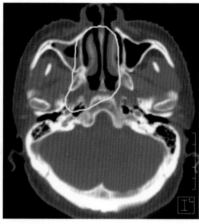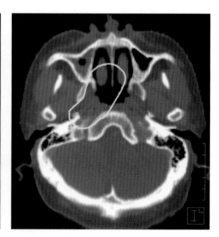

CTV 包括鼻腔全部、鼻咽及右侧上颌窦的上中部,并逐渐向右侧颈深淋巴引流区过渡

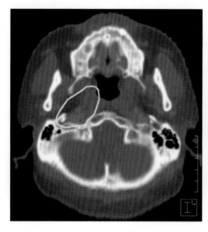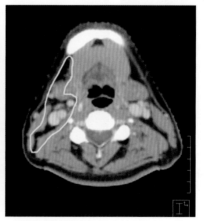

包括右上颈深及颌下淋巴引流区域

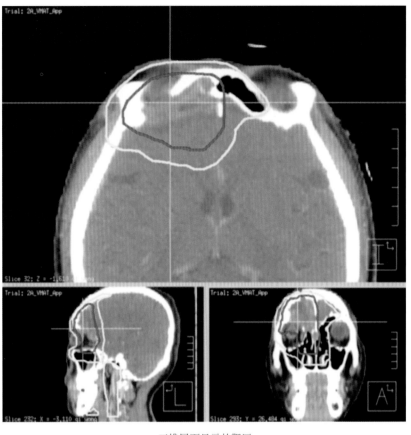

三维层面显示的靶区

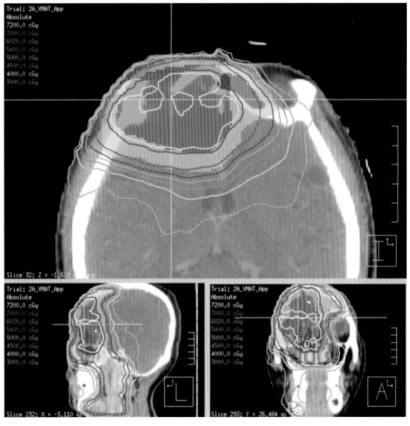

三维层面显示的靶区剂量分布

图 14-25　额窦癌术后放疗调强放疗靶区及剂量分布

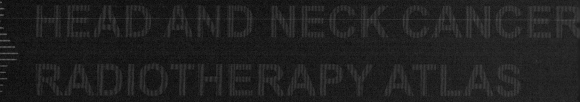

第十五章　涎腺肿瘤

第一节 概 述

一、临床特点

涎腺包括大涎腺和小涎腺。

大涎腺有 3 对:腮腺、颌下腺、舌下腺(图 15-1、图 15-2)。

小涎腺有 600~1 000 个,主要位于上消化道 - 呼吸道黏膜下,对头颈部而言口腔尤其是硬腭的小涎腺最多。

涎腺肿瘤的分布(包括良、恶性):腮腺 80%;颌下腺 15%;舌下腺 <1%;小涎腺主要集中在硬腭 5%。

涎腺恶性肿瘤:20% 左右的腮腺肿瘤、40% 左右的颌下腺肿瘤、超过 80% 的小涎腺肿瘤为恶性肿瘤。

大涎腺的淋巴引流主要为腮腺周围淋巴结、颌下和上颈深淋巴结,故这些部位的肿瘤容易发生以上部位淋巴结转移。

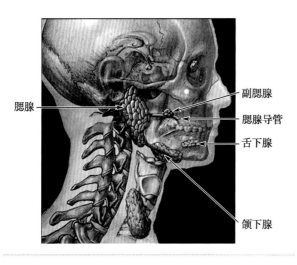

图 15-1 大涎腺的解剖位置

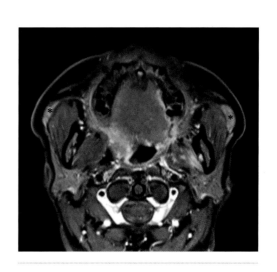

图 15-2 MRI 显示的腮腺、副腮腺(*)及开口于颊黏膜的腮腺导管

二、病理

涎腺肿瘤的组织学类型较为复杂,其中又分为高度恶性与低度恶性(表 15-1)。

最新的 WHO 涎腺癌分类又增加了以下两种特殊病理类型,治疗原则同低度恶性涎腺癌。

1. 乳腺样分泌性癌(mammary analog secretory carcinoma,MASC) 低度恶性涎腺肿瘤,具有 t(12;15)(p13;q25)特征性染色体易位,从而导致 *ETV6-NTRK3* 基因融合。

许多 MASC 既往被诊断为腺泡细胞癌或腺癌,且好发部位也有所不同:MASC 发生于小涎腺较腮腺常见,而腺泡细胞癌腮腺发病较小涎腺常见。

生物学行为同低级别涎腺癌,为低度恶性,病程较长、局部侵袭性生长,可发生远处转移,也可以向高级别转化。

表 15-1　涎腺肿瘤按恶性程度分类

高度恶性	低度恶性
腺癌	
高分级黏液表皮样癌	低分级黏液表皮样癌
	腺泡细胞癌
腺样囊性癌（实性型）	腺样囊性癌（管状型、筛状型）
多形性腺瘤癌变	多形性低度恶性腺癌
鳞癌	基底细胞癌
癌肉瘤	透明细胞癌
肌上皮癌（属中 / 高度恶性）	上皮 - 肌上皮癌
嗜酸细胞癌	皮脂腺癌
分化差的癌或未分化癌	
淋巴上皮癌	

注：WHO 将涎腺多形性腺瘤恶变分为癌在多形性腺瘤中（包括侵袭性癌和非侵袭性癌）、癌肉瘤、转移性多形性腺瘤。癌在多形性腺瘤中，主要病理表现是良性多形性腺瘤的组织特征和上皮成分的恶性改变。

2. 小涎腺筛状腺癌（cribriform adenocarcinoma of minor salivary glands，CASG）与低度恶性多形性腺癌截然不同：好发部位（舌）、胞核特征（透明）、*PRKD* 家族基因的不同改变、临床行为（发现原发肿瘤时常常已有转移）等特征来鉴别。

多数 CASG 早期病例中即可出现淋巴结转移，但通常表现惰性的临床生物学行为，在涎腺所有的低度恶性肿瘤中有其特殊性。

三、临床分期

2018 年第八版 UICC/AJCC 分期标准同第七版，适用于所有大涎腺发生的恶性肿瘤，但不适用于淋巴瘤及小涎腺肿瘤。

T（原发肿瘤）分期

T1：肿瘤的最大直径 ≤ 2cm 无腺体外受侵。

T2：肿瘤的最大直径 >2cm 但 ≤ 4cm 且无腺体外受侵。

T3：肿瘤的最大直径 >4cm 和 / 或肿瘤有腺体外受侵。

T4：中晚期病变和非常晚期病变。

　T4a：中晚期病变，肿瘤侵犯皮肤、下颌骨、耳道和 / 或面神经。

　T4b：非常晚期病变，肿瘤侵犯颅底和 / 或翼板和 / 或包绕颈动脉。

注：腺体外受侵主要是根据临床检查及术中检查发现的软组织受侵，如仅为镜下受侵则不影响分期。

N、M 分期及组合同其他头颈部癌。

四、治疗原则

首选治疗为外科手术,放疗主要为术后放疗,而且有指征地应用。

术后放疗指征:

1. 病理类型属高度恶性者。

2. 肿瘤包膜不完整或包膜受侵。

3. 术后局部复发的肿瘤二次手术后,或如不能二次手术可直接放疗。

4. 肿瘤与面神经关系密切者或神经束受侵。

5. 肉眼或镜下残存。

6. 腮腺深叶肿瘤。

7. 淋巴结转移 N1 以上,或淋巴结包膜外受侵。

五、放射治疗技术

靶区设计需要包括全部瘤床、手术瘢痕外 2cm 的正常组织、第一站的区域淋巴引流区。其他颈部淋巴引流区是否需要照射取决于原发肿瘤的分期、病理类型、颈部淋巴结的转移情况。一般而言,局部晚期、高度恶性的病理类型、第一站淋巴结有转移时都要考虑中下颈部的预防性照射。

实施放疗可采用常规照射技术或适形调强照射技术。

(一) 常规照射技术

1. **照射野**　根据病变范围,照射野可采用以下 3 种。

(1) 单野混合束照射。

(2) 同侧两野交角楔形照射技术。

(3) 两侧野对穿照射技术。

2. **体位**

(1) 侧卧位:适合于混合束照射。

(2) 仰卧位:适合于所有病例。应注意采用同侧两野交角照射时,头应尽量后伸,如此方能保证后野的出射线不伤及同侧眼球(图 15-3)。

3. **能量**　高能射线如 4~8MV X 线、钴 -60 等均可满足治疗。电子线的选择应根据肿瘤的深度以及与高能射线的配比而定,一般最高不超过 15MeV。

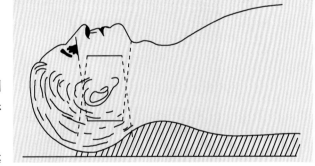

图 15-3　腮腺癌同侧两野交角照射时体位示意图

4. **剂量**　一般采用常规分割照射技术。

术后放疗剂量一般为 60Gy/6 周。

对镜下残存或面神经受侵者的放疗剂量不能低于 66Gy/6~7 周。

肿瘤明显残存的术后放疗剂量局部应达到 70Gy/7 周。

(二) 三维适形放疗与调强放射治疗技术

1. **三维适形放疗与调强放疗的物理学优势比较**　涎腺癌采用 3D-CRT 或 IMRT 的最大益处是可以很好地保护对侧涎腺功能,同时靶区的适形度明显好于常规照射。而 IMRT 的适形度及对正常组织的保护又优于 3D-CRT（通过下面病例 1 与病例 2 的计划比较可以发现 IMRT 的优势）。

2. 调强放疗的靶区及剂量

（1）靶区

GTVtb：根据术前影像学、临床查体及术中所见显示的具体肿瘤以及术后病理检查结果等确定的肿瘤所在位置及侵犯范围。

CTV：包括瘤床、病变所在涎腺区、上颈部淋巴引流区，具体包括范围同常规照射野，根据危险度的不同可分为 1 个或 2 个 CTV。

（2）剂量：瘤床或残存肿瘤可给予较高的分次剂量和总剂量，而 CTV 给予常规分次剂量，如 GTVtb 66Gy/2.2Gy/30 次，CTV1 60Gy/2.0Gy/30 次，CTV2 50~54Gy/1.8Gy/28~30 次。

（3）病例介绍

【病例 1】 女性，左侧腮腺嗜酸细胞癌术后复发咽旁受侵，二次术后，行术后 3D-CRT 放疗，总剂量 50Gy/25F。

50Gy 的等剂量线完全包括靶区，但正常组织如靶区内侧的软腭包括过多。而对侧腮腺的受量在 20Gy 的等剂量线以外，因此放疗后口干的副作用明显减轻（图 15-4）。

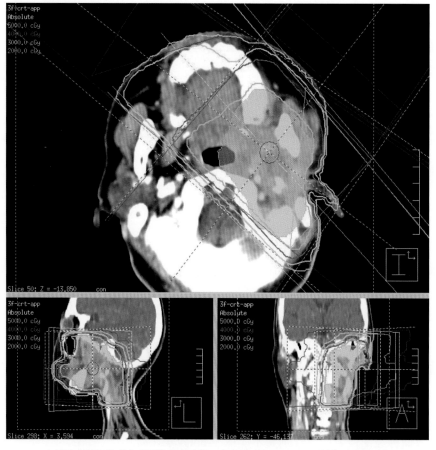

左腮腺嗜酸细胞癌术后复发咽旁受侵二次术后，行 3D-CRT，三野共面照射时的
靶区范围及剂量分布

图 15-4　左腮腺嗜酸细胞癌 3D-CRT 靶区及剂量分布

【病例2】女性,60岁,右侧腮腺低分化黏液表皮样癌术后行术后IMRT。

靶区分为GTVtb包括瘤床部位,CTV1包括右侧腮腺全部及同侧咽旁、上颈,CTV2包括同侧中下颈部锁骨上区。图15-5显示GTVtb 60Gy,而CTV1 56Gy、CTV2 50Gy,靶区的适形度明显好于病例1,而且GTVtb、CTV可以分别给予不同的分次剂量及总剂量,这正是IMRT的优势所在。

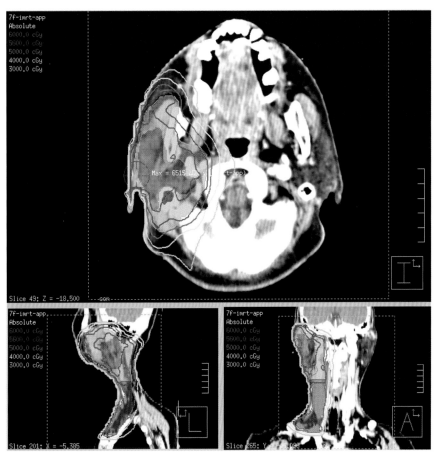

7野共面照射时的靶区范围及剂量分布(红色区域为GTVtb,绿色区域为CTV1,蓝色区域为CTV2)

图15-5　右侧腮腺低分化黏液表皮样癌术后调强放疗的靶区及剂量分布

第二节　腮　腺　癌

一、概述

腮腺癌中以黏液表皮样癌最为常见,其次为腺泡细胞癌、腺样囊性癌等。

腮腺癌的恶性程度与病理类型及分化程度有关,如腺泡细胞癌为低度恶性。黏液表皮样癌因分化程度的不同而恶性度不同,高分化者为低度恶性、低分化者为高度恶性。

二、治疗原则

以手术治疗为主。是否需要术后放疗取决于以下因素：

1. 病理类型为高度恶性者,如低分化黏液表皮样癌、实性型腺样囊性癌,则无论分期、手术切除情况,术后应行放疗。

2. 肿瘤侵犯面神经主干或其五大分支的任何一支者。

3. 腮腺深叶肿瘤。

4. 淋巴结转移 N1 以上,或淋巴结包膜受侵。

5. 复发性病变二次术后。

三、放射治疗技术

(一) 常规放射治疗技术

1. 体表标记(图 15-6)

上界:颅底水平。

下界:喉切迹水平。

前界:咬肌前缘。

后界:乳突后缘。

2. 照射技术

(1)两侧野对穿照射技术:适用于病变已侵犯深部结构并过体中线者,靶区设计类似鼻咽癌的两维定位过程。

(2)同侧两野交角楔形照射技术:适用于病变完全局限于一侧,同时又为了更好地避开对侧腮腺、脊髓和其他正常组织,但需要通过治疗计划系统(TPS)确定靶区及治疗条件。

图 15-7 为腮腺癌采用不同的两野交角楔形照射技术的等剂量分布。

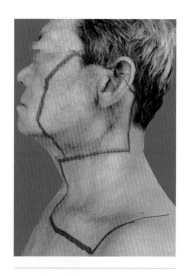

图 15-6 高度恶性腮腺癌(左侧腮腺鳞癌)术后放疗照射野的体表标记

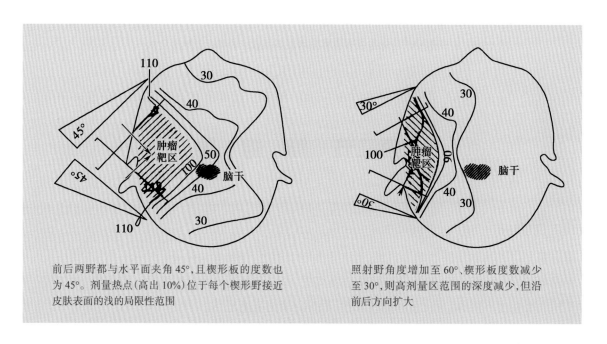

| 前后两野都与水平面夹角 45°,且楔形板的度数也为 45°。剂量热点(高出 10%)位于每个楔形野接近皮肤表面的浅的局限性范围 | 照射野角度增加至 60°、楔形板度数减少至 30°,则高剂量区范围的深度减少,但沿前后方向扩大 |

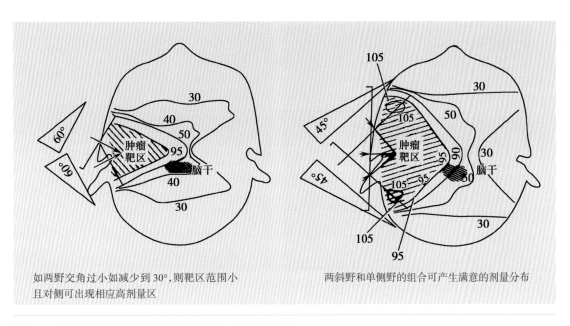

如两野交角过小如减少到 30°,则靶区范围小且对侧可出现相应高剂量区　　两斜野和单侧野的组合可产生满意的剂量分布

图 15-7　腮腺癌两野交角照射不同照射技术等剂量分布

(3)单野混合束照射:适用于无深层结构受侵,可采用电子线和高能 X 线的混合束照射,但具体剂量配比应由 TPS 确定(图 15-8)。

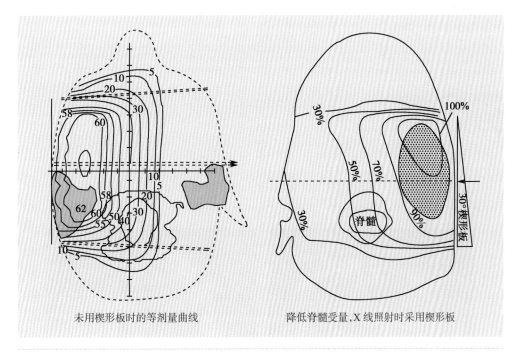

未用楔形板时的等剂量曲线　　降低脊髓受量,X 线照射时采用楔形板

图 15-8　单野混合束照射(8MV X+12MeV 等剂量配比)的等剂量曲线

3. 病例介绍

【病例】男性,62 岁,右侧腮腺低分化黏液表皮样癌术后。因属高度恶性,故常规术后放疗:采用单侧野的电子和光子的混合束(剂量比由 TPS 确定)照射,总量 60Gy/6 周,同侧颈部、锁骨上预防性放疗50Gy/5 周(图 15-9)。

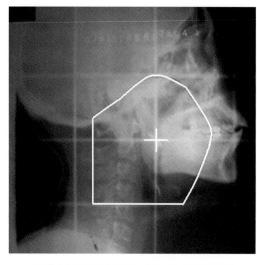
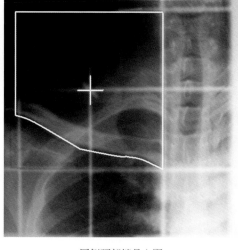

单野混合束照射(6MV X+12MeV 等剂量配比)　　　　　　同侧颈部锁骨上野

图 15-9　腮腺癌常规照射技术

(二)调强放射治疗技术

1. 靶区设计的一般原则

(1)病变侧全部腮腺、茎突前间隙、颌下和上颈深淋巴引流区包括在 CTV,前界一般在咬肌前缘,上界位于颅底,下界置于舌骨下缘,后界位于乳突后缘。

(2)如病理提示面神经主干受侵,则 CTV 应包括面神经走行直至内耳门;对囊腺癌病例常规要求 CTV 包括内耳门。

(3)面神经和三叉神经的下颌神经通过耳颞神经相互连通,因此囊腺癌病例或非囊腺癌病例神经侵犯明显时应包括下颌神经至卵圆孔。

(4)如中下颈部需要预防性照射,再单设一个 CTV 包括中下颈深淋巴引流区即可。

以下为腮腺癌治疗失败的病例,对靶区的设计有帮助(图 15-10)。

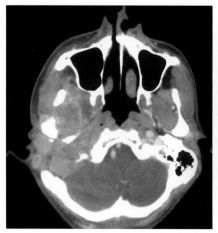
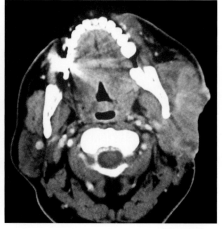

右侧腮腺导管癌术后复发　　　　　　左侧腮腺低分化腺鳞癌术后化疗后局部复发

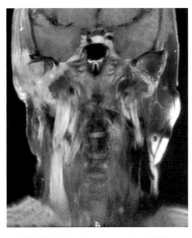

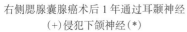

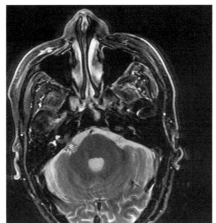

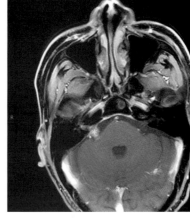

右侧腮腺囊腺癌术后1年通过耳颞神经
(+)侵犯下颌神经(*)

腮腺腺癌术后放疗后3年桥小脑角复发(*)

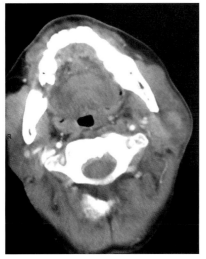

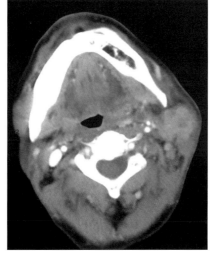

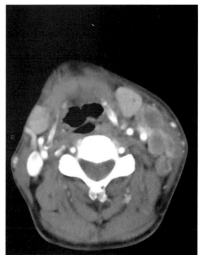

左侧腮腺导管癌耳前及颌下颈深上淋巴结转移

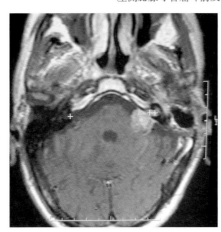

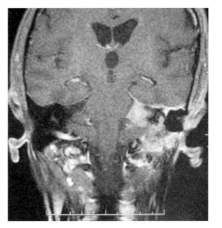

左侧桥小脑角复发(*)及增粗的面神经(++),以及右侧的正常面神经(+)

涎
腺
肿
瘤

15

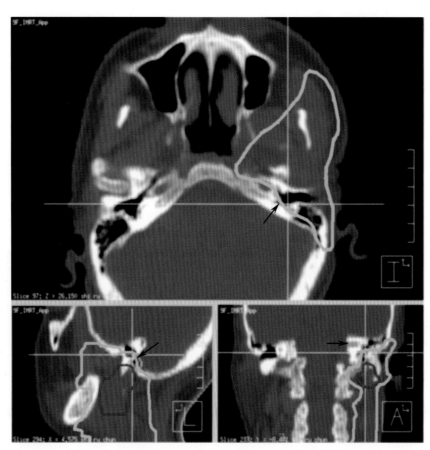

左侧腮腺浸润性导管癌术后放疗后 3 年左侧桥小脑角复发,其复发原因与靶区未充分包括
面神经水平段及内耳道段有关(黑箭),沿面神经侵犯导致边缘及野外复发

图 15-10　不同病理类型腮腺癌的局部侵犯、淋巴结转移及失败模式

2. 病例介绍

【**病例**】女性,60 岁,右侧腮腺占位,术后病理为分化差的癌,考虑为低分化黏液表皮样癌,面神经受侵、脉管瘤栓,上颈部淋巴结转移。

靶区设计:GTVtb 参考术前及术中所见显示的具体肿瘤,CTV1 包括右侧腮腺全部、咽旁间隙、上中颈部淋巴引流区,CTV2 为下颈锁骨上预防照射区域。

总剂量 GTVtb 66Gy/2.2Gy/30 次,CTV1 60Gy/2Gy/30 次,CTV2 54Gy/1.8Gy/30 次(图 15-11)。

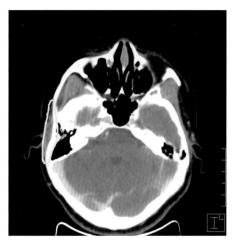

CTV1 上界包括腮腺上极区域

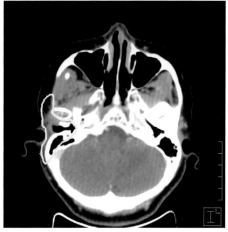

CTV1 包括腮腺区域、茎乳孔及部分乳突区域

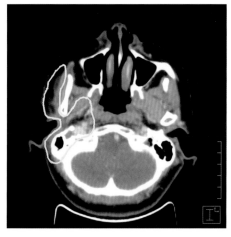

CTV1 包括腮腺、咽旁、茎乳孔

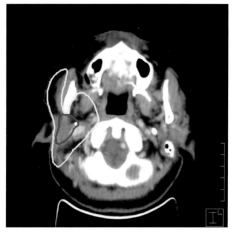

CTV1 包括腮腺、瘤床、咽旁、Ⅱ区

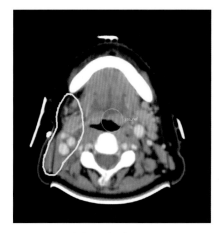

CTV1 包括腮腺下极、Ⅰb、Ⅱ区

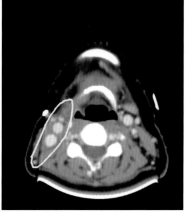

CTV1 包括部分 Ⅰb、Ⅱ区

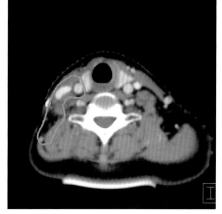

CTV2 包括环状软骨下缘以下的
下颈锁骨上区域

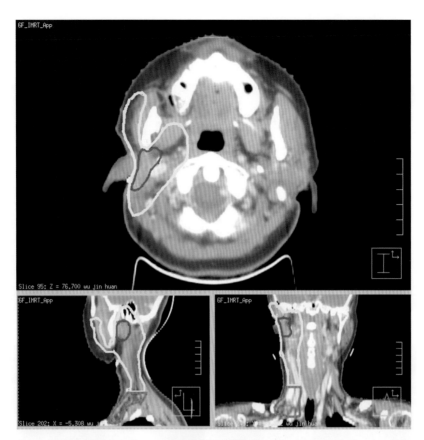

三维层面显示的靶区

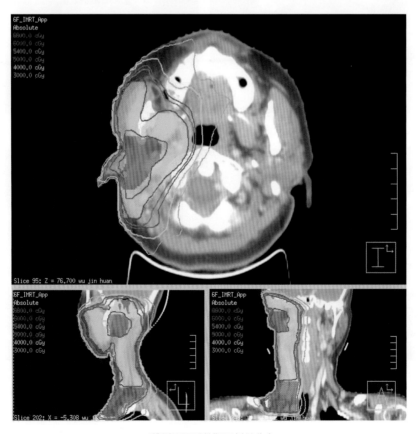

三维层面显示的靶区剂量分布

图 15-11　腮腺癌的调强放疗靶区及剂量分布

第三节 颌下腺癌

一、应用解剖

颌下腺重量约为腮腺的 1/2,位于由二腹肌前腹、后腹和下颌骨体下缘所组成的下颌下三角内。上方位于下颌支内侧和下缘,下方位于下颌体后 1/2 的底部。腺体呈 U 形,以下颌舌骨肌为界分为深叶和前叶。深叶组成腺体的大部分。面神经下颌支末端浅支分布于颌下腺、深支至颈阔肌。颌下腺导管由深叶的前端发出,开口于舌下阜。

二、放射治疗技术

(一)常规放射治疗技术

射野可采用同侧两野交角照射技术(适用于早期病变或完全局限于一侧的病变)或两侧平行野对穿照射(适用于病变较大或病变过中线者),要求照射过程中张口含物以尽可能多地保护邻近的正常组织。

照射野标记:照射野大小与病理类型、原发肿瘤大小、有无淋巴结转移等因素有关。

N0 患者(图 15-12):

上界:口角与第一颈椎横突连线,如为腺样囊性癌,则上界应至颅底水平。

下界:喉切迹水平。

前界:开放。

后界:颈椎椎体 1/2 或中后 1/3。

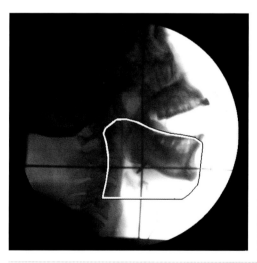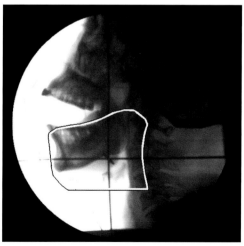

图 15-12　N0 颌下腺癌两侧对穿照射野(非腺样囊性癌病例)

N+ 患者(图 15-13):

上界:颅底水平,或至少淋巴结上缘上 2cm。

涎腺肿瘤

15

下界:以充分包括淋巴结为原则,根据个体情况下界可选择舌骨下缘或环状软骨水平。

前界:开放。

后界:根据转移淋巴结的位置不同而不同。如有颌下淋巴结转移,则后界置于颈椎椎体中后 1/3;如有颈深淋巴结转移,则后界一般置于棘突后缘连线。

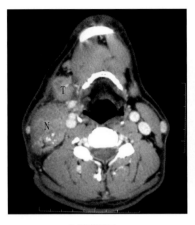 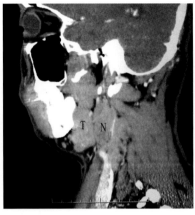 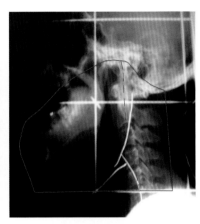

术前横断面 CT　　　　　　　　　术前冠状面 CT　　　　　　　　　术后放疗照射野

图 15-13　N+ 颌下腺低分化黏液表皮样癌术后照射野

(二)调强放疗技术

靶区勾画原则参见少见头颈部肿瘤章节中颌下腺囊腺癌的相关内容。

【病例】女性,43 岁,因左颌下区疼痛不适伴舌麻木、伸舌轻度偏斜行 CT 检查发现左颌下腺肿物。行左颌下肿物及左颌下腺切除术。术后病理:"(左颌下腺)黏液表皮样癌,中分化,1.5cm×1cm×0.8cm,淋巴结 0/1"。术后舌麻木减轻,但伸舌偏斜明显。

术后病理分期 T1N0,但结合术前病史患者有舌麻木、伸舌偏斜等神经受侵症状和体征,因此分期应该为 T3N0,有术后放疗指征。

靶区勾画(图 15-14):

GTVtb 参考术前及术中所描述的肿瘤,以包括左侧全部颌下腺为准,剂量 66Gy/2.2Gy/30 次。

一个 CTV 包括左侧颌下腺区、茎突前间隙,以及Ⅰb、Ⅱ、Ⅲ区淋巴引流区,上界至颈 1 横突水平,下界至环状软骨下缘,剂量 60Gy/2Gy/30 次。

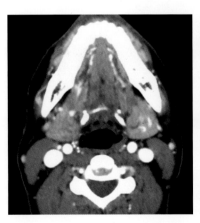 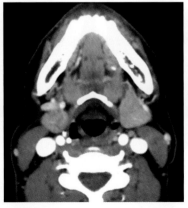 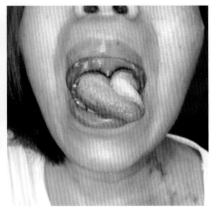

术前 CT 左侧颌下腺肿大　　　　　　　　　　　　术后 1 个月

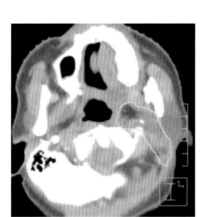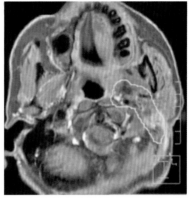

CTV 上界位于颈 1 横突水平

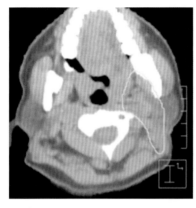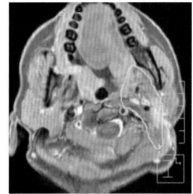

口咽水平 CTV 包括咽旁及 Ⅱ 区

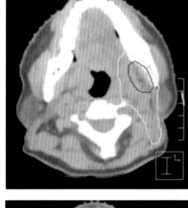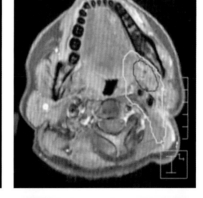

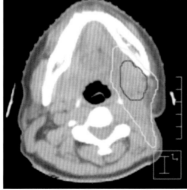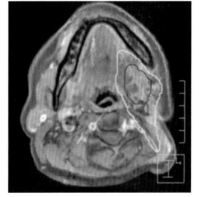

CTV 包括瘤床及 Ⅱ 区

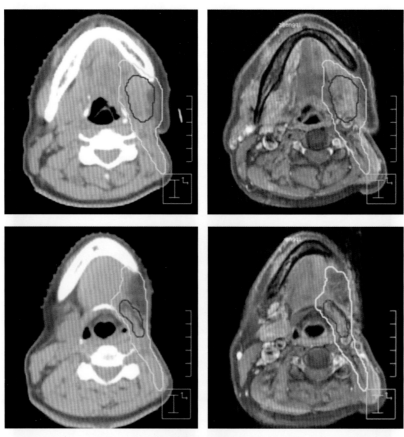

CTV 包括瘤床及Ⅰb、Ⅱ区

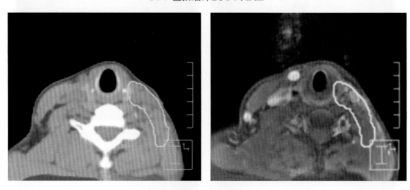

CTV 下界至环状软骨下缘包括Ⅲ区

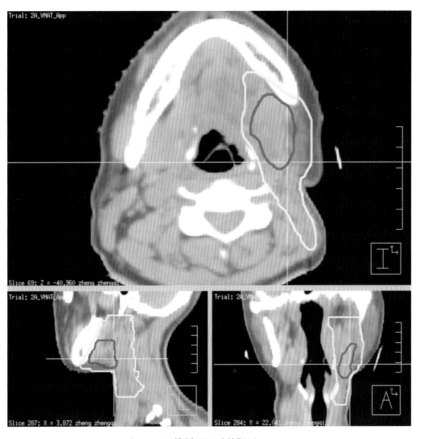

三维层面显示的靶区

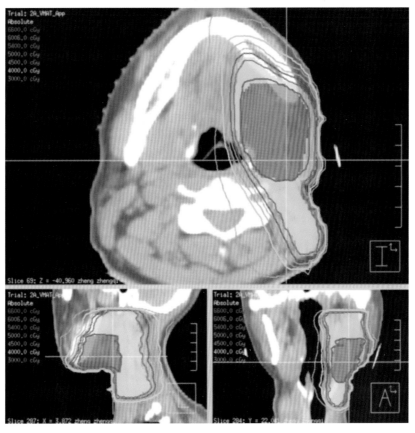

三维层面显示的靶区剂量分布

图 15-14　左侧颌下腺中分化黏液表皮样癌术后调强放疗靶区及剂量分布

第四节 舌 下 腺 癌

一、应用解剖

舌下腺位于口底黏膜深部,在颏舌肌和下颌骨体之间。下方为下颌舌骨肌。颌下腺导管和舌神经穿行于舌下腺和颏舌肌之间(图 15-15)。

与腮腺、颌下腺不同之处:①舌下腺没有真正的筋膜;②舌下腺没有单一的导管,而是由存在于其上方的将近 10 个小导管直接开口于口底的舌下襞。

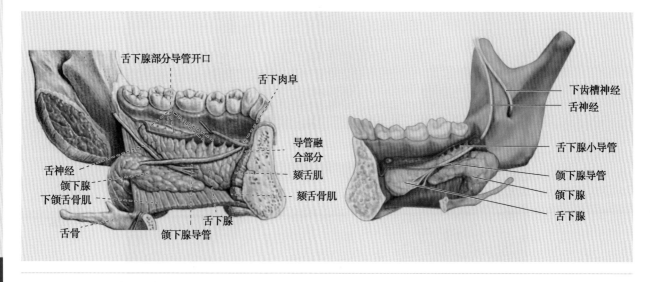

图 15-15 舌下腺的毗邻关系

淋巴引流主要至颌下淋巴结。

二、放射治疗技术

常规放疗主要采用两侧平行对穿照射野,具体射野参照颌下腺癌的设野原则。

调强具体靶区勾画参见少见头颈部肿瘤章节中舌下腺囊腺癌的相关内容。

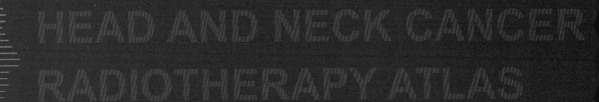

第十六章　原发灶不明的颈部淋巴结转移癌

一、概述

原发灶不明的颈部淋巴结转移癌临床少见,仅占头颈部恶性肿瘤的 1%~3%。

好发部位为上、中颈部淋巴结。

75% 为单发淋巴结转移(N1 或 N2a),15% 为同侧多个淋巴结转移(N2b),10% 为双侧淋巴结转移(N2c)。

治疗前应根据病理类型、淋巴结所在部位积极寻找原发灶,包括以下措施:

1. 如病变位于上、中颈部,应重点检查头颈部。

(1)凡手指可触及的部位,均应仔细触摸,包括口腔、口底、口咽尤其是舌根、扁桃体等部位,任何异常均应活检,必要时病变侧扁桃体摘除病理检查。

(2)常规纤维鼻咽喉镜检查,并结合 NBI 技术,如无异常,应对病变侧鼻咽咽隐窝、扁桃体、舌根、下咽梨状窝、侧后壁等多点活检。

(3)双侧淋巴结有转移者,如怀疑头颈部来源,则应重点检查鼻咽、舌根、梨状窝、声门上喉。其中最常见也最隐蔽的原发肿瘤主要为鼻咽和口咽(尤其是舌根和扁桃体)。

(4)对颈部淋巴结转移性鳞癌应常规行 EB 病毒(EBV)及 p16 免疫组化检查:如 p16-/EBV+ 考虑鼻咽癌来源可能性大;如 p16+/EBV- 则口咽尤其是扁桃体癌的可能性大。

(5)常规食管镜检查并结合碘染色技术,如有异常,结合活检常可发现食管早期癌,如原位癌。

(6)怀疑肺部来源者即便 CT 阴性,仍然建议行纤维支气管镜检查。

(7)如以上检查仍未能发现原发肿瘤,且病变位于中下颈,尤其是锁骨上者,除了胸部外,还应把检查重点放在腹部、盆腔上。

(8)常规行头颈部和胸部增强 CT 检查,同时应行头颈部多模态的 MRI 检查,对于发现黏膜的早期病变有帮助。

(9)PET-CT 检查是一种有效的检查手段,但不能因为 PET-CT 检查阴性而忽略其他项目的检查。

2. 经积极寻找 70-90% 病变可以发现原发灶,但应注意国内外原发来源的肿瘤谱有所不同:如病理属鳞癌,则国外头颈部来源以口咽癌,尤其是扁桃体癌最常见,而国内鼻咽癌最常见。

国外:扁桃体癌 > 舌根癌 > 下咽、声门上喉癌 > 鼻咽癌;国内:鼻咽癌 > 舌根癌、下咽癌、扁桃体癌 > 声门上喉癌、颈段食管癌。

如病理为腺癌,根据部位应考虑涎腺(包括 3 对大涎腺以及分布于头颈部的小涎腺)、甲状腺、肺、胃肠道和乳腺等。

3. 了解常见头颈部肿瘤的颈部淋巴结转移规律对寻找原发灶很有帮助,以下为常见的头颈部鳞癌发生淋巴结转移的好发部位。

鼻咽:Ⅱ区、Ⅴ区淋巴结。

舌根:Ⅱ区、Ⅴ区淋巴结。

扁桃体:Ⅱ区、Ⅴ区淋巴结。

下咽:Ⅲ区或同时Ⅲ、Ⅳ区淋巴结或同时Ⅱ、Ⅲ区淋巴结。

声门上喉:Ⅱ区或Ⅲ区淋巴结。

因此,应根据淋巴结转移的具体部位积极检查寻找原发灶(图 16-1)。

Ⅰ区:口腔、唇、鼻腔、颌下腺。

ⅠA：颏部、下唇中部 2/3、前牙龈、舌前缘、口底。

ⅠB：同侧上、下唇、面颊部、鼻、内眦、口腔、颌下腺。

Ⅱ区：鼻咽、口咽、下咽、口腔、声门上喉、腮腺。

Ⅲ区：声门上喉、下咽、甲状腺、颈段食管常见，少见的为锁骨以下部位来源。

Ⅳ区：甲状腺、下咽、气管、颈段食管。

Ⅴ区：鼻咽、甲状腺、肺、食管、乳腺。

咽后淋巴结：鼻咽、鼻腔后部、蝶窦和筛窦、硬腭和软腭、咽后壁。

锁骨上区：原发肿瘤多在锁骨以下部位，如肺、食管、乳腺等。

4. 根据部位仔细查找原发灶至关重要。

如上颈部淋巴结转移性鳞癌Ⅱ区阳性，或Ⅱ区、Ⅲ区阳性，且为低分化癌或分化差的癌，尤其是 p16-/EBV+ 首先考虑鼻咽癌的可能；如果病理为鳞癌且 p16+/EBV- 者要首先考虑扁桃体癌的可能。

如果没有Ⅱ区淋巴结转移，而仅表现为Ⅲ区淋巴结转移，尤其是有烟酒嗜好者，则声门上喉、下咽、颈段食管是常见原发部位，因此这些部位应该包括在照射野内。

如果没有烟酒嗜好，则基本可以除外声门上喉癌和下咽癌，放疗时这些部位允许不包括在照射野内。

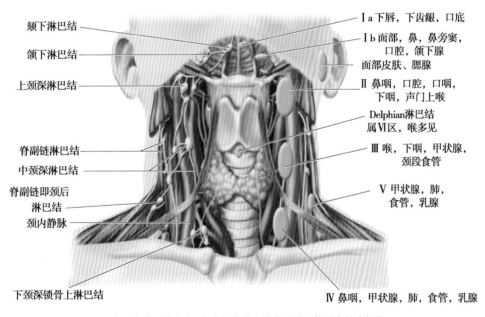

左为正常淋巴结部位，右为转移淋巴结分区及可能原发肿瘤部位

图 16-1　颈部淋巴结分区及其对应的原发肿瘤部位

二、临床分期

2017 年第八版 UICC/AJCC 分期标准：N 分期同头颈部鳞癌颈部淋巴结转移的 N 分期标准。

首先应除外 EBV（鼻咽癌）和 HPV（口咽癌，尤其是扁桃体癌）相关肿瘤，原发灶不明的颈部转移癌分期组合为：

T0	N1	M0	Ⅲ
T0	N2	M0	Ⅳa

| T0 | N3 | M0 | Ⅳb |
| T0 | 任何 N | M1 | Ⅳc |

三、治疗原则

原发灶不明的颈部转移癌,尤其是位于上颈部,病理为鳞癌者,应根据分化程度决定下一步的治疗。

1. 病理分化程度较好,如中、高分化鳞癌,且属于 N1 病变,如手术完整切除且无淋巴结包膜受侵,可以观察,不建议下一步的积极治疗;如为 N2~N3 病变或任何直径的淋巴结只要出现淋巴结包膜外受侵,颈部应行术后放疗以降低颈部的复发率。

2. 病理为低分化鳞癌、分化差的癌或未分化癌,如术前已经明确诊断则不建议首选手术,可首选放疗;如果已行手术,则无论分期、手术切除情况,术后应常规进行放疗。

3. N1 病变,颈清扫和放疗的效果相似;N2~3 病变,主张手术和放疗的综合治疗。

4. 手术切缘阳性、淋巴结包膜外受侵,则术后放疗时应同步化疗。

图 16-2 为美国多家医院对原发灶不明的颈部转移性鳞癌诊治流程图,临床可供借鉴和参考。

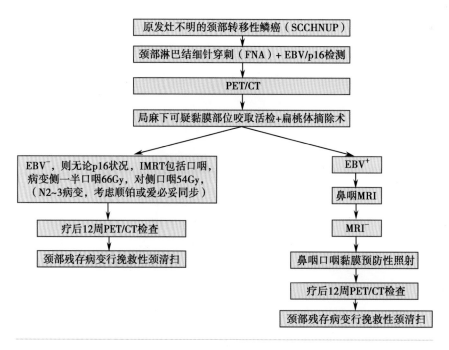

图 16-2 美国多家医院对原发灶不明的颈部转移性鳞癌诊治流程图

四、放射治疗指征

1. 低分化、未分化癌以及不超过 N1 的鳞癌可行单纯放疗。

2. N2~3 的鳞癌以术前放疗为主,即便 CR 也应考虑手术。

3. N1 鳞癌如颈清扫术后有淋巴结包膜受侵或脉管瘤栓也应常规术后放疗(N1 中高分化鳞癌颈清扫术后如无以上高危因素,术后不做放疗,定期复查即可)。

4. 腺癌以手术为主,根据具体情况决定是否采用术后放疗。

五、放射治疗技术

(一) 常规放射治疗技术

1. 全颈部 + 全咽部黏膜照射野 适用于上颈部鳞癌、低分化癌或未分化癌。

(1) 照射范围

全颈区域淋巴引流区：颌下、颏下、颈深、颈后、下颈锁骨上淋巴结(双侧 I ~ V 区和锁骨上淋巴结，如锁骨上淋巴结阳性则包括上纵隔)。

全咽部黏膜：包括鼻咽、口咽、下咽、声门上喉以及咽旁间隙(做全咽部放疗后局部复发率可以从不做放疗的 30% 降至 5%)。

上界：包括鼻咽及颅底。

下界：环状软骨下缘水平。

前界：鼻咽和舌根前缘前 1~2cm。

后界：棘突后缘连线，或以充分包括淋巴结、手术切痕为原则。

(2) 剂量

未受侵的颈部区域 50~56Gy。

全咽部黏膜国外 54Gy，国内多为 60~66Gy。

转移淋巴结剂量：术前 50Gy；术后 60~66Gy；根治性放疗 70Gy。

(3) 设野方式分为以下两种

1) 面颈联合野 + 下颈锁骨上野(图 16-3)

照射野：同鼻咽癌设野基本类似，但不同之处在于：下界较低、置于环状软骨下缘水平以充分包括下咽、喉。

照射野需要包括颌下淋巴结、颏下淋巴结(尤其是颌下淋巴结有转移)。

面颈野与下颈野共线处挡铅不能置于前方，而应在侧方脊髓处挡铅。

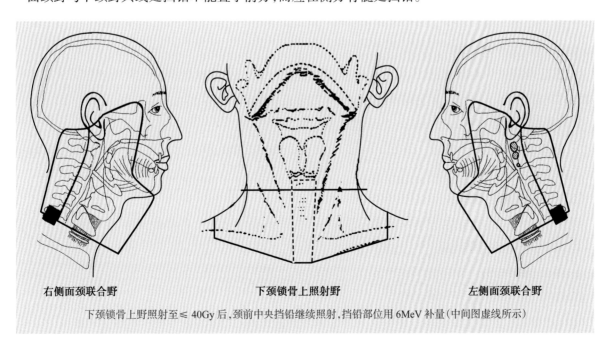

右侧面颈联合野　　　　下颈锁骨上照射野　　　　左侧面颈联合野

下颈锁骨上野照射至 ≤ 40Gy 后，颈前中央挡铅继续照射，挡铅部位用 6MeV 补量(中间图虚线所示)

图 16-3 原发灶不明的上颈转移癌的标准照射野示意图

2)单纯面颈联合野:适用于患者颈部粗短,或颈部淋巴结明显,而无法采用照射技术 16-3 者。此种照射技术包括的靶区完全同上,只不过是放在了一个照射野内进行照射。因下界在锁骨下缘,容易被同侧肩膀所遮挡,故此种照射一般要求转床角 5°~10°(图 16-4)。

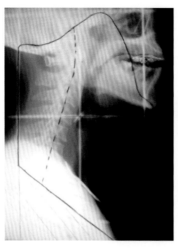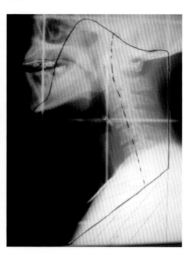

两侧单纯面颈联合野的定位片

图 16-4 原发肿瘤不明的上颈部转移性鳞癌的照射野

2. 全颈部照射 适用于腺癌或下颈转移性鳞癌。

靶区范围根据单侧颈部还是双侧颈部转移决定:单侧颈部转移者照射一侧颈部,双侧颈部转移者包括全颈区域淋巴引流区:颏下、颌下、颈深、颈后、下颈锁骨上淋巴结。

体位以仰卧位为准,头过伸,使下颌骨下缘上 1cm 与耳垂根部连线垂直于床面。

有以下两种照射技术。

(1)单前野垂直照射

上界:下颌骨下缘上 1cm 与耳垂根部连线。

下界:沿锁骨下缘走行。

侧界:肩锁关节内侧缘。

(2)前后两野等中心照射:前后两野采用不同剂量比方式,一方面保证颈部所有的淋巴引流区得到比较满意的剂量供应,另一方面又使得脊髓处于安全剂量范围内。

具体参照甲状腺癌的 mini-mantle 照射技术。

3. 局部照射 适用于锁骨上淋巴结转移,或其他颈部淋巴结转移但已合并其他部位的转移,或年老体弱不能行根治性大野放疗而姑息治疗者。

(二)调强放射治疗技术

调强靶区的勾画同其他头颈部鳞癌的原则,但在具体设计靶区上各单位又有所不同,主要表现在CTV1、CTV2 包括的范围不同。

1. 国外(图 16-5)

(1)GTV:分为单纯放疗和术后放疗。

单纯放疗者包括影像所见及查体提示的肿大淋巴结设计为 GTVnd,给予根治性剂量 70Gy。

术后放疗者为 GTVtb:即瘤床,根据术前影像学所见并结合术中所见、术后病理将转移淋巴结所在部位勾画在定位 CT 上,给予 60Gy 剂量,如淋巴结包膜受侵,则局部剂量至 66Gy。

（2）CTV1：包括病变侧Ⅰb~Ⅴ区淋巴引流区，同侧咽后淋巴结也应包括在CTV1内；如果Ⅰb转移，则同侧Ⅰa应包括在CTV1内；如Ⅰa转移，则双侧Ⅰa应包括在CTV1内，剂量60Gy/30次。

（3）CTV2：对侧Ⅱ~Ⅴ区、包括咽后淋巴结和全咽部黏膜结构如鼻咽、口咽、下咽、喉等，剂量54Gy/30次。

如果EBV阴性或颈部淋巴结局限在中、下颈部，则鼻咽省略，剂量54Gy。

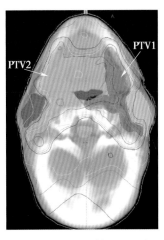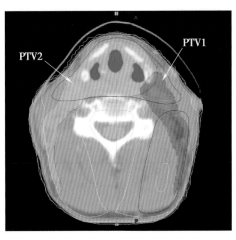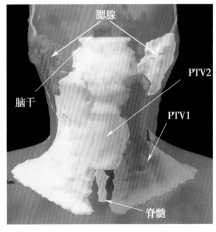

PTV1剂量60Gy（CTV1包括转移淋巴结及病变侧颈部），PTV2剂量54Gy（CTV2包括全咽部黏膜及对侧颈部）

图16-5　国外常用的原发灶不明的颈部转移癌的调强放疗靶区设计

2. 中国医学科学院肿瘤医院　一般将咽部黏膜结构如鼻咽、口咽、下咽、声门上喉等作为潜在GTV对待，CTV1包括GTV及转移的颈部淋巴结或术后瘤床及高危颈部区域，而CTV2仅为中低危预防性照射的颈部。以下通过具体病例将有关原发不明颈部淋巴结转移癌的放疗技术做一归纳。

（1）全颈部照射 + 全黏膜照射（pan-mucosal irradiation）：全面检查均不能明确为鼻咽或口咽原发肿瘤时，将双侧颈部淋巴引流区及全咽部黏膜包括鼻咽、口咽、下咽、声门上区一并包括在靶区内，病变侧颈部设计为CTV1，而对侧颈部设计为CTV2。

【病例1】早年治疗的病例，左侧颈部淋巴结多发转移（Ⅱ、Ⅲ、Ⅳ、Ⅴ区），针吸细胞学检查证实为淋巴结转移性分化差的癌。但全面检查未发现原发灶，临床高度怀疑咽部黏膜如口咽、鼻咽或下咽来源。因此将咽部黏膜及转移的淋巴结分别给予69.96Gy/33次，CTV包括全颈部区域性淋巴引流区、给予60.06Gy/33次，同步加量调强技术。现在则主张咽部黏膜60Gy，另外对侧（即右侧颈部Ⅲ、Ⅳ区）可设计为CTV2而给予50~54Gy的剂量，便于更好地保护正常组织（图16-6）。

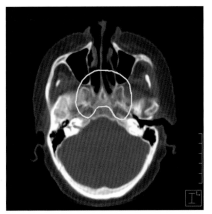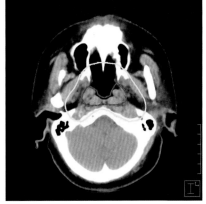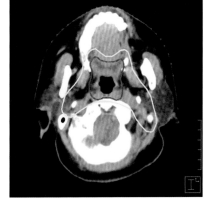

最上层CTV包括颅底、鼻腔上颌窦后1/3　　　　　　　CTV包括粉红线范围内的全部鼻咽、软腭及咽旁

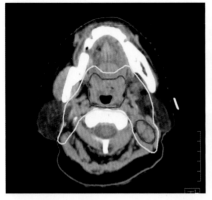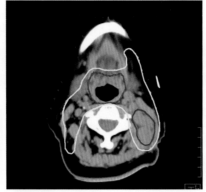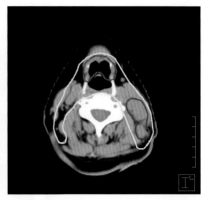

CTV 包括粉红线范围内的口咽(软腭、舌根、口咽侧壁黏膜、舌会厌溪黏膜)、咽旁及双侧Ⅱ区(红线包括的范围为左上颈深转移淋巴结)

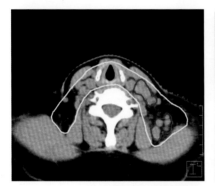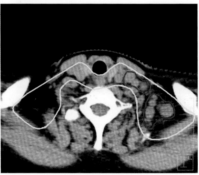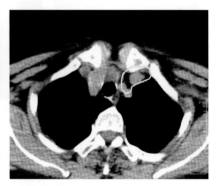

CTV 包括声门上喉、下咽、颈段食管入口及双侧Ⅲ、Ⅴ、Ⅵ区　　　最下层面 CTV 仅包括左侧锁上淋巴引流区

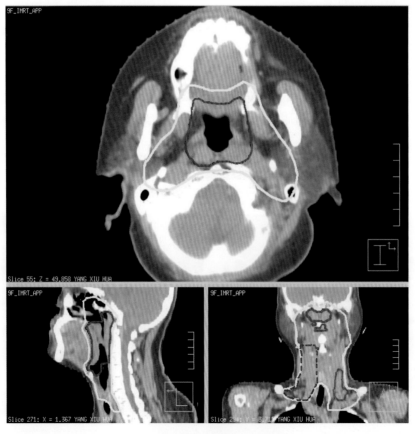

三维层面显示的靶区(蓝线区域现在主张设计为 CTV2)

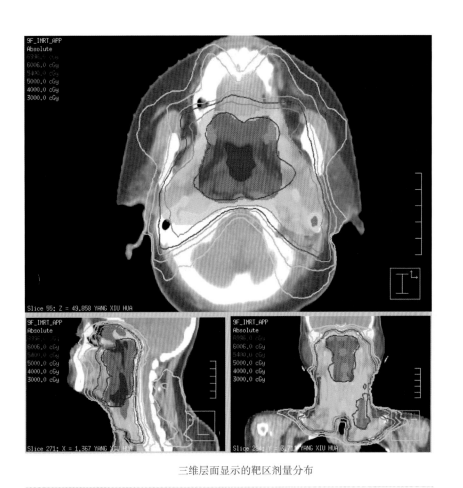

三维层面显示的靶区剂量分布

图 16-6　原发灶不明的左颈部淋巴结转移性低分化鳞癌的靶区设计及剂量分布

【病例2】女性,46岁,原发灶不明左上颈淋巴结转移性鳞癌,4年间因淋巴结复发先后行3次手术,双侧扁桃体摘除术,均未发现原发灶,且出现对侧颈部淋巴结转移,鼻咽盲检也除外了NPC。按原发灶不明颈部转移癌行同步放化疗。放疗靶区设计为一个CTV,包括部分鼻咽、全部口咽、部分下咽黏膜、双侧颈部引流区并同步顺铂三周方案。治疗后颈部控制良好。3年后出现右颈复发,TP方案化疗2周期,无效,PD-1+吉西他滨治疗6周期达CR(图16-7),现PD-1维持已1年余,无瘤生存中。

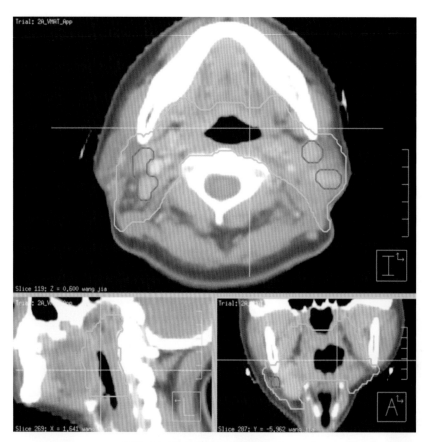

三维层面显示的 CTV 包括部分鼻咽、全部口咽

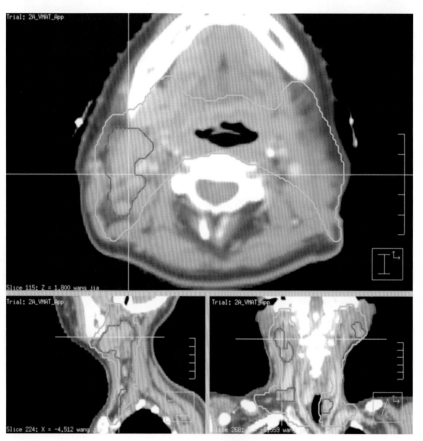

三维层面显示的靶区

原发灶不明的颈部淋巴结转移癌

16

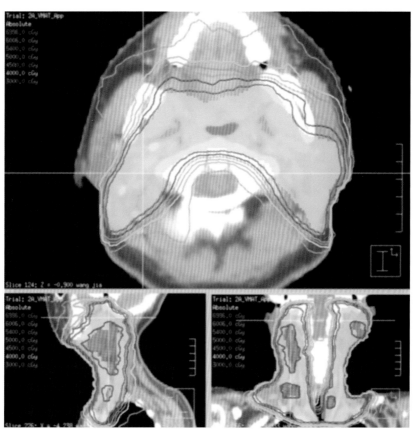

三维层面显示的剂量分布

图 16-7　原发灶不明的双侧颈部转移性鳞癌的靶区设计及剂量分布

2. 选择性颈部照射 + 选择性部分黏膜照射(selective-mucosal irradiation)

【病例】男性,55 岁,原发灶不明左侧上、中颈部淋巴结转移性鳞癌,EBER 阴性,p16 阳性。经全面检查,包括 CT、MRI、PET、内镜检查等,未发现原发灶,分期 T0N2M0 Ⅳ期,临床考虑口咽及喉来源可能性大。

治疗方案: 诱导化疗 + 放疗。

放疗靶区设计为单侧照射(图 16-8),1 个 CTV 包括病变侧全颈,同时包括口咽、病变侧部分鼻咽及声门上喉黏膜。

GTVnd 69.96Gy/2.12Gy/33 次;CTV 60.06Gy/1.82Gy/33 次。

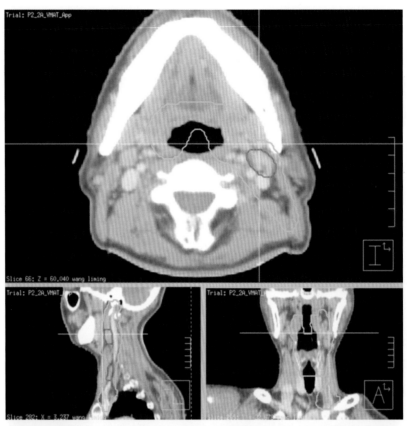

三维层面显示的靶区

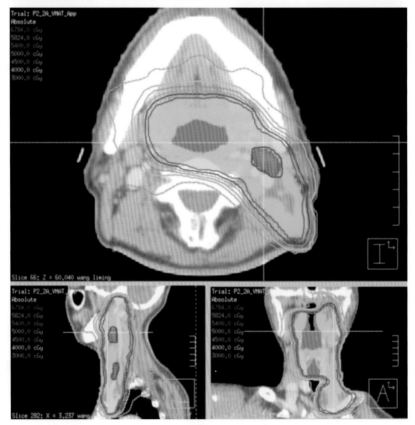

三维层面显示的靶区剂量分布

图 16-8　原发灶不明的左上中颈部淋巴结转移性鳞癌的靶区设计及剂量分布
右侧Ⅱa有一淋巴结,最短径 8mm,因诱导化疗前后无变化,不考虑为阳性淋巴结。

3. 颈部累及野照射　上中颈部淋巴结转移性鳞癌,在除外 NPC 的同时,如 p16 阳性、且病变侧扁桃体摘除病理阴性,可行病变侧的全颈淋巴结照射。

对中下颈部淋巴结转移以及一些少见部位(如Ⅰa)淋巴结转移,全面检查不能确定来自头颈部鳞癌,则不主张包括全咽部黏膜,以局部扩大野照射为原则,外扩一个颈部分区即可。

【**病例 1**】男性,36 岁,无烟酒嗜好,左侧上中颈部淋巴结肿大 3 个月,针吸细胞学检查发现鳞癌细胞,外院颈清扫手术病理证实为"中低分化鳞癌,p16+/EBER−,高度怀疑扁桃体来源",但左侧扁桃体摘除术未见明确肿瘤。术后放疗仅设左侧颈部照射 1 个 CTV 给予 60Gy/2.0Gy/30 次,而原淋巴结所在部位设计为 GTVnd-tb 给予较高剂量 66Gy/2.2Gy/30 次(图 16-9)。

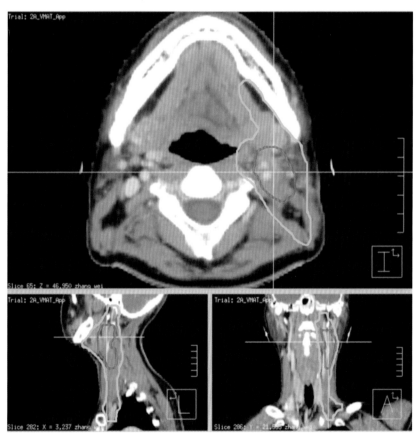

三维层面显示的靶区(粉线 GTVnd-tb;绿线 CTV)

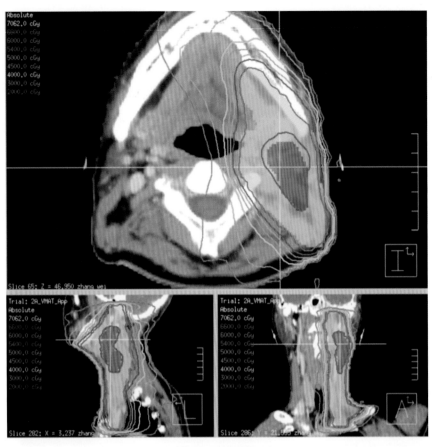

三维层面显示的靶区剂量分布

图 16-9　原发灶不明的左侧Ⅱ、Ⅲ区淋巴结转移性中低分化鳞癌的靶区设计及剂量分布

【病例2】男性,70岁,发现颏下肿物3个月,肿物生长较快。针吸细胞学检查发现癌细胞,临床检查未发现原发肿瘤。行区域性淋巴结清扫。术后病理为多发性淋巴结转移性鳞癌,中-高分化,淋巴结包膜受侵。术后经全面检查,包括口底、口腔触诊、鼻腔、鼻咽、下咽、喉和肺的纤维镜检均未发现异常。因属N2病变,且淋巴结包膜受侵,故常规术后放疗,采用7野调强照射技术,GTVtb以术前显示的肿大淋巴结所在位置为准,CTV包括双侧Ⅰ区、ⅡA区及Ⅲ区淋巴引流区,同时包括口底。剂量瘤床66Gy/2.2Gy/30次,CTV 54Gy/1.8Gy/30次(图16-10)。

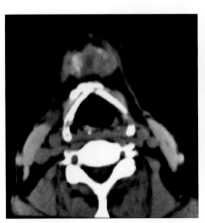

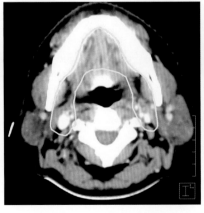

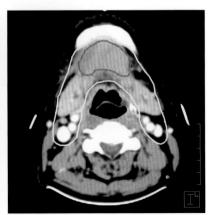

放疗前 CT 显示颏下多个淋巴结肿大且有坏死

CTV 上界包括双侧ⅡA 及口底

CTV 包括瘤床及双侧Ⅰ、ⅡA

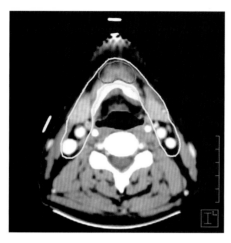

CTV 包括瘤床及双侧 I、II A

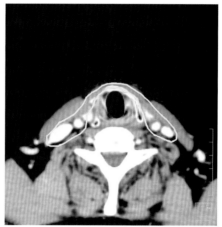

CTV 包括双侧 III 区
（最下层面至环状软骨下缘水平，此处省略）

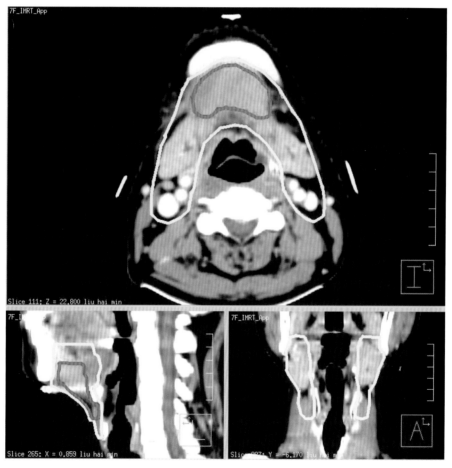

三维层面显示的靶区（粉线 GTVtb；黄线 CTV）

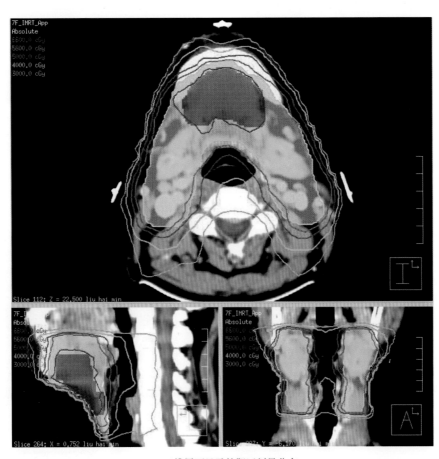

三维层面显示的靶区剂量分布

图 16-10　原发灶不明的颏下淋巴结转移性鳞癌的靶区设计及剂量分布

【**病例 3**】男性,52 岁,原发灶不明的右侧中下颈深转移性中分化鳞癌,经详细检查(包括 PET-CT)均未发现原发灶。

治疗方案: TP 方案诱导化疗 3 周期 + 同步放化疗。

靶区仅包括病变侧颈部和上纵隔,上界舌骨水平,下界因右侧气管食管沟有小淋巴结,位置置于主动脉弓上水平(图 16-11)。

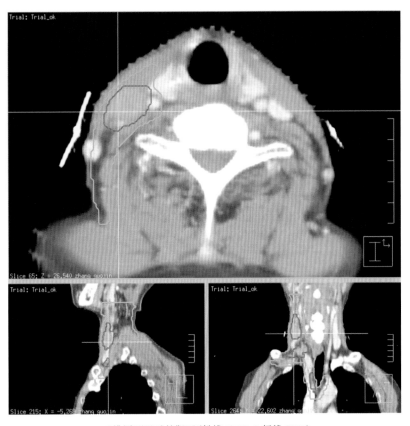

三维层面显示的靶区（粉线 GTVnd；绿线 CTV）

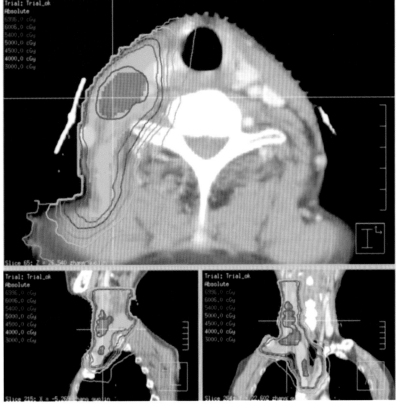

三维层面显示的靶区剂量分布（蓝线 69.96Gy；粉线 60.06Gy）

图 16-11　原发灶不明的中下颈深淋巴结转移性鳞癌的靶区设计及剂量分布

第十七章 皮 肤 癌

第一节　头面部皮肤癌

一、临床特点

头面部皮肤癌西方白种人中常见,我国发病率低。

多数皮肤癌生长缓慢,但也有侵袭性的亚型存在。

头面部是皮肤癌最常见的发生部位,主要病理类型为鳞癌与基底细胞癌。

基底细胞癌:恶性度较低,表现为局部侵袭性生长,但几乎不发生转移,多见于中老年人。

鳞状上皮细胞癌:表现为局部浸润性生长的同时,可发生区域淋巴结转移。淋巴结转移的部位与皮肤淋巴引流方向直接相关(图 17-1、图 17-2)。

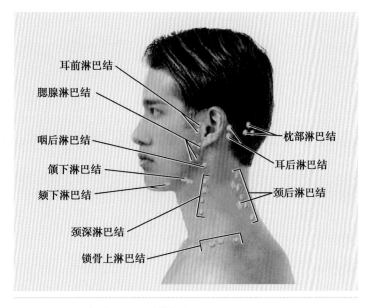

图 17-1　头颈部常见淋巴结的部位

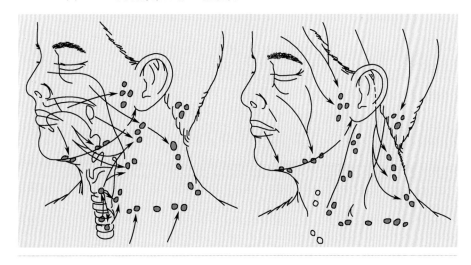

图 17-2　头颈部皮肤淋巴引流方向

二、临床分期

2017 年第八版的皮肤癌(除外黑色素瘤)临床分期(UICC/AJCC)同 2010 年比较有较大的改动,其分期标准为:

Tx:原发肿瘤无法评估。

Tis:原位癌。

T1:肿瘤最大径 <2cm。

T2:2cm ≤ 肿瘤最大径 <4cm。

T3:肿瘤最大径 ≥ 4cm,或微小骨受侵,或周围神经受侵,或深部受侵。

T4:肿瘤明显侵犯骨皮质 / 骨髓、颅底受侵和 / 或颅底孔道受侵。

T4a:肿瘤明显侵犯骨皮质 / 骨髓。

T4b:颅底受侵和 / 或颅底孔道受侵。

注:深部受侵定义为超过皮下脂肪的受侵,或 >6mm(测量应从肿瘤周围正常组织的颗粒细胞层至肿瘤底部);T3 周围神经受侵定义为真皮层以内的神经鞘内出现肿瘤细胞,或测量 ≥ 0.1mm;或患者有相关的临床神经症状(有解剖学命名的神经),或影像学提示神经受侵,即便没有颅底的受侵,也归入周围神经受侵的范畴。

Nx:区域淋巴结不能评估。

N0:无区域淋巴结转移。

N1:同侧单个淋巴结转移,其最大径 ≤ 3cm 且 ENE 阴性。

N2:同侧单个淋巴结转移,3cm< 最大径均 ≤ 6cm,或同侧多个淋巴结转移,或双侧,或对侧淋巴结转移,最大径均 ≤ 6cm,且 ENE 均为阴性。

N2a:同侧单个淋巴结转移,3cm< 最大径均 ≤ 6cm,ENE 阴性。

N2b:同侧多个淋巴结转移,最大径均 ≤ 6cm,ENE 阴性。

N2c:双侧或对侧淋巴结转移,最大径均 ≤ 6cm,ENE 阴性。

N3:转移淋巴结的最大径 >6cm,ENE 阴性。

任何淋巴结转移,ENE 阳性。

N3a:转移淋巴结的最大径 >6cm,ENE 阴性。

N3b:任何淋巴结转移,ENE 阳性。

M0:无远处转移。

M1:有远处转移。

T	N	M	分期组合
Tis	N0	M0	0
T1	N0	M0	Ⅰ
T2	N0	M0	Ⅱ
T3	N0	M0	Ⅲ
T1~3	N1	M0	Ⅲ
T1~3	N2	M0	Ⅳ
任何 T	N3	M0	Ⅳ

T4	任何 N	M0	IV
任何 T	任何 N	M1	IV

三、治疗原则

外科手术和放疗是皮肤癌的主要治疗手段。

(一) 外科手术

要求手术切缘安全界应有保证,一般根据危险度的不同切缘应 5~10mm 或以上。并根据瘤体病理类型、具体部位决定是否行颈清扫手术。

(二) 放射治疗

1. 放射治疗适应证

(1) 病变位于眶周、鼻周等部位者,因外科手术可毁损外观,建议首选放疗(图 17-3)。

(2) 病变范围广泛、无手术指征者,或已行手术,但术后病理提示侵及骨及周围软组织者。

(3) 适合手术,但因有手术禁忌证或其他原因拒绝手术者。

(4) 手术切缘不净或安全界不足又不宜再次手术治疗者。

(5) 多发病灶或已有淋巴结转移者。

(6) 如果病理提示肿瘤分化差、境界不清、富浸润性,特别是在神经周围的浸润皮肤鳞癌,提示发生转移的概率可能增加,必要时应同时放疗区域淋巴结。临床诊断已有区域淋巴结转移时,与原发灶同时治疗。

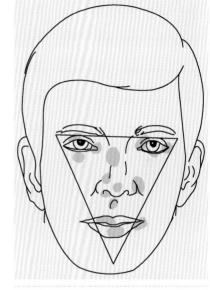

图 17-3　位于三角形内的皮肤癌主张首选放疗

2. 常规放疗技术

(1) 能量:选用合适能量电子线或深部 X 线,也可利用高能 X 线和电子线的混合束照射。

(2) 设野:放射野大小根据肿瘤大小及生长部位来确定。

对较小的肿瘤,边缘外放至少 0.5~1.0cm;较大的病变,则需外放 1.5~2cm 或更大;当病变位于睑缘或内眦时,外放边缘应酌情而定。

术后放疗照射野边缘应在手术后瘢痕外放 0.5cm,如切缘不净,应外放 1.0cm 以上。

(3) 剂量:60~66Gy/30~33 次,或分次剂量加大,缩短疗程,如每次 2.5Gy,总剂量 50Gy。

治疗剂量达 40~50Gy 时,应根据肿瘤退缩情况及时缩野,最高剂量不宜超过 70Gy。

(4) 具体照射技术

1) 单野照射:可采用深部 X 线或合适能量的电子线照射。

【病例】男性,70 岁。右侧鼻根部肿物外院按"粉瘤"切除,未行病理检查。术后 3 个月局部复发,活检高分化鳞癌。行单野 6MeV 电子线照射,50Gy 时肿瘤几乎消失,缩小照射野,照射至 60Gy 结束治疗(图 17-4)。

2) 高能 X 线交角对穿照射:适用于部位较深处病变,如鼻前庭处鳞癌,为获得满意的剂量分布,需用组织等效物填充,然后 TPS 下确定入射角度(图 17-5)。

当然也可选择电子线单野照射,但电子线能量应相应增加,图 17-6 为 13MeV 单野电子线照射的等剂量分布图。

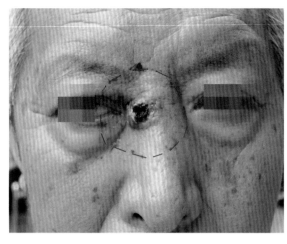

放疗前(红线显示为照射野)

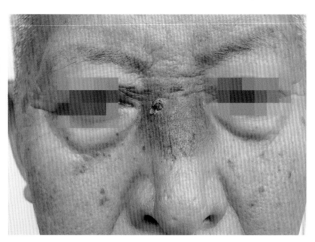

放疗中 50Gy 复查瘤体几近消失

图 17-4　皮肤高分化鳞癌单野电子线照射

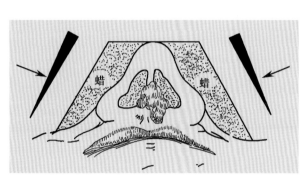

图 17-5　高能 X 线两野成角照射加蜡填充物照射示意图

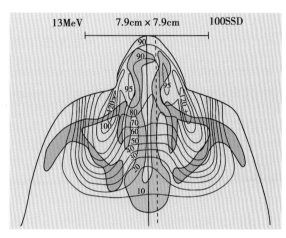

图 17-6　13MeV 单野电子线照射的等剂量分布图

3)颈部照射:如颈部需要照射,可选用单前野垂直照射技术或两侧野对穿照射技术。

3. 调强放疗技术　多数皮肤癌常规放疗技术即可满足治疗要求,但对于病变范围较大、需要颈部预防性照射的病例,IMRT 有其优势。

IMRT 靶区设计原则:

(1)靶区在肿瘤基础上外放范围参考手术切除的安全界限。

(2)基底细胞癌以局部生长为主,很少发生淋巴结转移,因此不考虑淋巴结的预防性放疗。

(3)鳞癌淋巴结转移的概率较高,因此靶区设计必须考虑淋巴结的预防性放疗。

(4)肿瘤表面需加用填充物(蜡块、油砂、凡士林等)以增加表面剂量。

【病例 1】左侧外鼻上唇面部的基底细胞癌,外科不考虑手术,采用 IMRT 单纯根治性放疗。

GTVp 69.96Gy/2.12Gy/33 次。

CTV:因病理为基底细胞癌,不考虑颈部预防性照射,仅以肿瘤外放 1~2cm 安全距离为准,剂量60.06Gy/1.82Gy/33 次(图 17-7)。

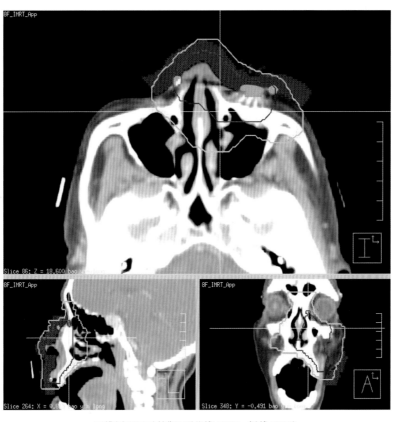

三维层面显示的靶区（蓝线 GTVp；绿线 CTV）

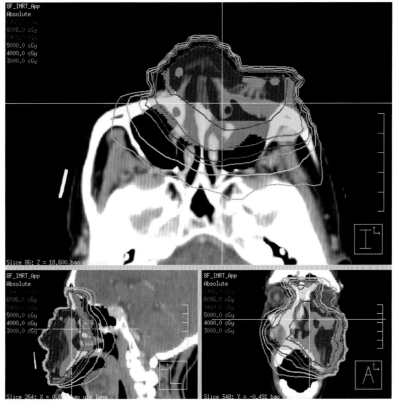

三维层面显示靶区剂量分布

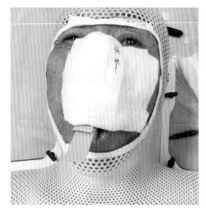
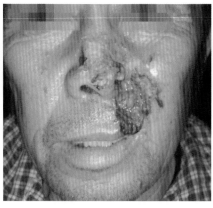
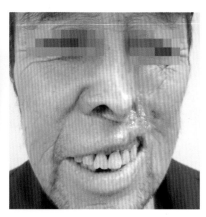

| 填充物 | 放疗前 | 放疗后 3 个月 |

图 17-7　皮肤基底细胞癌的调强放疗靶区、剂量分布及疗效

【病例 2】女性,78 岁,右颊部皮肤鳞癌,单纯放疗。

GTVp 69.96Gy/2.12Gy/33 次。

1 个 CTV:因病理为鳞癌,因此靶区设计考虑淋巴结的预防性放疗,耳前、耳后、颌下、上颈深淋巴引流区均在 CTV 内,60.06Gy/1.82Gy/33 次(图 17-8)。

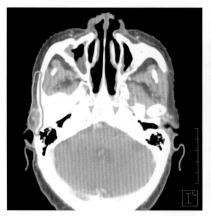
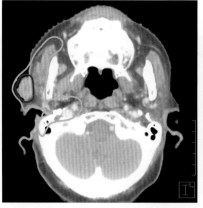

上界距肿瘤上缘 2cm　　　　　　包括肿瘤所在深部结构如咬肌和咽旁结构、颈深上淋巴结

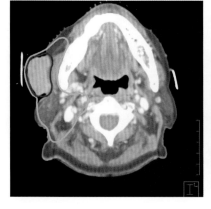
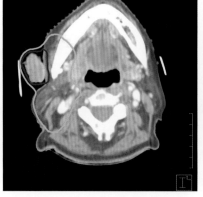
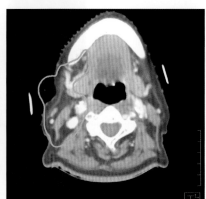

包括肿瘤、腮腺区、颌下和颈深上淋巴结

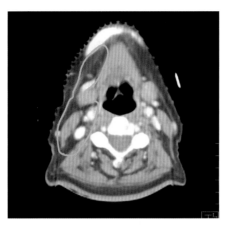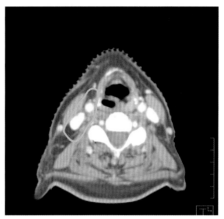

包括颌下和颈深上淋巴结

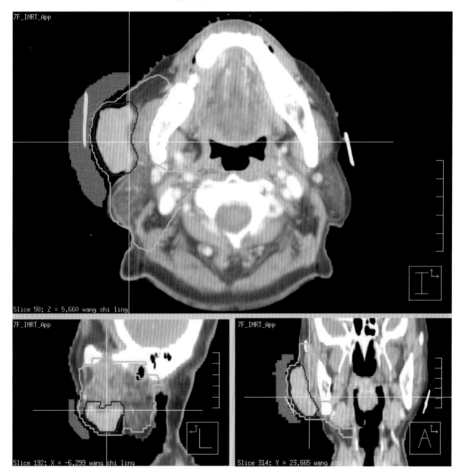

三维层面显示靶区（原发病变区＋颈部淋巴引流区；蓝线 GTVp；绿线 CTV）

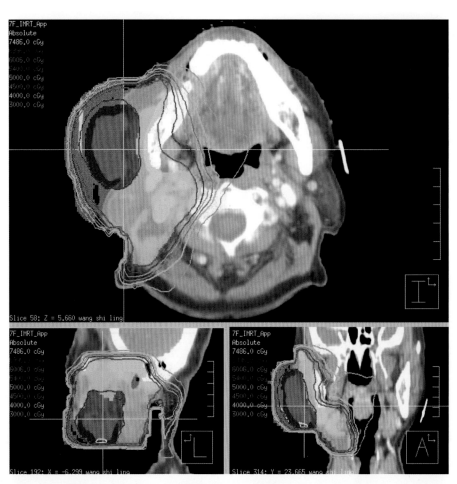

三维层面显示靶区剂量分布

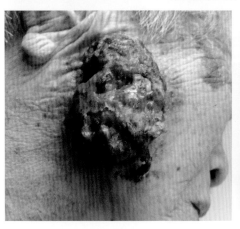

放疗前

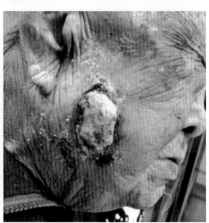

放疗终

图 17-8 皮肤鳞癌的调强放疗靶区、剂量分布及疗效

皮

肤

癌

17

【病例3】某患者,男性,70岁,左颊部皮肤中分化鳞癌单纯术后半年腮腺淋巴结转移,行腮腺浅叶切除＋淋巴结清扫,术后病理证实Ⅰb、Ⅱ区淋巴结转移3/17,术后放疗。

GTVtb包括手术切除范围,即大部腮腺区域,剂量GTVp 66Gy/2.2Gy/30次。

因颈部多发淋巴结转移,故设计2个CTV。

CTV1包括高危区域GTVtb、颏下、颌下、上中颈深淋巴结,60Gy/2.0Gy/30次。

CTV2为低危区域包括下颈锁骨上区域,54Gy/1.8Gy/30次(图17-9)。

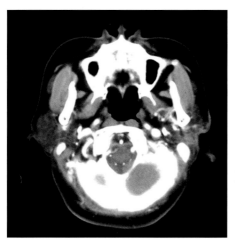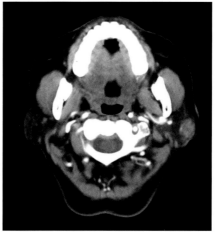

术前显示左侧腮腺淋巴结肿大,周围界限不清

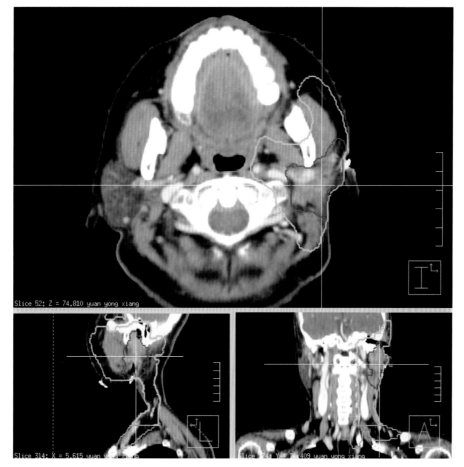

三维层面显示的靶区(深红线 GTVtb;绿线 CTV1;褐色线 CTV2)

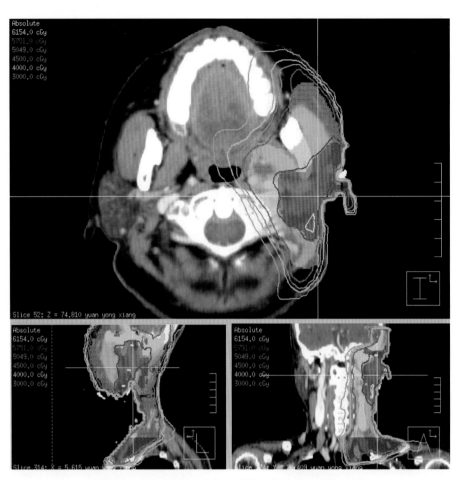

三维层面显示靶区剂量分布(显示的第一计划,未显示第二计划)

图 17-9　皮肤鳞癌术后淋巴结转移再次术后的调强放疗靶区及剂量分布

第二节　黑 色 素 瘤

一、临床特点

恶性黑色素瘤在原发头颈部恶性肿瘤中约占 10%。

在所有的恶性黑色素瘤中,20%~35% 的病变位于头颈部区域。其中又分为发生于头颈部皮肤与发生于黏膜的黑色素瘤。

恶性黑色素瘤绝大多数发生于皮肤,如头皮、颊部及颈部皮肤,容易早期发现、早期治疗,预后较好。

诊断上,怀疑皮肤色素痣是否恶变,或临床怀疑皮肤黑色素瘤时,应根据 ABCDE 五原则进行初步判定(图 17-10):A,不对称(asymmetry);B,边缘不规则(border irregularity);C,颜色不一(color variation);D,直径(diameter>6mm);E,隆起(elevation)。

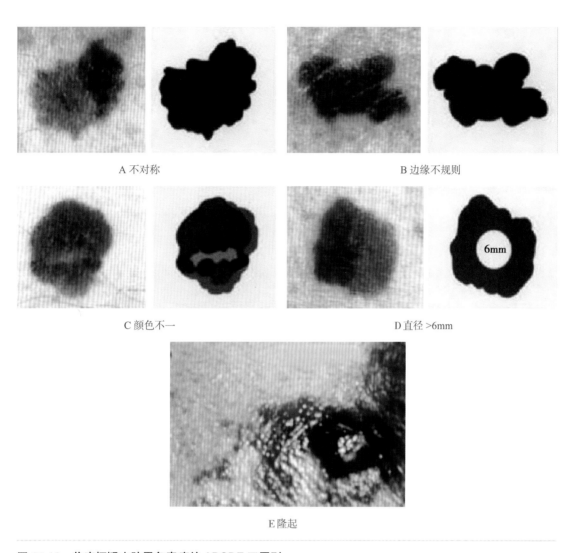

A 不对称　　　　　　　　　　　B 边缘不规则

C 颜色不一　　　　　　　　　　D 直径 >6mm

E 隆起

图 17-10　临床怀疑皮肤黑色素瘤的 ABCDE 五原则

但最终确诊仍依赖于病理检查。对怀疑皮肤黑色素瘤者,主张手术完整切除,尽量避免针吸或咬取活检。

黏膜恶性黑色素瘤(mucosal malignant melanoma,MMM)可以发生于头颈部各处黏膜,但以鼻腔、鼻窦和口腔最多见(图 17-11)。其特点为起病隐匿、发展迅猛、容易转移、预后差。

临床上应注意约 1/3 的黏膜黑色素瘤为无色素性,容易与低分化鳞癌、小细胞癌、淋巴瘤和某些软组织肉瘤如横纹肌肉瘤、血管肉瘤或神经源性肉瘤相混淆,组化如黑色素颗粒染色(fontana 染色)、S100 蛋白、波形蛋白(vimentin)和抗黑色素瘤特异性抗体(HMB45)检测阳性,角蛋白(keratin)检测阴性有助于诊断。

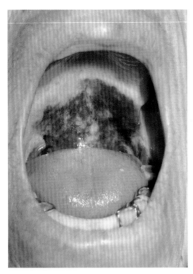 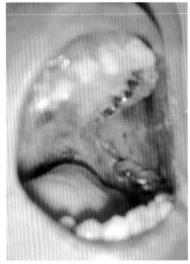 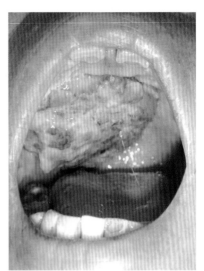

软腭 MM　　　　　　　　颊黏膜 MM　　　　　　　　软硬腭 MM

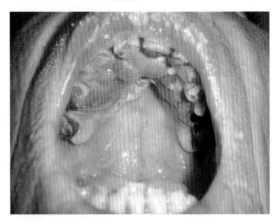

牙龈硬腭无色素性 MM

图 17-11　不同部位的黏膜黑色素瘤

二、临床分期

（一）皮肤黑色素瘤的分期

1. 皮肤黑色素瘤的 T 分期（表 17-1）

表 17-1　皮肤黑色素瘤的 T 分期

T	厚度	溃疡
Tx 原发肿瘤厚度无法评估		
T0 无原发肿瘤的依据		
Tis 原位黑色素瘤		
T1	≤ 1.0mm	具体不详
T1a	<0.8mm	无溃疡
T1b	<0.8mm	溃疡
	0.8~1.0mm	有或无溃疡
T2	>1.0~2.0mm	具体不详

续表

T	厚度	溃疡
T2a	>1.0~2.0mm	无溃疡
T2b	>1.0~2.0mm	溃疡
T3	>2.0~4.0mm	具体不详
T3a	>2.0~4.0mm	无溃疡
T3b	>2.0~4.0mm	溃疡
T4	>4.0mm	具体不详
T4a	>4.0mm	无溃疡
T4b	>4.0mm	合并溃疡

2. 区域淋巴结和 / 或淋巴管转移（根据区域淋巴结受侵数目、周围结节和 / 或微小卫星结节）

Nx 区域淋巴结无法评估（如未行 SLN、以前因其他原因行过区域淋巴结切除术）。对 T1MM 不需要淋巴结的病理结果。

N0 无区域淋巴结转移。

N1 肿瘤侵及一个淋巴结或周围结节，和 / 或微小卫星结节，无多发淋巴结受侵。

N1a 一个临床潜在淋巴结（如通过 SLN 证实）。

N1b 一个临床证实的淋巴结。

N1c 无区域性淋巴结，但有周围结节和 / 或微小卫星结节。

N2 肿瘤侵及 2~3 个淋巴结，或周围结节、卫星结节和 / 或微小卫星结节。

N2a 2~3 个临床潜在淋巴结，如通过前哨淋巴结（SLN）证实。

N2b 2~3 个临床潜在淋巴结，至少 1 个临床明确为淋巴结转移。

N2c 1 个临床潜在或临床可以检测出的淋巴结，伴有周围结节和 / 或微小卫星结节。

N3 ≥ 4 个肿瘤累计的淋巴结，或卫星灶、和 / 或微小卫星灶。

 ≥ 2 个肿瘤累计的淋巴结，或融合的淋巴结有或无卫星灶、和 / 或微小卫星灶。

N3a ≥ 4 个临床潜在的淋巴结（如通过 SLN 证实）。

N3b ≥ 4 个肿瘤累及的淋巴结，至少 1 个临床可以检出，或任何数目的融合淋巴结。

N3c ≥ 2 个临床潜在或可以检测出的和 / 或任何数目的融合淋巴结，伴有周围结节和 / 或微小卫星结节。

M0 无远处转移证据。

M1 有远处转移证据。

M1a 远处转移至皮肤、软组织包括肌肉和 / 或非区域性淋巴结。

M1b 远处转移至肺，有或无 M1a 转移。

M1c 远处转移至非中枢神经系统脏器，有或无 M1a、M1b 转移。

M1d 远处转移至中枢神经系统，有或无 M1a、M1b、M1c 转移。

（二）头颈部黏膜黑色素瘤的分期

1. 原发肿瘤（T）分期

T3 无论厚度和大小，肿瘤局限于黏膜和侵犯邻近软组织。

T4a 中晚期病变，肿瘤侵犯深部软组织、软骨、骨或其毗邻皮肤。

T4b 非常晚期病变,肿瘤累及脑、脑膜、颅底、后四对脑神经、咬肌间隙、颈动脉、椎前间隙或纵隔结构。

2. 区域淋巴结(N)分期

Nx 区域淋巴结无法评估。

N0 无区域淋巴结转移。

N1 区域淋巴结转移。

3. 远处转移(M)分期

Mx 对远处转移不能做出估计

M0 无远处转移

M1 远处转移

4. 分期组合

Ⅲ期:T3N0M0

ⅣA 期:T4aN0M0

　　T3~4aN1M0

ⅣB 期:T4b,任何 N,M0

ⅣC 期:任何 T,任何 N,M1

5. 早年国外学者提出黏膜恶性黑色素瘤的三期分类法,即 Medina 临床分期法,临床应用起来比较简单。

Ⅰ期:病变局限于原发部位而无淋巴结转移或远处转移。

Ⅱ期:有区域淋巴结转移而无远处转移。

Ⅲ期:有远处转移。

三、治疗原则

(一) 手术治疗和放射治疗

皮肤黑色素瘤以手术为主,原发灶要求完整、彻底切除,强调安全切缘的重要性。

皮肤恶性黑色素瘤的切缘,国外多主张:

1. 原位恶性黑色素瘤,切缘明确即可。

2. 病变厚度 <1mm,切缘为 1cm。

3. 病变厚度 1~4mm,切缘为 2cm。

4. 病变厚度 >4mm,切缘大于 2cm。

皮肤黑色素瘤仅在以下情况才考虑术后放疗:

1. 切缘阳性或安全界不够。

2. 多区域淋巴结转移,或淋巴结包膜受侵。

3. 腮腺受侵。

黏膜部位的黑色素瘤,治疗上不同于皮肤,因为解剖结构上的局限性,很难像皮肤恶性黑色素瘤一样大范围切除,因此多需术后放疗,或明确诊断后直接根治性放疗,如有残存或复发,采用挽救性手术。

(二) 化学治疗

化学治疗有效率低,控制时间短,所用药物以 DTIC、CCNU、DDP、5-FU 等为主。

（三）生物治疗

生物治疗有效率低,尤其是单用时。目前主张大剂量联合应用以干扰素、白细胞介素等为主,并和化疗联合应用。

（四）免疫治疗

免疫治疗有效率高,控制时间长,但花费大。

四、预后

治疗失败的主要原因为局部未控、复发、区域淋巴结转移和/或远处转移。

预后与以下因素有关:

1. **发病部位** 黏膜黑色素瘤明显较皮肤黑色素瘤的预后差,前者 5 年生存率仅 10%~20%,而皮肤黑色素瘤 5 年生存率超过 50%。

2. **肿瘤厚度** 瘤体越厚,其预后越差。

3. **区域淋巴结转移** 区域淋巴结转移的有无及转移的多少与预后显著相关。

五、放射治疗技术

既往多认为黑色素瘤对放射抗拒,因此过去主要采用大分割照射,每周照射 2~3 次,每次 4~6Gy,总量 40Gy 左右。现在则多认为既往常规分割的疗效不理想与总剂量较低有关,因此如采用常规分割照射技术,则总剂量应 66~70Gy 或以上,如此与大分割照射的疗效无明显差别。

颈部淋巴结是否预防性照射目前仍有争议,但因为黑色素瘤治疗失败的一个主要原因为区域性淋巴结转移,因此多数主张颈部的预防性照射,可全颈预防性照射或部分颈部预防性照射。

发生于浅表部位者,可用深部 X 线或合适能量的电子线照射,设野应在瘤体周围外放 2~3cm。具体放疗技术参考皮肤癌相关内容。

发生于黏膜部位者,可参考相同部位发生的鳞癌进行设野。

【**病例 1**】上唇黏膜黑色素瘤,病变范围广泛,已经侵犯右侧口角,如手术缺损大,故采用放疗。两侧野对穿照射技术,包括全部上唇黏膜、口角及其周围的 1~2cm 正常黏膜,分次剂量 2.2Gy,总剂量 66Gy/30 次,同时全颈预防性照射:上颈部 60Gy/30 次,中下颈锁骨上 50Gy/25 次(图 17-12)。

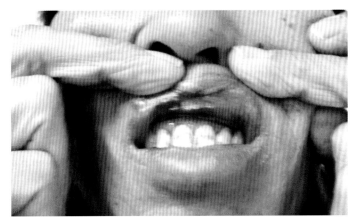

放疗前见上唇黏膜色素样病变,右侧口角受侵

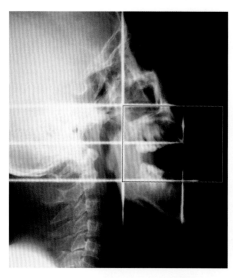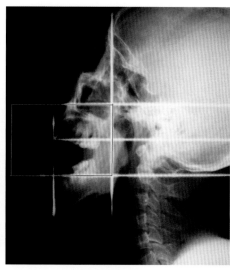

双侧野对穿包括上唇黏膜及口角

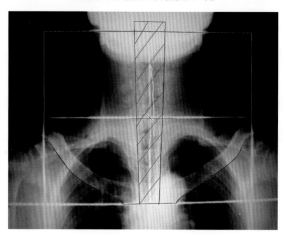

全颈切线野照射

图 17-12　唇黏膜恶性黑色素瘤的常规照射野

【病例 2】右下牙龈黑色素瘤侵犯下颌骨，同侧颌下上颈部淋巴结转移，采用术前放疗＋手术的综合治疗原则。两侧面颈野对穿照射技术，包括全部下颌骨、口底及上颈部淋巴引流区，分次剂量 2Gy，总剂量 60Gy/30 次，同时中下颈预防性照射，右侧下颈部 60Gy/30 次，左侧中下颈锁骨上 50Gy/25 次。治疗结束瘤体达 PR，休息 3 周手术切除。术后 2 个月即出现肺转移及多发骨转移（放疗前骨扫描、肺 CT 正常）（图 17-13）。

因颌下淋巴结肿大明显且毗邻中线，故中下颈锁骨上放疗时未在颈前挡铅而在侧野挡铅。DT36Gy 时颈前始开始挡铅（图中虚线所示）。

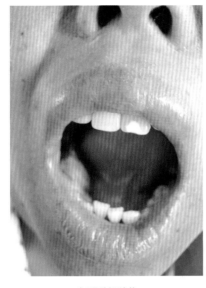
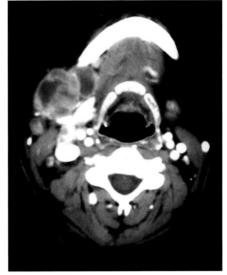

右下牙龈肿物 右侧颌下淋巴结明显肿大

放疗前

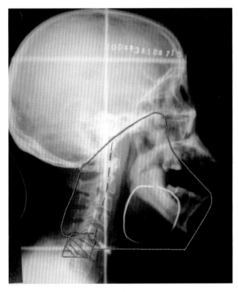
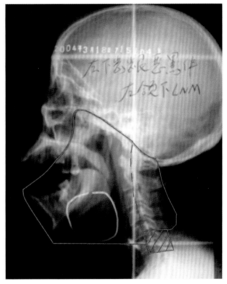

右侧面颈野 左侧面颈野

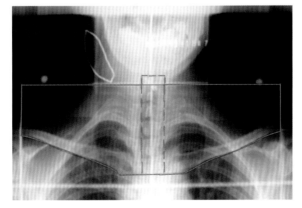

中下颈锁骨上照射野

图 17-13 牙龈黑色素瘤的常规照射野

【**病例3**】左侧鼻腔黑色素瘤,为局限性病变,术前无病理,内镜下手术切除病理为黑色素瘤。因切除范围有限,行根治性放疗(图 17-14):一前一侧两野交角照射技术,并加用 45° 楔形板,照射野包括全部鼻腔、鼻咽、左侧上颌窦,分次剂量 2Gy,总剂量 66Gy/33 次,同时全颈预防性照射 56Gy/28 次。

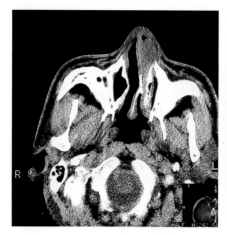
术前 CT 显示左侧鼻腔肿物

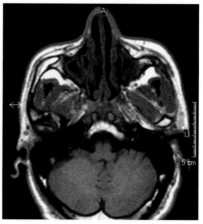
术后 MRI 未见具体肿瘤

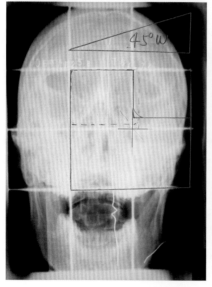

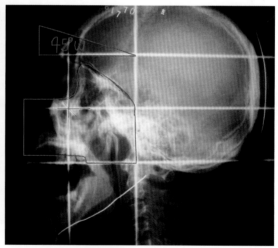

一前一侧两野交角照射技术,并加用 45° 楔形板

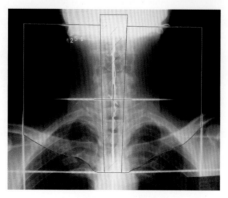
全颈预防性照射

图 17-14　左侧鼻腔黑色素瘤的常规照射野

【病例4】鼻腔肿物,按良性肿瘤内镜下手术切除,术后病理为黑色素瘤。术后放疗采用9野调强放疗技术(图17-15):GTVtb参考疗前影像所显示的肿瘤大小,CTV包括全部鼻腔、病变侧上颌窦、筛窦、部分鼻咽腔及双侧上颈部淋巴引流区(Ⅰb、Ⅱ区)。

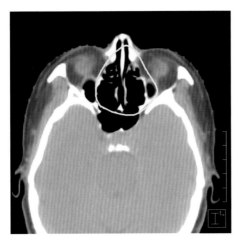
最上层面CTV包括双侧筛窦

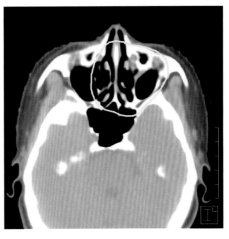
CTV包括双侧筛窦及左侧上颌窦

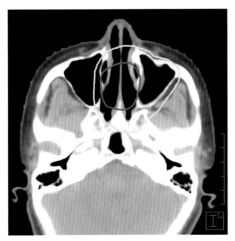
CTV包括全部骨性鼻腔及病变侧上颌窦

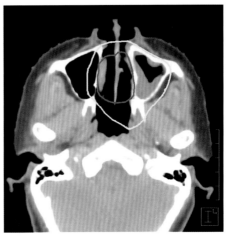
CTV包括骨性鼻腔、左侧上颌窦、左侧鼻咽侧壁

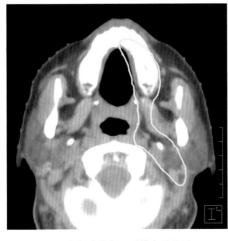
CTV包括病变侧上牙槽突及Ⅱ区

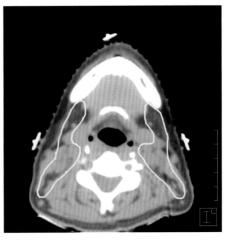
CTV包括双侧Ⅰb、Ⅱ区淋巴引流区

皮肤癌

17

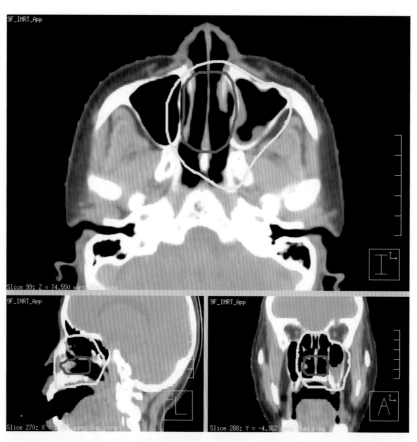

三维层面显示的靶区(CTV、GTVtb)

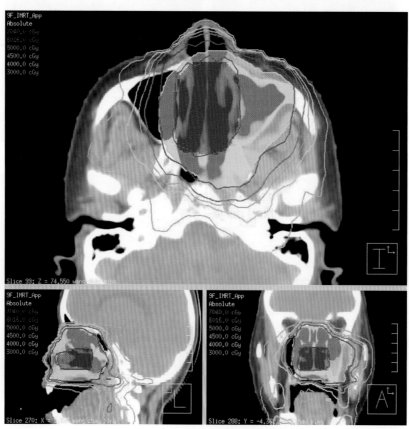

皮肤癌

17

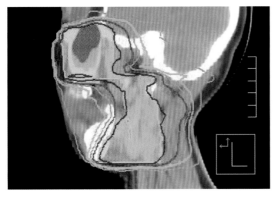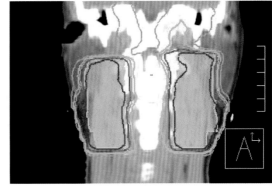

三维层面显示靶区（原发病变区 + 颈部淋巴引流区）的剂量分布

图 17-15　鼻腔黑色素瘤术后调强放疗靶区及剂量分布

第三节　梅克尔细胞癌

一、概述

梅克尔细胞癌（Merkel cell carcinoma, Mcc）又称柱状癌或梁状癌, 1972 年国外首次报道。梅克尔细胞癌是来自表皮梅克尔细胞的一种罕见的侵袭性皮肤肿瘤, 属于原发性皮肤神经内分泌癌。

梅克尔细胞癌好发于日光暴露的身体部位, 尤其好发于头颈部（50% 以上）, 其次为肢体（30% 以上, 上肢占病例的 18%, 下肢占 13%）, 最后为躯干部。

发生于头颈部者, 位于眶周 > 颊部 > 眼睑、前额 > 口唇、耳、鼻和颈部、头皮等处（图 17-16, 图 17-17）。

多见于老年人, 多表现为单发性结节, 常为无痛性、硬的红斑状皮内或皮下结节, 不伴溃疡; 肿瘤发展较快, 易发生局部或远距离转移。

具有复发率高、易转移、病死率高的临床特点。

二、病理特征

本病为发生于皮肤梅克尔细胞的神经内分泌肿瘤。因此病理上有 3 个特点。

1. 来源于皮肤的证据　角蛋白（CK）阳性。

2. 梅克尔细胞癌的特点　肿瘤细胞表现为大小一致的小圆细胞, 排列呈岛状、团巢状、小梁状, 或散在分布。核分裂象易见。染色质呈细颗粒状、粉尘状。

3. 神经内分泌肿瘤的特点　电镜下瘤细胞内发现神经内分泌颗粒, 其次是神经内分泌肿瘤的标记物阳性, 如 NSE 阳性、嗜铬素（CgA）阳性、突触素（Syn）阳性。

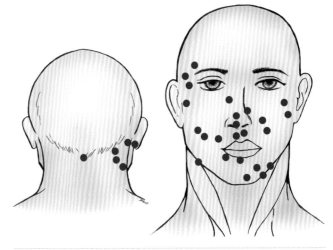

图 17-16　头颈部梅克尔细胞癌好发部位示意图

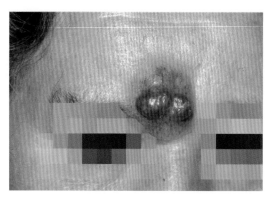

眶周眉间梅克尔细胞癌

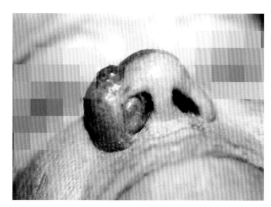

右侧鼻部梅克尔细胞癌

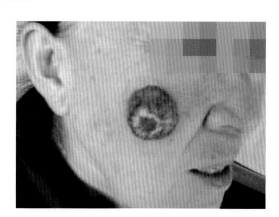

右侧颧部梅克尔细胞癌

图 17-17　头颈部梅克尔细胞癌的发病部位及形态

三、临床特点

1. 疗后局部复发常见,多在术后迅速复发,在手术瘢痕处再发者较多,可表现为多发病灶。

2. 15% 患者在确诊时有淋巴结肿大,淋巴结转移发生最终高达 55%。

3. 远处转移发生早且快,多发生于确诊后 1 年内。常见远处转移部位为肝、骨、脑和肺。远处转移发生后生存期一般不超过半年。远处转移的病死率为 75%~100%,无远处转移患者的病死率为 4%。

4. 化疗有一定效果,可以参照小细胞肺癌化疗方案用药,治疗后肿瘤短期内消失,但缓解期短,很快复发。

5. 虽然梅克尔细胞癌为侵袭性肿瘤,但已有数例自然消退的病例报道,占 1.7%~3%。

四、临床分期

既往国外广泛采用 1991 年由美国纪念斯隆 - 凯特琳癌症中心(Memorial Sloan-Kettering Cancer Center)推荐的三期分期法

Ⅰ期:无淋巴结转移。

　ⅠA:肿瘤最大径 ≤ 2cm。

　ⅠB:肿瘤最大径 >2cm。

Ⅱ期:区域性淋巴结转移。

Ⅲ期:远处转移。

现多采用 UICC/AJCC 2017 年第八版临床分期标准。

1. 原发肿瘤 T

Tx:原发肿瘤不能评价。

T0 :无原发肿瘤的证据。

Tis:原位癌。

T1 :肿瘤最大径≤ 2cm。

T2 :肿瘤最大径 >2cm,但≤ 5cm。

T3 :肿瘤最大径 >5cm。

T4 :原发肿瘤侵犯筋膜、肌肉、软骨或骨。

2. 区域性淋巴结 N

Nx:区域淋巴及无法评估(如以前因其他原因已经切除)。

N0 :临床和 / 或影像学检查无区域淋巴结转移。

N1 :区域淋巴结转移。

N2 :路径中转移(与原发肿瘤不连续;位于原发肿瘤和引流淋巴结之间;或原发肿瘤的远端),无淋巴结转移。

N3 :路径中转移(与原发肿瘤不连续;位于原发肿瘤和引流淋巴结之间;或原发肿瘤的远端),同时有淋巴结转移。

M0 :临床和 / 或影像学检查未发现远处转移。

M1 :临床和 / 或影像学检查发现远处转移。

 M1a:转移至远端皮肤、远端皮下组织或远端淋巴结。

 M1b:转移至肺。

 M1c:转移至其他脏器。

3. 临床分期组合

T	N	M	分期组合
Tis	N0	M0	0
T1	N0	M0	Ⅰ
T2~3	N0	M0	ⅡA
T4	N0	M0	ⅡB
T0~4	N1~3	M0	Ⅲ
T0~4	任何 N	M1	Ⅳ

五、治疗原则

梅克尔细胞癌以手术切除为首选治疗手段,对肢体及躯干发生的肿瘤要求切缘安全界 5cm,但在头颈部 2~3cm 切缘已够,所有切缘必须行冰冻切片检查。术后应常规放疗。

手术时是否行颈部淋巴结预防性清扫临床有争议,因为该病病程中超过半数的患者将要发生淋巴结转移,多数主张行预防性颈淋巴结清扫术,尤其是原发肿瘤超过 2cm 者。

梅克尔细胞癌属放疗敏感肿瘤,多数治疗机构推荐常规术后放疗,对不能手术者可直接放疗,并包括区域性淋巴引流区。但一些治疗机构推荐具备以下高危因素者才考虑术后放疗:

(1)原发肿瘤 >1.5cm。

(2)切缘阳性。

(3)切缘 <2mm。

(4)血管、淋巴管或周围神经受侵。

(5)区域性淋巴结转移。

推荐剂量 45~50Gy/5 周,切缘阳性者追加剂量至 56~65Gy。

晚期病变推荐化疗,以肺小细胞肺癌的化疗方案为主。

六、放射治疗技术

无论分期如何,只要确诊时无远处转移,术后均应放疗。

放疗主张大野照射,在充分包括原发肿瘤及术床的基础上,对其淋巴引流区常规进行预防性照射。不仅应包括全颈部照射野,而且还应包括其相应的浅表引流淋巴区。

以下为一具体患者,女性,60 岁,右侧颧部皮肤凸起丘疹样结节,生长较快,当地医院肉眼全切,术后病理经中国医学科学院肿瘤医院病理会诊为梅克尔细胞癌,术后 20d 局部即出现结节且快速生长,给予大野调强放疗,肿瘤对放疗敏感性高,放疗中肿瘤即完全消失,放疗后 1 个月全身化疗 DDP+VP16 化疗 4 周期,现存活 5 年。

调强靶区设计:GTVtb 包括肿瘤所在部位及手术区域,GTVnd 包括肿大的淋巴结,均给予 66Gy/2.2Gy/30 次;CTV1 包括 GTVtb 及其周围 3~5cm 正常组织并做适当修改,以及相关淋巴引流区如耳前、颊部、右侧上中颈部淋巴引流区,给予 60Gy/2.0Gy/30 次;同侧下颈部锁上另外设计为 CTV2 给予预防照射剂量 54Gy/1.8Gy/30 次(图 17-18)。

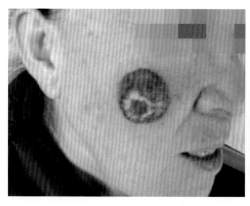
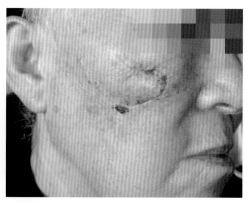

术前见右侧颧部皮肤外凸性肿物　　　　　　　　术后 1 个月局部仍凸起明显

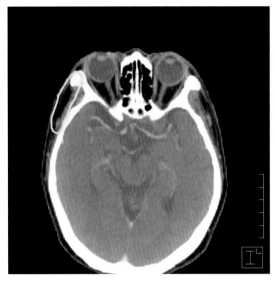 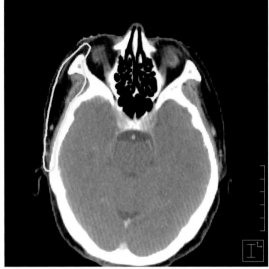

最上层面 CTV1 包括瘤体上缘上 5cm 区域   CTV1 包括外眦及颞窝区域

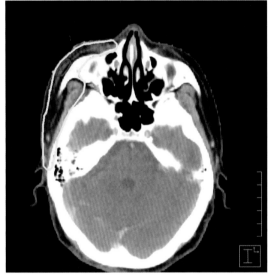 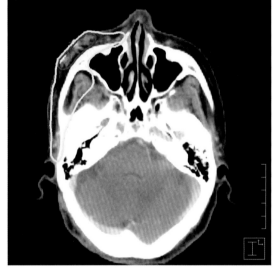

CTV1 包括瘤床、手术区及颧部

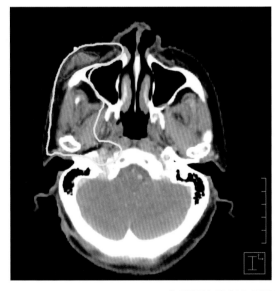 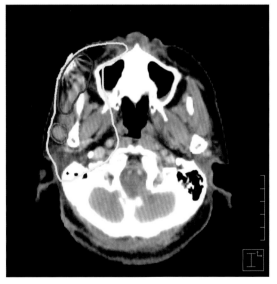

CTV1 包括瘤床、手术区、面颊部、耳前淋巴结、Ⅱ区及同侧咽旁

皮
肤
癌

17

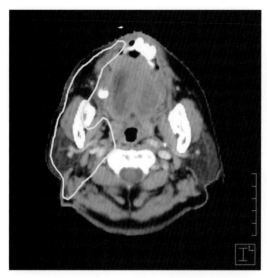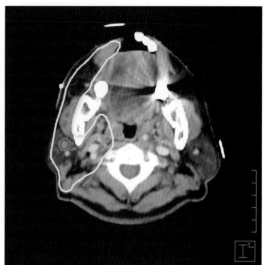

CTV1 包括同侧面颊部、腮腺、耳前淋巴结、Ⅱ区及同侧咽旁

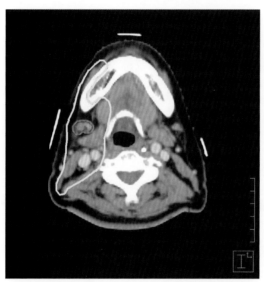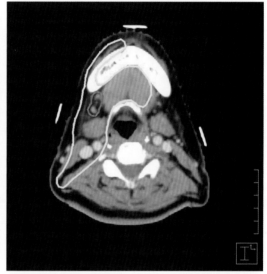

CTV1 包括同侧面颊颌部、GTVnd、Ⅰa、Ⅰb、Ⅱ区及同侧咽旁

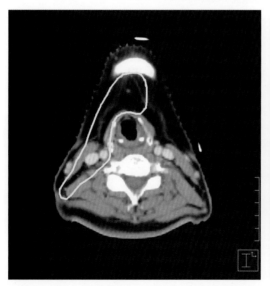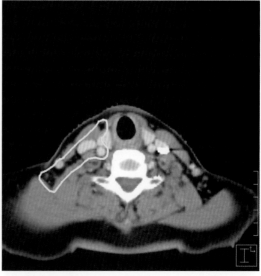

CTV1 包括同侧Ⅰ、Ⅱ、Ⅴa区　　　　　CTV1 下界包括环状软骨下缘的Ⅲ、Ⅴa区。同侧下颈锁骨
　　　　　　　　　　　　　　　　　上及Ⅳ、Ⅴb区设计为CTV2,此处省略

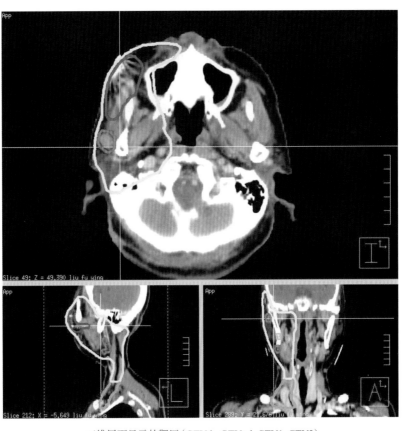

三维层面显示的靶区（GTVtb、GTVnd、CTV1、CTV2）

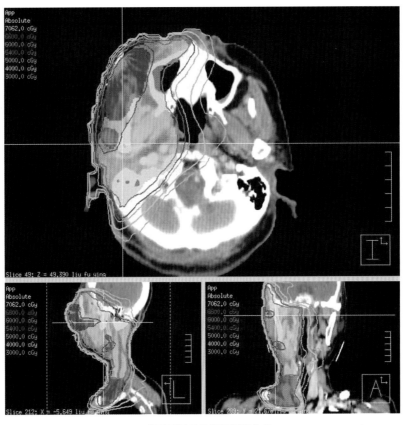

三维层面显示的靶区剂量分布

图 17-18　面颊部梅克尔细胞癌术后调强放疗靶区及剂量分布

皮
肤
癌

17

HEAD AND NECK CANCER RADIOTHERAPY ATLAS

头颈部肿瘤放射治疗图谱　第 3 版

HEAD AND NECK CANCER
RADIOTHERAPY ATLAS

少见头颈部肿瘤

第十八章　少见头颈部肿瘤

第一节　头颈部腺样囊性癌

一、概述

头颈部腺样囊性癌（adenoid cystic carcinoma，ACC）简称囊腺癌，又称圆柱瘤，是一种起源于腺体，生长相对缓慢但具备独特临床生物学行为的恶性肿瘤。

临床少见，仅占头颈部所有恶性肿瘤的 1%，好发于涎腺，占涎腺来源恶性肿瘤的 10%，其中小涎腺囊腺癌的发生率高于大涎腺，小涎腺中又以腭腺多发；而大涎腺中，囊腺癌的发病率依次为舌下腺、颌下腺和腮腺。

发病年龄较广，但成人（尤以 40~70 岁）多见；女性多于男性，比例约为 1.5：1。

光镜下，囊腺癌由两种细胞构成：导管上皮细胞和肌上皮样细胞。

组织学上包括 3 个亚型：管状型（tubular）、筛状型（cribriform）、实性型（solid）。

筛状型又称腺样型，由于腺样型和管状型结构常在同一肿瘤中混合存在，故 WHO 又将其合并成腺样-管状型。

也有学者将囊腺癌病理分为 3 级，即低、中、高度。

Ⅰ级（低度）：无实性肿瘤成分。

Ⅱ级（中度）：实性肿瘤成分 <30%。

Ⅲ级（高度）：实性肿瘤成分 >30%。

Ⅰ级相当于管状型；Ⅱ级相当于筛状型，为混合成分，但实性肿瘤成分 <30%；Ⅲ级相当于实性型。

不同亚型的生物学行为有所不同：管状型预后较好，实性型预后差、与远处转移高发有关，而筛状型预后介于两者之间。

在疾病进展过程中，亚型可以发生转变，如早期阶段为管状型，然后发展为筛状型，最后为实性型。

囊腺癌具有比较特殊的临床生物学行为，包括：

1. 临床表现为生长相对缓慢的肿瘤，病期较长。

2. 局部侵袭性强，肿瘤包膜内外常有癌细胞浸润。

3. 极易侵犯神经并沿神经束侵犯至较远部位，镜下常见神经周围间隙甚至神经纤维内有肿瘤细胞侵犯。

4. 颈部淋巴结转移较为少见，一般发生率不超过 10%。如有发生，多为分化差的实性型或原发部位在舌根者。

5. 容易发生远处转移，尤以肺转移多见，其次为肝转移，再次为骨转移，脑转移也可发生，但临床少见。

一般而言，囊腺癌以局部浸润性生长为主，容易沿相关神经远处浸润生长，即神经侵犯。而神经侵犯又分为两种情况：

镜下神经浸润生长称为 PNI（perineural tumor invasion，PNI）。

影像学显示的神经侵犯称为 PNS（perineural tumor spread，PNS）。

一般而言，囊腺癌发展较为缓慢，颈部淋巴结转移少见，但少见情况下，囊腺癌进展较快，容易发生颈部淋巴结转移及远处转移，除了与部分实性囊腺癌有关，临床上还有一种少见的特殊情况，称为囊腺癌的高度恶性转化（high-grade transformation，ACC-HGT），一般存在 *P53* 基因突变和 *C-MYC* 基因的扩增。组织学特点表现为典型筛状和实性型的囊腺癌，但同时部分区域有未分化癌的成分。

ACC-HGT 颈部淋巴结转移率超过 50%，高出常规囊腺癌三种亚型 5~10 倍。

二、治疗原则

（一）手术治疗

手术治疗是首选治疗手段，在不影响功能的前提下尽可能将肿瘤完整切除。但因为该病浸润性生长及神经侵犯的特点，手术切除的安全界限很难保证，因此术后多需放疗。

因囊腺癌颈部淋巴结转移少见，一般情况下如临床检查颈部未发现肿大淋巴结不常规颈清扫，但对于 ACC-HGT 或临床检查有淋巴结肿大者，要常规颈部淋巴结清扫。

（二）放射治疗

主要为术后放疗。术后放疗指征：

1. 切缘阳性，或安全界不够。

2. 有血管或解剖学命名的神经受侵。

3. 局部晚期病变（T3~4），即原发肿瘤病变 >4cm。

4. 伴有淋巴结转移。

5. 病理为实性型。

6. 局部复发病变。

既往认为囊腺癌对放疗不敏感，因此囊腺癌多以手术为主，常规术后放疗。但随着对囊腺癌认识的增加及治疗经验的丰富，尤其是手术难以 R0 切除的一些特殊部位（如鼻咽）目前中国医学科学院肿瘤医院建议首选放疗，有 1/3~1/2 的病例放疗终或放疗后 1~3 个月可达到完全缓解；而对于容易手术的部位（如涎腺）则仍以手术治疗为主，根据术中所见、术后病理检查等决定是否术后放疗。

（三）化学治疗

化疗不敏感、有效率低，不主张常规使用，仅试用于发生远处转移、且进展较快而全身情况较好可耐受化疗者。可选用的化疗药物主要为米托蒽醌、表柔比星、长春瑞滨、顺铂等。

（四）靶向治疗

靶向药物，尤其是针对血管生成的靶向药物（如阿帕替尼、安罗替尼）在晚期囊腺癌的治疗中获得一定的效果，合适指征的病例可以选择性应用，但应注意药物的毒性反应以及突然停药引起的个别病例肿瘤暴发性生长的风险。

三、疗效和预后

（一）疗效

本病发展相对缓慢，即便肺转移一般也可带瘤生存多年，5 年总生存率超过 80%，10 年后生存率下降至 50%~70%。而 15 年生存率则明显下降,为 20%~40%。

(二)预后因素

1. 原发肿瘤分期 瘤体积大者预后差。

2. 组织病理学类型 实性型预后差,管状型预后好,筛状型介于两者之间。而 AdCC-HGT 预后最差,平均生存期仅 4.3 年。

3. 病变部位 颌下腺发生者预后差,远处转移多见。

4. 手术切除程度 手术切除的程度与远处转移无关,与局部控制有关。

5. 神经束受侵 神经束受侵者不仅局部复发率高,远处转移发生率也高。

6. 发生远处转移的影响因素

(1)肿物直径 >3cm,远处转移发生率增加。

(2)实性型较其他亚型远处转移概率增加,而 AdCC-HGT 更易发生远处转移。

(3)颈部淋巴结转移者较无淋巴结转移者更容易发生远处转移。

四、放射治疗靶区设计

(一)靶区设计原则

1. 舌骨以上解剖部位发生的囊腺癌,当出现有解剖学命名的神经分支受侵(影像或病理检查)时,上界应至颅底水平;而舌骨以下部位发生的囊腺癌(如气管囊腺癌)则以病变上、下界各外放 2~3cm 即可。

2. 三叉神经的分支受侵时,应包括其相关神经出颅的孔道以及病变侧的海绵窦。

3. 面神经及其分支受侵时,应包括面神经的全程至内耳门。因面神经和三叉神经下颌支通过耳颞神经相互交通,因此面神经受侵明显时也应该包括下颌神经至颅底卵圆孔。

4. 包括周围的邻近结构。

5. 上颈部淋巴引流区常规包括在照射野内,中下颈不做常规预防性照射或最多病变侧颈部预防照射至中颈水平。

6. 瘤床 60Gy,高危区局部加量至 66Gy,如有肿瘤残存应局部加量至 70Gy 或更高,周围区域预防性剂量 56~60Gy。

(二)病例介绍

下面通过 3 例治疗后局部复发的病例分析,对囊腺癌患者的靶区设计有帮助。

【病例 1】右侧舌下腺囊腺癌,术后放疗后 1 年颅内海绵窦复发。

分析复发的可能原因与既往放疗设野上界在颈 1 下缘水平、未包括颅底有关:复发病变沿三叉神经的分支下颌神经侵入颅内海绵窦及周围硬脑膜(图 18-1)。

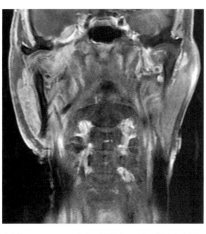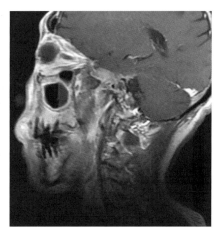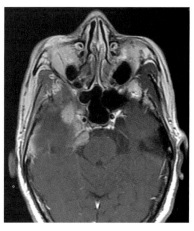

| 冠状面 MRI 显示右下颌神经明显增粗,并经同侧卵圆孔侵入海绵窦 | 矢状面 MRI 显示卵圆孔及局部硬脑膜受侵 | 横断面 MRI 显示右侧海绵窦及局部硬脑膜病变 |

图 18-1 舌下腺囊腺癌术后放疗后 1 年颅内海绵窦复发

【病例 2】颌下腺囊腺癌,术后局部粒子植入,术后 1 年颅内海绵窦复发。

复发原因与仅行局部治疗,未考虑相关神经通路有关。

复发病变沿舌神经、下颌神经经卵圆孔通路侵入海绵窦,同时沿三叉神经与面神经的交通支耳颞神经侵犯面神经导致面瘫的发生(图 18-2)。

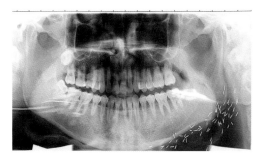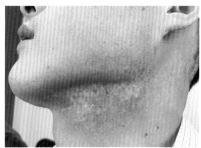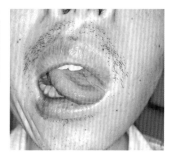

| 术后粒子植入 | 粒子植入后的局部皮肤反应 | 术后 1 年复发左侧面瘫、舌下神经麻痹 |

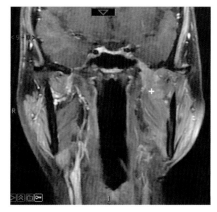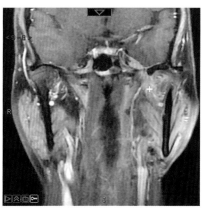

左侧病变沿下颌神经(+)经卵圆孔侵犯海绵窦

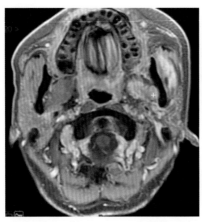
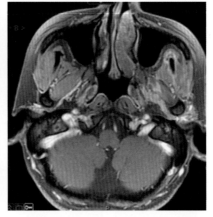

增粗的下颌神经(+)   下颌神经通过耳颞神经(+)侵犯面神经

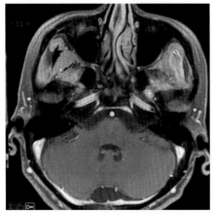
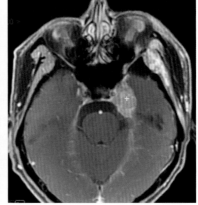

下颌神经通过卵圆孔(左图 +)侵犯海绵窦(右图 +)

图 18-2　颌下腺囊腺癌术后 1 年颅底海绵窦复发

【**病例 3**】硬腭囊腺癌,术后 2 年颅内海绵窦复发。

分析复发的可能原因与未行术后放疗有关,且复发病变沿翼腭窝相关神经通路侵入颅中窝、眼眶、筛窦、蝶窦等部位(图 18-3),提示腭部发生的囊腺癌放疗设野应常规包括翼腭窝及其相关通路。

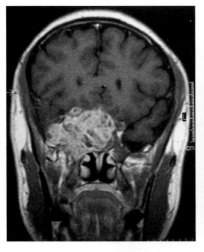
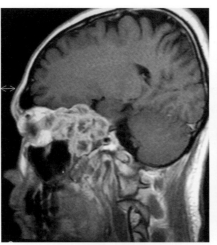
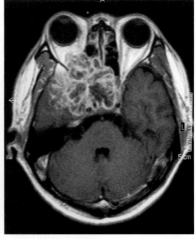

冠状面 MRI 显示右侧颅底颅中窝　　矢状面 MRI 显示翼腭窝、眶下裂、眶内、　　横断面 MRI 显示右眶、颅中窝、筛窦
病变范围广泛　　　　　　　　　　　颅内病变　　　　　　　　　　　　后组、蝶窦、海绵窦、颞叶等部位受侵

图 18-3　硬腭囊腺癌术后 2 年颅底海绵窦复发

因此囊腺癌放疗靶区设计时,一定要考虑肿瘤所在部位的神经支配,并将相关神经及走行包括在靶区内,表 18-1 为不同部位发生的恶性肿瘤包括囊腺癌容易侵犯的神经及其主干总结。

表 18-1 头颈部恶性肿瘤容易侵犯的神经

肿瘤部位	容易受侵的末端神经	容易受侵的主干神经
皮肤恶性病变		
额部	额神经分支滑车上神经和眶上神经	Ⅴ1
耳	耳大神经、耳颞神经	Ⅶ
颞部	颧神经、额神经	Ⅴ2、Ⅶ
颊部	眶下神经、颧神经、面神经分支	Ⅴ2、Ⅶ
鼻部	眶下神经	Ⅴ2
上唇	眶下神经、面神经的颊支	Ⅴ2、Ⅶ
下唇、颏部	颏神经、下颌骨神经末梢	Ⅴ3、Ⅶ
腮腺	面神经分支、耳颞神经	Ⅴ3、Ⅶ
颌下腺	舌神经、舌下神经	Ⅴ3、Ⅻ
磨牙后三角	舌神经、下牙槽神经	Ⅴ3
颊黏膜	颊支	Ⅴ3、Ⅶ
舌根	舌下神经	Ⅻ
口底	舌神经	Ⅴ3
腭	腭大神经、腭小神经	Ⅴ3
鼻腔	通过蝶腭孔到翼腭窝	Ⅴ2
上颌窦	上牙槽神经	Ⅴ2
筛窦	鼻睫神经、视神经	Ⅴ1、Ⅱ、Ⅲ、Ⅳ、Ⅵ
额窦	眶上神经	Ⅴ1
下颌骨	下牙槽神经	Ⅴ3

五、放射治疗技术

(一) 常规放射治疗技术

常规放疗技术参见头颈部相关部位发生的鳞癌,但应注意上界应包括颅底以及病变侧的海绵窦。对与翼腭窝毗邻的器官,如腭部、上颌窦、鼻咽等部位发生的囊腺癌,靶区还应包括翼腭窝、翼腭管、腭大孔、腭小孔及翼腭窝相关颅底、眼眶通路。

(二) 调强放射治疗技术

调强放疗的靶区设计同常规照射技术的理念。

以下内容为调强放疗技术的靶区勾画,供参考。如无特殊说明,靶区勾画从上至下排列,粉红线或红线范围为 GTVtb 或 GTVp;黄线或绿线范围内为 CTV。如 CTV 有两个,则黄线为 CTV1,其他颜色为 CTV2。三维显示的为 GTVp、GTVtb、CTV 等靶区范围,而等剂量分布图形则为在相应靶区外放 3mm 生成的 PTV 的剂量。

1. 舌下腺囊腺癌

（1）舌下腺囊腺癌的局部侵犯

1）舌下腺囊腺癌容易侵犯的邻近器官及组织见图18-4。

2）舌下腺囊腺癌靶区设计需要考虑的神经有舌神经（V3分支）和舌下神经。

（2）病例介绍

【病例】女性，56岁，舌尖麻木半年、舌左侧缘疼痛2个月。查体发现左舌下腺区域1cm左右肿物，外院行左舌下腺肿物扩大切除＋左颌下腺摘除术。术后病理腺样囊性癌，侵犯周围神经组织，舌下神经未受侵，未累及横纹肌，局灶癌组织邻近切缘，淋巴结转移1/7。

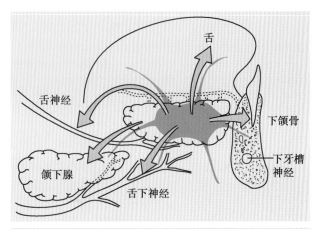

图18-4　舌下腺囊腺癌的可能侵犯范围

靶区设计（图18-5）：

GTVtb为瘤床，包括左侧舌下腺区域，剂量67.84Gy/2.12Gy/32次。

CTV包括左侧瘤床，舌下腺区，颌下腺区，口底，左侧咽旁，左颈Ⅰ、Ⅱ、Ⅲ区；因无舌下神经受侵，该例患者靶区设计未考虑包括舌下神经孔，但包括V3脑神经至颅底卵圆孔以及翼腭窝，剂量61.12Gy/1.91Gy/32次。

治疗效果：放疗后10年无瘤生存。

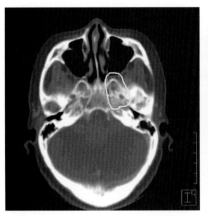
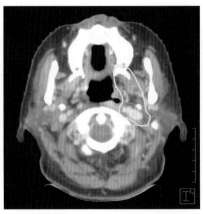
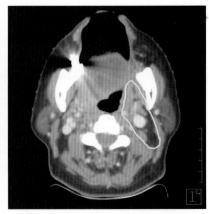

最上层面CTV包括翼腭窝、颅底卵圆孔、破裂孔　　　CTV包括翼腭管、咽旁、Ⅱ区　　　CTV包括咽旁、颈鞘、Ⅱ区

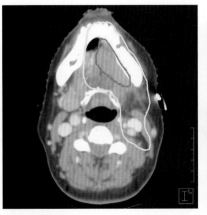
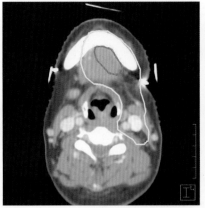
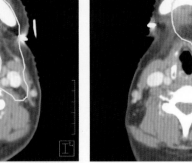

CTV包括瘤床、同侧下颌骨、口底、ⅠB、Ⅱ区　　　　CTV包括瘤床、同侧下颌骨、口底、ⅠA、B、Ⅱ区

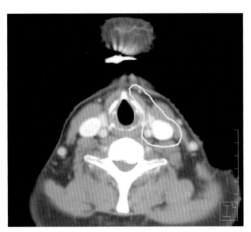
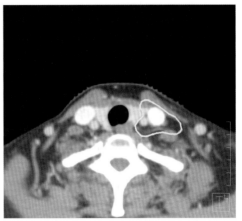

舌骨下缘与甲状软骨间的 CTV　　　　最下层面 CTV 位于环状软骨下缘包括病变侧Ⅲ区

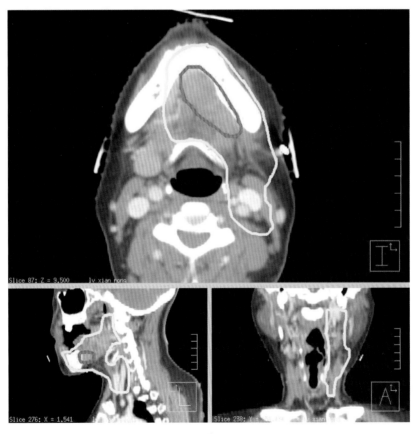

三维层面显示的靶区 GTVtb、CTV

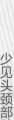

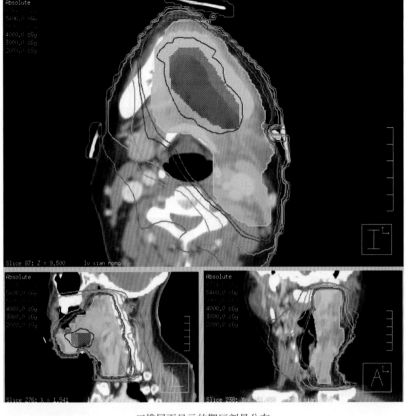

三维层面显示的靶区剂量分布

图 18-5　舌下腺囊腺癌术后调强放疗靶区及剂量分布

2. 颌下腺囊腺癌

(1)颌下腺囊腺癌的局部侵犯

1)颌下腺囊腺癌容易侵犯的邻近器官及组织见图 18-6 及图 18-7。

2)靶区设计要考虑的神经同舌下腺囊腺癌,即舌神经和舌下神经。

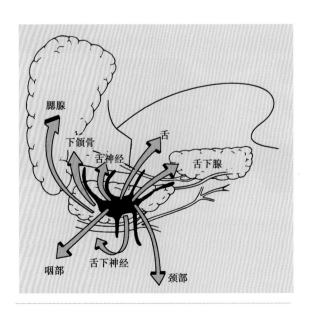

图 18-6　颌下腺囊腺癌的可能侵犯范围

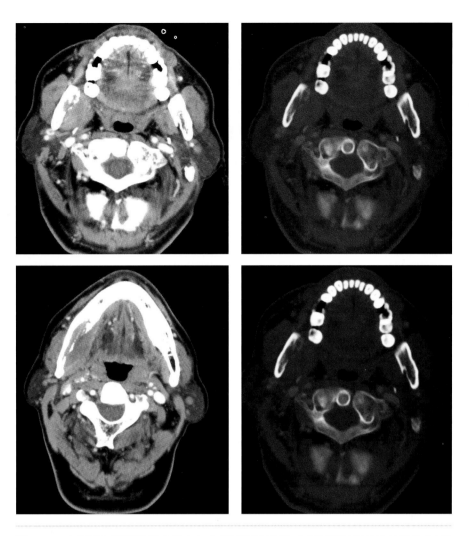

图 18-7　右侧颌下腺囊腺癌术后 1 年右侧下颌骨受侵,为下牙槽神经(V3 神经分支)受侵导致的局部破坏

(2)病例介绍

【病例 1】男性,35 岁。右侧颌下肿物 10 余年,外院局部切除、中国医学科学院肿瘤医院扩大切除术后 2 年局部复发,再次手术,术后病理为颌下腺囊腺癌。

靶区设计(图 18-8):

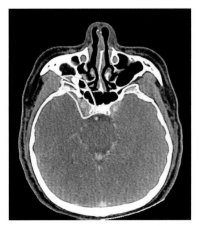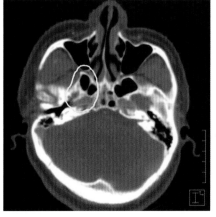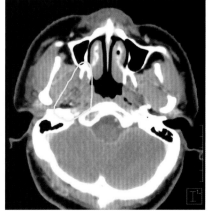

CTV 上界包括右侧翼颌裂、海绵窦　　　CTV 包括右侧翼腭窝、卵圆孔、破裂孔　　　CTV 包括右侧翼腭窝、咽旁、Ⅱ区

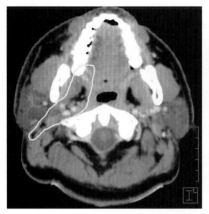

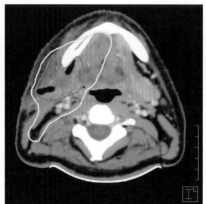

CTV 包括咽旁、Ⅱ区　　　　　　　　　CTV 包括瘤床、同侧部分下颌骨、口底、ⅠA、ⅠB、Ⅱ区

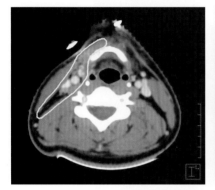

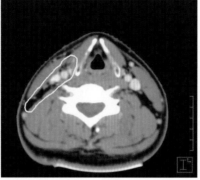

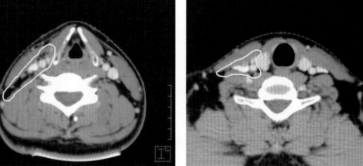

舌骨水平与甲状软骨间的 CTV　　　　　　最下层面 CTV 位于环状软骨下缘包括同侧Ⅲ区

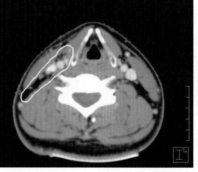

三维层面显示的靶区 GTVtb、CTV

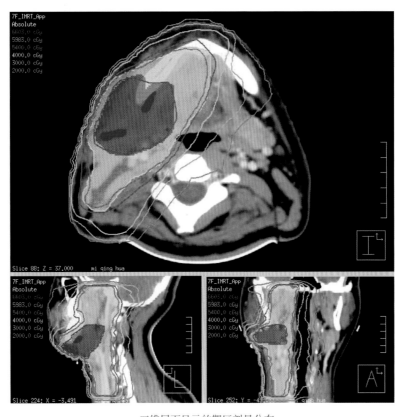

三维层面显示的靶区剂量分布

图 18-8　颌下腺囊腺癌术后调强放疗靶区及剂量分布

GTVtb 为瘤床,包括右侧颌下腺区域,剂量 66.03Gy/2.13Gy/31 次。

CTV 包括右侧瘤床,颌下腺,舌下腺区,下颌骨,口底,右侧咽旁,右颈 Ⅰ、Ⅱ、Ⅲ 区,剂量 59.52Gy/1.92Gy/31 次。

治疗效果:放疗后 2 年,局部控制良好。

【病例 2】女性,56 岁。右侧颌下腺肿物外院单纯肿物切除术,术后病理为囊腺癌,术后放疗(图 18-9)。

靶区设计及剂量:

GTVtb:因按良性瘤局部手术切除,安全界不能保证,故瘤床 GTVtb 给予根治性剂量 69.96Gy/2.12Gy/33 次;

CTV:包括瘤床、下颌神经、卵圆孔、破裂孔、颅内海绵窦下 1/3,Ⅰb、Ⅱ、Ⅲ 区淋巴引流区,给予 60.06Gy/1.82Gy/33 次。

治疗效果:放疗后 10 年无瘤生存。

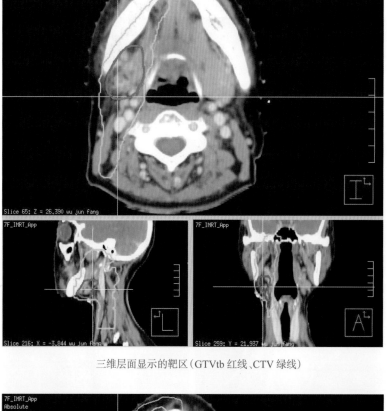

三维层面显示的靶区（GTVtb 红线、CTV 绿线）

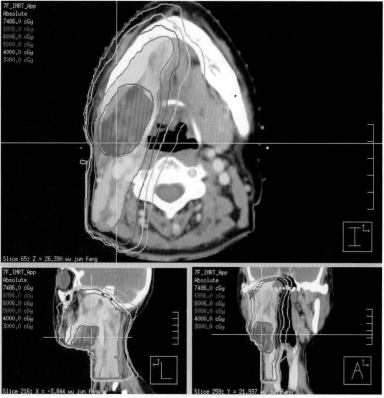

三维层面显示的靶区剂量分布

图 18-9　颌下腺囊腺癌术后调强放疗靶区及剂量分布

【病例3】男性,40 岁。右侧颌下腺囊腺癌术后 + 粒子植入后 1 年颅内复发(图 18-10)。

靶区设计:

GTVp 为影像显示的肿瘤,剂量 69.96Gy/2.12Gy/33 次。

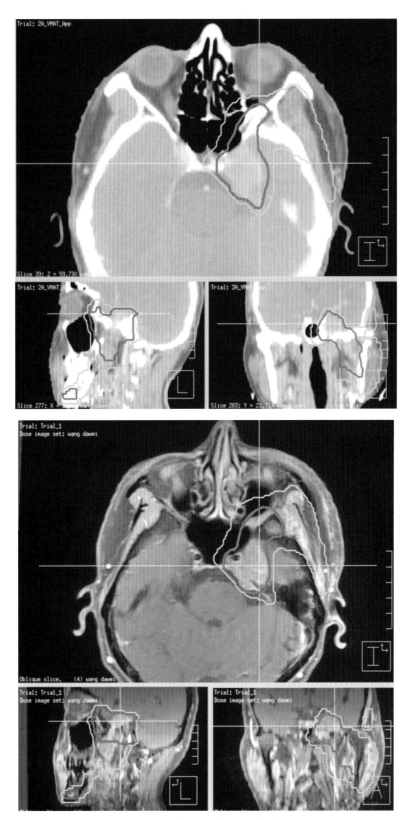

三维层面显示的靶区(红线 GTVp;绿线 CTV)

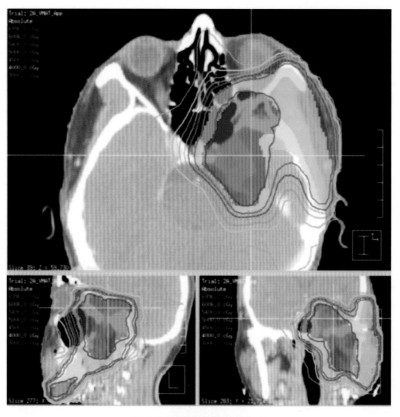

三维层面显示的靶区剂量分布

图 18-10　颌下腺囊腺癌术后复发的调强放疗靶区及剂量分布

CTV 包括范围从下牙槽神经、下颌神经一直延伸至颅内海绵窦,同时三叉神经支配的咀嚼肌系统如翼内外肌、咬肌、颞肌的异常信号(去神经化作用与肿瘤侵犯不能区分,临床以前者可能性大),一并包括在 CTV 内,剂量 60.06Gy/1.82Gy/33 次。

治疗效果:放疗后 1 年局部控制良好,带瘤生存。

3. 腮腺囊腺癌

(1)腮腺囊腺癌的局部侵犯

1)腮腺囊腺癌容易侵犯的邻近器官及组织见图 18-11 及图 18-12。

2)腮腺囊腺癌靶区应包括面神经的颅内及颅外段。

3)面神经与三叉神经的分支下颌神经借耳颞神经相互交通,故腮腺囊腺癌如侵犯面神经,CTV 应包括卵圆孔。

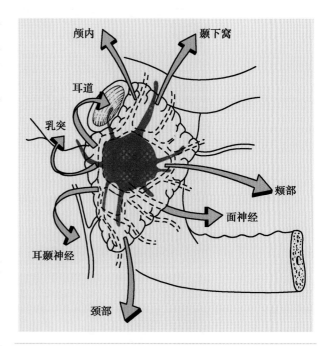

图 18-11　腮腺囊腺癌的可能侵犯范围

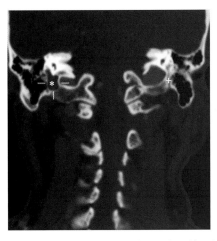
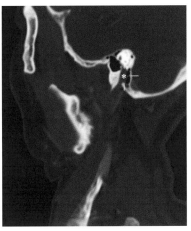
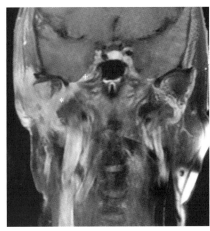

右侧腮腺囊腺癌侵犯右侧面神经(*)(茎乳孔明显较对侧+增宽)　　　　侵犯下颌神经(*)经卵圆孔至海绵窦(+)

图 18-12　腮腺囊腺癌的神经侵犯

(2)病例介绍

【病例】女性,44 岁。右耳前肿物半年。外院肿物局部切除,术中见肿物大部分位于腮腺深叶,2cm×2.5cm×5cm,侵犯翼内肌、翼外肌及咽旁,与面神经粘连。术后病理囊腺癌、周围神经受侵。

　靶区设计(图 18-13):

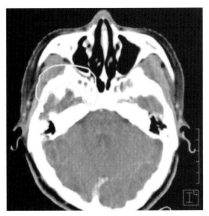
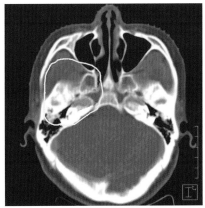
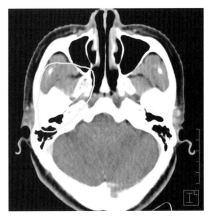

最上层面 CTV 包括翼腭窝、翼颌裂及颞窝　　　CTV 包括颅底、翼腭窝、颞下窝、内耳、中耳　　　CTV 包括咽旁、颞下窝、茎乳孔

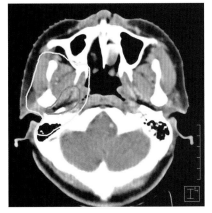
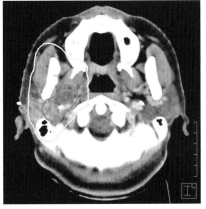
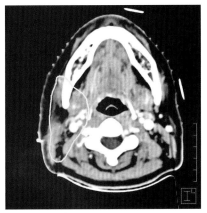

CTV 包括翼腭管、咽旁、茎乳孔、颞下窝　　　CTV 包括全部腮腺区、咽旁、翼腭管　　　CTV 包括同侧部分下颌骨、ⅠB、Ⅱ区

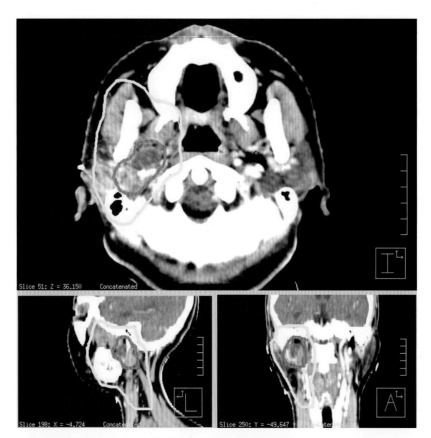

三维层面显示的靶区 GTVtb、CTV

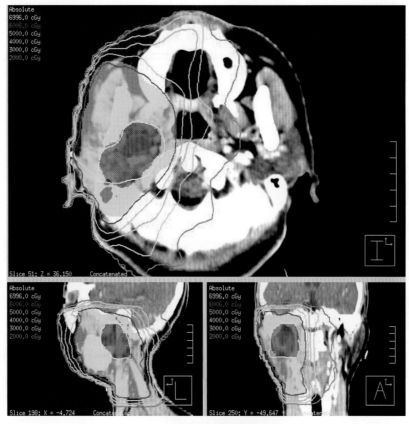

三维层面显示的靶区剂量分布

图 18-13　腮腺囊腺癌术后调强放疗靶区及剂量分布

GTVtb 为瘤体所在区域,剂量 70.29Gy/2.13Gy/33 次。

CTV 包括瘤床、翼内肌、翼外肌、咬肌、颞下窝、咽旁、下颌骨升支 1/2 和上颈部淋巴引流区,剂量 60.06Gy/1.82Gy/33 次。

治疗效果:放疗后 5 年无瘤生存。

4. 腭部囊腺癌

(1)腭部囊腺癌的局部侵犯

1)腭部囊腺癌容易侵犯的邻近器官及组织见图 18-14 及图 18-15。

2)腭部囊腺癌靶区勾画必须包括腭大孔、腭小孔、翼腭管、翼腭窝、圆孔、翼管及海绵窦等相关通路。

3)腭部为中线结构,一般需要包括双侧的神经通路。

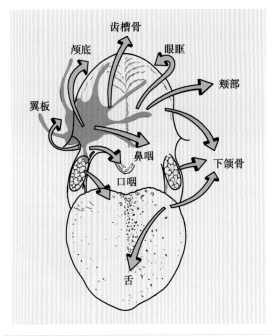

图 18-14　腭部(包括硬腭、软腭)囊腺癌的可能侵犯范围

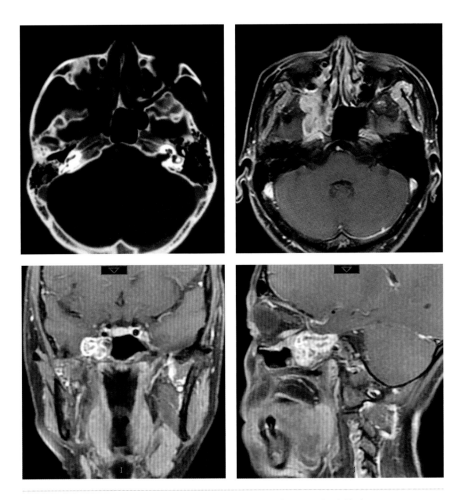

图 18-15　硬腭囊腺癌通过翼腭窝通路侵犯上颌窦、鼻腔、颅底、海绵窦

(2)病例介绍

【病例1】男性,54 岁,硬腭肿物外院局部活检"腺样囊性癌",拒绝扩大手术,行根治性放疗。

靶区设计(图 18-16):

GTVp 为影像及查体显示的具体肿瘤,剂量 69.96Gy/2.12Gy/33 次。

CTV 包括肿瘤、口咽、鼻咽、翼腭窝、颅底孔道(眶尖、圆孔、翼管、破裂孔)和双侧上颈部淋巴引流区,剂量 60.06Gy/1.82Gy/33 次。

治疗效果 放疗终肿瘤大部消失,放疗后 3 月复查肿瘤完全消退,现放疗后 2 年无瘤生存。

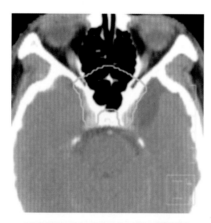
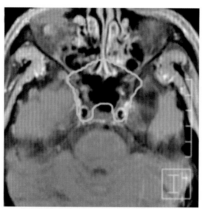

CTV 上界包括双侧海绵窦

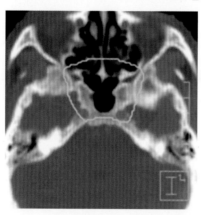
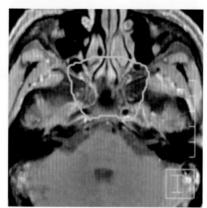

CTV 包括双侧翼腭窝、圆孔

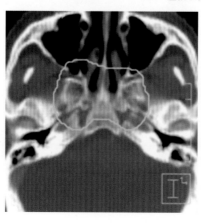
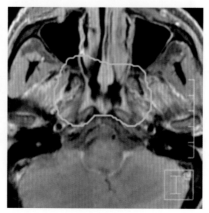

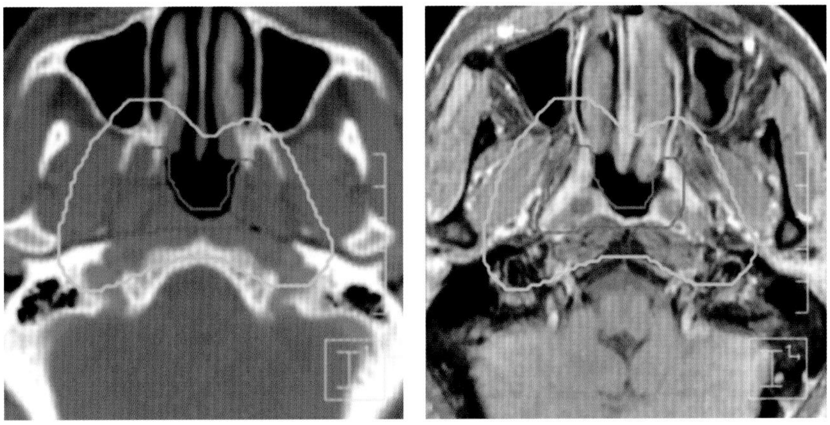

CTV 包括鼻腔上颌窦后 1/3、翼腭窝

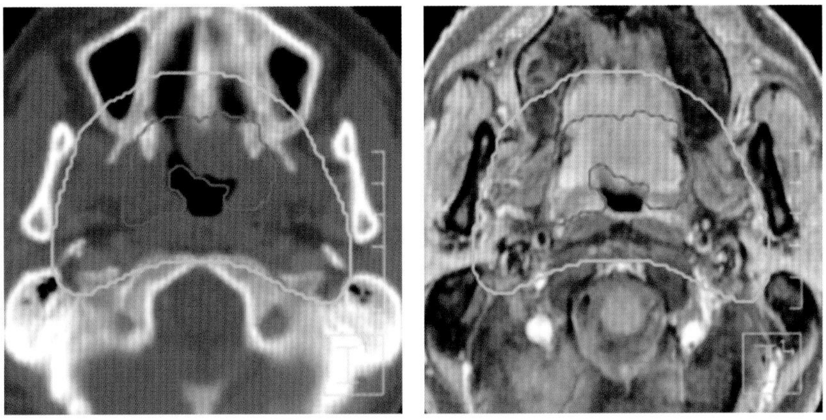

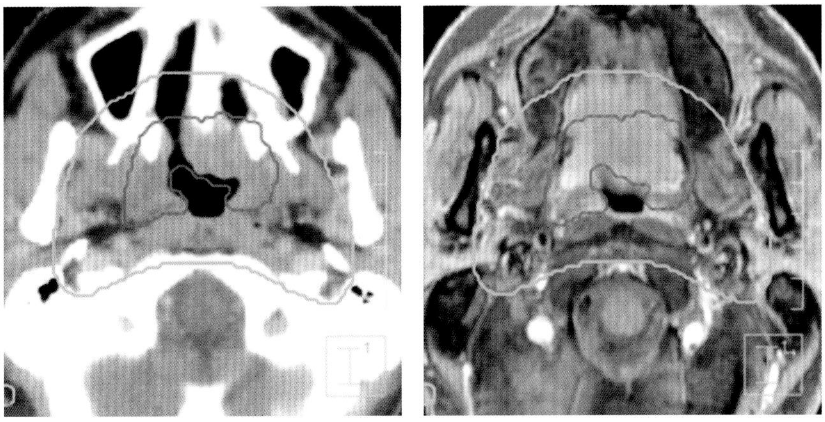

CTV 包括鼻腔上颌窦后 1/3、翼腭窝、腭部肿物

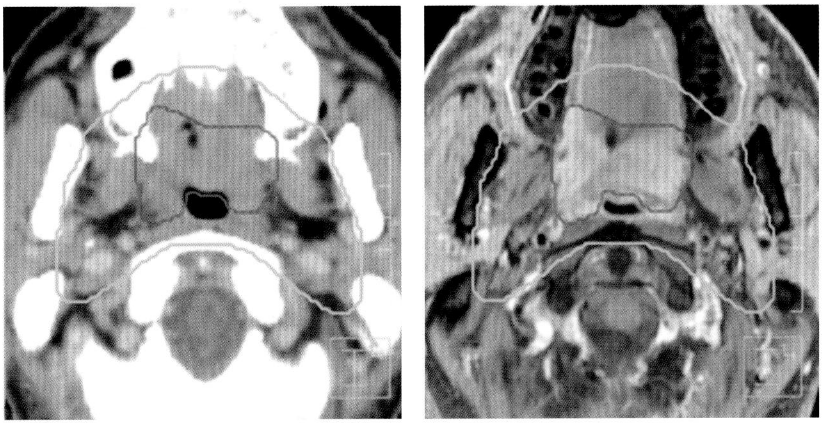

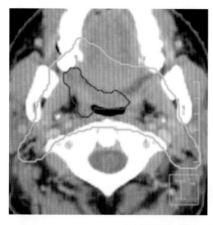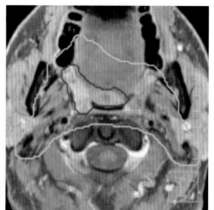

CTV 包括翼腭管、腭大、小孔、腭部肿物及双侧Ⅱ区

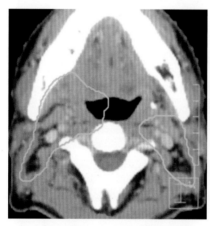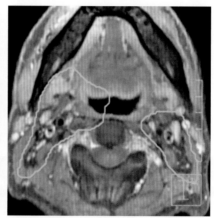

CTV 向下自然过渡包括病变侧口咽侧壁Ⅰb 及双侧Ⅱ区

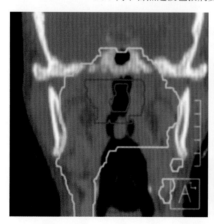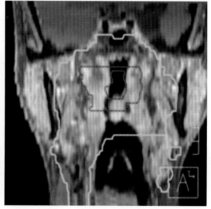

冠状面显示的 GTV 及 CTV

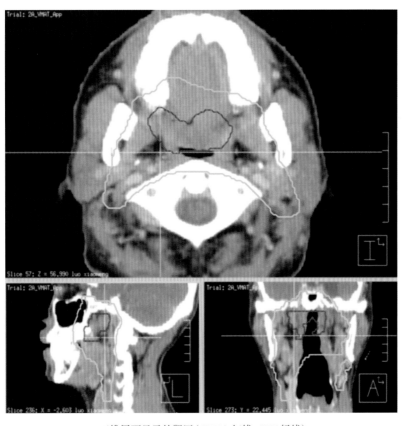

三维层面显示的靶区（GTVtb 红线；CTV 绿线）

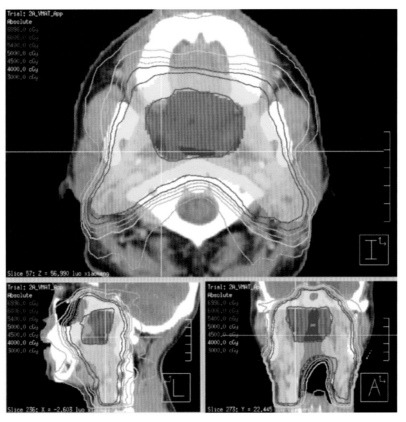

三维层面显示的靶区剂量分布

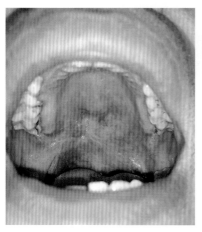

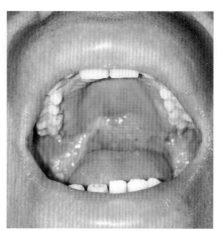

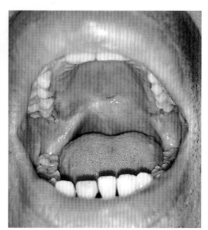

术后放疗前,软腭、硬腭凹凸不平

放疗后1周,硬腭变平,软腭放疗后
黏膜反应修复中

放疗后3个月,软腭、硬腭基本
恢复正常形态

图 18-16　腭部囊腺癌术后调强放疗靶区、剂量分布及疗效

【病例 2】女性,58 岁,右侧硬腭肿物外院局部切除,病理"腺样囊性癌",行术后放疗(图 18-17)。

靶区设计:

GTVtb:因肿瘤为局部切除,切缘不能保证,故瘤床给予根治性剂量 69.96Gy/2.12Gy/33 次。

CTV 包括肿瘤、口咽、鼻咽、翼腭窝、颅底孔道(眶尖、圆孔、翼管、破裂孔)和双侧上颈部淋巴引流区(病变侧Ⅰb 和双侧Ⅱ区),给予 60.06Gy/1.82Gy/33 次。

治疗效果:无瘤生存 4 年。

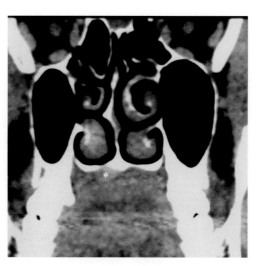

术前冠状面 CT 显示右侧硬腭局限性隆起,
已侵透硬腭达鼻腔

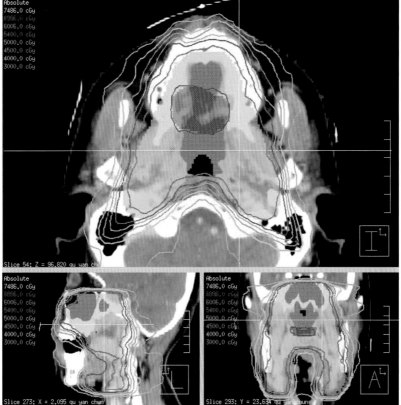

三维层面显示的靶区（GTVtb 红线、CTV 黄线）

三维层面显示的靶区剂量分布

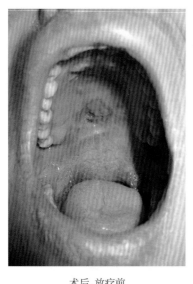 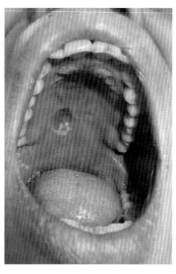 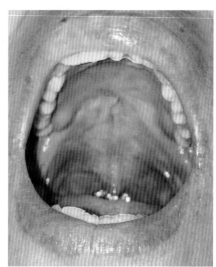

| 术后、放疗前 | 放疗后 1 个月 | 放疗后半年 |

图 18-17　硬腭囊腺癌术后调强放疗靶区、剂量分布及疗效

5. 鼻腔/上颌窦囊腺癌

（1）鼻腔/上颌窦囊腺癌的局部侵犯

1）鼻腔/上颌窦囊腺癌容易侵犯的邻近器官及组织见图 18-18，图 18-19。

2）发生于一侧的鼻腔/上颌窦癌，靶区仅包括一侧的神经通路，主要为翼腭窝的交通以及下颌神经的走行、病变侧海绵窦。

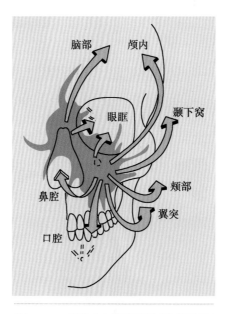

图 18-18　鼻腔/上颌窦囊腺癌可能侵犯的范围

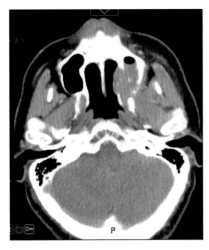
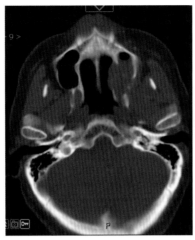
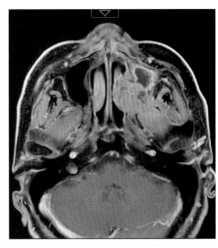

左侧鼻腔上颌窦囊腺癌沿翼腭窝侵犯翼内、外肌

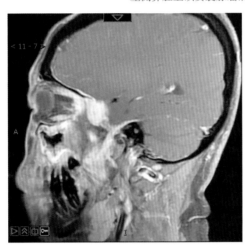
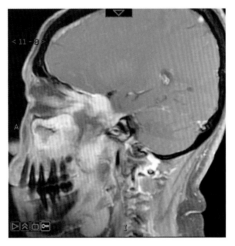

上颌窦囊腺癌沿翼腭窝、卵圆孔侵至颅内、眶内

图 18-19　CT/MRI 显示的鼻腔上颌窦囊腺癌的侵犯范围

（2）病例介绍

【病例 1】女性，43 岁，查体发现双肺多发占位性病灶。追问病史，有半年右侧鼻塞史。经全面检查发现右侧鼻腔、上颌窦肿物，活检证实为囊腺癌。因有肺转移，未行手术，行诱导化疗 3 个周期，原发肿瘤稍有缩小而肺转移灶变化不明显，遂行原发肿瘤的放疗（图 18-20）。

靶区设计：

GTVp：参照化疗前影像学检查显示的肿瘤大小勾画靶区，剂量 69.96Gy/33 次。

CTV：包括全部鼻腔、右上颌窦、筛窦、蝶窦及病变侧眼眶、颞下窝、海绵窦、鼻咽腔。因已有肺转移未做上颈部预防性照射（仅包括部分范围），剂量 60.06Gy/33 次。

治疗效果：放疗终复查原发肿瘤缩小明显但仍有少许残存，放疗后 2 个月复查原发肿瘤消失而肺部转移灶稳定，放疗后 5 年局部复发行质子二程放疗，放疗后 1 年死于局部肿瘤未控、颌骨坏死、双肺转移。

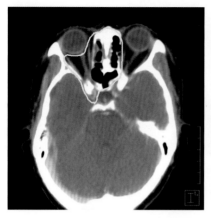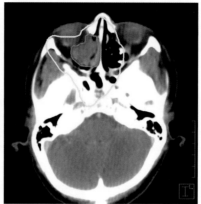

CTV 上界包括筛窦、眼眶、眶尖、眶上裂
及病变侧海绵窦

CTV 包括鼻腔、上颌窦、眼眶、翼腭窝、颅底圆孔、卵圆孔、破裂孔及颞下窝

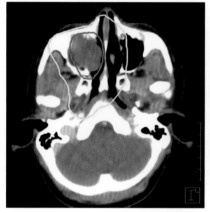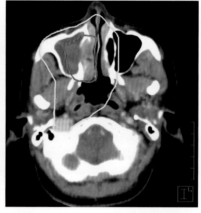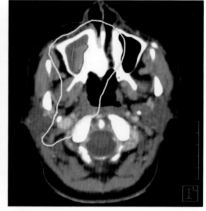

CTV 包括骨性鼻腔、同侧鼻咽腔、上颌窦、翼颌裂、颞下窝、咽旁、Ⅱ区

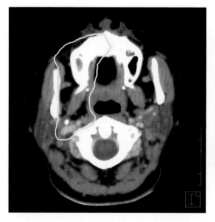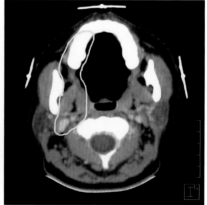

CTV 包括同侧上颌骨、咽旁、Ⅱ区

CTV 下界包括同侧上颌骨、腭大孔、腭小孔、
咽旁、部分Ⅱ区

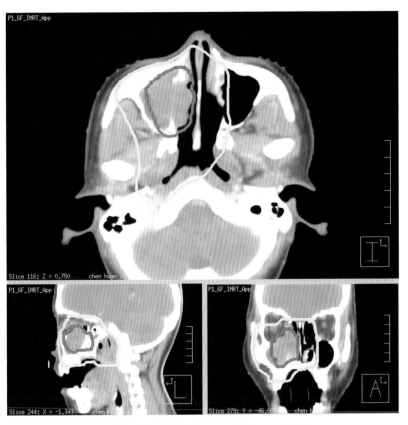

三维层面显示的靶区（GTVtb 粉线、CTV 黄线）

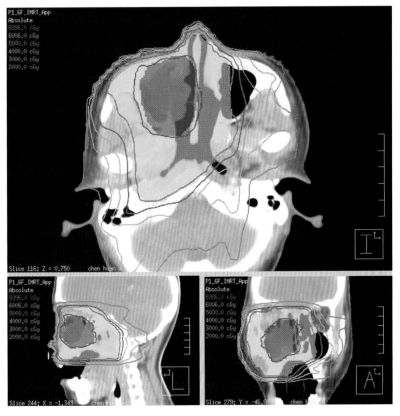

三维层面显示的靶区剂量分布

图 18-20　上颌窦囊腺癌调强放疗靶区及剂量分布

【**病例2**】女性,52岁,左侧上颌窦囊腺癌外院术后1年颅内复发,服用阿帕替尼无效,病变进展且瘤体内出现坏死,CT/MRI显示左侧上颌骨牙槽突、腭突及各壁、翼内板、翼外板、蝶骨大翼、斜坡可见广泛骨质破坏,上颌窦、筛窦及左侧蝶窦内见不规则软组织密度影,并沿眶下裂侵犯眼眶,沿翼腭窝及圆孔侵犯颅内、颞窝及颞下窝(图18-21)。

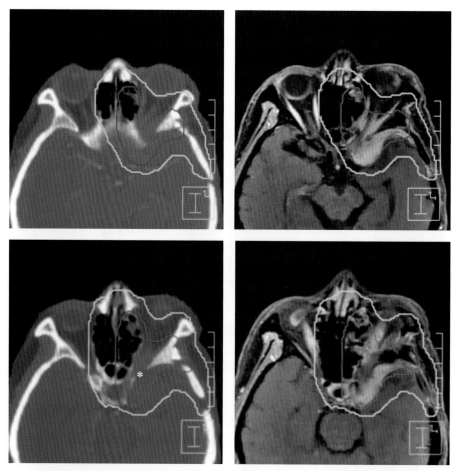

CTV包括筛窦、蝶窦、双侧眶尖、左侧眶上裂(左侧明显增宽 *)、海绵窦、左侧眼眶后 1/3

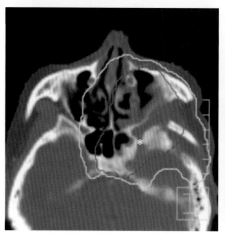
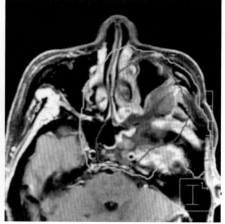

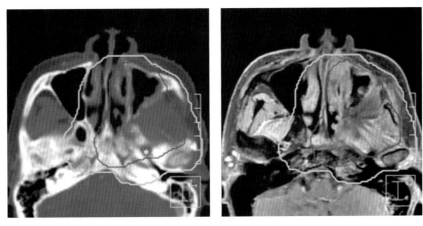

CTV 包括鼻腔筛窦、蝶窦、双侧翼腭窝、圆孔(左侧明显增宽*)、左侧上颌窦

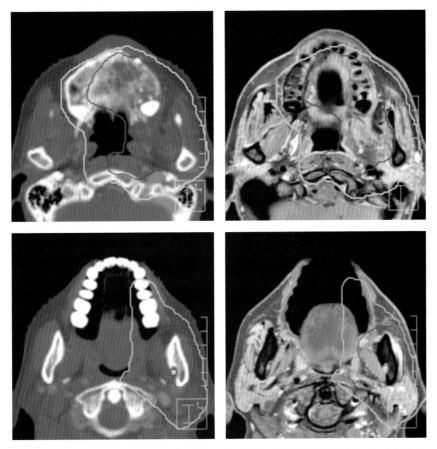

CTV 包括硬腭全部、双侧翼腭窝、翼腭管、左侧口咽、咀嚼肌系统及下牙槽神经入口(*)、左侧Ⅱ区

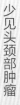

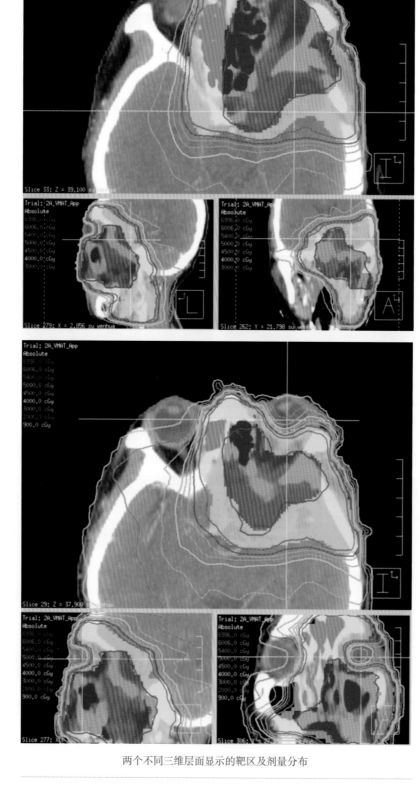

两个不同三维层面显示的靶区及剂量分布

图 18-21　上颌窦囊腺癌术后复发的调强放疗靶区及剂量分布

靶区设计：

GTVp：包括影像显示的肿瘤，剂量 69.96Gy/2.12Gy/33 次。

CTV：仅包括瘤体周围的邻近结构及相关神经通路，不做预防性照射，剂量 60.06Gy/1.82Gy/33 次。

治疗效果：放疗终复查肿瘤稳定，疗后半年复查显示肿瘤缩小过半，现带瘤生存。

6. 鼻咽囊腺癌

（1）鼻咽囊腺癌靶区设计原则

1）不论有无颅底侵犯，颅底结构包括圆孔、卵圆孔、破裂孔、舌下神经孔、双侧海绵窦、翼腭窝及其相关通路必须包括在靶区内；眶尖、眶上裂、眶下裂也应包括在靶区内。

2）无需全颈预防性照射，仅涵盖Ⅱ区及Ⅴa区淋巴结，即照射至舌骨水平即可，或最多至Ⅲ区；如一侧上颈部有淋巴结转移，同侧扩大一站预防性照射。

（2）病例介绍

【病例1】女性，34 岁。因回吸性血涕、双侧耳闷发现鼻咽肿物，活检病理为囊腺癌。CT/MRI 显示鼻咽腔肿物，侵犯双侧茎突前、后间隙，头长肌，左侧破裂孔，海绵窦，临床分期 T4N0，行根治性放疗（图 18-22，图 18-23）。

靶区设计：

GTVp：包括影像学及内镜检查所显示的原发肿瘤。

CTV：包括全部鼻咽腔、颅底、咽旁及双侧上颈部淋巴引流区。

原定 GTVp 69.96Gy/2.12Gy/33 次、CTV 60.06Gy/1.82Gy/33 次，放疗终复查瘤体消退满意，但仍有残存，缩野对肿瘤加量 6.33Gy/2.11Gy/3 次，使最终鼻咽肿瘤 DT 达 76.29Gy/36 次。

治疗效果：放疗后 1 个月复查 CR，现无瘤生存 12 年。

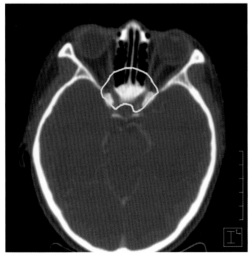 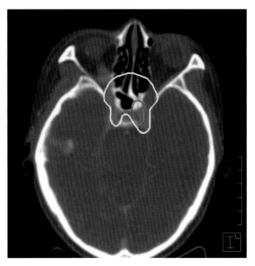

最上层面 CTV 包括双侧眶尖、眶上裂、后组筛窦　　　　　CTV 包括双侧海绵窦、眶下裂、后组筛窦

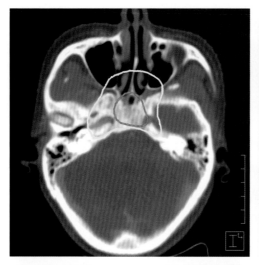
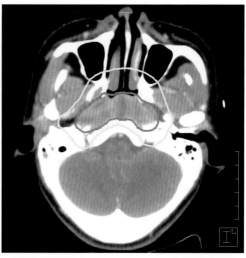

CTV 包括双侧翼腭窝、颅底诸孔、后 1/3 鼻腔上颌窦 | CTV 包括双侧翼腭窝、咽旁、后 1/3 鼻腔上颌窦

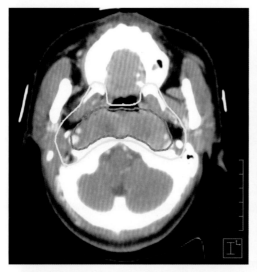
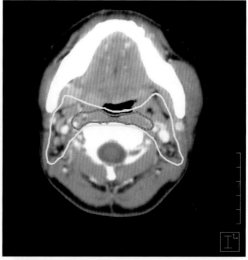

CTV 包括双侧翼腭管、咽旁、Ⅱ区 | CTV 包括双侧咽旁、Ⅱ区

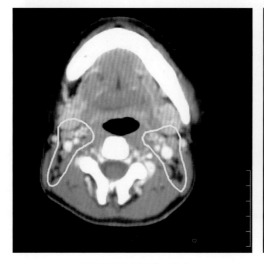
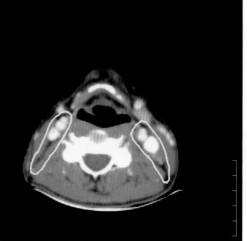

CTV 包括双侧咽旁、Ⅱ区 | 最下层面 CTV 位于舌骨水平包括双侧Ⅱ区

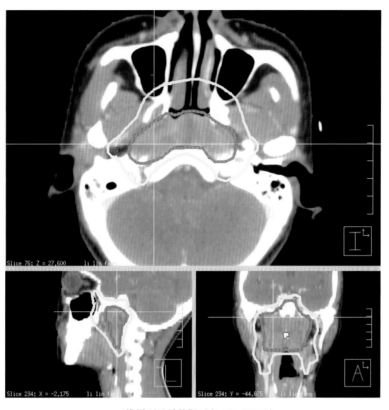

三维层面显示的靶区（CTV、GTVtb）

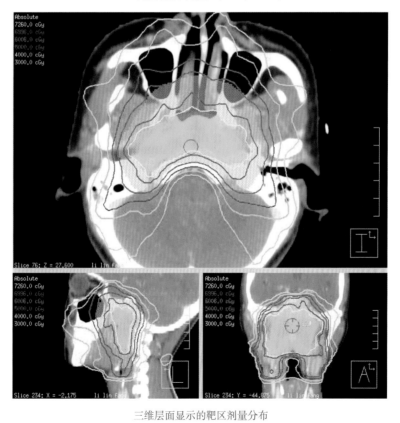

三维层面显示的靶区剂量分布

图 18-22　鼻咽囊腺癌 T4N0 单纯根治性调强放疗靶区及剂量分布

【病例 2】女性,40 岁,因复视先后按"神经炎""托洛萨 - 亨特综合征"(Tolosa-Hunt syndrome,又称痛性眼肌麻痹)治疗 1 年余,症状缓慢加重,后左眼完全失明、双眼睑下垂。影像显示鼻咽肿物侵犯双侧下颌神经、视神经、海绵窦,临床分期 T4N0。

靶区设计(图 18-23):

GTVp:包括影像学及内镜检查所显示的原发肿瘤,剂量 69.96Gy/2.12Gy/33 次。

CTV:包括全部鼻咽腔、颅底、双侧眶尖、眶上裂、眶下裂、海绵窦、舌下神经孔,咽旁及双侧上颈部淋巴引流区,剂量 60.06Gy/1.82Gy/33 次。

治疗效果:放疗终复查瘤体消退过半,放疗后 1 个月及半年复查显示瘤体进一步缩小,现带瘤生存 1 年。

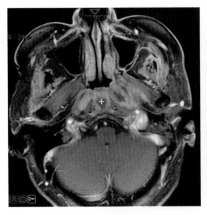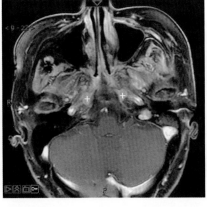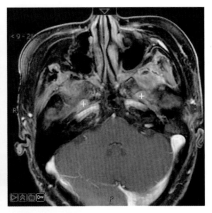

鼻咽肿物咽后淋巴结内侧组(+)、外侧组淋巴结转移(*),并侵犯左侧舌下神经孔和颈静脉孔,且病变沿双侧下颌神经上行(+)

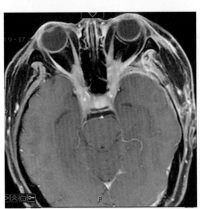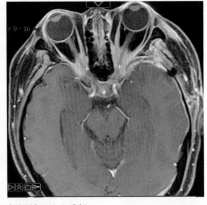

双侧海绵窦(*)和双侧视神经(+)受侵

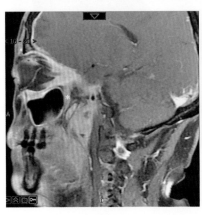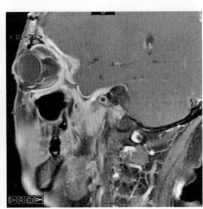

翼腭窝受侵(*)　　　　　　　下颌神经受侵(*)

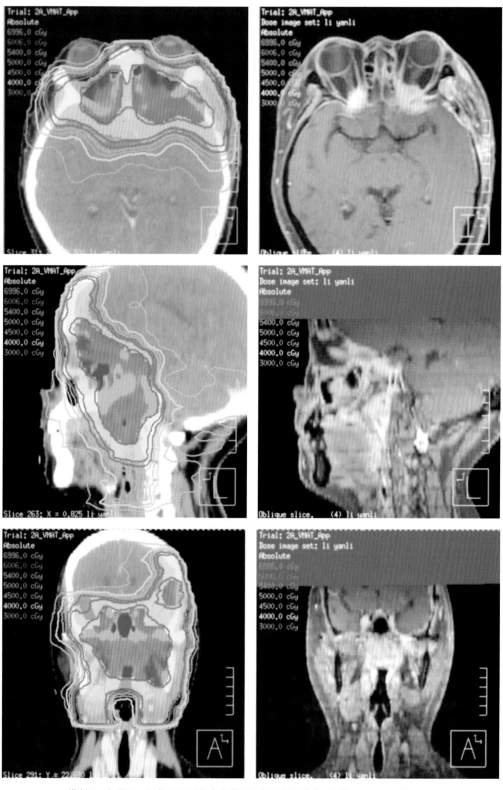

横断面／矢状面／冠状面显示的病变范围及靶区剂量分布（蓝线 PGTVp，红线 PTV）

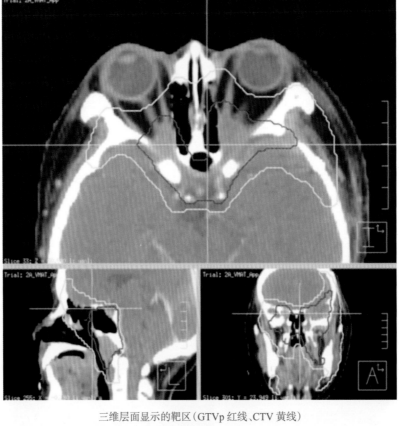

三维层面显示的靶区（GTVp 红线、CTV 黄线）

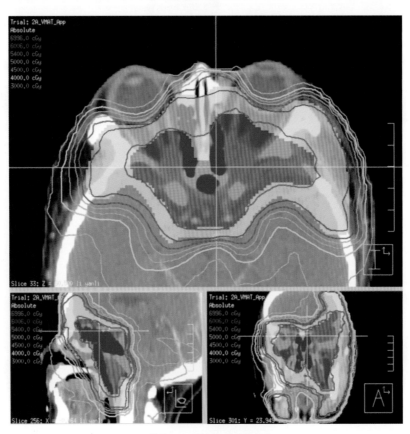

三维层面显示的靶区剂量分布

图 18-23　病变范围广泛的 T4N0 鼻咽囊腺癌单纯根治性调强放疗靶区及剂量分布

7. 眼眶囊腺癌

(1) 概述:眼眶囊腺癌主要发生于泪腺,位于眼眶的外上方,少见情况下可发生于泪腺以外部位,如眶尖、眶下壁等。

泪腺肿瘤的 T 临床分期:

T1 :肿瘤最大径 ≤ 2cm,有或无泪腺腺体外眼眶软组织受侵。

T2 :2cm< 肿瘤最大径 ≤ 4cm。

T3 :肿瘤最大径 >4cm。

T4 :肿瘤侵犯骨膜、眶骨或邻近结构。

　T4a:肿瘤侵犯骨膜。

　T4b:肿瘤侵犯眶骨。

　T4c:肿瘤侵犯邻近结构,如脑、鼻窦、翼腭窝、颞窝等。

注:因为泪腺的最大径为2cm,T2 以上病变多已侵犯眼眶软组织。

(2) 治疗原则:传统治疗原则为"眶内容剜除术 + 术后放疗",现为保留眼球,多主张扩大的局部切除术,即手术切除可见的肿瘤组织连同周围的一部分正常组织,然后常规术后放疗。术后放疗有两种设野方法:

1)因为泪腺位于眼眶的外上方,所以以此为中心适当外放包括眼眶的顶壁和外侧壁为主。

2)鉴于囊腺癌弥漫浸润性生长及沿神经血管侵犯的特点,靶区设计主张包括全部眼眶及相应的神经通路,如眼神经、上颌神经、视神经及病变侧海绵窦。

(3)病例介绍

【病例】男性,30 岁,右侧泪腺囊腺癌外院手术后 8 年局部复发,二次手术切除后行术后放疗(图 18-24)。

靶区设计:

GTVtb:术前肿瘤所在部位,剂量 66Gy/30 次。

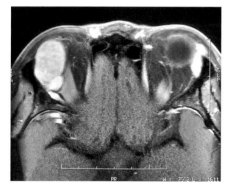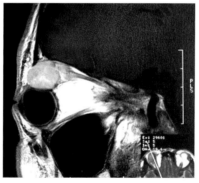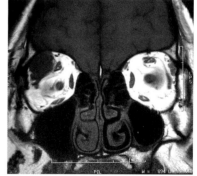

术前 MRI 显示右侧眼眶泪腺处软组织肿物

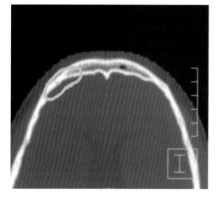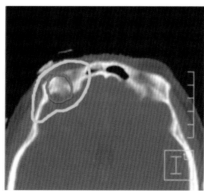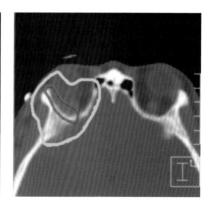

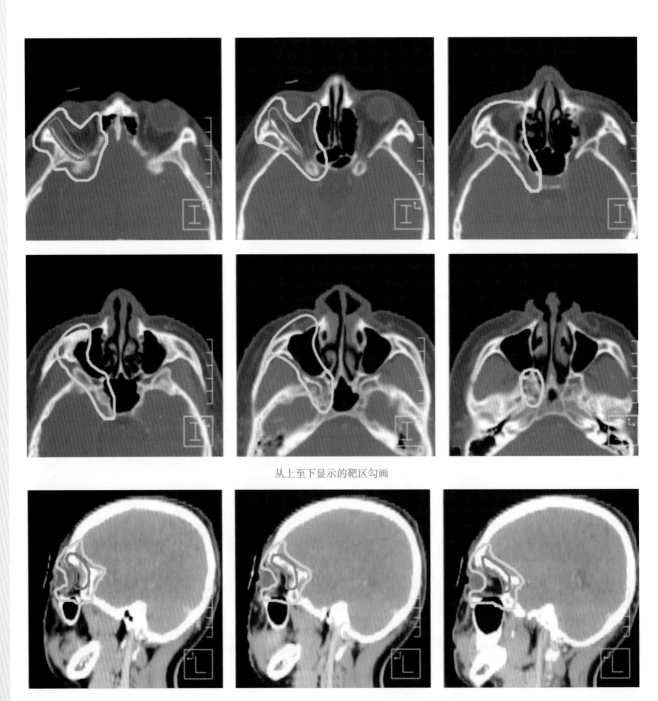

从上至下显示的靶区勾画

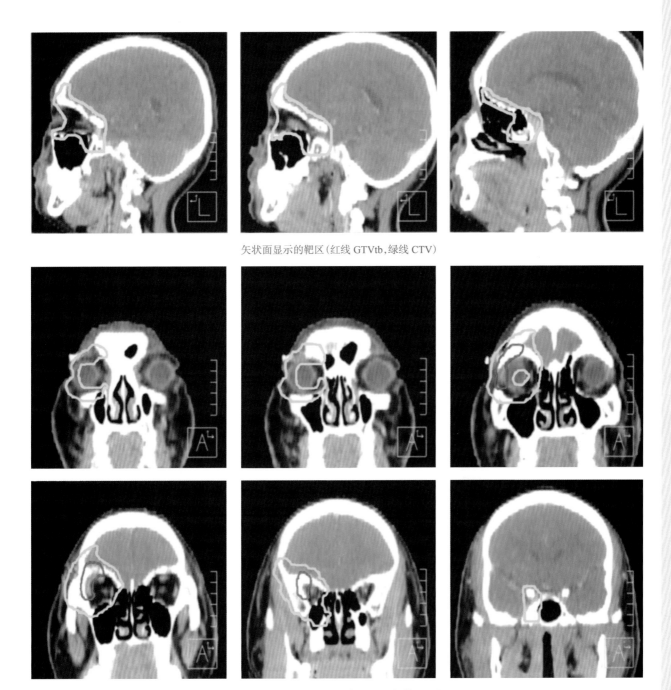

矢状面显示的靶区（红线 GTVtb，绿线 CTV）

冠状面显示的靶区（红线 GTVtb，绿线 CTV）

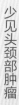

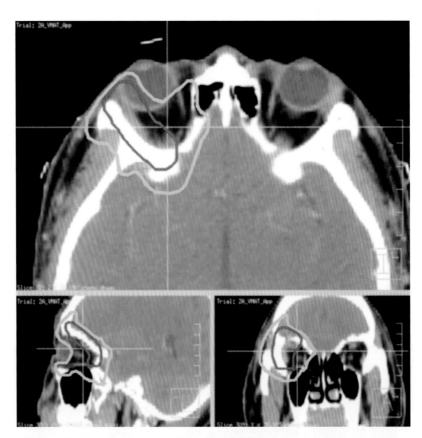

三维层面显示的靶区

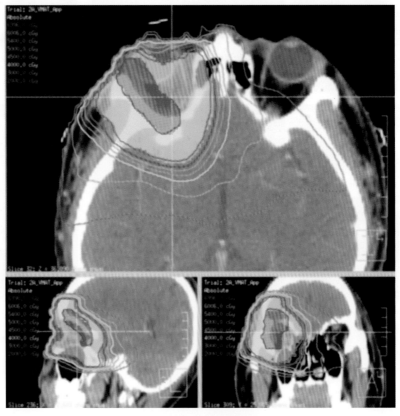

三维层面显示的靶区剂量

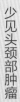

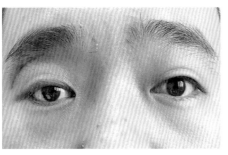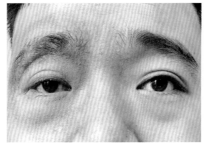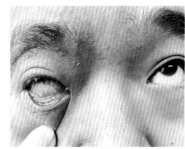

放疗前　　　　　　　　　　　　　　　　　　　放疗结束

图 18-24　眼眶泪腺腺样囊性癌术后调强放疗靶区及剂量分布

CTV：包括右侧眼眶全部、眶尖视神经孔、眶上裂、眶下裂以及右侧海绵窦，剂量 60Gy/2.0Gy/30 次。

治疗效果：无瘤生存 2 年。

8. 中耳囊腺癌

（1）概述：主要发生于耳道的耵聍腺，外耳道、中耳均可发生。主要表现为耳道结节，少有术前确诊者，多为术后诊断。

图 18-25 为 1 例中耳囊腺癌单纯术后 5 年局部复发的病变范围，对靶区设计有帮助。

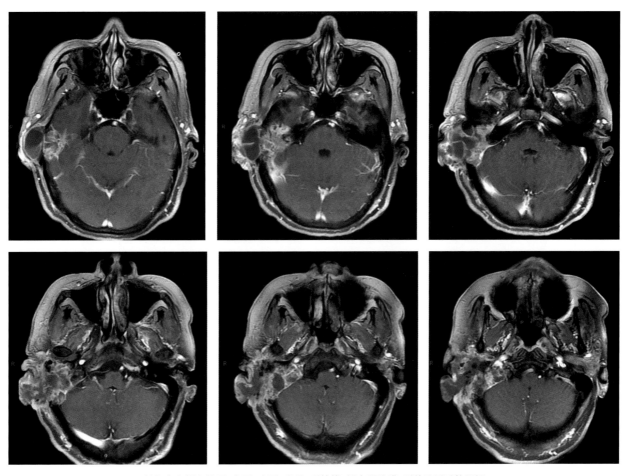

复发病变侵犯外耳、中耳、内耳、岩骨、咽鼓管、颅内硬脑膜、耳前及耳后软组织

图 18-25　中耳囊腺癌复发的病变范围

(2)治疗原则:手术 + 术后放疗。

如果行根治性手术,则手术范围广泛、功能损伤明显,现多为一定安全界限的局部扩大切除,然后常规术后放疗。

靶区设计:

1)全部耳结构,包括外耳、中耳、内耳完全包括在靶区内。

2)靶区包括面神经的颅内、颅外段,即内耳门、茎乳孔及面神经分支应包括在靶区内。

3)包括腮腺、耳前、耳后、上颈深淋巴引流区。

(3)病例介绍

【病例】男性,56 岁。右侧外耳道囊腺癌单纯手术后 1 年局部复发,直接行根治性放疗。

靶区设计(图 18-26):

GTVp:复发肿瘤及以前肿瘤所在部位,剂量 69.96Gy/2.12Gy/33 次。

CTV:包括右侧颞窝、颞下窝、全部耳结构、腮腺及上颈部淋巴引流区,剂量 60.06Gy/1.82Gy/33 次。

治疗效果:放疗终肿瘤消退过半,放疗后 3 个月完全消失,现无瘤生存 5 年。

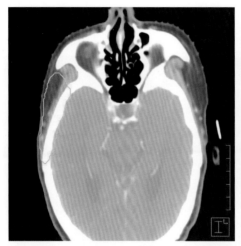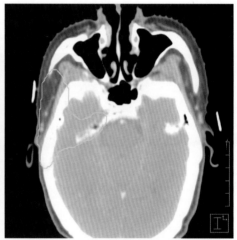

CTV 包括颞窝、颞下窝、岩骨

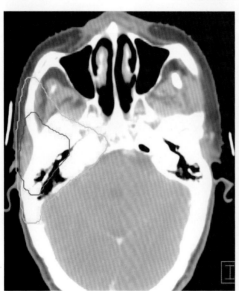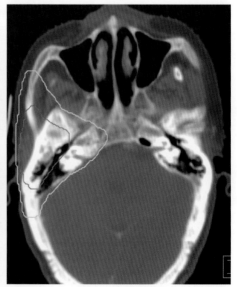

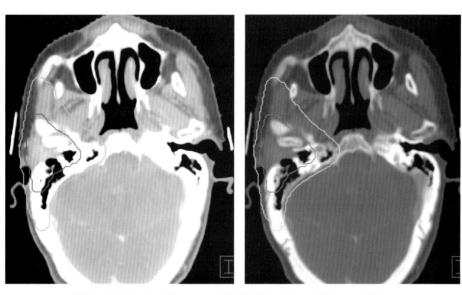

软组织窗及骨窗显示的 CTV,包括部分颞下窝、岩骨、内耳门、中耳及乳突

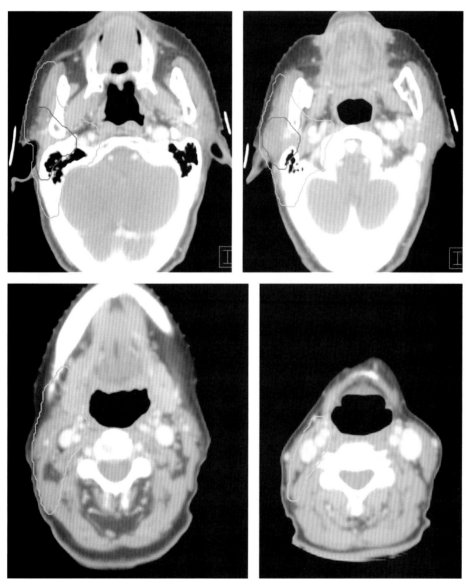

CTV 包括全部腮腺、乳突、耳前及部分Ⅰb、Ⅱ区

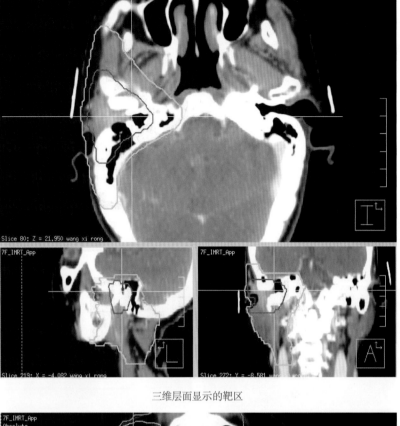

三维层面显示的靶区

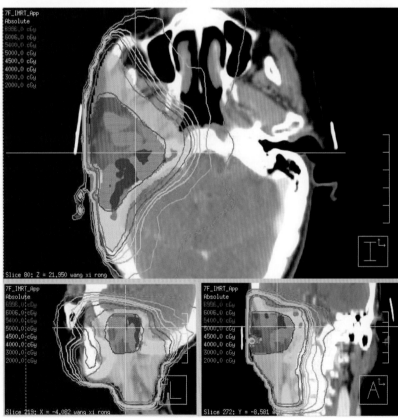

三维层面显示的靶区剂量分布

图 18-26　右侧外耳道腺样囊性癌术后复发的调强放疗靶区及剂量分布

9. 其他部位囊腺癌

（1）龈颊沟腺样囊性癌

【病例】男性,45 岁,上唇肿物半年,当时查体位于上唇内龈颊沟中线偏左有一 1.5cm 隆起,局部手术切除,病理为"腺样囊性癌",送检组织局部边缘和部分灼烧处可见癌。拟行二次手术,患者拒绝,遂行放疗(图 18-27)。

靶区设计：

GTVtb：包括放疗前肿瘤所在部位及手术区域,因切缘阳性,剂量 69.96Gy/2.12Gy/33 次。

CTV：因病变已至中线,CTV 包括双侧结构：上唇黏膜、龈颊沟、硬腭、翼腭窝、海绵窦下 1/2,剂量 60.06Gy/1.82Gy/33 次。

治疗效果：现疗后无瘤生存 1 年,随访中。

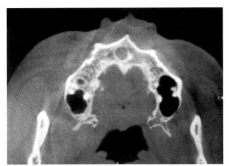
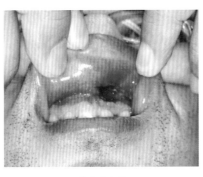
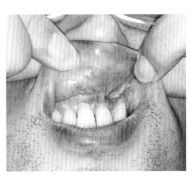

术前 CT　　　　　　　　　术后半个月　　　　　　　　放疗后三个月

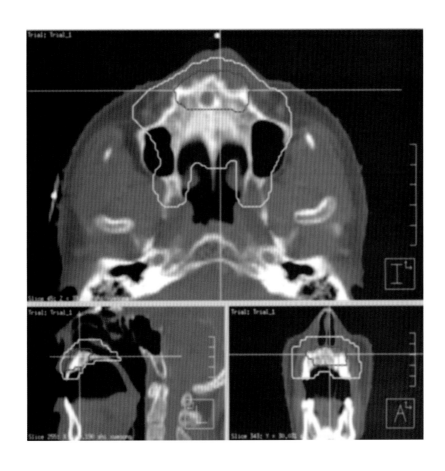

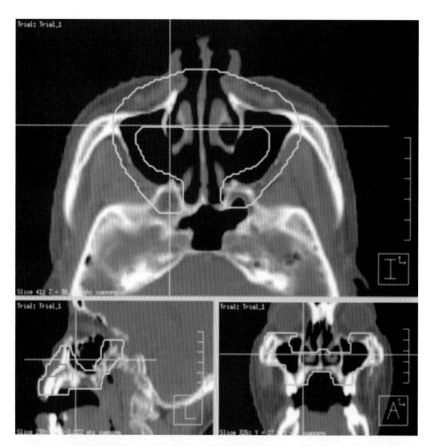

CTV 包括瘤床、硬腭、鼻腔下部及翼腭管、翼腭窝、翼颌裂(红线 GTVtb,绿线 CTV)

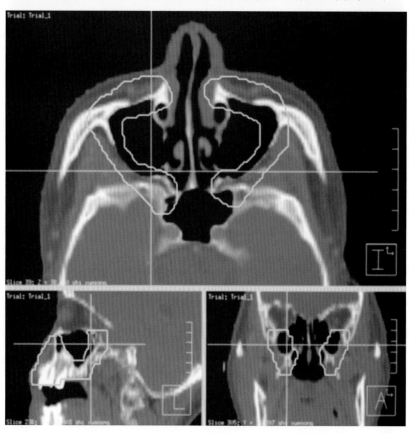

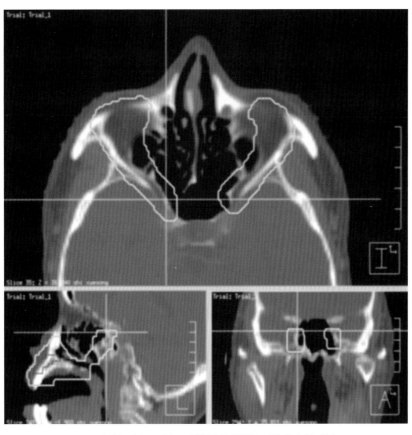

CTV 包括双侧眶下神经及翼颌裂、翼腭窝及海绵窦前下部

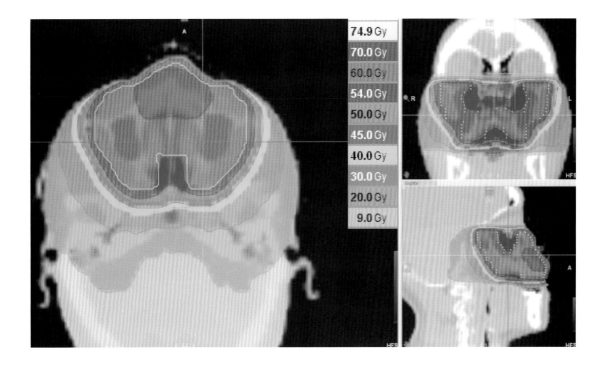

74.9 Gy	
70.0 Gy	
60.0 Gy	
54.0 Gy	
50.0 Gy	
45.0 Gy	
40.0 Gy	
30.0 Gy	
20.0 Gy	
9.0 Gy	

18

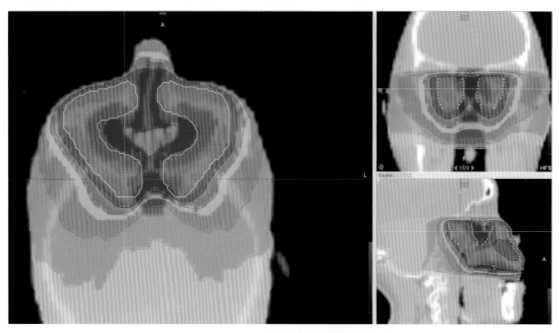

两个不同的三维层面显示的靶区及剂量分布

图 18-27　龈颊沟腺样囊性癌的术后调强放疗靶区及剂量分布

(2) 颊黏膜腺样囊性癌

【病例】女性 30 岁,右侧口腔颊黏膜 1cm 肿物,局部手术切除,术后病理腺样囊性癌。术后常规放疗(图 18-28)。

靶区设计:

GTVtb:包括放疗前肿瘤所在部位及手术区域,切缘阴性、但安全界不能保证,剂量 66Gy/2.2 Gy/30 次。

CTV:CTV 包括患侧颊黏膜、翼腭窝、颅底以及颌下和上颈深淋巴引流区,剂量 60Gy/2.0Gy/30 次。

治疗效果:现放疗后无瘤生存 1 年,随访中。

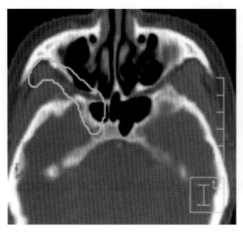
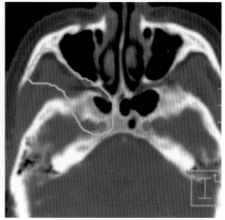

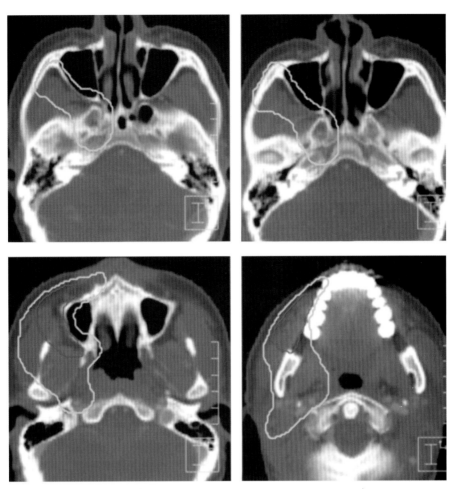

由上至下,CTV 包括翼腭窝、翼颌裂、圆孔、卵圆孔、破裂孔、颊黏膜、磨牙后三角、咽旁
(颌下和上颈深淋巴引流区未显示)

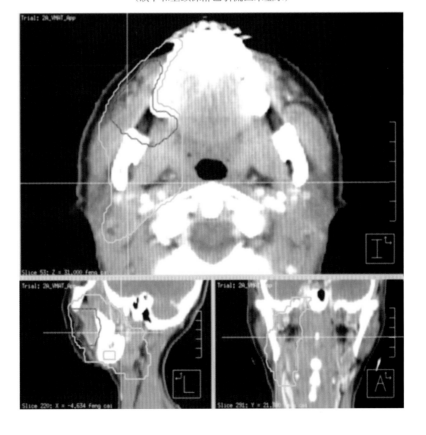

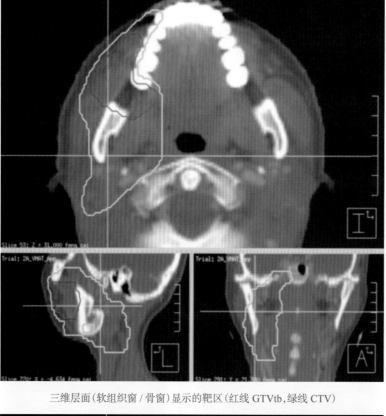

三维层面（软组织窗／骨窗）显示的靶区（红线 GTVtb，绿线 CTV）

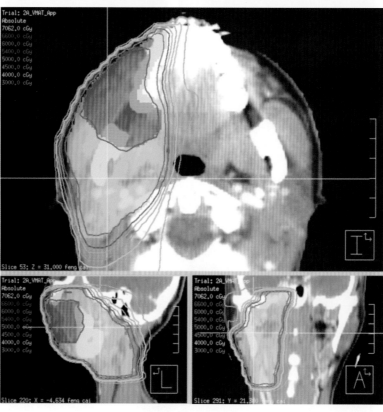

三维层面显示的靶区剂量分布

图 18-28　颊黏膜腺样囊性癌的术后调强放疗靶区及剂量分布

第二节　嗅神经母细胞瘤

一、概述

嗅神经母细胞瘤（esthesioneuroblastoma，ENB）至今起源仍然不明，一般认为起源于鼻腔顶部及筛部嗅区的嗅神经上皮，有学者将其归入神经外胚层肿瘤（peripheral primitive neuroectodermal tumor，PNET）的范畴，也有人将其部分归入神经内分泌癌，但多数学者认为嗅神经母细胞瘤是与 PNET、神经内分泌癌有别的一种分化差的肿瘤。

嗅神经母细胞瘤临床少见，仅占全部鼻腔、鼻窦肿瘤的 3%~6%。

嗅神经母细胞瘤可发生于任何年龄，其中有两个发病高峰：10~20 岁、40~60 岁。男女发病率相似。

嗅神经母细胞瘤好发部位及病变中心多位于鼻腔顶部及前组筛窦，而发生于其他部位如上颌窦、鼻咽、蝶窦等非常见部位者，一般称为异位嗅神经母细胞瘤。

嗅神经母细胞瘤组织学表现为小细胞成分或未分化成分，与鼻腔顶部起源的未分化癌、神经内分泌癌、淋巴瘤、尤因肉瘤、胚胎性横纹肌肉瘤、无色素性黑色素瘤较难鉴别，需免疫组化或电镜技术方能确诊。免疫组化染色阳性指标包括 NSE（神经元特异性烯醇酶）、S-100、MAP（微管相关蛋白）、Class Ⅱ B-tubulin isotype（Ⅱ型小管相关蛋白）、NF（神经微丝蛋白）、synaptophysin（突触素）等。

二、临床特点

病变主要发生在鼻腔与筛板间，并容易侵犯邻近器官如鼻窦、眼眶等，因此表现出与其他鼻窦肿瘤的症状相似，缺乏特异性，常造成延误诊断。

颈部淋巴结转移与病期有关，早期病例一般不超过 10%，但病变晚期如 Kadish C 期颈部淋巴结转移可高达 30%~50%。

嗅神经母细胞瘤容易发生远处转移，发生率 30%~40%，常见部位为骨和肺。

图 18-29 显示的为 2 例嗅神经母细胞瘤的发病部位及侵犯范围。

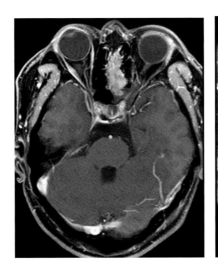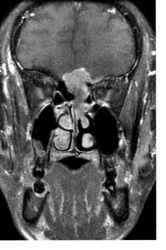

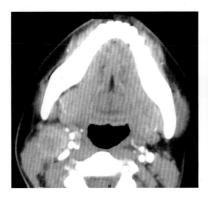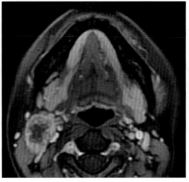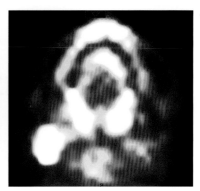

1 例嗅神经母细胞瘤的典型发病部位及上颈深淋巴结转移

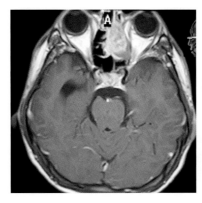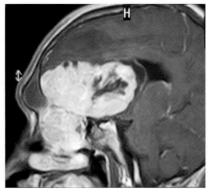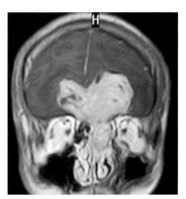

1 例局部晚期嗅神经母细胞瘤表现为颅内受侵明显

图 18-29　嗅神经母细胞瘤的影像所见

三、临床分期

临床上常用 1976 年的 Kadish 分期及 1993 年的 Morita 改良分期。

1. Kadish 分期

A 期:肿瘤局限于鼻腔。

B 期:肿瘤局限于鼻腔和鼻窦。

C 期:肿瘤超出鼻腔和鼻窦范围,包括筛板、颅底、眼眶、颅内受侵以及颈部淋巴结转移和远处转移。

2. Morita 改良分期

A、B 期:同 Kadish 分期。

C 期:肿瘤超出鼻腔和鼻窦范围,包括筛板、颅底、眼眶、颅内受侵。

D 期:肿瘤发生颈部淋巴结转移或远处转移。

3. TNM 分期　由国外学者 Dulguerov 和 Calcaterra 于 2001 年提出,临床供参考。

T1　病变局限于鼻腔 / 鼻窦(无蝶窦和筛板受侵)。

T2　病变侵犯蝶骨或筛板。

T3　病变侵犯眼眶,或颅前窝,或硬脑膜。

T4　病变侵犯脑实质。

N0　无颈部淋巴结转移。

N1　颈部任一部位的淋巴结转移。

M0　无远处转移。

M1　有远处转移。

四、治疗原则

该病少见,临床上尚无标准的治疗模式。

国外主张先行手术治疗,然后根据手术情况、术后病理决定是否术后放疗。

国内(尤其是中国医学科学院肿瘤医院)主张先行放疗,50~60Gy 时评价疗效,如肿瘤完全消退或消退明显,可给予根治性放疗剂量达 70Gy 或更高,而手术留待放疗后肿瘤残存、失败或复发时挽救用;如肿瘤消退不明显,则 ≥ 60Gy 时停止放疗,休息 2~4 周外科手术切除。

对晚期病变,如 C 期病变,也可考虑诱导化疗(异环磷酰胺 + 柔红霉素等为主)2~3 周期,如果有效(CR/PR),则行同步放化疗;如果无效,则建议手术,术后根据具体情况决定是否同步放化疗(同步化疗方案建议 DDP 30mg/m^2,每周 1 次 /6~7 次,或 DDP 80~100mg/m^2,每 3 周 1 次 /2~3 次)。

五、疗效和预后

(一) 疗效

5 年总生存率在 70% 左右。

(二) 预后因素

1. 临床分期。

2. 病理分级　低分级者(Ⅰ/Ⅱ级)预后好于高分级者(Ⅲ/Ⅳ级)。

3. 转移情况　有无颈部淋巴结转移。

4. 治疗方式。

(1)手术治疗:

1)手术切除的彻底程度明显影响预后。

2)手术方式的改进:采用颅面联合手术,使嗅神经母细胞瘤的手术治疗效果明显得到改善。目前随着内镜技术的发展,越来越多的病例采用内镜微创手术。

(2)综合治疗:早期病变单一治疗即可取得较好的疗效,但中晚期病变需综合治疗。综合治疗组放疗 + 手术的疗效佳,其次为单纯放疗,而单纯手术的效果最差。

(3)颈部预防性放疗:晚期病变颈部预防性照射的预后明显好于未行颈部处理者。

六、放射治疗技术

(一) 常规放射治疗技术

具体参见鼻腔筛窦癌的常规放疗技术。

需要指出的是,颈部是否需要预防性照射目前仍有争议,但多数学者主张早期病变因颈部淋巴结转移的概率不超过 10%,一般不行颈部预防性放疗,中晚期病变则应常规颈部预防性照射,可采用上中颈部预防照射技术或全颈照射技术。

(二) 调强放射治疗技术

因为该病主要发生在鼻腔筛窦,设野原则基本同鼻腔筛窦鳞癌。

1. 靶区 CTV 设计时应考虑因素

(1)即便局限性病变,全部鼻腔、筛窦均应在 CTV 内。

(2)按照外扩一站原则,病变侧额窦、上颌窦建议包括在 CTV。

(3)病变侧毗邻视神经或视神经受侵,允许病变侧视神经超量,但对侧视神经严格保护。

(4)病变侧角膜晶体允许超量,但对侧应严格遵守危及器官限量。

(5)即便 N0 病变,建议颈部预防性照射。

2. 靶区设计要点

GTV:包括临床检查及影像学检查所显示的瘤体。

CTV1:包括 GTV、侵犯的周围邻近器官及周围的高危区域,如包括全部鼻腔、筛窦、侵犯上颌窦的全部、对侧上颌窦的内 1/3、鼻咽腔、咽后淋巴结等。

CTV2:需要预防性照射的颈部区域,如双上中颈淋巴结(Ⅰb、Ⅱ、Ⅲ区),或全颈预防性照射。也可将Ⅰb、Ⅱ区直接画入 CTV1,而 CTV2 仅包括Ⅲ、Ⅳ区。

剂量:按相应靶区外放 3~5mm 产生的 PTV 给量。

PGTV:(70~76)Gy/(6~7)周。

PTV1:(60~66)Gy/(6~7)周。

PTV2:(50~56)Gy/5 周。

3. 病例介绍

【病例 1】男性,31 岁,因鼻腔出血发现左侧鼻腔肿物,活检嗅神经母细胞瘤。先行内镜下微创手术,术中见左侧鼻腔肿物,已侵犯左侧上颌窦和筛窦,Kadish B 期。术后调强放疗采用 TOMO 技术(图 18-30)。

靶区设计:

GTVtb:包括原发肿瘤的位置及手术涉及的区域,剂量 66Gy/2.2Gy/30 次。

CTV:分为两个 CTV。

CTV1 包括 GTVtb,左侧鼻腔全部、上颌窦全部,右侧鼻腔大部、全部筛窦蝶窦、左侧额窦,左侧眼眶内侧壁、眶下裂、翼腭窝、翼上颌裂、翼管、圆孔、卵圆孔、破裂孔等,以及左侧颈部Ⅰb 和Ⅱ区,剂量 60Gy/2.0Gy/30 次;而左侧颈部Ⅲ、Ⅳ区及对侧Ⅱ、Ⅲ区设计为 CTV2,剂量 54Gy/1.8Gy/30 次。

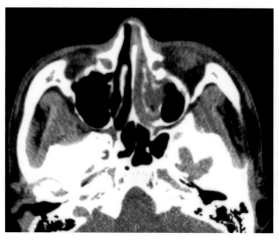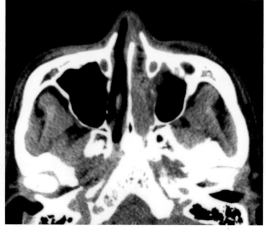

疗前 CT 见左侧鼻腔筛窦软组织影,已侵犯左侧上颌窦内侧壁、毗邻左侧翼腭窝
(鼻腔前部为止血填塞的油纱条)

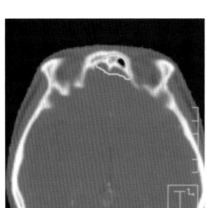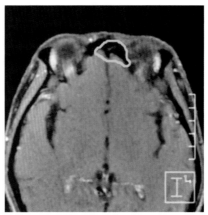

CTV1 上界包括病变侧额窦及其邻近脑膜

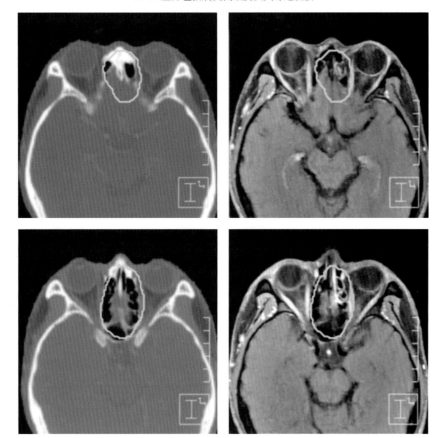

CTV1 包括双侧额窦下部、全部筛窦、颅前窝底及左侧眼眶内侧壁,避开双侧视神经

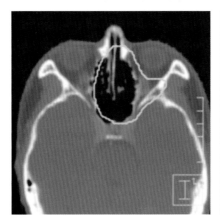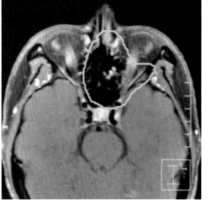

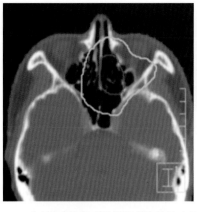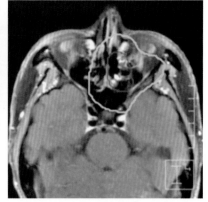

CTV1 包括全部筛窦、骨性鼻腔、蝶窦前部、左侧眼眶内侧壁、眶下裂、部分眼眶外侧壁,避开垂体

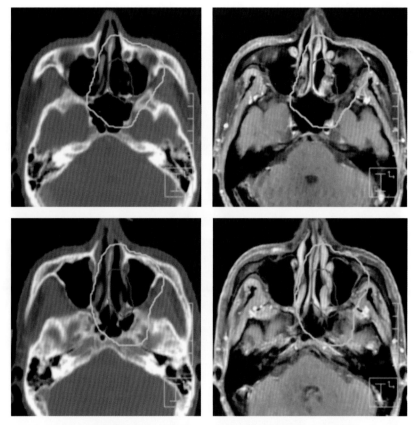

CTV1 包括骨性鼻腔、左侧上颌窦、蝶窦大部、翼腭窝、翼上颌裂、圆孔

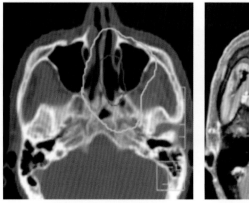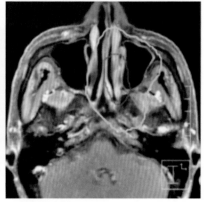

CTV1 包括骨性鼻腔、左侧上颌窦、颅底、翼腭窝、翼上颌裂、卵圆孔和破裂孔

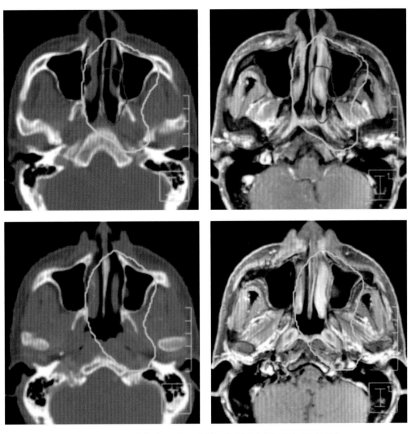

CTV1 包括骨性鼻腔、左侧上颌窦、鼻咽及左侧颈鞘、咽后区域

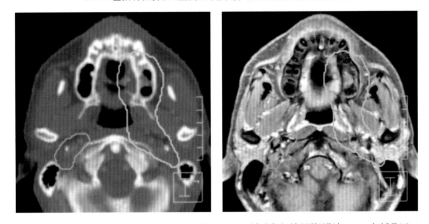

CTV1 包括左侧上颌窦底及牙槽突、左上颈深及咽后区域,同时对侧颈部设计 CTV2 包括Ⅱ区

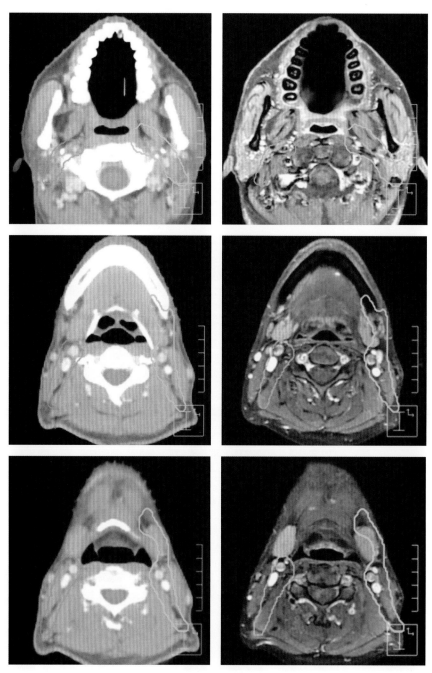

CTV1 包括左侧颈部Ⅰb和Ⅱ区,而左侧颈部Ⅲ、Ⅳ区及对侧Ⅱ、Ⅲ区设计为 CTV2

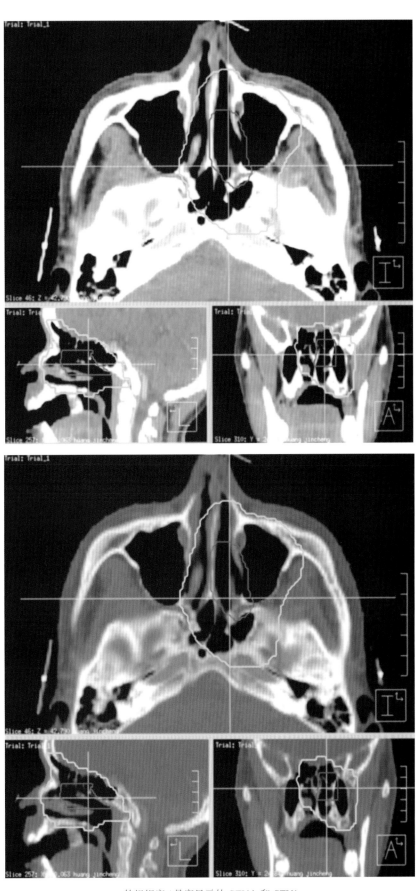

软组织窗/骨窗显示的 GTVtb 和 CTV1

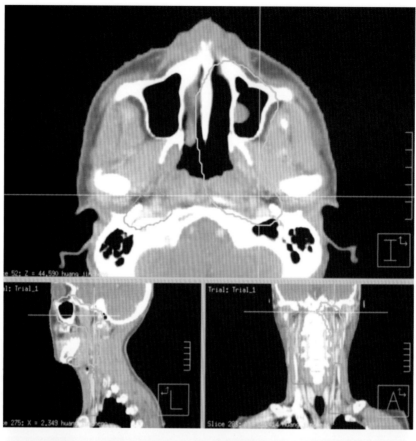

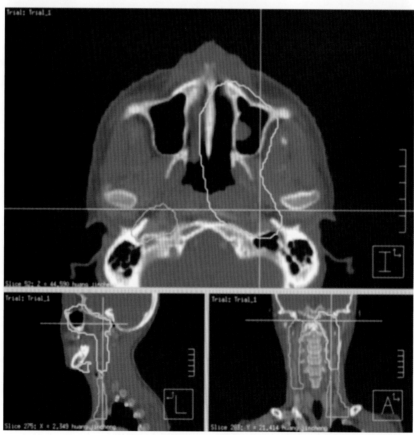

软组织窗／骨窗显示的 CTV1（绿线）和 CTV2（黄线）

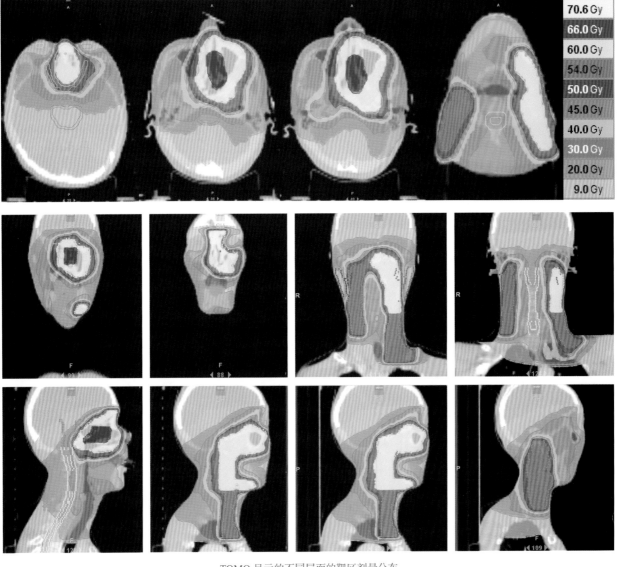

TOMO 显示的不同层面的靶区剂量分布

图 18-30　嗅神经母细胞瘤 Kadish B 期术后调强放疗靶区及剂量分布

【病例 2】女性,29 岁,因左侧鼻塞、眼球外凸发现鼻腔肿物,活检嗅神经母细胞瘤。影像检查提示局部病变范围广泛,已侵犯同侧眼眶、上颌窦、颞下窝及鼻咽,同侧上颈部有肿大淋巴结,Kadish C 期。因病情进展较快,先行 DDP+VP-16 诱导化疗两个周期,肿瘤无缩小,行根治剂量的调强放疗(图 18-31)。

靶区设计:

GTV:分为包括原发肿瘤的 GTVp 及包括左上颈转移淋巴结的 GTVnd,剂量 69.96Gy/2.12Gy/33 次。

CTV:分为两个 CTV。

CTV1 包括原发肿瘤、转移的颈部淋巴结,额窦、筛窦、病变侧眼眶、上颌窦、颞下窝、鼻腔和鼻咽腔、病变侧上中颈和对侧上颈淋巴引流区,剂量 60.06Gy/1.82Gy/33 次。

CTV2 包括病变侧下颈锁骨上和对侧中颈淋巴引流区,剂量 50.96Gy/1.82Gy/28 次。

治疗效果:放疗中肿瘤退缩满意,放疗终几达 CR,3 年后患者死于局部复发及远处转移。

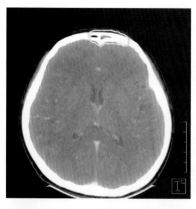
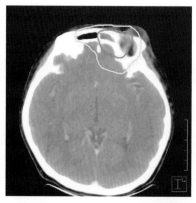

最上层面 CTV 包括额窦及部分额骨　　　　　　CTV 包括额窦及部分眼眶,但角膜晶体层面要避开角膜晶体

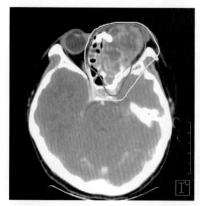
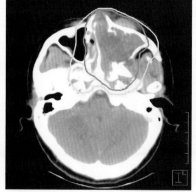
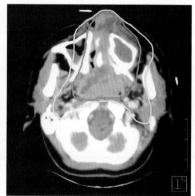

CTV 包括鼻腔筛窦、病变侧眼眶、颅底、海绵窦、上颌窦、鼻咽、颞下窝及双侧Ⅱ区

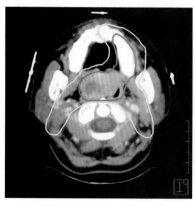
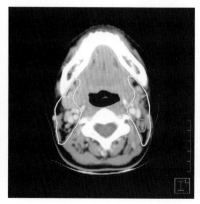
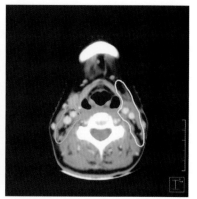

CTV 包括病变侧上颌窦底壁、牙槽突、突入咽腔肿物、双侧Ⅱ区,舌骨下缘对侧颈部设计为 CTV2

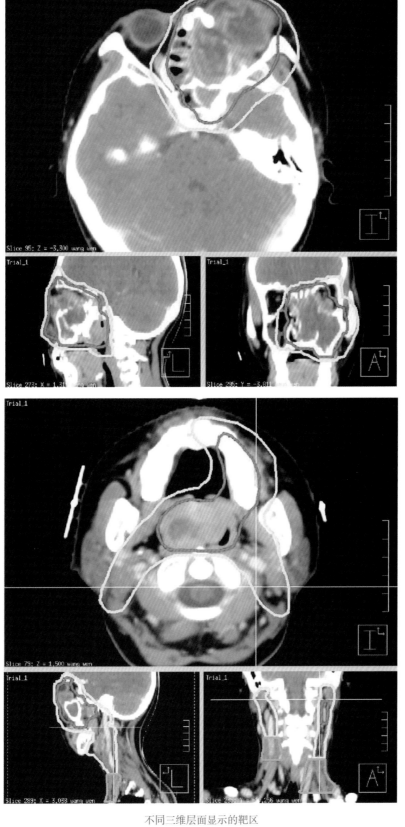

不同三维层面显示的靶区

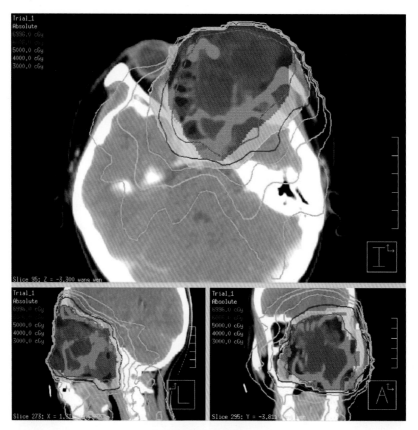

三维层面显示的靶区剂量分布

图 18-31 嗅神经母细胞瘤 Kadish C 期的调强放疗靶区及剂量分布

第三节 头颈部肉瘤

肉瘤少见,属于间叶组织来源的恶性肿瘤,分为两大类:骨肉瘤和软组织肉瘤。

临床上根据恶性度的不同,一般将肉瘤分为:

高度恶性肉瘤:包括恶性纤维组织细胞瘤、骨肉瘤、横纹肌肉瘤、血管肉瘤、滑膜肉瘤和尤因肉瘤;

低度恶性肉瘤:包括隆突性皮肤纤维肉瘤,非典型脂肪瘤性肿瘤/分化良好的脂肪肉瘤和硬纤维瘤。

而软骨肉瘤、纤维肉瘤、脂肪肉瘤、平滑肌肉瘤、神经源性肉瘤和血管周细胞瘤则需根据分化程度而分为不同恶性度,临床上注意个体化处理。

一、头颈部骨肉瘤

(一) 概述

骨肉瘤多发生于肢体,而发生于头颈部者少见。

头颈部骨肉瘤(osteosarcoma)主要发生于颌面部,临床统称为颌面部骨肉瘤。

发生部位:下颌骨 > 上颌骨 > 颌骨外部位如蝶骨、筛骨等。

男性多于女性,发病年龄比肢体骨肉瘤晚,高发年龄为 20~50 岁。

病理学分类:

根据肿瘤细胞成分及形态分为骨母细胞型、软骨母细胞型及纤维母细胞型 3 个亚型。

根据肿瘤细胞的分化程度分为低、中、高度恶性。

颌面部骨肉瘤与肢体骨肉瘤相比,生物学行为有所不同:前者局部复发多见,远处转移相对较少,且滞后发生,因此其治疗理念不能完全照搬肢体骨肉瘤。

(二) 治疗原则

骨肉瘤对放射线不敏感,应首选手术治疗。主要采用根治性手术,切除范围要广,并留有适当的安全界限。

由于颌骨骨肉瘤淋巴结转移率不高,对已有转移或怀疑有转移者可行颈淋巴结清扫术,否则不行预防性颈淋巴结清扫。

术前诱导化疗,尤其是大剂量甲氨蝶呤化疗对肢体骨肉瘤可以降低肺转移发生率,明显改善生存,但对于颌面部骨肉瘤的效果有争议,不做常规推荐。

(三) 预后

骨肉瘤预后与患者病程、年龄、性别、肿瘤大小、部位、病理类型及首次手术的彻底程度有关。一般而言,发病年龄晚预后好,女性比男性预后好,颌骨骨肉瘤比肢体骨肉瘤预后好,软骨母细胞型比骨母细胞型预后好。

颌骨骨肉瘤的生物学特点是复发率高、转移率低。局部复发率超过半数以上,转移率一般不超过 20%,5 年生存率 40%~50%。

死亡主要原因是局部未控或复发,其次为远处转移如肺转移。

颌骨骨肉瘤与肢体骨肉瘤的不同见表 18-2。

表 18-2　颌骨骨肉瘤与肢体骨肉瘤的比较

	颌骨骨肉瘤	肢体骨肉瘤
发病年龄	年龄较大,20~50 岁多见	年轻,10~20 岁多见
远处转移	相对少见且滞后发生 10%~50%,发生时间 20~30 个月	常见且早期发生 >80%,发生时间 6 个月内
失败方式	局部复发常见	远处转移常见
诱导化疗	有争议	有效,明显改善预后
治疗原则	手术 ± 术后放化疗	诱导化疗 + 手术 + 术后放化疗

(四) 放射治疗

放疗原则及技术参见下述软组织肉瘤相关内容。

(五) 病例介绍

【病例】男性,52 岁,左侧下颌骨骨肉瘤术后半年局部复发,无法二次手术,行单纯调强放疗(图 18-32)。

GTVp 以 CT/MRI 显示的肿瘤为主(红线),给予 69.96Gy/2.12Gy/33 次。

CTV 包括患侧下颌骨全部瘤床区域、颞窝、颞下窝(绿线),同时包括 Ⅱ 区(也可以不包括),给予 60.06Gy/1.82Gy/33 次。

治疗效果:放疗终肿瘤稍有缩小,带瘤生存 1 年死于局部未控。

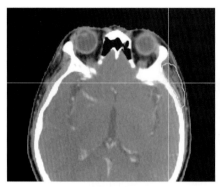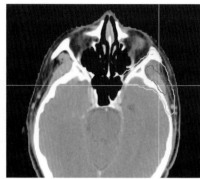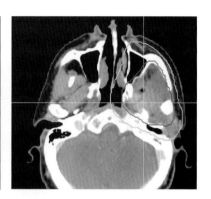

CTV 上界包括颞窝 　　　　　　　　　　CTV 包括颞窝、颞下窝、翼颌间隙

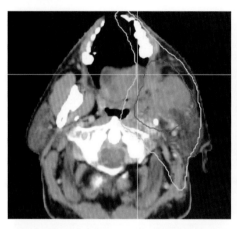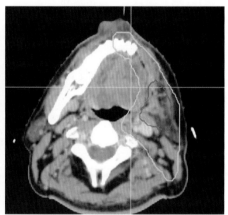

CTV 包括下颌骨断端至中线,同时包括复发病灶周围的软组织及 Ⅱ 区

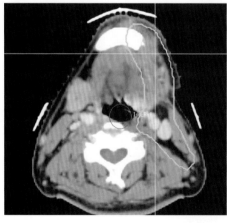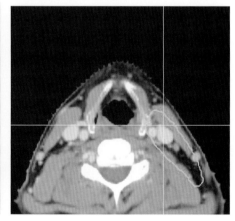

包括下颌骨断端至中线部位以及舌骨下缘以上的 Ⅱ 区

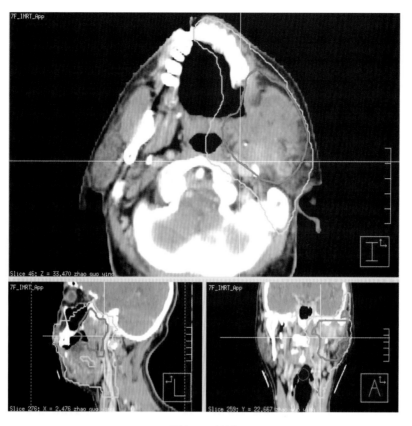

三维层面显示的靶区

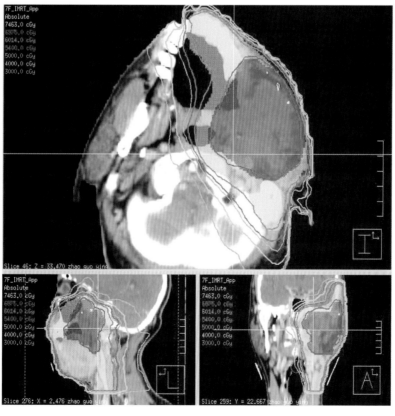

三维层面显示的靶区剂量分布

图 18-32　下颌骨骨肉瘤术后复发的调强放疗靶区及剂量分布

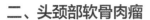
二、头颈部软骨肉瘤

(一) 概述

头颈部软骨肉瘤少见,多为散在病例报道。

软骨肉瘤常发生于骨和软骨,也可原发于骨和软骨外组织。

软骨肉瘤根据是否继发于原有的软骨样病变,可分为原发性软骨肉瘤和继发性软骨肉瘤(如继发于骨炎、颅骨纤维结构不良或软骨瘤恶变)。

病理学上将软骨肉瘤分为 5 型:普通型、未分化型(去分化型)、透明细胞型、间充质细胞型(间质型)、黏液型。

普通型软骨肉瘤多为中低度恶性且临床上最常见,而间叶型软骨肉瘤、去分化型软骨肉瘤、透明细胞型软骨肉瘤相对少见但属于高度恶性。

根据肿瘤细胞的构成、核的大小和不典型程度、核分裂象的多少,分为 Ⅰ、Ⅱ、Ⅲ 级。Ⅰ 级分化良好、恶性程度低。Ⅲ 级分化最差、恶性程度高。Ⅰ、Ⅱ、Ⅲ 级分别代表低度、中度、高度恶性。临床上以 Ⅰ、Ⅱ 级多见,普通型多数为 Ⅰ、Ⅱ 级,属于低度恶性范畴。

头颈部软骨肉瘤可发生于任何年龄,男性多于女性,其中鼻腔鼻窦发病率最高。

总而言之,软骨肉瘤恶性程度相对较低,自然病程较长,以局部缓慢膨胀性生长为主,少数恶性程度高者呈侵袭性生长,但很少发生淋巴结转移及血行转移,经合理治疗能获得较好疗效。

(二) 治疗原则

头颈部软骨肉瘤首选手术治疗。有一定安全切缘的手术切除者具有良好的长期预后。

软骨肉瘤对放疗敏感性差,一般不单独应用,多为术后放疗,且为有指征地应用。

1. 手术切缘阳性或近切缘。

2. 病理属高度恶性。

靶区设计以肿瘤瘤床为基础外放 1~3cm,不做颈部的预防性照射。

剂量同其他肉瘤。

化疗临床上一般不考虑应用。

(三) 疗效和预后

软骨肉瘤的预后较好,5 年生存率 70%~100%。

治疗失败的主要原因为局部复发,与手术不能全切或安全界不够有关,另外还要注意长期生存者的局部复发。

远处转移相对少见。但高度恶性者或局部反复复发者可血行转移至肺、肝等部位,极少有区域淋巴结转移。

(四) 病例介绍

【病例】男性,12 岁,鼻腔筛窦软骨肉瘤,外院术后,因肿瘤残存明显,常规术后放疗。

采用 VMAT 同步加量技术,设计 3 个靶区(图 18-33),残存肿瘤为 GTVp、瘤床 GTVtb、周围亚临床病灶 CTV,分别给予 69.96Gy、66Gy、60.06Gy/33 次。因病变已侵犯左侧眼眶及眶尖,左侧视神经超量,但健侧视神经基本在要求范围内。

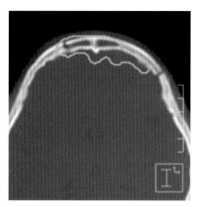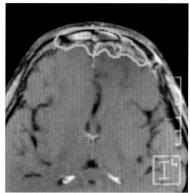

CT 骨窗 / 增强 MRI 融合勾画，CTV 上界包括额窦、毗邻的硬脑膜

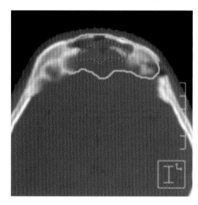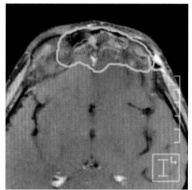

CTV 包括额窦、毗邻的硬脑膜

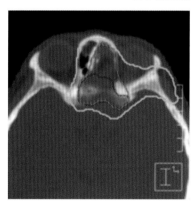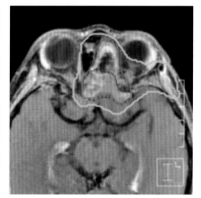

强化病灶设计为 GTVp（红线），手术涉及区域设计为 GTVtb（粉线），CTV（绿线）
包括 GTVp、GTVtb 及全部筛窦、左侧眼眶后 1/2 及毗邻的硬脑膜、颞窝（绿线）

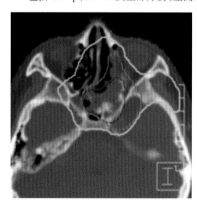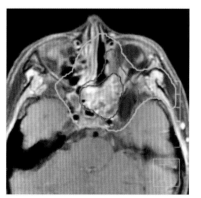

CTV 包括 GTVp、GTVtb 及骨性鼻腔、蝶窦、左侧眼眶后 1/2 及毗邻的硬脑膜、颞窝

18

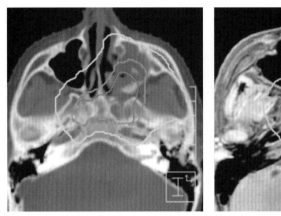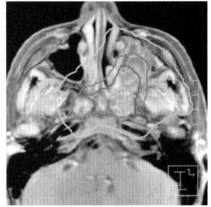

CTV 包括 GTVp、GTVtb、颅底结构、左侧骨性鼻腔、上颌窦、颞下窝

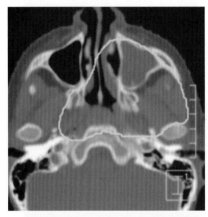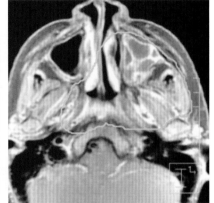

CTV 包括左侧骨性鼻腔、上颌窦、枕骨斜坡及颞下窝

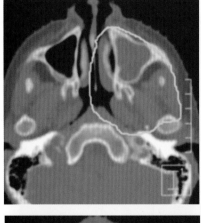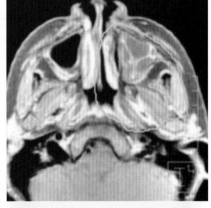

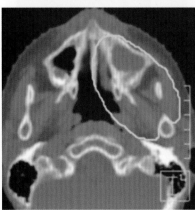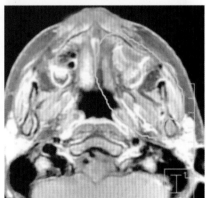

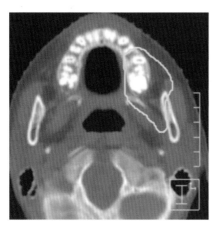
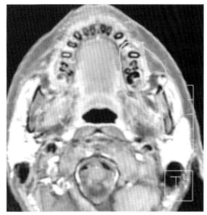

CTV 逐步向下、向病变侧过渡,包括左侧牙槽突及其周围软组织间隙

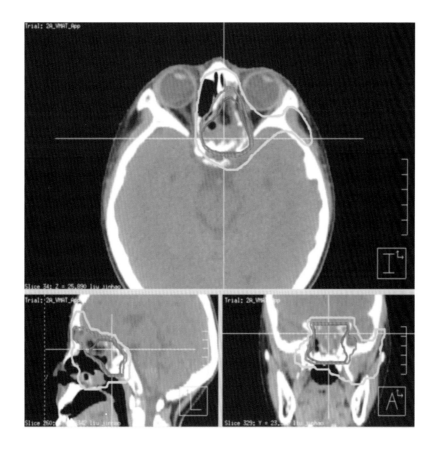

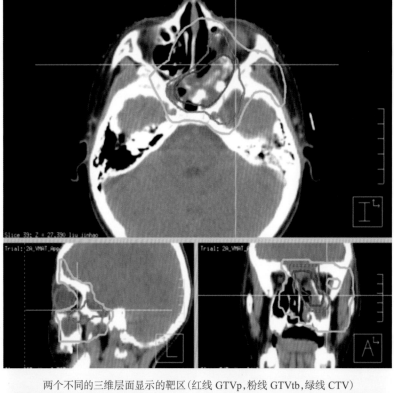

两个不同的三维层面显示的靶区(红线 GTVp,粉线 GTVtb,绿线 CTV)

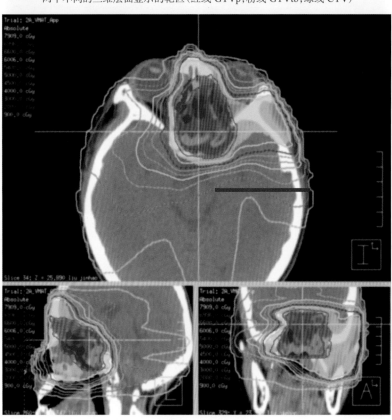

三维层面显示的靶区剂量分布
病侧角膜晶体在 9~20Gy,而健侧角膜晶体在 9Gy 等剂量线外

图 18-33　鼻腔筛窦软骨肉瘤术后调强放疗靶区及剂量分布

三、头颈部软组织肉瘤

(一) 概述

恶性软组织肉瘤主要来源于中胚层组织的软组织,包括肌肉、肌腱、脂肪、结缔组织和供应血管及支配神经等组织,在全身发生频率见图 18-34。

软组织肉瘤可发生于任何年龄,但以成年人最多见。男性多于女性。

软组织肉瘤半数以上发生于四肢(下肢较上肢多见),其次为躯干、腹腔或腹膜后,而发生于头颈部者少见,一般不超过10%。

尽管软组织肉瘤的发病率较低,但病理类型复杂多样。全身软组织肉瘤中以未分化多形性肉瘤(恶性纤维组织细胞瘤)最多见,而头颈部最常见的则为横纹肌肉瘤,其次是脂肪肉瘤、平滑肌肉瘤、滑膜肉瘤和未分化多形性肉瘤。

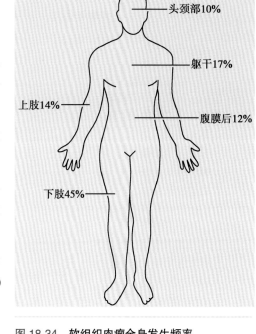

图 18-34 软组织肉瘤全身发生频率

软组织肉瘤的特点:

1. 发病率低。

2. 种类繁多。

3. 生物学行为各异。

常见软组织肉瘤中,胚胎型横纹肌肉瘤生长速度最快,其次是未分化多形性肉瘤,分化较好的黏液脂肪肉瘤生长缓慢。

肉瘤病理类型较多,恶性度不一,其恶性程度依据病理学检查而定。

恶性度高的肉瘤淋巴结转移和远处转移均较多见,预后差。

容易发生淋巴结转移的肉瘤有透明细胞肉瘤、横纹肌肉瘤、上皮样肉瘤、血管肉瘤和滑膜肉瘤等。

远处转移发生率 25%~30%,常见的转移部位是肺、骨、中枢神经系统和肝。

肉瘤临床恶性程度判定见表 18-3。

表 18-3 软组织肉瘤恶性程度(根据细胞形态等)

组织学类型	组织学分级		
	I	II	III
隆突性皮肤纤维肉瘤	▬▬▬▬		
未分化多形性肉瘤(恶性纤维组织细胞瘤)	▬▬▬▬▬▬▬▬▬		
纤维肉瘤		▬▬▬▬▬▬	
恶性血管周细胞瘤	▬▬▬▬▬▬▬▬▬		
血管肉瘤		▬▬▬▬▬▬▬	
平滑肌肉瘤	▬▬▬▬▬▬▬▬▬		
横纹肌肉瘤		▬▬▬▬▬▬▬	
滑膜肉瘤		▬▬▬▬▬▬▬	

续表

组织学类型	组织学分级		
	I	II	III
脂肪肉瘤	────────	────────	────────
高分化脂肪肉瘤	────────		
黏液性脂肪肉瘤	────────	────────	
圆细胞脂肪肉瘤		────────	────────
多形性脂肪肉瘤		────────	────────
软骨肉瘤	────────	────────	────────
恶性神经鞘瘤	────────	────────	────────
神经母细胞瘤			
骨外软骨肉瘤	────────	────────	────────
黏液样软骨肉瘤	────────	────────	
间质软骨肉瘤		────────	────────
骨外尤因肉瘤	────────	────────	────────
骨外骨肉瘤		────────	────────
透明细胞肉瘤	────────	────────	────────
上皮样肉瘤	────────	────────	────────
腺泡软组织肉瘤	────────	────────	────────

（二）临床分期

最新的分期标准为 2017 年第八版 UICC/AJCC，同前比较有较大的改动。该分期除外血管肉瘤、横纹肌肉瘤、卡波西肉瘤和隆突性皮肤纤维肉瘤，适用于所有头颈部软组织肉瘤。

Tx：原发肿瘤无法评估。

T1：肿瘤 ≤ 2cm。

T2：2cm< 肿瘤 ≤ 4cm。

T3：肿瘤 >4cm。

T4：肿瘤侵犯邻近结构。

　T4a：肿瘤侵犯眼眶、颅底 / 脑膜、中央器官、颅面骨或翼肌受侵。

　T4b：肿瘤侵犯脑实质，包绕颈动脉，椎前肌受侵，或沿神经侵犯导致中枢神经系统受侵。

N0：无区域淋巴结转移。

N1：区域淋巴结转移。

M0：无远处转移。

M1：有远处转移。

Gx：分级无法评估。

G1：total differentiation，有丝分裂计数和坏死评分 2 或 3。

G2：total differentiation，有丝分裂计数和坏死评分 4 或 5。

G3：total differentiation，有丝分裂计数和坏死评分 6、7 或 8。

有丝分裂计数	定义
1	0~9 有丝分裂 / 每 10 个高倍视野
2	10~19 有丝分裂 / 每 10 个高倍视野
3	≥ 20 有丝分裂 / 每 10 个高倍视野

坏死评分	定义
0	无坏死
1	肿瘤坏死 <50%
2	肿瘤坏死 ≥ 50%

(三) 治疗原则

因发病率低,且病理类型复杂多样,临床上对每一种具体的软组织肉瘤目前尚缺乏统一的治疗规范和共识。总的治疗原则以手术切除为主,但除了少数早期病变可以单纯手术外,均需要多学科综合治疗,即手术、放疗、化疗等多种治疗手段的合理应用。

因为头颈部重要的结构和丰富的神经、血管结构,限制了头颈部肉瘤手术广泛切除的可能性,因此其治疗失败的原因与肢体肉瘤显著不同:前者以局部复发为主,而后者以远处转移为主。

1. 手术治疗 除化疗敏感型肿瘤包括尤因肉瘤 / 原始神经外胚层肿瘤、胚胎型横纹肌肉瘤和其他小圆细胞恶性肿瘤外,手术治疗是首选的治疗手段。

手术是在保证安全外科边界基础上追求完整切除肿瘤,安全外科边界是指 MRI 显示软组织肉瘤边缘或反应区外 1cm 处。

软组织肉瘤手术不推荐常规清扫区域淋巴结,但对于容易发生淋巴结转移的透明细胞肉瘤、上皮样肉瘤、血管肉瘤、胚胎型横纹肌肉瘤和未分化肉瘤等,应常规检查淋巴结。

单纯手术主要适用于低级别 I 期肉瘤(T1~2N0M0)。

若手术边缘≤ 1cm,术后必须给予放疗。

2. 放疗 放疗在头颈部软组织肉瘤中的作用分为两种。

(1)根治性放疗:对化疗敏感性肿瘤,在化疗后给予根治剂量的放疗,如有残存或放疗后复发可考虑手术挽救。

(2)术后放疗:因部位的局限性,头颈部软组织肉瘤不可能像肢体肉瘤那样能保证充分的切缘,因此即便是不属于放射敏感性的软组织肉瘤也多需要术后放疗,通过术后放疗可以降低手术的局部复发率。

术后放疗适应证:

1)局部晚期病变。

2)手术切缘阳性或手术近切缘。

3)病理属高度恶性者。

(3)术前放疗适应证

1)局部晚期肿瘤,估计手术难以切除彻底者。

2)组织病理学属高度恶性的肿瘤。

对于区域淋巴结,除高度恶性且有一定放射敏感性外,一般不做预防性放疗,或至多照射首站淋巴引流区。

3. 化学治疗 化疗除对尤因肉瘤 / 原始神经外胚层肿瘤、胚胎型横纹肌肉瘤作用较明确外,对其他软组织肉瘤的作用尚不明确。

化疗在软组织肉瘤综合治疗的作用:

(1)作为综合治疗方案的组成部分,用于软组织肉瘤的术前化疗和术后辅助化疗。

(2)诱导化疗在头颈部肉瘤中的作用不如肢体肉瘤明确,辅助化疗的作用也不明确,但应根据患者的病理学类型、恶性程度、失败模式和全身情况而综合考虑。如化疗敏感型肿瘤先行诱导化疗,国外主张多周期长疗程的化疗,如横纹肌肉瘤 12 个周期、骨外尤因肉瘤 16~18 个周期;但对国人而言难以耐受这种治疗方案,一般是诱导化疗 3~4 周期,治疗效果明显者行放疗(如为儿童,为避免放疗的毒性反应,多主张手术切除),如果肿瘤退缩不明显,可以直接手术,术后根据病理情况决定是否放疗,然后再考虑辅助化疗若干周期。

对先行手术且完整切除肿瘤者是否行辅助化疗需要给予个体化判断。一般具有下列特点者要考虑术后辅助化疗。

(1)化疗相对敏感性肿瘤,如尤因肉瘤、横纹肌肉瘤。

(2)高度恶性肿瘤。

(3)局部复发二次切除术后的患者。

(4)年轻患者(年龄 <35 岁),肿瘤较大(>5cm),分化程度差(肿瘤为 III 级)。

化疗用药以 ADM、DTIC、IFO、DDP 等为主。

研究表明,含蒽环类药(如 ADM)和 IFO 的联合化疗方案是治疗晚期软组织肉瘤最有效的方案,但其疗效与剂量强度有关。

(四)疗效及预后因素

软组织肉瘤治疗后 5 年总生存率在 40%~80%。其预后与下列因素有关:

1. 肿瘤因素

(1)发生部位:眼眶部位病变的预后要好于非眼眶部位病变。

(2)病理类型及分级:一方面,对同一病理类型的软组织肉瘤而言,随着病理分级的增加,预后明显变差;另一方面,不同病理类型的预后也明显不同,如血管肉瘤的预后明显差于其他软组织肉瘤。

(3)分期:肿瘤较大、外侵(如骨受侵),则预后变差。

2. 治疗因素

(1)手术切除范围:肿瘤大块切除、镜下残存、安全界不够,与切除彻底的预后明显不同。

(2)综合治疗方案:手术 + 放疗的疗效明显好于单纯手术治疗。

(五)放射治疗技术

具体放疗技术根据肿瘤发生部位的不同而不同。

1. 术前放疗者根据肿瘤的具体部位而设野,如发生于上颌窦的肉瘤设野原则基本同上颌窦鳞癌。

2. 术后放疗应掌握以下原则:照射野应完全包括外科手术区和瘢痕区并包括适当边缘(1~3cm)的正常组织,但具体实施还应根据周围有无重要器官如眼球、脊髓、脑干等而做相应的调整。

放疗一般采用常规分割照射技术,术前放疗剂量一般为 50Gy,但对于鼻腔鼻窦发生的软组织肉瘤,尤其是有翼腭窝受侵或眼眶受侵时,术前放疗剂量一般 ≥ 60Gy,如术前放疗肿瘤消失,则可改为根治性放疗,使肿瘤局部剂量达到 70Gy 或更高;术后放疗总剂量在 60Gy,但对于明显残存或切缘不够者,局部小野再加量至 70Gy。

放疗设野特别注意重要器官的耐受剂量,主张三维适形调强放疗技术。

靶区勾画过去一直强调 CTV 在 GTV 基础上外放 3~5cm,但头颈部的空间及距离有限,因此很难实现,而治疗局部失败多在原发肿瘤 2cm 的范围内,因此目前 CTV 的距离一般在 GTV 基础上外放 1~3cm;对肿瘤周围毗邻软组织间隙者如颞窝、颞下窝等结构可适当多放至 3cm,而周围有骨骼等屏障(未受侵前提下)结构可适当少放,如≤1cm。

3. 全头皮照射技术(total scalp irradiation)是一种特殊的照射技术,既可用常规放疗技术完成,也可用调强放疗技术完成,但最佳的为TOMO放疗技术。

对发生于头皮的血管肉瘤、多发头皮鳞癌、淋巴瘤,一般主张全头皮照射。

靶区设计要注意包括鼻根部及骨性眼眶处皮肤,下界一般沿颅底或发际线自然走行。

如采用IMRT,则全头皮照射必须加用5mm的组织等效物以保证头皮表面的实际剂量。

【病例1】女性,60岁,左侧头皮肿物病理证实为卡波西肉瘤,局部切除术后短期复发二次扩大切除并行皮瓣移植,再次出现皮瓣区域及头皮多发红色结节,无法手术,采用全头皮照射技术(图18-35):两野高能X线对穿照射,但中央脑实质部分整体挡铅,使头颅周围头皮得到合适剂量照射,而挡铅部分头皮用合适能量的电子线照射,总量达50Gy局部残存小野加量。

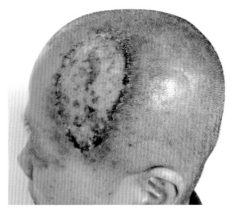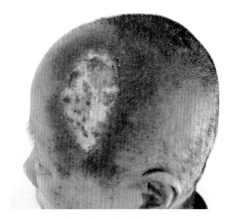

放疗前显示术区及整个头皮区域散在红色结节　　　　　放疗终显示病变控制

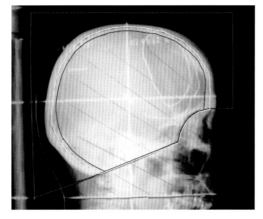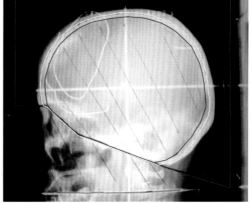

右侧高能X线切线野+电子线野　　　　　左侧高能X线切线野+电子线野

红线包括的区域为高能X线切线野照射范围,中央斜线部分为脑实质部用整体挡铅保护;
黄线范围内为6MeV电子线照射范围,与X线照射有3~5mm重叠区

图18-35　全头皮常规照射技术

【病例2】男性,58岁,头皮血管肉瘤多次术后复发,头皮多发结节,再次切除术后。术后采用全头皮9野调强照射技术;66Gy红色等剂量线包括瘤床区,60Gy蓝色等剂量线包括全头皮(图18-36)。调强放疗头皮得到的放疗剂量确切,但脑实质也得到30Gy的照射。为避免头皮表面低剂量,头皮垫加5mm组织等效物。

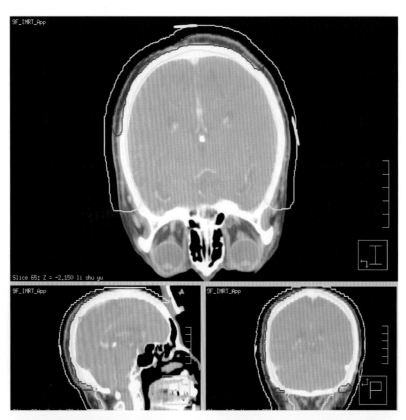

三维层面显示的靶区（红色 GTVtb，黄色 CTV 包括全部头皮）

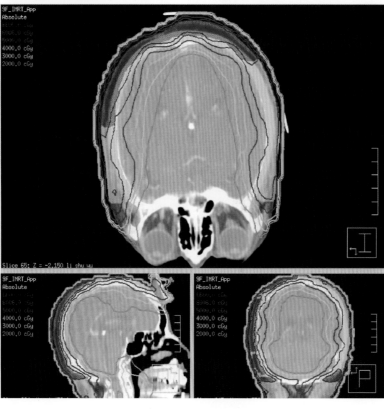

三维层面显示的靶区剂量分布

图 18-36　全头皮 9 野调强照射技术

【病例3】女性,74 岁,头皮血管内皮细胞瘤术后 3 个月即出现周围散在复发病灶,采用近全头皮
TOMO 照射技术(图 18-37),因肿物位于头皮前中部,故枕部头皮未全包括在内。

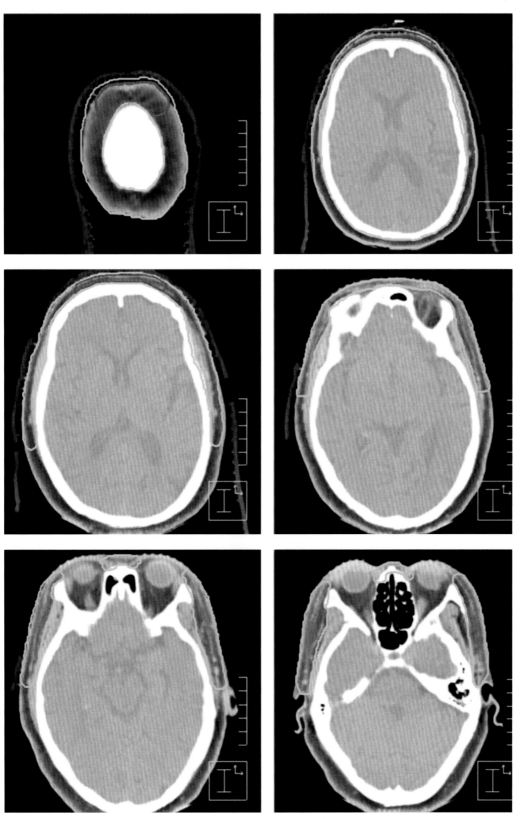

从上至下主要层面显示的 GTVp(红线)和 CTV(绿线)
GTVp 包括手术瘤床及其周围散在的多发病灶,CTV 包括 GTVp 及近全头皮,外侧至皮缘,内侧达颅骨外板
(骨窗下勾画),前下界至眉弓结节及鼻根处

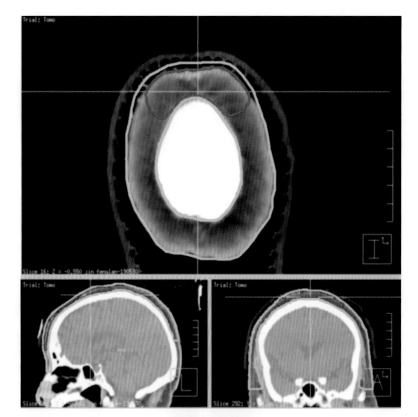

三维层面显示的靶区

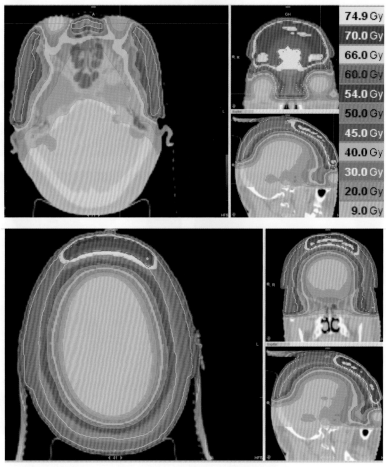

TOMO 技术显示两个不同三维层面的靶区及剂量分布

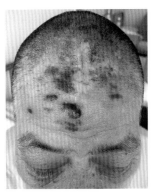 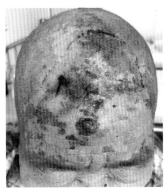 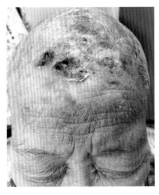 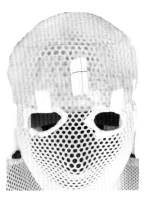

术后1个月术区周围出现多发病灶　　　放疗结束　　　　　　放疗后1个月　　　　放疗时面罩加用填充物

图 18-37　近全头皮 TOMO 技术的靶区勾画、剂量分布及疗效

（六）头颈部常见软组织肉瘤

1. 未分化多形性肉瘤（undifferentiated pleomorphic sarcoma，UPS）　指组织学来源及分化方向不明确的一类恶性软组织肉瘤，以往被称为恶性纤维组织细胞瘤（malignant fibrous histiocytoma，MFH），又称纤维组织细胞肉瘤、恶性纤维黄色瘤、恶性黄色肉芽肿、软组织恶性巨细胞瘤。

UPS 恶性度较高，容易局部复发和远处转移。

UPS 瘤包括以下亚型：多形性型、炎症型、巨细胞型。

UPS 缺乏具体的分化方向，因此其诊断属于排除性诊断，除外具有明确分化方向的多形性肉瘤才能考虑UPS 的诊断。

UPS 中高度恶性，以手术切除为主，头颈部 UPS 治疗失败的主要原因为局部复发而非远处转移，可能与头颈部 UPS 侵袭性较强，而手术完整切除的难度大有关，因此 UPS 术后放疗应常规实施。

UPS5 年总生存率较差，30%~50%。

2. 横纹肌肉瘤（rhabdomyosarcoma）　是一种向骨骼肌分化的原始间叶恶性肿瘤，为小圆形肿瘤细胞，属高度恶性，青少年多见，多发生于头颈部，尤其是眼眶、鼻腔/鼻窦等。

病理上分为以下几种亚型：胚胎性横纹肌肉瘤、腺泡状横纹肌肉瘤、多形性横纹肌肉瘤。

根据发病部位的不同分为眼眶横纹肌肉瘤；脑膜旁横纹肌肉瘤，包括鼻咽、鼻腔、中耳和乳突、鼻窦、翼腭窝和颞下窝等处；非眼眶脑膜旁横纹肌肉瘤，如面颊部、耳郭、外鼻。

脑膜旁横纹肌肉瘤属于预后不良者，而眼眶和非眼眶脑膜旁横纹肌肉瘤预后良好。

国际横纹肌肉瘤研究组将病变进行以下分组：

Group Ⅰ：局限性病变，手术可以完整切除。

A：局限在所在器官或组织。

B：侵犯邻近器官或组织，无区域性淋巴结转移。

Group Ⅱ：不能完整手术切除。

A：肉眼全切，但镜下显示残存。

B：跨区性病变，完整手术切除，但合并淋巴结转移或肿瘤侵犯至邻近器官。

C：跨区性病变合并有淋巴结转移，肉眼全切但镜下残存。

Group Ⅲ：无法切除，或仅行活检术。

Group Ⅳ：确诊时已有远处转移。

治疗原则:横纹肌肉瘤高度恶性,病情发展快,容易血行转移,治疗上强调化疗、放疗、手术综合治疗,尤其是化疗的重要性。

国际上推荐的治疗流程:化疗→手术和/或放疗→化疗。

【病例1】女性,10岁,鼻翼肿物病理证实为胚胎性横纹肌肉瘤(图18-38),先行常规放疗,局部采用两侧野对穿技术,50Gy时改用电子线局部补量至66Gy,因病理属高度恶性,全颈部预防性照射50Gy。放疗后采用辅助化疗4个周期。放疗后1年患者死于远处转移。

失败原因可能与未行诱导化疗、或辅助化疗强度不够有关。

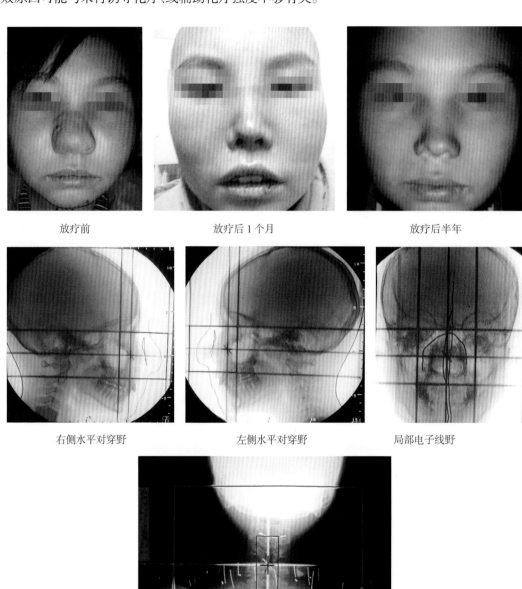

放疗前　　　　　　　　　放疗后1个月　　　　　　　放疗后半年

右侧水平对穿野　　　　　左侧水平对穿野　　　　　局部电子线野

全颈切线野,因需要包括Ⅰa、b区域,故上颈正中不挡铅,
DT45Gy挡铅,而中下颈脊髓常规挡铅

图18-38　鼻翼胚胎性横纹肌肉瘤的放疗设野

【病例2】女性,23岁,鼻咽横纹肌肉瘤,治疗方案:诱导化疗→放疗→辅助化疗。

异环磷酰胺 + 表柔比星诱导化疗 2 周期,无效,行 IMRT。

靶区设计及剂量同鼻咽鳞癌(图 18-39):GTVnx、GTVrpn、GTVnd69.96Gy/33 次,CTV 60.06Gy/33 次。放疗结束 PR,放疗后辅助化疗 4 周期。

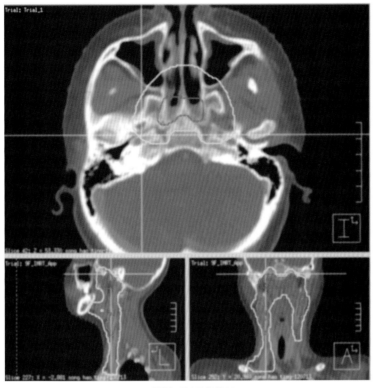

三维层面显示的靶区

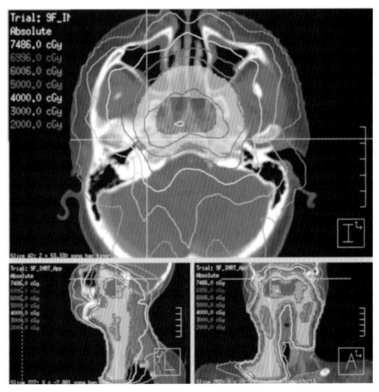

三维层面显示的靶区剂量分布
鼻咽横纹肌肉瘤调强放疗靶区及剂量分布

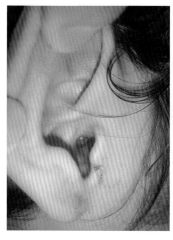

右侧外耳道外凸形肿物

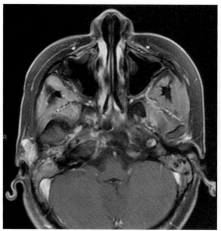
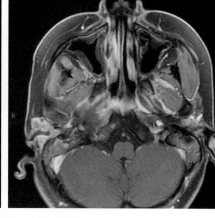

MRI 显示中耳至外耳肿物,可能沿右侧咽鼓管侵犯所致

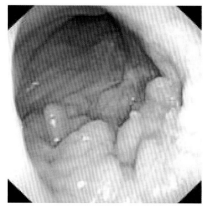
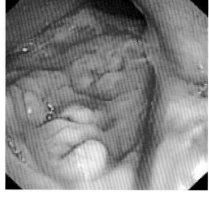
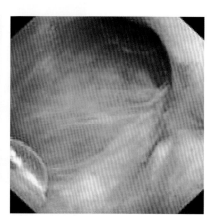

放疗前　　　　　　　　　放疗终　　　　　　　　　放疗后 3 个月

图 18-39　鼻咽横纹肌肉瘤的治疗及疗效

放疗后半年出现面瘫,查体发现外耳道肿物,活检证实为复发,行紫杉醇＋异环磷酰胺＋依托泊苷化疗,化疗中出现肺转移。患者死于肿瘤复发与转移。

由剂量图可以看出,中耳、外耳的剂量 20~30Gy,属于边缘复发,提示肉瘤的设野与鳞癌有所不同,尤其是腔隙(如咽鼓管)应较鳞癌明显扩大。

3. 脂肪肉瘤(liposarcoma)　包括以下几种亚型。

(1)高分化脂肪肉瘤:也称脂肪瘤样脂肪肉瘤,低度恶性,不转移,复发少见,手术可治愈。

(2)黏液样脂肪肉瘤:中度恶性,有明显的转移及扩散倾向。

(3)圆细胞型脂肪肉瘤:有学者将其归入黏液型脂肪肉瘤。

(4)多形型脂肪肉瘤:高度恶性,容易局部复发和远处转移。

(5)未分化型脂肪肉瘤:又名"去分化型脂肪肉瘤",高度恶性,容易远处转移。

无论病理分型如何,脂肪肉瘤以首选手术为原则。

对分化较好的脂肪肉瘤,如分化型脂肪肉瘤、黏液性脂肪肉瘤,单纯手术即可,不推荐术后放疗。

对于分化不好的、恶性度较高的如多形性脂肪肉瘤、去分化脂肪肉瘤,无论手术切除情况,一般推荐术后放疗。

【病例】男性,83 岁,左锁骨上脂肪肉瘤多次术后复发,再次手术病理为"去分化脂肪肉瘤,肿瘤侵犯周围脂肪结缔组织及横纹肌组织",术后调强放疗(图 18-40)。

GTVtb 以包括瘤床为原则,66Gy/2.2Gy/30 次。

CTV 包括影像检查并结合术中检查、术后病理检查所显示的肿瘤范围,CTV 在充分包括 GTVtb 的基础上还包括全部手术区域以及其周围的肌肉间隙(3cm 左右)。一般不考虑淋巴引流的预防性照射,但因为包括肌肉间隙的同时也顺带包括了颈内动静脉,60Gy/2.0Gy/30 次。

术后放疗后控制 3 年后出现边缘复发。

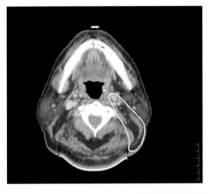 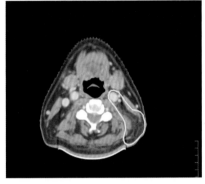 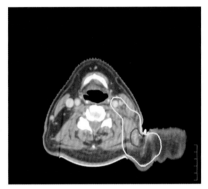

CTV 上界位于瘤体上缘 3cm 包括肌肉间隙　　　CTV 包括瘤床、肌肉间隙及颈内动静脉

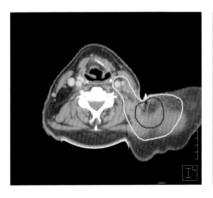 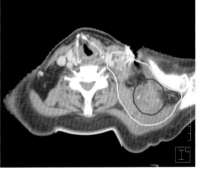 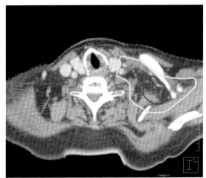

CTV 包括瘤床、肌肉间隙及颈内动静脉

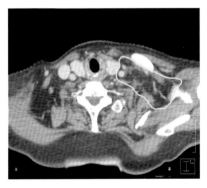 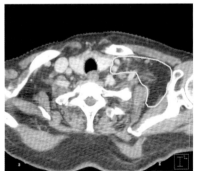

CTV 包括肌肉间隙

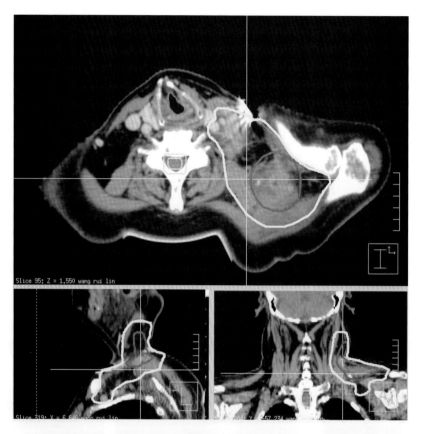

三维层面显示的靶区

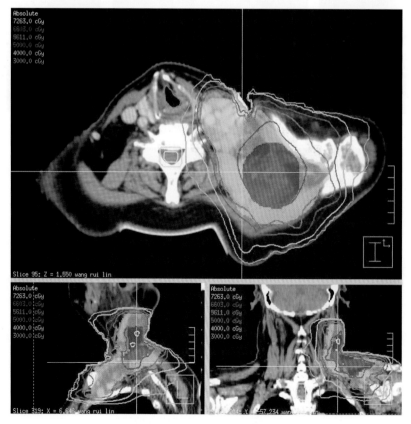

三维层面显示的靶区剂量分布

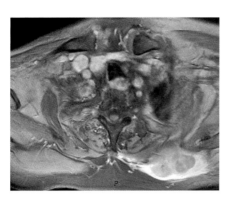
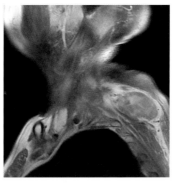
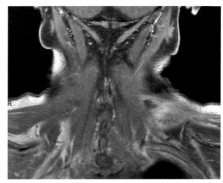

术后放疗后 3 年出现边缘复发

图 18-40　左锁骨上去分化脂肪肉瘤的术后调强放疗靶区、剂量分布及疗效

4. 恶性外周神经鞘膜瘤（malignant peripheral nerve sheath tumor, MPNST）　又称恶性周围神经鞘膜瘤、恶性神经鞘瘤、恶性施万细胞瘤、神经纤维肉瘤、神经源性肉瘤等，均表明其神经起源及恶性生物学行为。

恶性外周神经鞘膜瘤高度恶性，表现为局部浸润性生长。

如病理提示恶性周围神经鞘瘤伴横纹肌分化，则称为恶性蝾螈瘤，是一种罕见且恶性程度极高的肿瘤。

恶性外周神经鞘膜瘤可以原发，也可继发于 I 型神经纤维瘤病（NF1）。

恶性外周神经鞘膜瘤首选手术治疗，但术后超过半数患者将出现局部复发，病程中约半数患者将发生远处转移，其中肺转移最为常见。

术后常规放疗。

【病例】65 岁，男性，颈 4~5 椎管内外恶性神经鞘瘤术后半年局部复发，二次手术椎管外肿瘤切除、但椎管内肿瘤残存明显，术后行放疗，控制 2 年后椎管内复发，后失随访。

靶区包括瘤床及其周围间隙。因脊髓耐受剂量的限制，GTV 剂量定为 60Gy，即便如此，椎管内亏量，而脊髓旁达到 50Gy（图 18-41）。

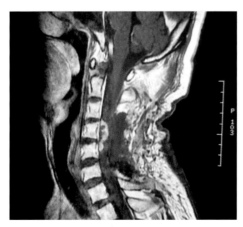
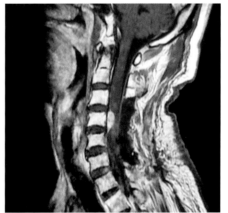

椎旁恶性神经鞘膜瘤术后椎管内肿瘤残存，脊髓受压

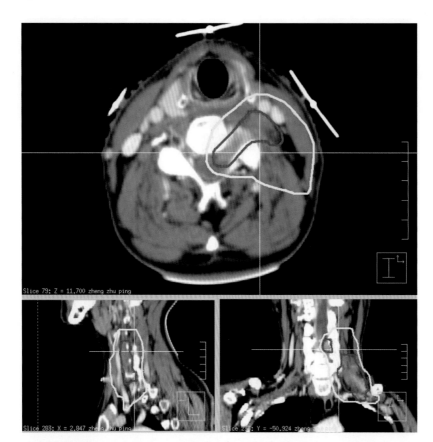

三维层面显示的靶区

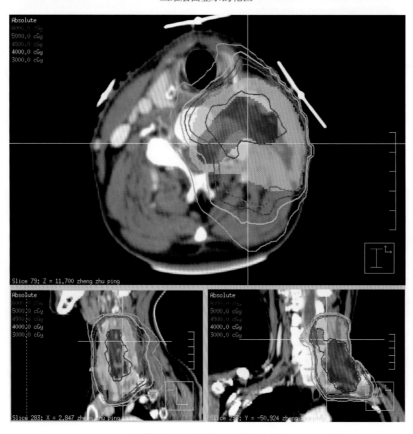

三维层面显示的靶区及剂量分布

图 18-41　左侧椎旁恶性神经鞘膜瘤的调强放疗靶区及剂量分布

5. **平滑肌肉瘤**（leiomyosarcoma）　平滑肌肉瘤多发生于子宫和胃肠道,而头颈部罕见,因此对头颈部发生的平滑肌肉瘤,首先应除外子宫和胃肠道平滑肌肉瘤转移的可能。

软组织平滑肌肉瘤常根据预后和治疗目的分成3组:躯体软组织平滑肌肉瘤、皮肤平滑肌肉瘤、血管平滑肌肉瘤。

平滑肌肉瘤容易局部复发和远处转移,治疗上以广泛手术切除为主。

早期病变单纯手术即可,对于病变较大、手术无法保证安全切缘者,术后应放疗。

6. 滑膜肉瘤（synovial sarcoma）

滑膜肉瘤主要发生于软组织,但也可发生于实质器官。20~30岁常见,且男性明显多于女性。

WHO组织学分类将其归为组织起源未明的软组织肿瘤,其组织学形态多样化,主要由与癌细胞相似的上皮细胞和与纤维肉瘤相似的梭形细胞组成,两种细胞成分构成的双相分化（能够向间叶和上皮方向分化）,并且具有特异性的 t(X;18)(p11;q11)染色体移位。

根据病理学特点,分为以下4种亚型。①双相型滑膜肉瘤:上皮样细胞和梭形细胞组成;②单相型滑膜肉瘤:仅由梭形细胞构成;③单相上皮型滑膜肉瘤;④低分化型滑膜肉瘤:中度恶性病变,局部浸润性生长,区域性淋巴结转移发生率高于其他肉瘤达20%左右,远处转移早期少见,晚期多见。

滑膜肉瘤的生物学特性介于大部分典型的成人软组织肉瘤与儿童小圆细胞肿瘤如横纹肌肉瘤或尤因肉瘤之间。

对化疗的反应率上,滑膜肉瘤约60%,成人软组织肉瘤少于40%,而横纹肌肉瘤则高达80%。

治疗原则:手术治疗+术后放疗,对不适合手术者可试用根治性放疗,部分病例可获得满意的治疗效果。

放疗后是否需辅助化疗目前无一致结论。

【病例】男性,50岁,右侧咽旁滑膜肉瘤T4aN0M0,治疗方案"手术+术后放疗"。患者拒绝手术,遂行根治性放疗:IMRT+尼妥珠单抗×7次。

靶区设计（图18-42）:

GTVp以包括肿瘤为原则,剂量70.4Gy/2.2Gy/32F。

CTV包括GTVp、双侧咽旁、鼻咽颅底,同时包括双侧上颈部淋巴引流区,剂量60.80Gy/1.9Gy/32次。

治疗效果:放疗终肿瘤缩小过半,放疗后半年肿瘤几近完全消失。放疗后4年右侧颞叶单发转移,局部X刀治疗24Gy/8Gy/3次控制,现局部复发无法手术,全身化疗6周期（多美素+异环磷酰胺）,带瘤生存。

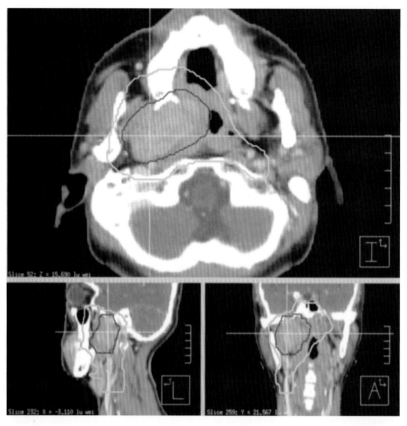

三维层面显示的靶区

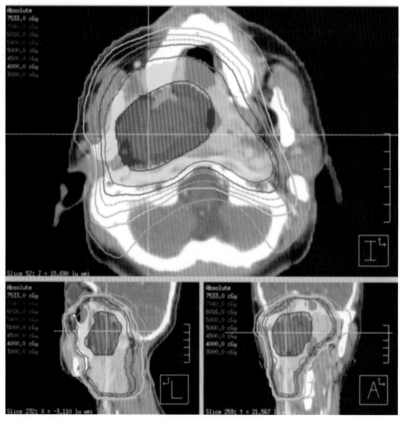

三维层面显示的靶区及剂量分布

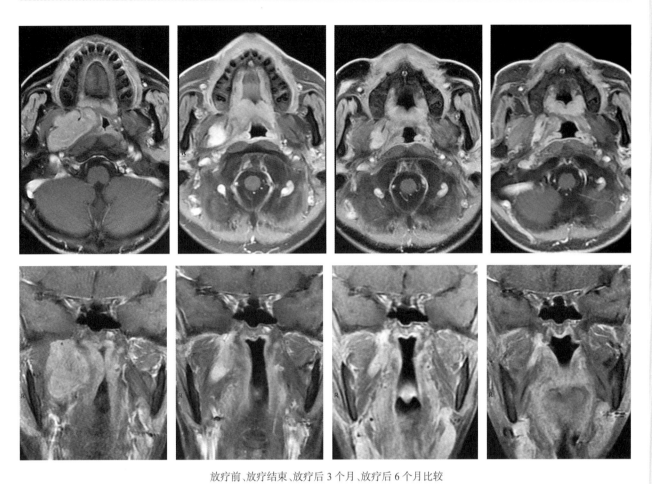

放疗前、放疗结束、放疗后 3 个月、放疗后 6 个月比较

图 18-42　右侧咽旁滑膜肉瘤的调强放疗靶区及剂量分布

7. 血管源性肿瘤

(1) 血管内皮细胞瘤(epithelioid hemangioendothelioma, EHE):起源于血管内皮细胞,生物学行为和组织形态学介于良性血管瘤和恶性血管肉瘤之间,属于低度恶性肿瘤,可发生于全身各个部位,可单发或多发,最常见于四肢软组织,实质脏器少见。目前临床称为中间型(交界性)血管肿瘤。

中间型(交界性)血管肿瘤包括上皮样血管内皮细胞瘤、梭形细胞血管内皮细胞瘤、血管内乳头状血管内皮细胞瘤、卡波西肉瘤、上皮样肉瘤样血管内皮细胞瘤及假肌源性血管内皮瘤。

上皮样血管内皮细胞瘤归入恶性,主要原因是其转移率为 20%~30%,病死率为 10%~20%;而卡波西肉瘤主要表现为局部侵袭性,少有转移,归入中间型;有学者认为梭形细胞血管内皮细胞瘤不能归入中间型,其高复发率其实与肿瘤多中心性生长有关,可能是一种良性或反应性病变。

(2) 血管肉瘤(angiosarcoma):起源于血管内皮或淋巴管内皮的恶性肿瘤,属高度恶性范畴。

临床上因源于血管内皮的血管肉瘤(hemangiosarcoma)和源于淋巴管内皮的淋巴管肉瘤(lymphangiosarcoma)难以区分,因此目前仍将血管肉瘤和淋巴管肉瘤统称为血管肉瘤,又称恶性血管内皮细胞瘤(malignant angioendothelioma)

血管肉瘤可发生于各器官和软组织,发生于软组织者多见于皮肤,尤以头面部多见,表现为高出皮肤的结节,表面常坏死溃疡。

临床上主要可分 3 型:①老年人头面部血管肉瘤(angiosarcoma of the scalp and face of elderly),最常见,

即好发部位为头面部皮肤。②淋巴水肿性血管肉瘤（angiosarcoma in lymphedema）。③放疗后血管肉瘤（angiosarcoma after radiation therapy）。

手术切除是主要治疗手段，但很难彻底清除病灶，复发率高。

术后常规补充放疗。

术后放疗对多中心的、切缘查到肿瘤细胞的和深部出现浸润的血管肉瘤能显著降低肿瘤局部复发率。血管肉瘤具多中心性及浸润性，因此放疗要强调大野，颈部未出现淋巴结转移，不必行颈部预防性照射。

靶区要求包括肿瘤和手术瘢痕外 3.0~5.0cm；发生头皮血管肉瘤建议行全头皮照射。

放疗剂量一般给予 60~70Gy。

放疗时可合并应用贝伐珠单抗。

化疗对血管肉瘤的治疗有争议。化疗以阿霉素或紫杉醇为主。

本病属高度恶性、局部侵犯广泛、病情进展快，预后差，局部复发和远处转移率均高，病死率高，在所有软组织肉瘤中预后最差。

5 年生存率一般不超过 10%，多数发病后 1~2 年内死亡。

（3）血管外皮细胞瘤：血管外皮细胞瘤（hemangiopericytoma，HPC）为一种来源于毛细血管周细胞（Zimmerman 细胞）的恶性肿瘤，颅内多见，颅外病变偶有发生。

颅内与颅外血管外皮细胞瘤的生物学行为有所不同：颅内 HPC 为颅内脑外病变，属于Ⅱ级，间变属于Ⅲ级，好发于大脑镰、小脑幕、颅底，多以窄基底与邻近脑膜相连。容易局部复发和远处转移。颅外属于良性病变，但具有低度恶性潜能。

根据病理改变，分为侵袭性血管外皮细胞瘤和低分化的恶性血管外皮细胞瘤。

颅内 HPC 的特点：①局部复发率高，25%~75%；②容易发生颅外远处转移，是其与脑膜瘤的最大不同。

远处转移的发生率为 10%~50%，转移最常见的部位是肝、肺和骨。

颅内 HPC 的治疗以手术为主，切除应尽可能彻底，对于受侵的颅骨、硬膜等应一同切除。

治疗：手术 + 术后放疗为标准治疗方案。

单纯手术者术后复发率超过 80%，术后较高剂量放疗可以将局部复发率降低至 10%~25%。

临床靶区为肿瘤外放 1.0~2.0cm。

术后放疗局部剂量不低于 60Gy。

5 年总生存率 50% 左右。

肿瘤全切和术后辅助放疗是重要的预后因素。

8. 恶性间叶瘤（malignant mesenchymal tumors）　又称间叶肉瘤，是指除纤维肉瘤成分以外、由两种或两种以上的间叶组织肉瘤组成，以横纹肌肉瘤、平滑肌肉瘤、骨肉瘤、血管内皮瘤、滑膜肉瘤、恶性神经鞘瘤为多。

因组织学多样性，临床生物学行为也呈多样性，一般而言，类似横纹肌肉瘤，归入高度恶性范畴。

治疗原则为手术 + 术后放疗，放疗不建议颈部的预防性放疗。

9. 上皮样肉瘤（epithelioid sarcoma）　起源不清，多认为起源于具有多向分化潜能的原始间叶细胞，可以向间叶分化和上皮分化，但以上皮分化占优势，是一种软组织恶性肿瘤。

组织学上,上皮样肉瘤又可分为远端型(即经典型)、近端型。

头颈部的上皮样肉瘤属于近端型,预后差于四肢末端的远端型。

上皮样肉瘤罕见,病程较长,病情发展缓慢,但容易沿组织间隙浸润性生长,尽管属于中低度恶性,但手术后容易局部复发,且多次复发者容易发生淋巴结转移和远处转移。

上皮样肉瘤首选手术治疗,如手术能做到一定安全界范围的切除,则毋需术后放疗;如有残存或安全界不够,则建议术后放疗。

10. 韧带样型纤维瘤病(desmoid-type fibromatosis) 亦称侵袭性纤维瘤病、肌肉腱膜纤维瘤病、韧带样肿瘤,是纤维母细胞克隆性增生性病变,位于深部软组织,以浸润性生长为主,容易局部复发,但不转移是其特点。

韧带样型纤维瘤病病因不明确,可能与创伤、手术及遗传有关。女性多见。

韧带样型纤维瘤病以手术治疗为主,放疗仅用于反复复发病变、体积大、无法彻底切除者。

化疗有一定敏感度,国外常用、国内一般少用。

对 ER 阳性者可试用三苯氧胺治疗,部分病例用药后肿瘤有所缩小。

临床上注意与神经纤维瘤病(neurofibromatosis,NF)鉴别。

11. 尤因肉瘤(Ewing's sarcoma) 与 PNET 镜下特征相似,而且超过 95% 以上的病例存在相同的基因易位,因此目前临床上将这两种肿瘤合二为一称为 PNET/ 尤因肉瘤,由来源不明的未分化原始细胞组成,又称"尤因肉瘤家族",包括骨尤因肉瘤、骨外尤因肉瘤、原始神经外胚层肿瘤(PNET)、周围神经上皮样瘤、Askin's tumor(胸壁 PNET)、非典型尤因瘤。

尤因肉瘤属于高度恶性,表现为局部侵袭性生长,容易早期发生肺转移,而淋巴结转移相对较少见。一般对化疗、放疗敏感,其治疗以放、化疗综合治疗方案为主,一般先行化疗,化疗后放疗,或手术,然后再考虑辅助化疗。但临床上应注意,患者对治疗反应的异质性较大,部分患者表现为化疗、放疗抗拒而需手术挽救。

12. 纤维肉瘤 纤维肉瘤是 20 世纪 50~70 年代临床上最常见的一种软组织肉瘤,但近年来随着诊断技术的进步,发现既往诊断的多数纤维肉瘤实际上是其他类型的梭形细胞肉瘤,如单相纤维型滑膜肉瘤和恶性周围神经鞘膜瘤等。另外,纤维瘤病(过去曾称为高分化的纤维肉瘤或纤维肉瘤Ⅰ级)也从纤维肉瘤中划分出来,故真正的纤维肉瘤目前临床上并不多见,临床上需要排除其他类型的梭形细胞肉瘤之后才能诊断为纤维肉瘤。

辐射诱发肿瘤的常见病理类型就是纤维肉瘤。

病理上将纤维肉瘤分为低度、中度、高度恶性,临床上多数为低度恶性。

治疗以广泛手术切除为主,不常规术后放疗,只在切缘阳性或近切缘以及高度恶性时考虑术后放疗,且不建议颈部预防性放疗。

纤维肉瘤在头颈部肉瘤中属预后良好者。

第四节 髓外浆细胞瘤

一、概述

髓外浆细胞瘤（extramedullary plasmacytoma，EMP）是来源于 B 淋巴细胞的一种少见肿瘤，表现为浆细胞的单克隆增殖，因为髓外浆细胞瘤多单发，故也称孤立性浆细胞瘤。

EMP 可发生于全身任何髓外的组织和器官，但 80% 发生于富含淋巴组织的头颈部，其中鼻腔 / 鼻窦最为常见，其次为咽部如鼻咽、口咽等。以上部位 EMP 发生率约占头颈部 EMP50% 以上，少见发病部位为口腔、眼、喉、甲状腺等器官。

EMP 好发于男性，男女比为 3 : 1，任何年龄均可发病，以 50~70 岁多见。

EMP 多数发展缓慢，病程较长。

确诊时需全面检查，除外多发性骨髓瘤方能诊断为 EMP。

附：多发性骨髓瘤（MM）的诊断标准

主要标准：

（1）浆细胞增多（>30%）（骨髓细胞学）。

（2）组织活检证实有浆细胞瘤。

（3）M- 成分：血清 IgG>35g/L 或 IgA>20g/L，或 24h 本周蛋白 >1g。

次要标准：

（1）浆细胞增多（10%~30%）。

（2）M- 成分存在但低于上述水平。

（3）有溶骨性改变。

（4）免疫球蛋白减少 50% 以上：IgM<0.5g/L，IgA<1g/L 或 IgG<6g/L。

注：诊断 MM 要求具有至少 1 项主要标准和 1 项次要标准，或者具有至少 3 项次要标准而且其中必须包括（1）项和（2）项。患者应有与诊断标准相关的疾病进展症状。

EMP 患者 20% 左右可发生颈部淋巴结转移，尤其是位于淋巴引流较丰富的部位如鼻咽、口咽、口腔等。颈部淋巴结转移与相同部位鳞癌的淋巴转移途径类似。

20%~40% 的患者将最终进展为多发性骨髓瘤。

二、治疗原则

尽管有争议，但主要治疗手段以放疗、手术治疗为主。

1. 手术治疗 一般用于以下几种情况：

（1）病灶比较局限，切除范围及安全界可以保证时行单纯外科手术切除。

（2）对原发腮腺、甲状腺及颈部淋巴结等部位的 EMP，可首选手术。

（3）放疗不敏感、放疗后残存或复发的病变可以考虑手术挽救。

2. **放疗**　因 EMP 对放疗尚敏感,且单纯放疗局部控制率较高,因此多数学者主张确诊后应首选放疗。但应注意,该病放射敏感性个体差异较大,仍有部分属于放疗相对抗拒,放疗中肿瘤缓慢消退,甚至变化不明显,在以后的随访中缓慢消退。

放疗技术:放疗靶区与相应部位发生的鳞癌靶区相似。

是否行颈部的预防性照射目前有争议,可根据临床具体情况决定:一般对发生于淋巴引流比较丰富的部位如鼻咽、口咽、口腔等,主张淋巴结的预防性照射,一般仅照射第一站的淋巴引流区,不做过大区域的预防性照射,照射范围同发生部位的鳞癌相似。

常规照射技术时,分次剂量 2Gy,推荐总量 50~60Gy/25~30 次,主张调强放疗技术。

在放疗过程中应注意,不少患者放疗中肿瘤消退缓慢或无变化,在放疗后随访中才缓慢缩小、消失,因此最高剂量至 60Gy 时一般不再加量放疗。

该病单纯放疗的肿瘤局部控制率效果理想,5 年、10 年均在为 85% 左右。

3. **病例介绍**

【病例】左侧上牙龈、上颌窦 EMP,行单纯 IMRT。

GTVp 包括影像及查体所见肿瘤,剂量 59.36Gy/2.12Gy/28 次。

CTV 包括病变侧牙龈、鼻腔、上颌窦和颌下、上颈深淋巴引流区,剂量 50.4Gy/1.8Gy/28 次(图 18-43)。

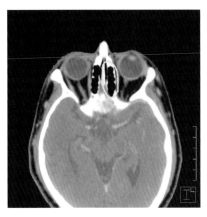

最上层面 CTV 包括病变侧筛窦

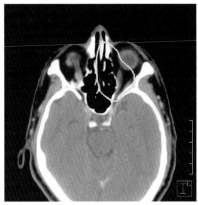

包括病变侧筛窦及部分眼眶

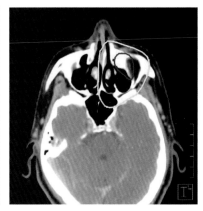

包括病变侧鼻腔、上颌窦

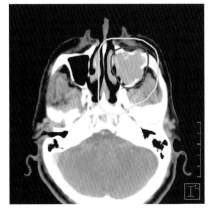

CTV 包括病变侧鼻腔、上颌窦、部分颞下窝

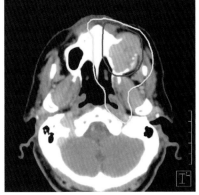

CTV 包括病变侧硬腭、鼻咽腔、上颌窦、牙槽突、牙龈及Ⅱ区

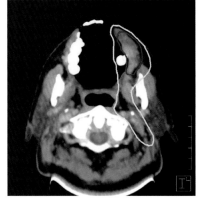

(最下层面至舌骨水平,此处省略)

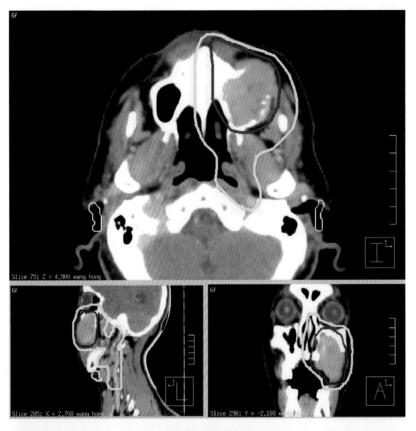

三维层面显示的靶区

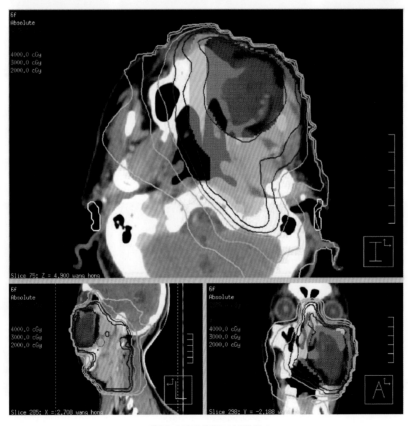

三维层面显示的靶区剂量分布

图 18-43　左上牙龈、上颌窦 EMP 的调强放疗靶区及剂量分布

第五节　鼻咽血管纤维瘤

一、概述

鼻咽血管纤维瘤在年轻的发育期男孩中常见,称为青少年鼻咽血管纤维瘤(juvenile nasopharyngeal angiofibroma,JNPA)。

CT强化扫描结果是确诊的主要依据。

对所有怀疑为JNPA的患者,活检应禁止,因可能发生严重的大出血。

二、治疗原则

对局限在鼻咽腔内无颅外受侵病变,应予手术治疗,可行内镜下手术切除。术前一般先行肿瘤内动脉血管栓塞术,一方面了解瘤体血供情况,另一方面可以减少术中出血的风险。

放疗尽管对JNPA可产生较好的局部控制作用,但由于其对生长发育期患者的影响及放疗后可能发生辐射诱发第二恶性肿瘤的危险,一般情况下临床不使用放疗,但对鼻咽颅底受侵,尤其是侵入颅内,手术难度大、无法手术或术后复发者,应以放疗为主。

放疗过程中瘤体一般无明显变化,在随访过程中瘤体可长期稳定或逐步缓慢缩小。

三、放射治疗技术

JNPA放疗应当采用高能X线照射。照射野必须个体化设置,以完整包括肿瘤为原则。

如采用常规照射技术,照射野与鼻咽癌的治疗相似,采用两侧平行对穿野照射(颈部淋巴结不照射,类似耳前野照射技术)。当鼻窦或鼻腔受侵时,照射野则与鼻窦癌的治疗野相似。

如采用调强照射技术,GTV包括客观检查所显示的瘤体,CTV以GTV周围外放0.5~1cm。

推荐的肿瘤剂量:国外30~40Gy,而中国医学科学院肿瘤医院常给的剂量为50Gy/25次/5周。

【病例】男性,15岁时确诊为鼻咽纤维血管瘤,10年期间先后行5次手术,后因病变侵入海绵窦、颞叶,无法再次手术,遂行调强放疗(图18-44)。

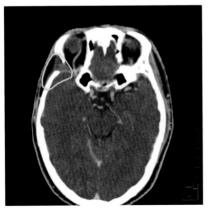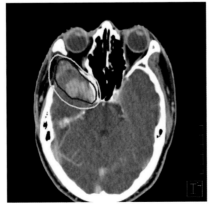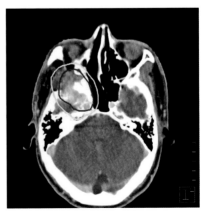

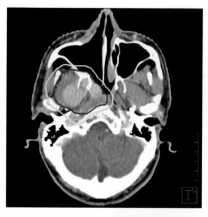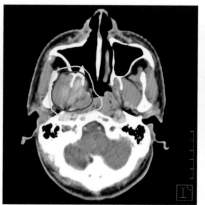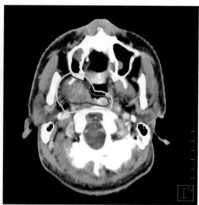

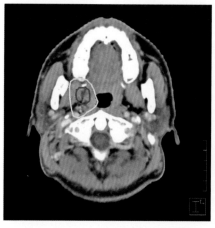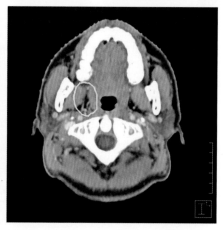

从上至下,CTV 包括瘤体及其周围 0.5~1cm 正常组织

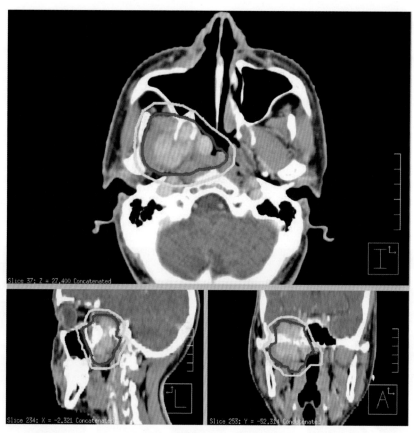

三维层面显示的靶区

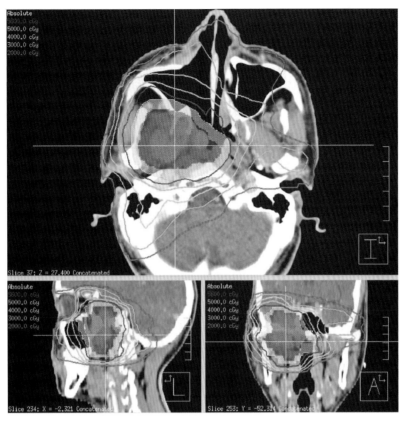

三维层面显示的靶区剂量分布

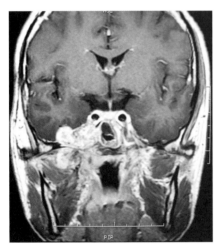 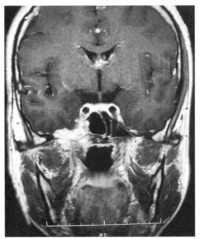 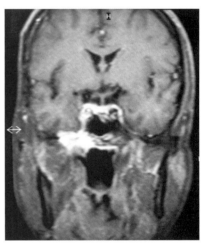

放疗结束　　　　　　　　　放疗后2年　　　　　　　　　放疗后3年

图18-44　鼻咽纤维血管瘤的调强放疗靶区、剂量分布及疗效

　　GTVp包括影像所见的肿瘤,GTVp外放0.5~1cm为CTV,总剂量56Gy/2Gy/28次。

　　放疗终肿瘤无缩小,但症状完全缓解。放疗后2年复查肿瘤缩小过半,放疗后3年复查瘤体近消失,现放疗后15年,局部控制良好。

第六节　血管球体瘤

一、概述

血管球体瘤是一类少见的神经内分泌肿瘤,也称化学感受器瘤、副神经节瘤等。临床上常根据副神经节瘤的特定解剖位置分为:

1.位于鼓室的鼓室球瘤。

2.位于颈静脉球上的颈静脉球瘤。

3.位于颈动脉分叉处的颈动脉体瘤。

4.位于上纵隔主动脉球体瘤。

5.位于迷走神经的神经球体瘤。

血管球体瘤组织学为良性,但个别肿瘤可沿静脉腔生长并转移至区域淋巴结,而远处转移罕见。

以下内容主要为头颈部常见的颈静脉球瘤和颈动脉体瘤的相关内容。

颈静脉球瘤(glomus jugulare tumor)来源于颈静脉球顶端,有类似颈动脉球体的化学感受器的作用,因此称为颈静脉球体瘤。

瘤体发生部位固定,可以通过解剖通路向邻近组织扩展,如颈静脉孔、外耳道、咽鼓管等,也可侵蚀破坏骨质向颅中窝、颅后窝蔓延,压迫邻近组织和神经。

临床表现由于瘤体所在部位的不同而出现不同的临床表现及体征,中耳的颈静脉球体瘤由于颅底受侵可导致脑神经麻痹;颈静脉孔受侵则会出现第Ⅸ、Ⅹ、Ⅺ对脑神经的麻痹。

而颈动脉体的化学感受器瘤通常表现为缓慢生长的上颈部无痛性肿物,可扩展进入咽旁间隙,因此口咽检查时可以看到肿物。

高分辨率 CT 并结合增强扫描是一高度特异且敏感的检查方式,再结合 MRI 检查、血管造影一般临床诊断并不困难。

二、治疗原则

血管球体瘤以手术治疗为主,但病变位于比较特殊的部位和/或手术损伤神经明显时,如肿瘤已破坏岩骨、颈静脉窝或枕骨,或有颈静脉孔综合征的患者,应首选放疗。

三、放射治疗技术

主张适形或调强放疗技术,无条件者可采用两野交角照射技术,以更好地保护对侧的正常组织和器官。分次剂量 1.8~2Gy,一周 5 次,总剂量 50Gy 左右。

【病例】24 岁,女性,因声音嘶哑、呛咳发现右侧颈静脉球瘤,外科手术后 2 年局部复发,无法二次手术,行单纯放疗,采用三野适形照射技术,总剂量 50.40Gy/28 次(分次剂量 1.8Gy)。放疗结束瘤体无任何变化,但症状改善,放疗后 3 年半复查瘤体几近消失(图 18-45)。

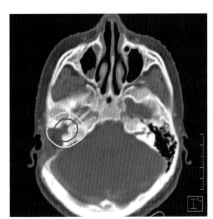
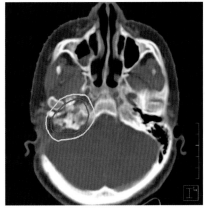
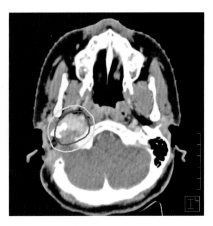

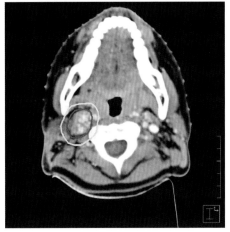
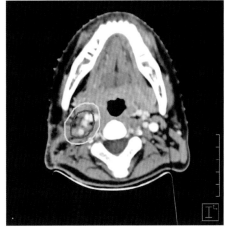

CTV 包括瘤体及其周围 0.5~1cm 正常组织

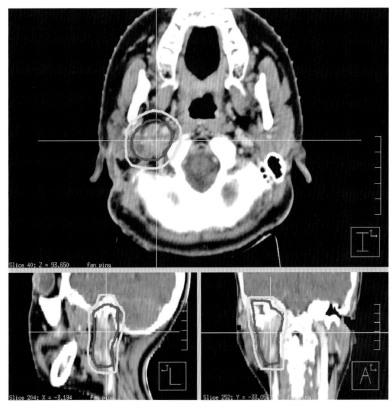

三维层面显示的靶区

18

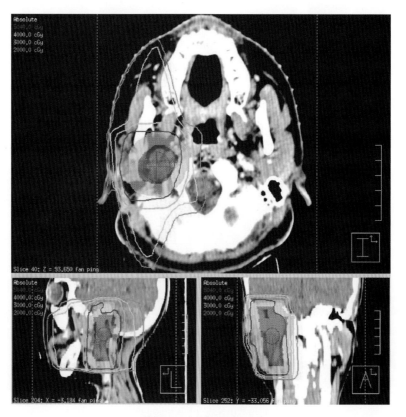

三维层面显示的靶区剂量分布

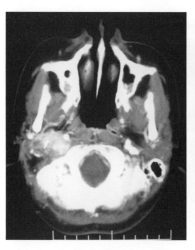

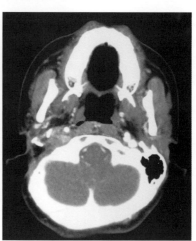

放疗前　　　　　　　　　　　　　放疗后 3 年半

图 18-45　颈静脉球瘤三维适形放疗的靶区、剂量分布及疗效

第七节　脊　索　瘤

一、概述

脊索瘤(chordoma)是一种相对少见的肿瘤,系起源于原始脊索胚胎的残余组织。好发部位:中线骨骼部位,骶尾部＞头颈部＞椎体。发病年龄多在40岁以后。

组织学上属于良性肿瘤,但临床生物学表现为恶性,具有局部侵袭性生长和远处转移的特点,但临床病程长,进展相对缓慢,淋巴转移少见。归入低度恶性肿瘤范畴。

发生于头颈部的脊索瘤主要位于蝶骨底部、斜坡及鞍上区域,表现为膨胀侵袭性生长,容易侵犯周围的重要解剖结构。

部分患者可出现远处转移,可能与临床病程较长有关。发生远处转移的概率:骶尾部＞椎体＞颅底斜坡,最常见的远处转移部位为肺,其次为肝和骨。

影像学上多数病变有明显的骨质破坏,有些瘤体内可有钙化,因此平片和CT有其应用价值。CT检查时需行增强扫描。MRI在明确骨质破坏和瘤体内钙化方面的作用不如CT,但在明确肿瘤的病变范围方面则优于CT。

脊索瘤的病理类型:

1. **经典型**　最常见。

2. **软骨样型**　大多见于颅底。

3. **去分化型**　少见,预后差。病理学特点为典型的脊索瘤结构和肉瘤样结构并存,但两种成分分界清晰,而且肉瘤成分中CK阴性。

4. **肉瘤样脊索瘤**　为近年来从去分化型脊索瘤中单独分出,与去分化型的共同之处有肉瘤样成分,不同之处为肉瘤样成分CK阳性。

Brachyury免疫组化染色是脊索瘤特征性鉴别诊断指标,除脊索瘤中的肉瘤成分中不表达Brachyury外,其他脊索瘤亚型均表达Brachyury。

二、治疗原则

脊索瘤首选手术治疗,争取做到肿瘤全切,即便不能全切,通过手术可以缩小肿瘤体积,解除肿瘤对危及器官如脑干和视通路的压迫,为后续的放疗创造条件。

因为脊索瘤少有能手术彻底切除者,且术后局部复发率高,因此多数学者主张无论手术切除情况,术后放疗应为常规。但也有学者认为,目前手术全切率明显较前增加、即便复发也有再次手术机会,而且本病进展缓慢、放疗副作用的影响等,因此目前多主张有适应证地选择性应用术后放疗,即对术后残留明显、多次术后复发者或术后病理有肉瘤成分者,则采用术后放疗。同时应指出,脊索瘤对放疗相对抗拒,放疗的目的主要是降低局部复发率,延长病变进展时间,而非达到肿瘤完全消失的目的。

三、放射治疗技术

脊索瘤放疗技术采用调强放疗,有条件者可采用质子/重离子治疗。

如采用调强技术,则靶区 CTV 一般在影像显示的 GTV 周围外放 0~1cm。

推荐放疗剂量 60~70Gy,如果放疗剂量 <60Gy,则局部复发率 70%~100%。

如果危及器官在安全剂量范围内,则可争取总量达 80Gy。

增加放疗剂量可以降低局部复发机会,但是否改善总生存率有争议。

四、预后

1. 手术切除程度显著影响预后,是最重要的预后指标。

2. 发生部位对预后有影响,颅底斜坡的脊索瘤好于骶尾部和脊柱,主要与后者更易发生远处转移有关。

3. 青少年预后好于中老年人,男性预后好于女性。

4. 软骨样型脊索瘤、经典型脊索瘤好于去分化、肉瘤样脊索瘤。

5. 肿瘤体积大如超过 70cc,或术后残存超过 20cc 者局部复发风险明显增加。

6. 肿瘤内有坏死成分预后变差。

五、病例介绍

【病例】女性,30 岁,蝶窦枕骨斜坡脊索瘤。内镜下大部肿瘤切除,术后 IMRT 放疗(图 18-46)。

GTVp 包括影像上残存肿瘤,69.96Gy/2.12Gy/33 次。

CTV 包括 GTVp 以及术前显示的肿瘤范围并外放 5~10mm 安全距离,剂量 60.06Gy/1.82Gy/33 次。

治疗后控制 3 年后局部进展,后失随访。

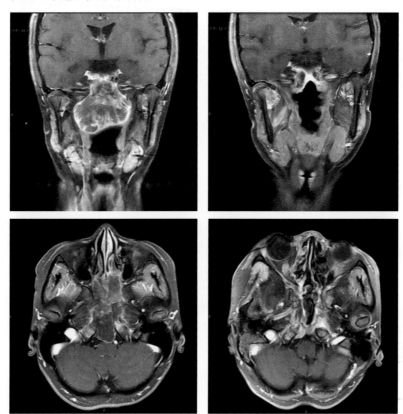

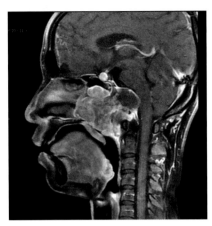

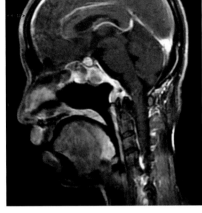

术前 MRI　　　　　　　　　　　　　　术后 MRI

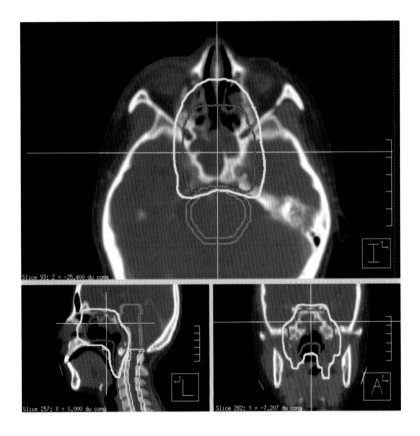

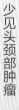

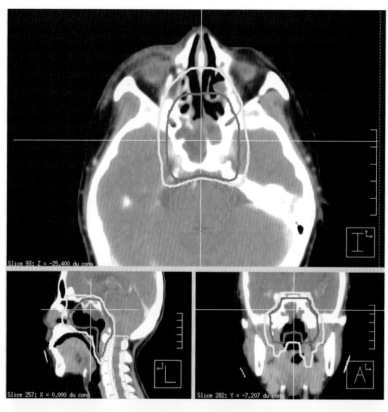

骨窗 / 软组织窗显示的靶区（红线 GTVp，黄线 CTV）

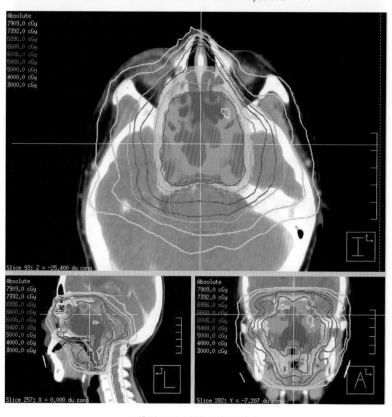

三维层面显示的靶区剂量分布

图 18-46　颅底脊索瘤的术后调强放疗靶区及剂量分布

第八节　骨巨细胞瘤

一、概述

骨巨细胞瘤(giant cell tumor,GCT)是一种起源于骨髓结缔组织,具有局部侵袭性、溶骨活性的良性骨肿瘤,常见于长骨干骺端,而原发于颅骨者临床罕见。

GCT病理上为良性肿瘤,但具有局部复发、转移及恶变的特点,因此属于交界性肿瘤。

颅骨GCT多发生于颞骨与蝶骨,而额骨、顶骨以及枕骨发生者罕见。

发病多见于青壮年,年龄多集中在20~40岁。

恶性骨巨细胞瘤临床少见,可分为①原发性恶性骨巨细胞瘤:临床少见,是指在原发的骨巨细胞瘤中存在高级别肉瘤成分。②继发性恶性骨巨细胞瘤:临床多见,多为良性骨巨细胞瘤治疗(如手术、放疗、化疗等)后,在原发部位又发生的高级别恶性梭形细胞肉瘤,包括恶性纤维组织细胞瘤、髓内普通型骨肉瘤和纤维肉瘤。

二、治疗原则

首选手术治疗,在安全切缘前提下的肿瘤全切术可有效降低肿瘤局部复发率。

骨巨细胞瘤肿瘤全切术后无需术后放疗,但对于术后残存明显或多次术后复发者,术后放疗有价值,放疗以包括病变为主,仅行局部野放疗即可,且剂量也不高,40~50Gy;

恶性骨巨细胞瘤确诊时多病变范围广泛,外科很难做到R0手术切除,因此术后常需补充放疗。

放疗设野以包括肿瘤并外放一定的安全距离为主,不考虑颈部的预防性照射。

临床处理原则参见流程图18-47。

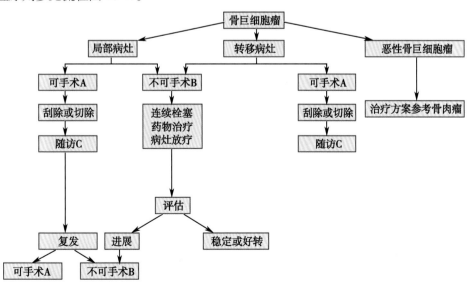

A:通过手术可以治疗;B:肿瘤切除会造成不能接受的功能损失、不能切除的肿瘤部位;C:随访,查体、病变部位摄X线片(2年内1次/3个月,3~5年1次/半年,5年后1次/年),必要时行CT扫描及MR检查;肺CT扫描(2年内1次/6个月,2年后1次/年)

图18-47　2018中国骨巨细胞瘤临床诊疗指南流程图

三、病例介绍

【病例】女性,30 岁。因头痛、复视 1 年 MRI 检查发现蝶窦肿物,内镜下 R2 切除,术后常规调强放疗。
靶区设计(图 18-48):

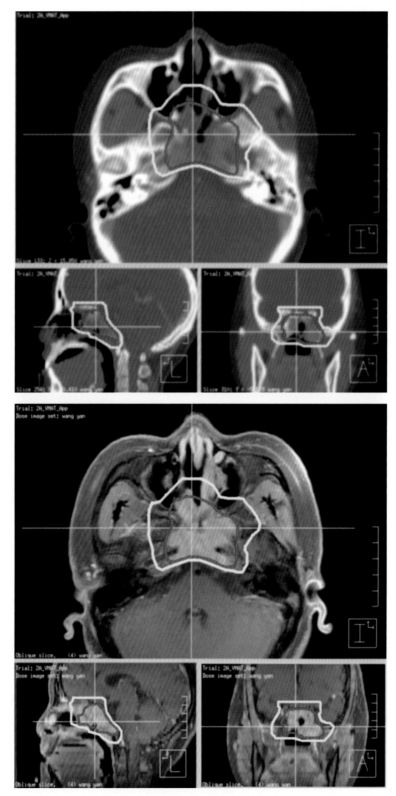

CT/MRI 三维层面显示的靶区(红线 GTVtb,黄线 CTV)

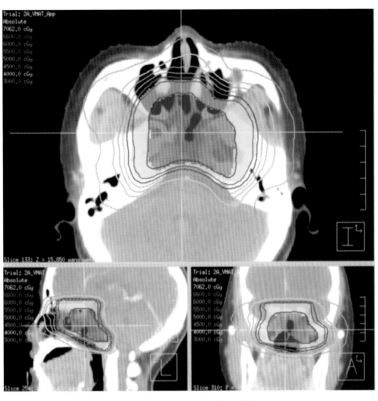

三维层面显示的靶区剂量分布

图 18-48　蝶骨恶性骨巨细胞瘤术后调强放疗靶区及剂量

GTVp 包括残存肿瘤,剂量 66Gy/2.2Gy/30 次。

GTVp 基础上外放 5~10mm 并适当修整形成 CTV,剂量 60Gy/2Gy/30 次。

第九节　朗格汉斯细胞组织细胞增生症

一、概述

朗格汉斯细胞组织细胞增生症(Langerhans cell histiocytosis,LCH)是指一组以朗格汉斯细胞(Langerhans cell,LC)异常增生为主要病理特征的疾病。

本病过去被命名为组织细胞增多症 X(Histiocytosis X,HX)。

LCH 包括形态学上相似的 3 种疾病:①莱特勒 - 西韦病(Letterer-Siwe disease,LS)。②慢性特发性组织细胞增多症(Hand-Schüller-Christian disease,HSC)。③骨嗜酸性肉芽肿(eosinophilic granulomatosis)。

三种疾病的临床表现、病变范围和预后不同。

1. 莱特勒 - 西韦病　是暴发性的全身系统性的朗格汉斯细胞组织细胞增生症,急性起病、发展快,常表现为恶性过程,预后与发病年龄有关,小于 2 岁者病变进展很快,如无有效治疗,常在数周或数月内由于严重贫血和全血细胞减少,并发感染或出血而死亡。

2. 慢性特发性组织细胞增多症 为慢性扩散性的朗格汉斯细胞组织细胞增生症形式,多见于老年患者。其三联征指尿崩症、突眼症和颅骨病损。原有病灶纤维化后,又可出现新的病灶,病程较长。病变广泛而严重者预后与莱特勒-西韦病相似,但一般预后较好,约半数可自动消退。

3. 嗜酸性肉芽肿 为良性局限性组织细胞增生,侵犯部位为骨骼(颅骨、下颌骨、脊柱和长管骨)和肺,占朗格汉斯细胞组织细胞增生症病例的 60%~80%。多数预后良好,病变有自行消退的趋势,或经治疗后消退。但嗜酸性肉芽肿也可以转变成上述全身系统疾病。

二、治疗原则

以下主要为嗜酸性肉芽肿的相关内容。

局部病灶的治疗包括活检切除、刮除、激素注射、放疗和观察处理等。

放疗主要用于单发的嗜酸性肉芽肿。

化疗用于全身系统性的病变。常用化疗药物为长春碱(vinblastine)、长春新碱(vincristine)、肾上腺皮质激素、甲氨蝶呤(MTX)、6-巯基嘌呤(6-MP)、环磷酰胺等。据报道,应用上述单一化疗药物和以上各药与激素联合应用疗效相似。

对单纯的骨嗜酸性肉芽肿,即仅有单一局限性病灶者,一般采用外科刮除即可治愈。但亦应考虑受累的部位,如眼眶、下颌骨、乳突,以及容易发生压缩骨折的脊柱等特殊部位,则应首选放疗。

国外推荐的放疗剂量一般不超过 10Gy,尤其是对于儿童,但国内临床放疗采用的剂量多较国外为高,一般在 30Gy 左右。

三、病例介绍

【**病例**】男性,57 岁。右侧颞窝肿物,活检证实为朗格汉斯细胞组织细胞增生症,局部手术切除,术后病理颞骨嗜酸细胞肉芽肿侵犯颞窝、局部颞叶。

术后放疗采用调强放疗。

GTVtb 根据术前影像及术中所见确定的病变范围确定,其外扩 1cm 并适当修正为 CTV,给予剂量 36Gy/2Gy/18 次(图 18-49)。

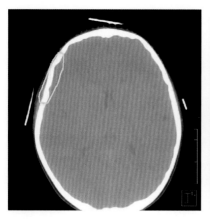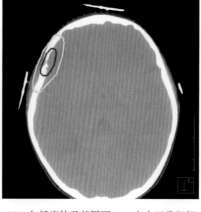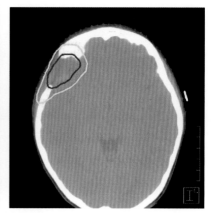

CTV 包括瘤体及其周围 1cm 左右正常组织

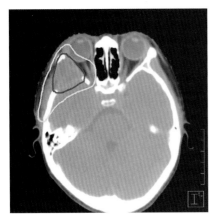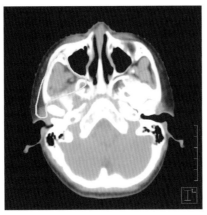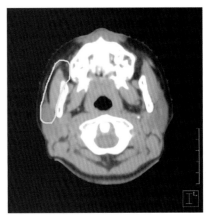

CTV 包括瘤床、颞下窝及其下方组织

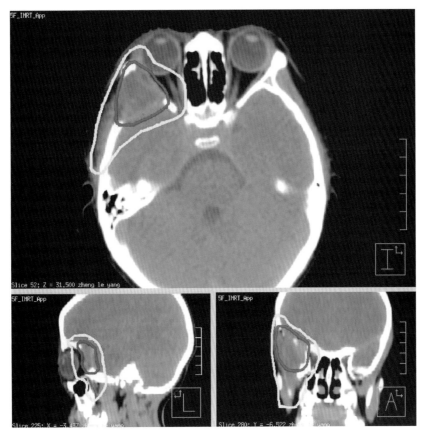

三维层面显示的靶区

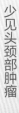

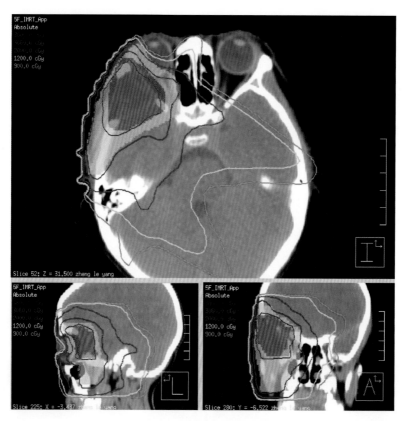

三维层面显示的靶区剂量分布

图 18-49　颞骨嗜酸性细胞肉芽肿的调强放疗靶区及剂量分布

第十节　嗜酸性粒细胞增生淋巴肉芽肿

一、概述

嗜酸性粒细胞增生淋巴肉芽肿(eosinophilic hyperplastic lymphogranuloma),又称木村病(Kimura's disease)或金氏病。

其具体发病机制尚不清楚,一般认为本病为一种免疫介导的炎性反应性疾病,是一种罕见的以淋巴结、软组织及涎腺损害为主的慢性炎症性疾病,少数伴肾病综合征。

本病最多见于亚洲人群,多见于男性,男女比例 3.5~7∶1,好发年龄 20~50 岁,其中尤以 20~30 岁多见。

本病多以颈面部无痛性淋巴结和 / 或软组织包块首先起病,缓慢进展,病程一般数年或更长,病灶可为单发,也可多发。发生肿大淋巴结不引起局部皮肤的改变,常有皮肤瘙痒,部分患者还可发现腮腺、颌下腺肿大。

外周血嗜酸性粒细胞中度升高及 IgE 明显升高,可发病一开始即出现,或随后数月出现。

二、治疗原则

该病对放射线高度敏感,明确诊断后以放疗为首选,复发少见,预后良好。

手术治疗一般作为术前不能明确诊断而需要手术切除病理检查时应用。

国外有主张口服皮质激素或应用细胞毒性药物(环孢素)治疗该病的报道,尽管有效,但局部复发率高,一般不作为首选。

三、放射治疗技术

放疗范围应根据具体发生部位而确定,一般同该部位发生的常见肿瘤相似,包括病灶、病灶所在器官以及相邻的淋巴结区域。如发生于腮腺者,其靶区范围同腮腺癌的设野原则。

放疗剂量以常规分割照射,总剂量 30~40Gy/15~20 次。具体视瘤体大小而对总剂量相应调整。

第十一节 下颌骨鳞癌

一、概述

下颌骨鳞癌,即下颌骨的原发性骨内癌(primary intraosseous carcinoma,PIOC),是原发于下颌骨的一种鳞状细胞癌,与口腔黏膜没有原始联系,可能是由胚胎发育时残余的牙源性上皮发展而来。

下颌骨鳞癌的诊断标准:

1. 三大症状,即牙痛、拔牙后创面不愈、下唇麻木;X 线表现为颌骨中心性破坏即病变由中心部分向骨皮质发展(图 18-50)。

2. 除外口腔黏膜来源的常见鳞癌,如牙龈、口底、舌侧缘、腭部黏膜发生的鳞癌,口腔必须无溃疡形成(由外伤或拔牙所形成的溃疡除外)。

3. 排除其他牙源性肿瘤的可能性,标本的组织学表现无囊性和其他牙源性肿瘤细胞成分。

4. 通过临床体检及相关影像检查如胸片、CT 扫描、镜检等未发现其他原发病灶,排除转移来源的肿瘤。

下颌骨鳞癌治疗失败的主要原因为局部复发。另外,颈部淋巴结转移也常见,转移的主要部位为同侧颌下淋巴结和上颈深淋巴结。

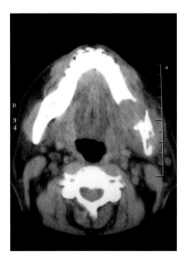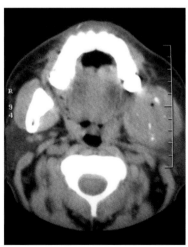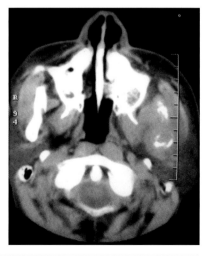

图 18-50 左侧下颌骨鳞癌的部位及侵犯范围

二、治疗原则

本病治疗以手术为主,根据临床分期及术后病理检查决定是否术后放疗。

早期病变,外科医生手术中认为完整切除、术后病理示切缘阴性的则不建议常规术后放疗。

对于手术切缘阳性、原发灶侵及周围软组织、颈淋巴结转移以及仅行病灶局部切除的病例,术后放疗应为常规。

三、放射治疗技术

(一) 常规放射治疗技术

1. 主要照射技术

(1) 两侧面颈平行相对野 + 双中下颈切线野:当病变累及下颌骨体时,主张双侧面颈野照射,包括全部下颌骨区域;双颈或同侧颈部预防性照射。

(2) 病变侧两野交角照射 + 同侧颈部预防照射(参见牙龈癌照射技术):主要用于病变仅累及同侧第二磨牙及其以后的颌骨区域时,原发灶的放疗范围仅包括同侧颌骨区或同侧手术区。

2. 放疗剂量

(1) 原发肿瘤:手术切缘阴性者剂量给予60Gy,而对于手术切缘阳性者则应局部推量至70Gy。

(2) 颈部剂量:预防剂量50Gy,淋巴结阳性的颈部区域术后要给予60Gy。

3. 病例分析

【病例】男性,62 岁,因左下牙痛拔牙后创面不愈合,拍下颌骨曲面断层片发现左侧下颌骨溶骨性破坏,行一侧下颌骨体手术切除、自体腓骨移植,术后放疗采用常规照射技术,放疗后无瘤生存10年,后死于肺部感染(图 18-51)。

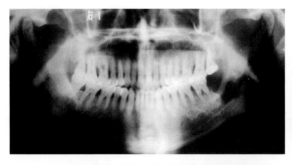
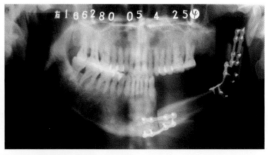

术前下颌骨断层显示左侧下颌骨破坏　　　　　　　术后显示左侧下颌骨切除、移植骨 + 钛板固定

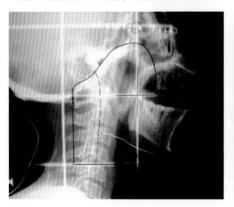
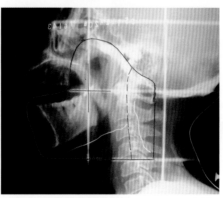

两侧野对穿照射技术包括下颌骨全部、术痕(铅丝标记)及上颈部淋巴预防性区域

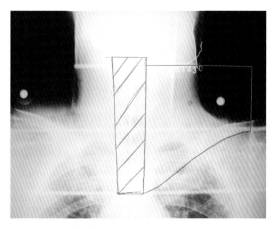

病变侧下颈锁骨上预防性照射

图 18-51　下颌骨鳞癌的术后常规照射技术：面颈
联合野 + 同侧下颈锁骨上切线野

(二)调强放射治疗技术

早年强调下颌骨鳞癌放疗时要包括全部下颌骨结构,主要是考虑到对侧下颌骨少见病例可出现治疗失
败。但鉴于本病主要发生于一侧下颌骨,而治疗失败的主要原因为局部复发,因此除非病变范围广泛距离中
线较近时考虑对侧下颌骨的照射外,在目前调强放疗技术为主的年代,一般仅照射病变侧即可。

【病例】女性,60 岁,因右下牙痛拍下颌骨曲面断层片,发现右侧下颌骨局部溶骨性破坏,行一侧下颌骨
体手术切除、自体腓骨移植,术后放疗采用调强放疗技术,现无瘤生存 2 年。

GTVtb 包括放疗前瘤体所在部位及手术植骨区域,因考虑到移植骨的耐受剂量、且手术完整切除未单独给量。

CTV1 包括 GTVtb、病变侧全部下颌骨、颞颌关节、大部颞窝、颞下窝、翼颌间隙、颏下、颌下和上颈深淋
巴引流区,剂量 60Gy/2Gy/30 次。

CTV2 包括病变侧中下颈深淋巴引流区,剂量 50Gy/2Gy/25 次(图 18-52)。

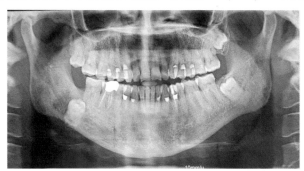

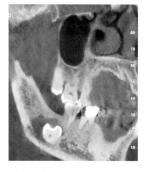

术前下颌骨断层显示右侧下颌骨第一磨牙后骨质破坏

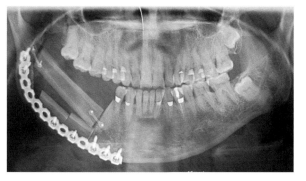

术后显示右侧下颌骨切除、移植骨 + 钛板固定

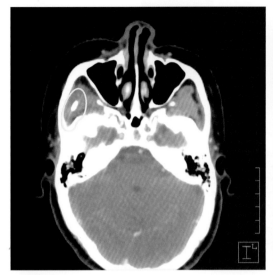
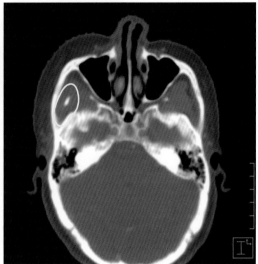

CTV1 上界包括下颌骨升支上缘及颞窝大部

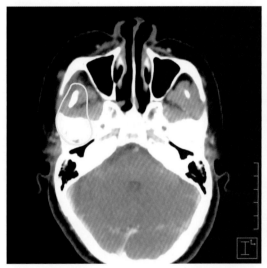
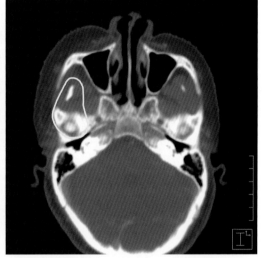

CTV1 包括下颌骨升支、颞颌关节及颞下窝大部

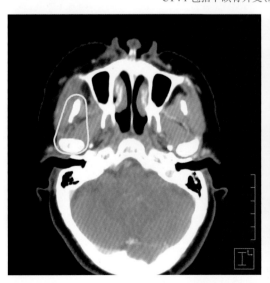
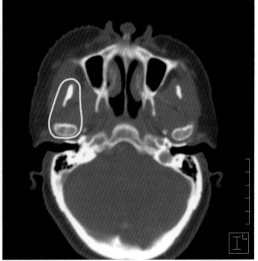

CTV1 包括下颌骨升支及颞下窝大部

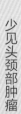

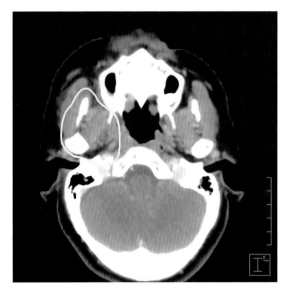
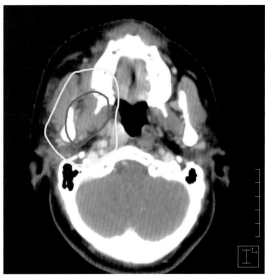

CTV1 包括下颌骨升支、翼内肌、翼外肌、咬肌大部及颈鞘

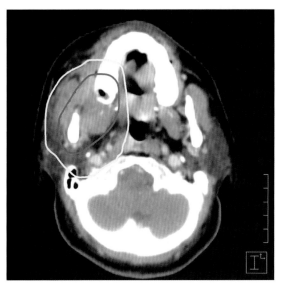
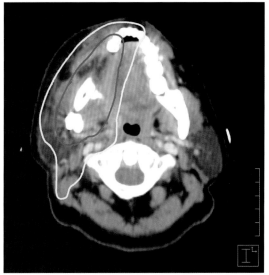

CTV1 包括下颌骨升支、植骨手术区域、翼颌间隙及上颈深淋巴引流区

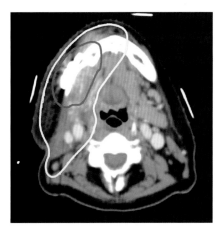
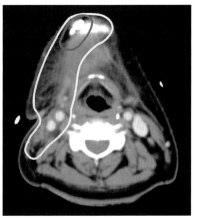

CTV1 包括下颌骨、植骨手术区域、颏下、颌下及上颈深淋巴引流区　　　　CTV1 下界位于舌骨下缘,其下为CTV2(省略)

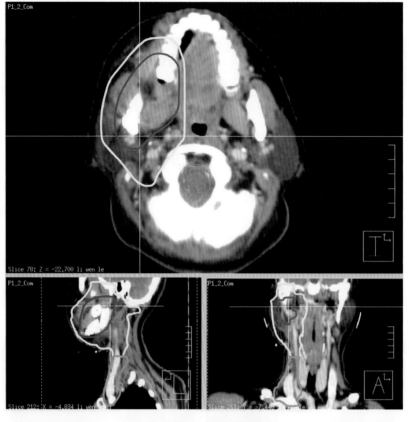

三维层面显示的靶区

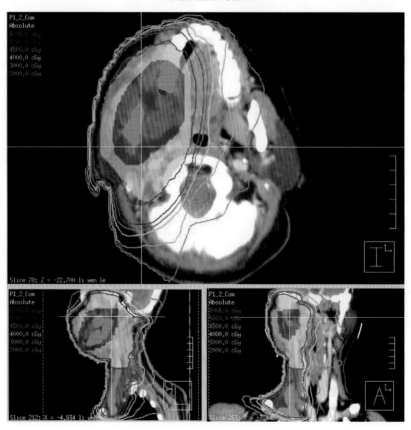

三维层面显示的靶区剂量分布

图 18-52　右侧下颌骨鳞癌的调强放疗靶区及剂量分布

第十二节 原始神经外胚层瘤

一、概述

原始神经外胚层瘤(peripheral primitive neuroectodermal tumor,PNET)属于小细胞恶性肿瘤,具有多方向分化能力,如分化为神经源、胶质细胞、间叶组织等,形态上与神经母细胞瘤、髓母细胞瘤、松果体母细胞瘤相似。

尤因肉瘤与 PNET 镜下特征相似,而且超过 90% 以上的病例存在相同的基因易位,即存在(11;22)(q24;q12)染色体易位,因此目前临床上将这两种肿瘤合二为一,称为 PNET/尤因肉瘤,是由来源不明的未分化原始细胞组成,又称为"尤因肉瘤家族",属于高度恶性肿瘤。

为便于临床掌握,有学者建议当肿瘤发生于骨或属于未分化的 PNET 称之为尤因肉瘤;如有神经形态学的特点或发生于软组织则称之为 PNET。

PNET 分为中枢性和外周性两大类。

(一)中枢性原始神经外胚层瘤

中枢性 PNET 是一类相对比较少见的肿瘤,发生在幕上者明显多于幕下,属 WHO Ⅳ级。

既往常将幕下 PNET 等同于髓母细胞瘤,但两者生物学行为不同,因此目前已将幕下 PNET 和髓母细胞瘤分开对待。

中枢性 PNET 的特点:

1. 多发生在年轻人。

2. 发病较快,主要症状为颅内压增高引起的头痛、呕吐等。

3. 影像学特点包括:病灶大,相对水肿小;信号不均匀,强化不均匀,有出血和囊变;不沿白质纤维生长,此点与胶质母细胞瘤不同。

4. 治疗原则与髓母细胞瘤相似,先行手术切除,术后全脑全脊髓放疗;同时强调辅助化疗在 PNET 中的作用,此点与髓母细胞瘤有所不同。

5. 预后比胶质母细胞瘤好,但没有髓母细胞瘤好,患者多数死于确诊后 2~3 年。

其放疗技术具体参见脑瘤、髓母细胞瘤有关内容。

(二)外周性原始神经外胚层瘤

外周性 PNET 包括尤因肉瘤和 Askin 瘤。

1. **尤因肉瘤(Ewing's sarcoma)** 由 Ewing 于 1921 年首先报道,是一种高度恶性的小圆形细胞肉瘤。尤因肉瘤好发于男性,90% 发生于 5~25 岁,其中尤以 10~20 岁多见。主要发生于骨,多见于长骨、骨盆、肋骨、脊椎骨等,也可发生于颌骨。发生于颌骨者表现为颌骨肿大、局部疼痛,可引起唇麻木,如果破坏骨皮质,则广泛浸润软组织。可有黏膜溃疡形成。尤因肉瘤也可发生于骨外软组织,称为骨外尤因肉瘤。

2. **Askin 瘤** 是发生于儿童和青少年胸部的恶性小圆细胞肿瘤,是 PNET/尤因肉瘤家族的一员,只是发生部位较特殊,有别于其他小圆细胞肿瘤,其恶性度甚高,临床上罕见。本瘤具有高度恶性倾向,侵袭力强,可见于胸壁软组织、肋骨骨膜及肺。易复发及远处转移,血行转移为主,淋巴转移少见,病程进展快,平均生存期短。治疗以化疗、放疗的综合治疗方案为主。

二、治疗原则

1. **PNET 根据部位而治疗方案有所不同**　中枢性 PNET 以手术治疗为主,术后常规全中枢神经系统放疗,并强调全身化疗的重要性。中枢外 PNET 如活检已明确诊断,因该病对放、化疗敏感,因此以化疗、放疗的综合治疗方案为主,临床上一般先行 3 或 4 个周期化疗,然后放疗;也可先行放疗,放疗后再进行 4~6 个周期的辅助化疗。

2. **化疗**　最常应用的药物有长春新碱、放线菌素 D、环磷酰胺、阿霉素等,即 VACA 方案,早年采用序贯疗法,即先诱导化疗,然后放疗,现在则多为同步放化疗。

3. **手术治疗**　在尤因肉瘤中的作用,一般在放疗和化疗结束后,如有残存且位于对功能影响不明显的部位考虑手术切除。

4. **放射治技术**　同发生于相同部位的常见鳞癌设野原则相似,但需要指出的是,即便是颈部淋巴结阴性者一般也主张预防性照射。

5. **病例介绍**

【病例 1】男性,16 岁,左侧枕部一 1cm 左右结节 1 年,质硬、固定、不痛。肿物生长较快,外院局部肿物手术切除,术后病理并经中国医学科学院肿瘤医院会诊为 PNET。拟行放疗,但放疗前胸部 CT 提示左肺有转移,先行顺铂 + 异环磷酰胺 + 依托泊苷化疗 2 周期无效,改用紫杉醇 + 吡柔比星化疗,期间枕部肿物生长,化疗未能控制,最后死于局部复发并感染出血(图 18-53)。

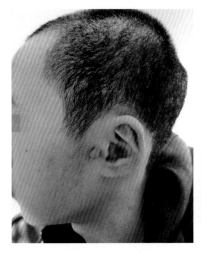 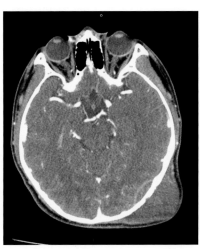 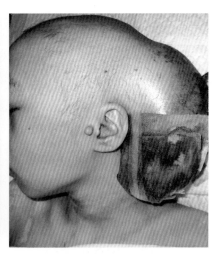

放疗前枕部肿物　　　　　　放疗前 CT　　　　　　术后化疗中局部进展

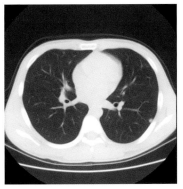
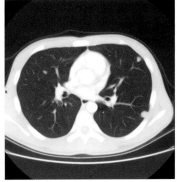

术后放疗前检查提示肺转移

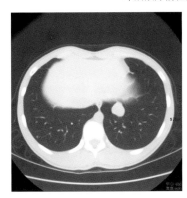
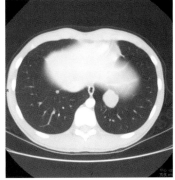

全身化疗无效,肺转移进展

图 18-53　1 例枕部 PNET 治疗失败原因

【病例 2】男性,22 岁,左上颈包块半年,CT 显示左上颈咽旁软组织肿物,手术切除病理 PNET,术后调强放疗 + 泰欣生治疗,放疗后辅助化疗 6 个周期。

因手术为单纯肿物切除,无法保证手术切缘阴性,因此 GTVtb 给予 69.96Gy/2.12Gy/33 次。

CTV 设计 2 个:CTV1 包括左侧瘤床、病变侧咽旁、口咽、鼻咽及上颈部淋巴引流区,给予 60.06Gy/1.82Gy/33 次;CTV2 包括病变侧中下颈深淋巴引流区,给予 54Gy/1.8Gy/30 次(图 18-54)。

现放疗后 5 年无瘤生存,偶有饮水呛咳,无其他不适。

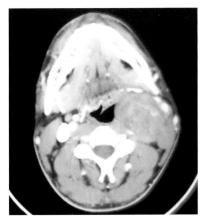

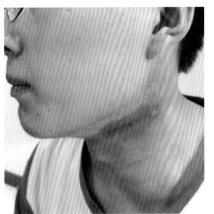

疗前 CT　　　　　　　　　　　　　术后照片

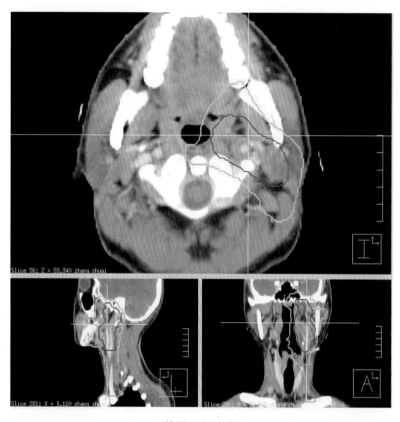

三维层面显示的靶区

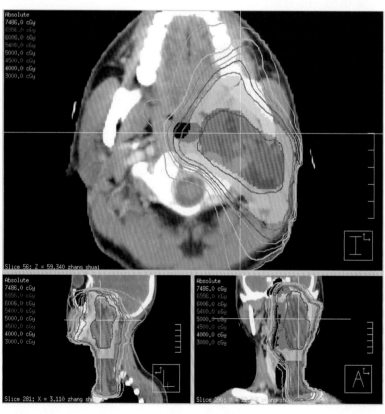

三维层面显示的靶区剂量分布

图 18-54　颈部 PNET 术后调强放疗靶区及剂量分布

第十三节　神经内分泌癌

一、概述

神经内分泌细胞是存在于体内能合成和分泌胺及多肽类激素的一类细胞,具有摄取胺前体、脱去其羧基变为活性胺的能力(amine precursior uptake and decarboxylation,APUD),因此又称 APUD 细胞。

神经内分泌细胞根据起源不同,分为神经型细胞和上皮型细胞。前者多沿神经分布,后者散布于全身各个实质器官,因此神经内分泌癌可发生于全身许多器官和组织。神经内分泌癌是一组发生于不同部位、恶性度不一的肿瘤,包括胃肠道类癌、胰腺内分泌肿瘤、支气管类癌、肺小细胞未分化癌、甲状腺髓样癌、嗜铬细胞瘤以及垂体腺瘤、喉部"神经内分泌癌"、皮肤"神经内分泌癌"(梅克尔细胞癌)等。

神经内分泌癌分类、命名及分级随着认识的增加在不断改变及更新中:

早年将神经内分泌癌根据细胞形态及生物学行为分为类癌、非典型类癌、大细胞神经内分泌癌及小细胞神经内分泌癌,后又分为分化好的神经内分泌癌(典型类癌、低度恶性)、中度分化的神经内分泌癌(非典型类癌、中度恶性)和分化差的神经内分泌癌(包括小细胞神经内分泌癌及大细胞神经内分泌癌、高度恶性)。

2017 版与 2005 版 WHO 相比变化最大的是大细胞神经内分泌癌:2005 版 WHO 将大细胞神经内分泌癌归类为非典型类癌/中分化神经内分泌癌、Ⅱ级,因其独特的组织形态学及不良预后,2017 版 WHO 蓝皮书将其归类为低分化神经内分泌癌、Ⅲ级。

同时,根据核分裂象计数和 Ki-67 指数的高低将该类肿瘤分为 3 个组织级别。

低级别:G1,核分裂象为 1 个/10 个高倍视野,Ki-67<3%;

中级别:G2,核分裂象为 2~20 个/10 个高倍视野,Ki-67 3%~20%;

高级别:G3,核分裂象>20 个/10 个高倍视野,Ki-67>20%。

发生于头颈部的神经内分泌肿瘤包括:

1. 甲状腺髓样癌。

2. 喉类癌。

3. 梅克尔细胞癌。

4. 垂体腺瘤。

5. 副神经节瘤。

6. 神经内分泌癌,包括小细胞与大细胞神经内分泌癌。

二、治疗原则

一般认为,典型类癌为良性,但有时也出现转移;不典型类癌预后相对较差,以手术治疗为主,而高度恶性的小细胞和大细胞神经内分泌癌预后差,以放疗、化疗综合治疗为主。

头颈部局限性小细胞癌的治疗包括手术、放疗及化疗的综合治疗。然而其复发率高,远处转移也常发生,尤其是伴有颈部淋巴结累及者。在非转移性病例中,诱导化疗、同步或辅助化疗可以减少肿瘤负荷和降低远处转移的风险。

(一) 外科手术

对典型类癌和不典型类癌,外科手术是唯一的根治办法,如甲状腺髓样癌、喉类癌、垂体瘤均以手术切除为主。

(二) 放疗

典型类癌和不典型类癌属放疗不敏感肿瘤,放疗仅用于不适合手术或术后有残留的患者。

小细胞神经内分泌癌属放疗敏感性肿瘤,如发生于肺的 SCLC 对放疗高度敏感,但临床上发现发生于头颈部的小细胞神经内分泌癌放射敏感性差别较大。治疗上主张放疗与化疗联合治疗:过去多采取先诱导化疗,然后放疗,目前主张放疗应早期进行,对全身情况好的患者可同步放化疗。

(三) 化疗

化疗对类癌的疗效不理想,对未切除的类癌目前尚无有效化疗方案。发生于头颈部的小细胞癌和小细胞肺癌有所不同,主要表现之一为化疗敏感性差异较大,且化疗方案以包括阿霉素、异环磷酰胺等药物为主。

三、放射治疗技术

靶区的设计与同部位的鳞癌相似。

典型类癌和不典型类癌仅包括肿瘤及周围一定范围的正常组织,不常规做淋巴引流区的预防性照射;而小细胞内分泌癌主张区域淋巴引流区的预防性照射。

预防性照射剂量 50Gy,治疗性剂量应不低于 60Gy,对放疗中肿瘤消退缓慢者局部加量,争取总量达 70Gy。

四、病例介绍

【病例 1】男性,40 岁。因耳闷、听力下降影像检查发现中耳异常,局部切除病理为类癌。患者拒绝扩大手术,遂行术后调强放疗。

GTVtb 包括手术波及部位,剂量 66Gy/2Gy/33 次;CTV 在 GTVtb 的基础上外放 5~10mm,剂量 60.06Gy/1.82Gy/33 次。

现放疗后无瘤生存 6 年,但右耳失聪(图 18-55)。

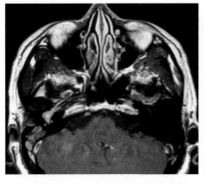 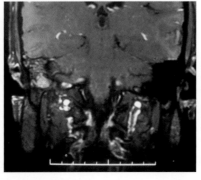 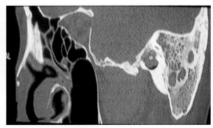

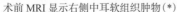

术前 MRI 显示右侧中耳软组织肿物(*)　　　　　　　　　　术前 CT 显示右侧中耳占位(*)

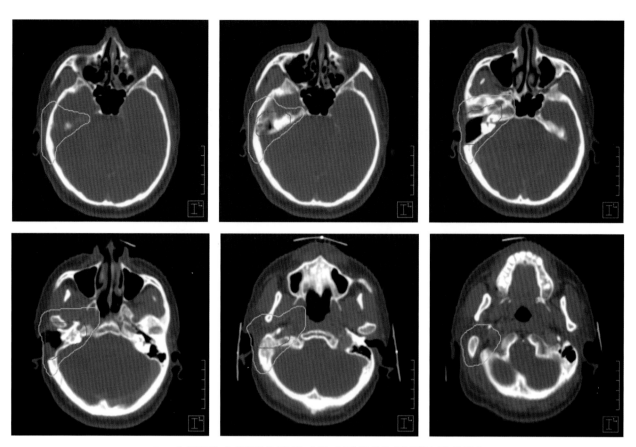

CTV 包括瘤床、全部耳结构（外耳、中耳、内耳）及岩骨、耳咽管全部、茎乳孔

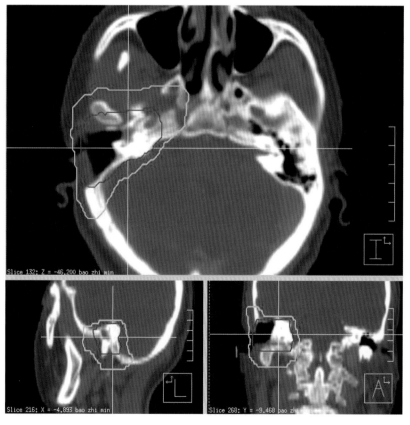

三维层面显示的靶区

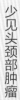

18

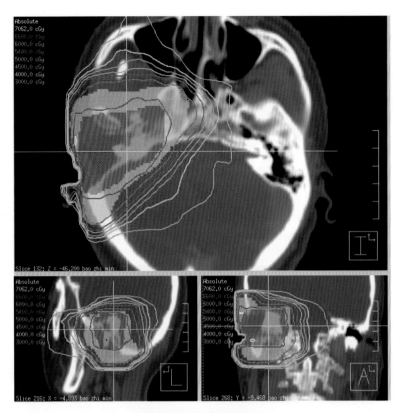

三维层面显示的靶区剂量分布

图 18-55　中耳类癌术后调强放疗靶区及剂量分布

【病例 2】男性,73 岁。喉神经内分泌癌,诱导化疗 2 周期效果不佳,遂行调强放疗(图 18-56)。

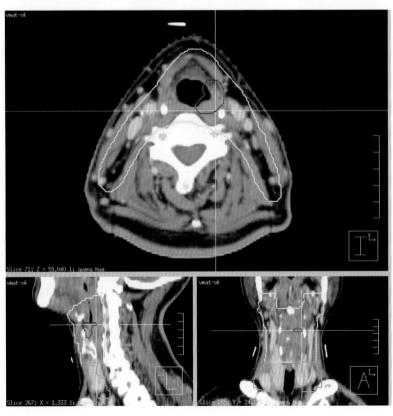

三维层面显示的靶区

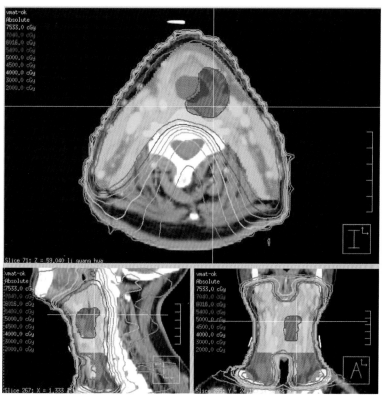

三维层面显示的靶区剂量分布

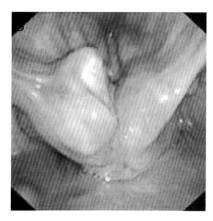

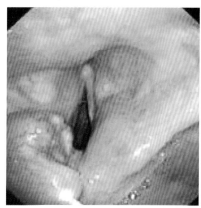

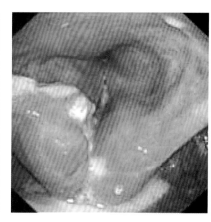

放疗前　　　　　　　　　　　　　诱导化疗后　　　　　　　　　　　　　放疗结束

图 18-56　喉神经内分泌癌术后调强放疗靶区、剂量分布及疗效

靶区设计及剂量同喉鳞癌。

治疗结束复查肿瘤稍有缩小。放疗后半年患者死于远处转移。

五、预后

典型类癌在临床上表现为良性肿瘤,临床症状不多见,预后好,5 年生存率达 90% 以上。

小细胞神经内分泌癌则是一类恶性度较高的肿瘤,生长迅速、转移快,但经过有效的综合治疗,其预后明显改善,但具体预后也因发生部位的不同而不同,如肺的 SCLC 综合治疗 5 年生存率目前已超过 30%,而梅克尔细胞癌的预后甚差,5 年生存率一般不超过 20%。

第十四节 气管肿瘤

一、概述

原发性气管恶性肿瘤少见。原发性气管恶性肿瘤包括：

1. 起源于黏膜上皮的鳞状上皮细胞癌、腺癌。

2. 起源于黏膜腺体或黏膜下腺体的腺样囊性癌、黏液表皮样癌。

3. 起源于黏膜上皮嗜银的 Kulchitsky 细胞的分化不良型癌和类癌。

气管肿瘤发病部位多位于软骨环与膜部交界处。

最常见的原发气管癌是鳞癌和腺样囊性癌，其他恶性肿瘤均罕见。

二、临床特点

1. **气管鳞状上皮癌**　多发生于气管的下 1/3 段，占原发性气管恶性肿瘤的 40%~50%，易侵犯喉返神经和食管，约 1/3 的原发性气管鳞状上皮癌患者在初诊时已有深部纵隔淋巴结和肺转移，气管鳞状上皮癌的播散常先到邻近的气管旁淋巴结，或直接侵犯纵隔结构。

气管鳞癌的预后较差。

2. **腺样囊性癌**　占气管癌的 20%~35%，好发于女性。气管腺样囊性癌可侵犯管壁全层(图 18-57)，但临床进展较慢，常沿黏膜下和神经鞘膜生长，手术难以彻底切除，在间隔相当长的一段时间后，有复发或转移的倾向，术后配合放疗，可明显延长生存率。

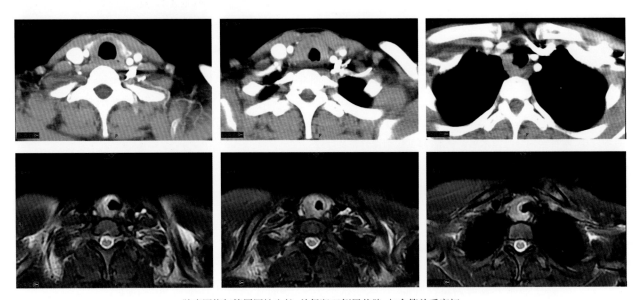

肿瘤围绕气管周围性生长，并侵犯双侧甲状腺，与食管关系密切

图 18-57　一例气管腺样囊性癌的局部生长方式

三、治疗原则

原发性气管肿瘤的首选治疗为手术切除。

放疗作为原发性气管癌手术后补充治疗或根治性治疗具有一定的地位，但单纯放疗效果比手术治疗效果差。

四、放射治疗技术

因气管耐受性限制，一般气管肿瘤不主张大分割照射，主张常规分割照射，分次剂量 1.8~2.0Gy，术后放疗剂量 50~60Gy，对肿瘤残存明显，或无法手术而行单纯放疗时，最高局部剂量不超过 70Gy。

以下两例患者均为发生于声门下区至胸骨上切迹上气管的恶性肿瘤，其照射范围气管鳞癌与腺样囊性癌有所不同：气管鳞癌要常规行颈部、上纵隔淋巴引流区域的照射，而腺样囊性癌一般不考虑颈部的预防性照射，但一旦外侵，要行邻近区域的淋巴结预防性照射。

【**病例1**】气管鳞癌术后，采用 7 野同步加量调强照射技术，靶区包括气管、食管及双侧下颈锁骨上淋巴引流区，GTVtb 60Gy/30 次，CTV 54Gy/30 次（图 18-58）。

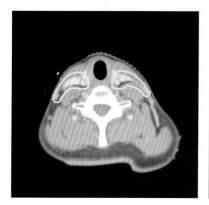 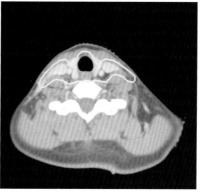

最上层面 CTV 位于环状软骨下缘水平，　　　　两个不同层面 CTV 包括气管、气管食管沟及双侧下颈深淋巴引流区域
包括双侧颈深淋巴引流区

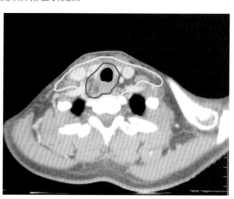 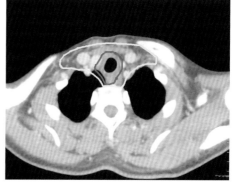

两个不同层面 CTV 包括气管、气管食管沟及双侧下颈锁上区域

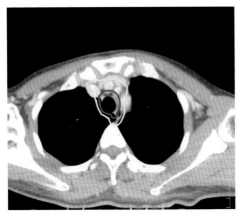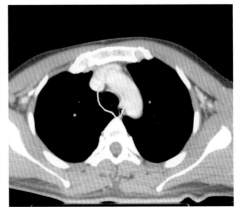

两个不同层面 CTV 包括气管及其周围纵隔淋巴引流区

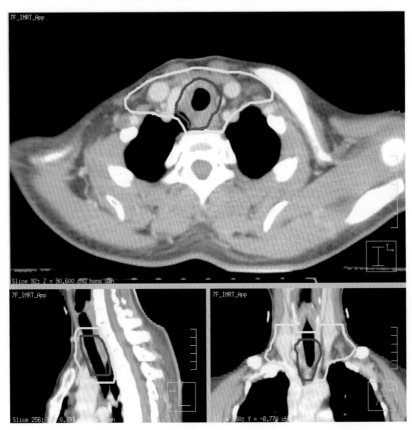

三维层面显示的靶区（CTV、GTVtb）

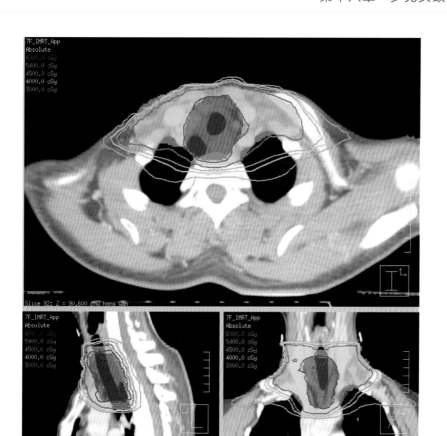

三维层面显示的靶区剂量分布

图 18-58　气管鳞癌术后调强放疗靶区及剂量分布

【病例 2】气管腺样囊性癌术后,采用三维适形照射技术,照射野包括病变气管、周围 0.5~1cm 正常组织,上下界以放疗前肿瘤上下缘各外放 3cm,总剂量 60Gy/30 次(图 18-59)。

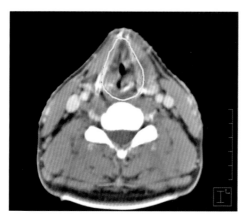

最上层面 CTV 包括声门上喉

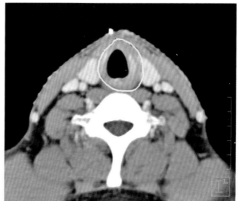

CTV 包括声门下区

少见头颈部肿瘤

18

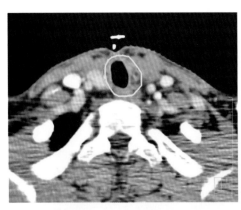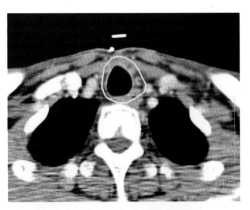

两个不同层面 CTV 包括气管、气管周围 0.5~1cm 周围正常组织及病变侧气管食管沟小淋巴结

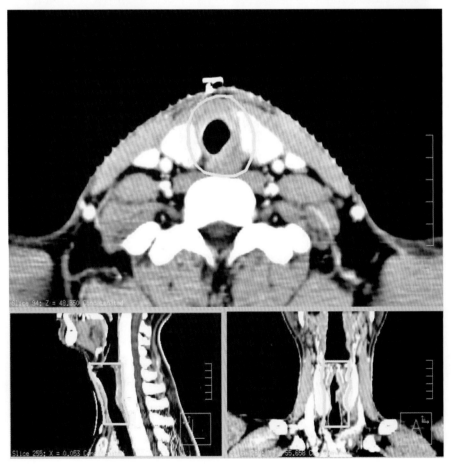

三维层面显示的靶区

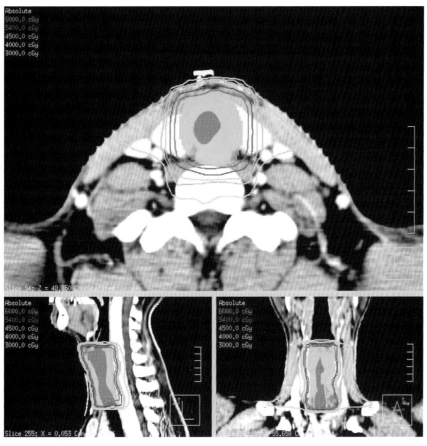

三维层面显示的靶区剂量分布

图 18-59 气管腺样囊性癌术后适形放疗靶区及剂量分布

第十五节 淋巴上皮癌

一、概述

淋巴上皮癌(lymphoepithelial carcinoma,LEC),也称"恶性淋巴上皮病损、伴淋巴样间质的未分化癌及淋巴上皮瘤样癌",是一种特殊类型的未分化癌。

在头颈部,淋巴上皮癌最常发生于鼻咽,也称为泡状核细胞癌,属于非角化性癌未分化型;而发生于头颈部非鼻咽部位的则相当少见,多发生于腮腺,其他部位如口咽、下咽、喉等均可发生,但多为散在病例。

头颈部的淋巴上皮癌与 EBV 直接相关,原位杂交 EBER 阳性,是淋巴上皮癌的特征性标记。

图 18-60 为不同部位的淋巴上皮癌的影像所见。

二、治疗原则

发生于涎腺器官的淋巴上皮癌以手术 + 术后放疗为主。

因涎腺属于单侧器官,因此涎腺淋巴上皮癌的术后放疗靶区以单侧为主:CTV1 包括瘤床及首站淋巴引流区,而同侧中下颈设计为 CTV2;发生于中线器官的淋巴上皮癌如口咽、下咽、喉等,即便 N0 病例,也主张

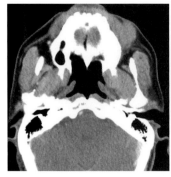
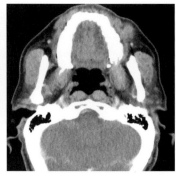
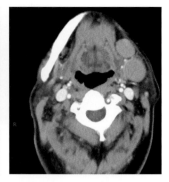

左侧颊黏膜淋巴上皮癌颌下淋巴结转移

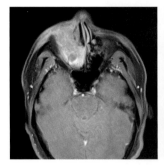
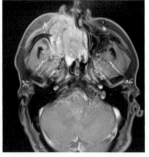
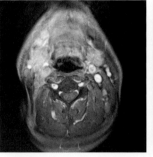
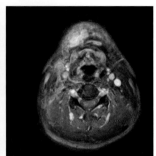

右侧鼻腔上颌窦淋巴上皮癌颏下、颌下、颈上深淋巴结转移

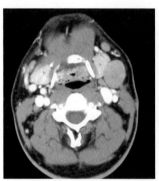
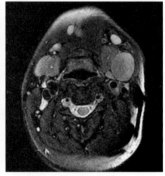

左侧鼻腔上颌淋巴上皮癌术后未行放疗 3 个月颌下淋巴结转移

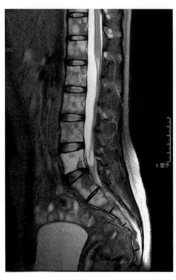
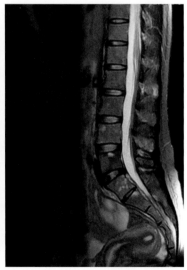

腮腺淋巴上皮癌术后放疗后 3 年未行化疗多发椎体转移

图 18-60　不同部位的淋巴上皮癌的侵犯范围及区域、远处转移的影像所见

双侧颈部的预防性照射,而且如果术前已经确诊,则可直接首选放疗 ± 同步化疗,放疗后根据具体情况可辅助化疗 3~4 周期以降低远处转移的发生。

具体靶区设计同相应部位发生的鳞癌相似,不同的是淋巴上皮癌放疗后建议行 3~4 周期的辅助化疗以降低远处转移的发生。

原发肿瘤(GTVp)或转移淋巴结(GTVnd)70Gy。

手术瘤床剂量(GTVtb)60~66Gy。

高危区域(CTV1)预防性照射剂量 60Gy。

低危区域(CTV2)预防性照射剂量 50Gy。

三、疗效和预后

淋巴上皮癌属于高度恶性肿瘤,40% 病例可发生淋巴结转移,30% 远处转移,但因对放疗、化疗敏感,规范化的综合治疗其效果基本与鼻咽癌的疗效相似:3 年总生存率超过 90%,5 年总生存率 70%~80%。

四、病例介绍

【病例】男性,46 岁,因左侧上颈部淋巴结肿大手术切除,病理淋巴上皮癌,内镜检查发现右侧舌根肿物,咬取病理同前,且 EBER 阳性。

诊断: 舌根淋巴上皮癌左侧颈部多发淋巴结转移。

治疗方案: 同步放化疗。

靶区设计及剂量同该部位发生的鳞癌(图 18-61)。

放疗终复查 CR,现无瘤生存 1 年。

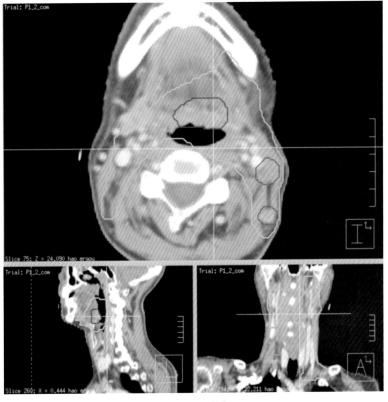

三维层面显示的靶区

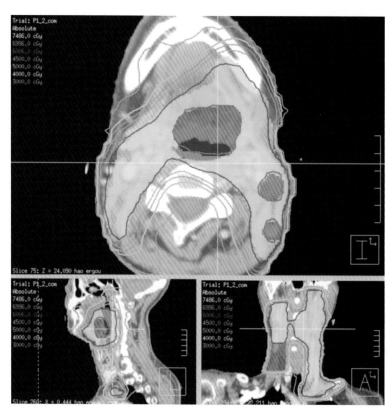

三维层面显示的靶区剂量分布

图 18-61　舌根淋巴上皮癌左侧颈部多发淋巴结转移的调强放疗靶区及剂量分布

第十六节　NUT 癌

一、概述

NUT 癌是 2015 年 WHO 提出的新病名,是一种具有独特分子遗传学改变的低分化高度恶性肿瘤,伴有睾丸核蛋白(nuclear protein in testis,NUT)基因重排,因此凡与 *NUT* 基因染色体重排相关的癌被称为睾丸核蛋白癌或睾丸核蛋白中线癌(nuclear protein in testis midline carcinoma,NMC),临床简称为中线癌或中线致死性癌。

NUT 癌的细胞起源不明,其形态及免疫表型与鳞癌类似,但它具有 NUT 基因的改变而不同于鳞癌。

镜下可见肿物常由低分化或未分化肿瘤细胞构成,肿瘤细胞有不同的鳞状上皮分化。

免疫组化染色 NUT 抗体阳性(≥ 50%),或 FISH 检测有 NUT 基因易位或 BRDNUT 融合基因方可诊断为 NMC。当瘤细胞为局灶性 NUT 抗体阳性(<50%)或 NUT 阴性表达时,若高度疑为中线癌,应再进行 FISH 等检测。

任何年龄均可发生,但好发于青少年,多发生于中线器官,如纵隔、肺、鼻窦等,既往多归入低分化癌或未分化癌,但分子学特征 NUT 阳性而得以鉴别和区分。

二、治疗原则

本病侵袭性强,恶性程度高,进展迅速,发现时多为晚期,已不适合手术。

放疗、化疗有一定效果,建议先行全身化疗或直接同步放化疗,但总体预后极差,具有致死性,一般确诊后数月患者即死亡,死亡原因多为局部区域侵袭和远处转移。

适合放疗的病例,靶区设计及剂量遵照所在部位的头颈部鳞癌原则。

第十七节　梭形细胞癌

一、概述

梭形细胞癌(spindle cell carcinoma,SC),即梭形细胞鳞癌,特点为分化差的癌组织包含肉瘤样结构。

梭形细胞癌是一种多形性梭形细胞肿瘤,是鳞状细胞癌的一种特殊类型。

又称:癌肉瘤、肉瘤样癌、碰撞瘤、假肉瘤、多形性癌等。

梭形细胞癌在病理上既有癌(腺癌或鳞癌,但以鳞癌多见)的成分,又有肉瘤的成分(如横纹肌肉瘤、骨肉瘤、软骨肉瘤或纤维肉瘤等),具备癌和肉瘤共同生物学特点,容易局部复发和远处转移,因此属于高度恶性。

镜下诊断具有组织学上的双相特点:鳞状上皮癌多呈灶性、构成肿瘤小部分,而其类肉瘤成分常由丰富的梭形细胞构成,常构成肿瘤大部分。免疫组化染色上皮 CK+,间叶 VIM+。

临床少见,在所有头颈部肿瘤中发病率 <1%,可发生于喉、鼻腔、口腔、下咽、气管、颈段食管等部位,男性多见,尤其是嗜烟、酗酒及有辐射史者,好发年龄偏大,以 50~70 岁多见。

肿瘤的形态有所不同,可根据形态分为息肉样型和浸润性。

局部活检容易误诊,多数是术后病理确诊。因此临床如考虑到梭形细胞癌,应多点活检、较深部位取材,可在一定程度上减少术前误诊。

二、治疗原则

按照头颈部鳞癌的临床分期确定治疗方案:以手术为首选,术后常规放疗。

只要有手术指征均应手术切除,无论临床分期、手术切除情况,术后常规放疗,可考虑同步化疗,也有主张放疗后辅助化疗,以降低远处转移的发生。

文献报道颈部淋巴结转移的概率 20% 左右,因此靶区设计时应考虑颈部的预防性照射。

三、预后

梭形细胞癌临床罕见,恶性程度高,较鳞癌更具侵袭性,相当于低分化鳞癌,但其对放化疗效果不佳,预后差。

失败的主要原因为局部复发和远处转移,5 年总生存率 30% 左右,平均生存时间 10~24 个月。但对于早期病变,尤其是呈息肉样型的预后较好,5 年总生存率可达 60%~80%。

四、病例介绍

【病例】男性,35 岁。右侧面颊部肿物外院局部切除术后,病理经中国医学科学院肿瘤医院会诊为梭形细胞癌。

治疗方案:异环磷酰胺 + 表柔比星化疗 2 周期→放疗→异环磷酰胺 + 表柔比星化疗巩固化疗 2 周期。

靶区设计(图 18-62):

GTVtb 以术前影像显示的肿瘤所在部位为准,66Gy/2Gy/33 次。

CTV:同颊黏膜鳞癌设野,包括全部颊黏膜、病变侧咽旁、咬肌系统、病变侧 I、II 区包括在 CTV1,剂量 60.06Gy/1.82Gy/33 次;病变侧 III 区设计为 CTV2,剂量 50.96Gy/1.82Gy/28 次。

临床效果:疗后 3 个月即出现双肺转移,现口服安罗替尼近 1 年,疗效 SD。

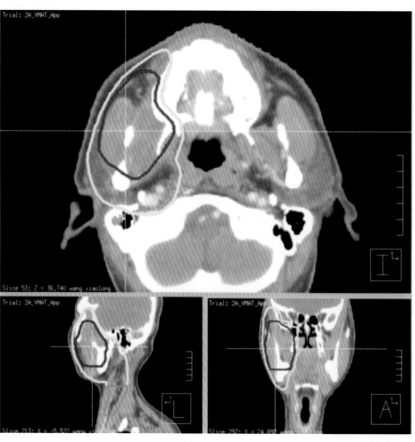

三维层面显示的靶区

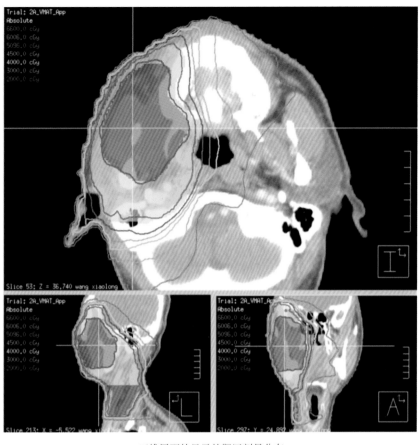

三维层面的显示的靶区剂量分布

图 18-62　面颊部梭形细胞癌的调强放疗靶区及剂量分布

第十八节　睑 板 腺 癌

一、概述

眼睑发生的恶性肿瘤,最常见的为基底细胞癌,其次为睑板腺癌。

睑板腺癌(meibomian gland carcinoma)又称麦氏腺癌,是起源于眼睑睑板腺的一种恶性肿瘤,属于皮脂腺癌的范畴(图 18-63)。

睑板腺癌好发于成年人,女性多于男性,上睑多发,其次为下睑及泪阜。

睑板腺癌恶性度较高,表现为明显的浸润性及侵袭性,容易侵袭邻近组织结构,且容易发生区域淋巴结转移,甚至远处转移,总体预后较差。

睑板腺癌最常见的转移淋巴结为耳前淋巴结(即腮腺淋巴结)和颌下淋巴结。

一般而言,无论是眼睑的内 1/2 还是外侧 1/2,都可发生腮腺淋巴结转移,但发生颌下淋巴结转移者一般都是位于眼睑的内 1/2 发生的肿瘤。

如果腮腺淋巴结转移和／或颌下淋巴结转移后，则下一站发生转移的淋巴结为Ⅱ和Ⅲ区。

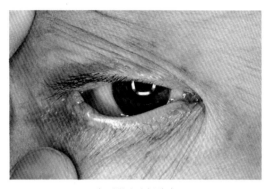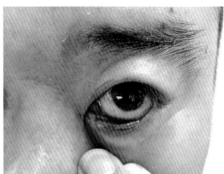

右下眼睑睑板腺癌　　　　　　　　　　左下眼睑睑板腺癌

图18-63　2例睑板腺癌查体所见

二、临床分期

采用2017年眼睑癌的AJCC TNM分期标准。

(一) 肿瘤(T)原发病灶

T1：肿瘤的最大直径 ≤ 10mm。

　　T1a：肿瘤未侵犯睑板或睑缘。

　　T1b：肿瘤侵犯睑板或睑缘。

　　T1c：肿瘤侵犯眼睑全层。

T2：肿瘤的最大直径 >10mm，但 ≤ 20mm。

　　T2a：肿瘤未侵犯睑板或睑缘。

　　T2b：肿瘤侵犯睑板或睑缘。

　　T2c：肿瘤侵犯眼睑全层。

T3：肿瘤的最大直径 >20mm，但 ≤ 30mm。

　　T3a：肿瘤未侵犯睑板或睑缘。

　　T3b：肿瘤侵犯睑板或睑缘。

　　T3c：肿瘤侵犯眼睑全层。

T4：肿瘤侵犯眼球、眼眶或面部结构。

　　T4a：肿瘤未侵犯眼球或眶内结构。

　　T4b：肿瘤侵犯眼眶骨壁，或侵犯鼻窦，或侵犯泪囊／鼻泪管或脑。

(二) 局部淋巴结(N)转移

N0：无淋巴结转移。

N1：同侧单个淋巴结转移，其最大径 ≤ 3cm。

　　N1a：根据临床和影像学检查诊断的同侧单个淋巴结转移。

　　N1b：根据淋巴结活体检查诊断的同侧单个淋巴结转移。

N2：同侧单个淋巴结转移，其最大径 >3cm，或双侧或对侧淋巴结转移。

N2a:根据临床和影像学检查诊断的淋巴结转移。

N2b:根据淋巴结活体检查诊断的淋巴结转移。

(三)远处转移(M)

M0:无远处转移。

M1:有远处转移。

(四)分期组合

ⅠA 期:	T1	N0	M0
ⅠB 期:	T2a	N0	M0
ⅡA 期:	T2b~c,T3	N0	M0
ⅡB 期:	T4	N0	M0
ⅢA 期:	任何 T	N1	M0
ⅢB 期:	任何 T	N2	M0
Ⅳ期:	任何 T	任何 N	M1

20 世纪 80 年代国内学者曾水清提出的临床分期标准简单易行,临床可供参考:

Ⅰ期:睑板内肿块与皮肤无粘连,肿块在皮下滑动自如。

Ⅱ期:肿块与皮肤粘连,有的在结膜面出现不均匀的黄色斑点,有的肿块已在皮肤或结膜面穿破形成菜花样溃疡。

Ⅲ期:肿瘤已侵犯眼睑邻近组织、眼球、眶内组织或有远处转移。

三、治疗原则及疗效

睑板腺癌对放疗、化疗不敏感,治疗以手术治疗为主,手术切缘应≥ 5mm。

局部复发 20%~40%,区域淋巴结转移 20%~30%,远处转移 10% 左右。

T3~4 术后常规放疗,T1~2a 术后放疗有争议。

肿瘤直径 >10mm 容易治疗失败,不仅表现在局部复发常见,而且淋巴结转移也明显增加,因此肿瘤直径超过 10mm 是不良预后的一个重要因素,所以多主张 >10mm 病变术后常规放疗,即 T2b~T4 病变术后应该放疗,可以降低局部复发率。

术后放疗指征:① T2b~T4 病变;② T1~2a 病变术后切缘阳性或安全界不能保证者;③区域淋巴结转移者。

颈部术后放疗指征:①局部晚期病变;②腮腺淋巴结转移者放疗范围起码应包括Ⅰb 和Ⅱ区。

四、放射治疗技术

(一)局部野照射

眼睑浅表局限性病变手术切缘阳性或切缘安全界不能保证,无法或拒绝扩大切除术者,可采用局部电子线照射,能量 6~9MeV 照射,局部剂量 50~60Gy。

电子线照射时,为保护角膜晶体,需要放疗时用铅眼罩进行局部保护(图 18-64)。

(二)局部 + 淋巴引流区照射

局部晚期病变,如侵犯眼球或眶壁者,术后除考虑局部照射,还应考虑淋巴引流区照射,此时一般采用高

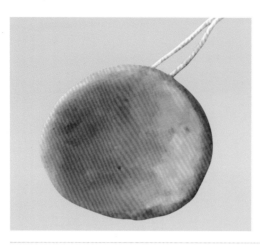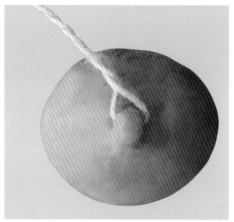

图 18-64　保护角膜晶体的铅眼罩

能 X 线照射。

颈部预防区照射要考虑耳前、颌下和上颈深淋巴引流区。

第十九节　肌上皮癌

一、概述

肌上皮癌（myoepithelial carcinoma），又称恶性肌上皮瘤（malignant myoepithelioma）。腮腺最为常见，其次为腭部、颌下腺等。临床生物学行为不一，容易远处转移，尤其是肺转移多见，颈部淋巴结转移少见，临床归为高度恶性。

二、治疗原则

治疗原则以手术为首选，常规术后放疗。

治疗失败的主要原因为局部未控，其次为远处转移，5 年总生存率 30% 左右。

放疗靶区设计及剂量同发生相关部位的肿瘤相似，如腮腺肌上皮癌按照腮腺癌靶区设计原则，因颈部淋巴结转移少见，一般仅包括首站淋巴引流区域即可，不做过大范围的预防性照射。

第二十节　上皮 - 肌上皮癌

一、概述

上皮 - 肌上皮癌（epithelial-myoepithelial carcinoma，EMC），又称腺肌上皮瘤（adenomyoepithelioma）或富于糖原的腺癌。肿瘤由两层细胞组成，即内层的腺上皮细胞和外层透明的肌上皮细胞，免疫组化染色细胞角蛋白、S-100 蛋白和肌动蛋白阳性。

上皮 - 肌上皮癌好发于涎腺和乳腺，其中腮腺最为好发，其次为腭部。

老年人多见，女性偏多。

生物学行为表现为惰性肿瘤，既往多认为是低度恶性肿瘤，但因为本病多呈浸润性生长，容易广泛侵犯周围组织，无包膜且边界不清，发现时多为局部晚期，疗后局部复发常见，因此目前多认为属于中 - 高度恶性。

颈部淋巴结转移和远处转移相对少见。

二、治疗原则

治疗以手术治疗为主，广泛的手术切除并保证足够的安全界是治疗能否治愈的首要因素。

放、化疗敏感性不高，但有化疗达 CR 的文献报道。

术后放疗指征遵从一般头颈部鳞癌的原则，设计靶区一般不考虑颈部的预防性照射，或仅预防性照射第一站的淋巴引流区。

国外报道 5 年总生存率超过 80%，而国内报道疗效差，一般不超过 50%。

第二十一节　炎性肌纤维母细胞瘤

一、概述

炎性肌纤维母细胞瘤（inflammatory myofibroblastic tumor，IMT）是一种真性肿瘤而非反应性病变。

曾先后命名为"炎性假瘤、浆细胞肉芽肿、肌纤维母细胞瘤、粘连性错构瘤、炎症性纤维肉瘤"等。WHO 于 2002 年将其正式更名为"炎性肌纤维母细胞瘤"，病变主要由肌纤维母细胞以及浆细胞、淋巴细胞、嗜酸性粒细胞等炎性细胞组成的一种间叶性肿瘤。

IMT 尽管发病率低，但全身均可发病，多见于内脏和软组织，好发于儿童及青少年；发生于头颈部者少见，可发生于眼眶、鼻腔、鼻窦等，且以成人多见。

临床生物学行为表现为惰性肿瘤。肿瘤缓慢生长，但表现为浸润性生长的特性，且疗后容易局部复发，因此病理上尽管属于良性和恶性之间的交界性病变，但临床表现类似低度恶性肿瘤性质。

临床表现主要为局部占位及压迫引起的症状和体征。

CT/MRI 表现为软组织肿物、血供丰富、侵犯周围骨质及软组织，表现为浸润性生长。

确诊依赖于病理学检查，其中 SMA（+）组化染色阳性有诊断价值。

二、治疗原则

1. 手术治疗 为首选治疗方案。对于术前肿瘤较大、血供丰富者可考虑先行介入阻断治疗。

2. 术后放疗 对完整手术切除者无需术后放疗。术后放疗仅用于术后多次复发已无再次手术指征或术后残存明显者。对于无法手术的局部晚期病变，也可使用放疗以缓解症状、控制肿瘤生长。

3. 大剂量激素 有文献报道晚期病变可试用大剂量激素，少数患者会收到一定姑息效果。

三、预后

局部复发是主要失败模式，疗后局部复发约占 30%，一般不发生转移。

四、病例分析

【病例】 女性，40 岁。因头痛 CT 检查发现蝶窦占位，外科仅行内镜下窦腔内肿瘤刮除术，术后病理蝶窦肌纤维母细胞瘤。

尽管该病为低度恶性，因肿瘤残存明显，术后常规放疗。

术后放疗采用 IMRT 技术（图 18-65）。

GTVp：结合影像及术中所见将肿瘤完全包括在 GTVp 内，剂量 69.96Gy/2.12Gy/33 次。

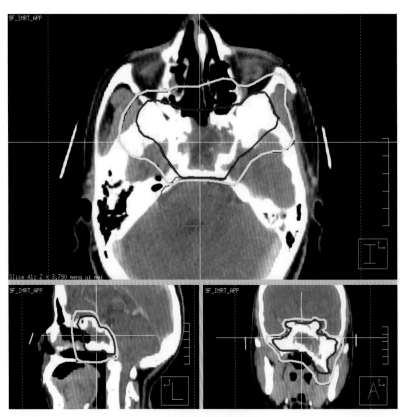

三维层面显示的靶区

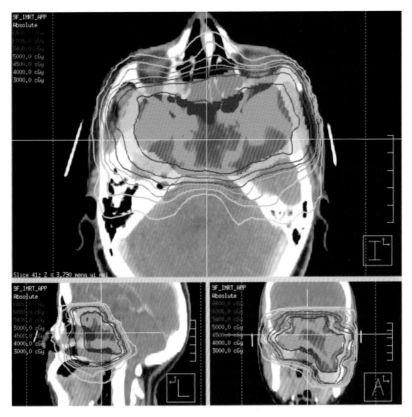

三维层面显示的靶区剂量分布

图 18-65　蝶窦肌纤维母细胞瘤的调强放疗靶区及剂量分布

CTV:CTV 在 GTVp 的基础上外放 1~2cm 距离;骨性屏障适当少放,多限在 1cm 范围内,而软组织腔隙如颞窝、翼上颌裂等相对多放,剂量 60.06Gy/1.82Gy/33 次,不行颈部预防性放疗。

临床疗效:放疗终肿瘤稳定,复查 3 年无变化,后失随访。

第二十二节　肌纤维母细胞肉瘤

一、概述

肌纤维母细胞肉瘤(myofibroblastic sarcoma,MS)属于低度恶性肿瘤,临床上称为低度恶性肌纤维母细胞性肉瘤(low grade myofibroblastic sarcoma,LGMS)。

肌纤维母细胞肉瘤多见于成年人,男性多见。

肌纤维母细胞肉瘤好发于头颈部,如口腔、舌、腭、牙龈、鼻窦、颌面骨和颅底。

WHO 新分类将肌纤维肉瘤(myofibrosarcoma,MFS)作为 LGMS 的同义词。文献中将 MFS 分为低、中、高(grade 1、2、3)或低、高级别。低、中级别相当于 LGMS。而高级别者为多形性恶性纤维组织细胞瘤(MFH)伴肌纤维母细胞分化,称多形性肌纤维肉瘤。

MS 一般临床过程良性,仅少数病例局部复发,个别出现远处转移。

二、治疗原则

手术治疗为首选,明确诊断后局部进行广泛切除,如完整手术切除,密切随访,不行术后放疗。

如病变范围广泛,无法完整手术切除者,可试用术前、术后放疗。但如果属于中、高度恶性者(grade 2、3),则术后应加用放疗。

三、预后

预后与肿瘤细胞生长活跃程度和是否出现坏死灶有关。

因病变具有一定侵袭性,术后复发较常见,且个别复发病例可从 grade 2 转变为 grade 3 并可发生远处转移,如肺转移等。

四、病例分析

【病例】男性,60 岁。因鼻塞发现右侧鼻腔肿物,活检病理:肌纤维母细胞肉瘤。

临床诊断:右侧鼻腔筛窦上颌窦肌纤维母细胞肉瘤。

治疗原则:手术 + 术后放疗(图 18-66)。

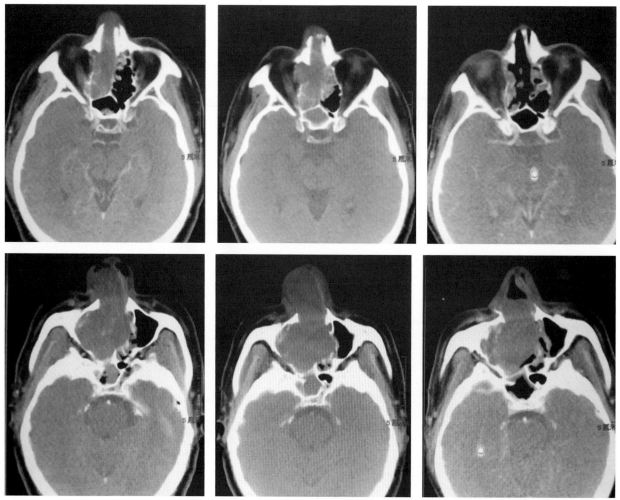

| 拟行手术 | 术前进展 | 术前放疗结束 |

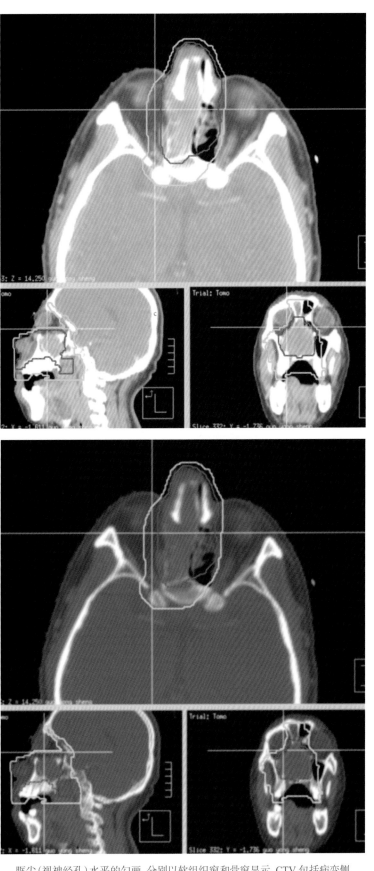

眶尖（视神经孔）水平的勾画，分别以软组织窗和骨窗显示，CTV 包括病变侧
眶上裂、眶尖视神经孔，但对侧眶尖避开保护

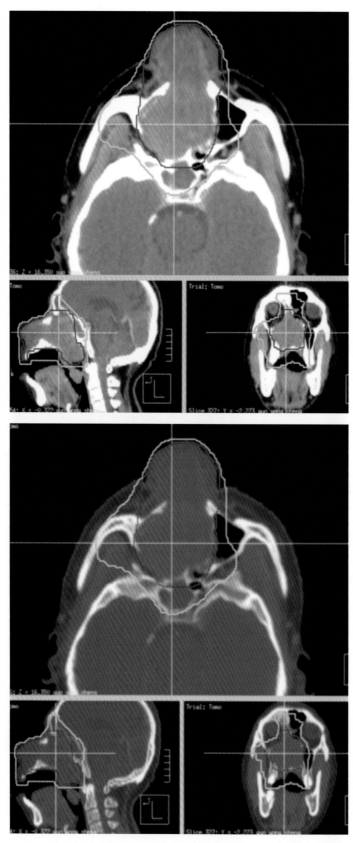

鼻腔上颌窦翼上颌裂水平,分别以软组织窗和骨窗显示,CTV 包括全部鼻腔、病变侧上颌窦、对侧大部上颌窦,双侧翼上颌裂,因病变主体右侧为主且上颌窦后壁破坏,因此右侧翼上颌裂和部分颞下窝包括在 CTV,而左侧仅包括翼上颌裂。同时因病变接近体表,因此鼻部加 5mm 填充物以保证皮缘剂量

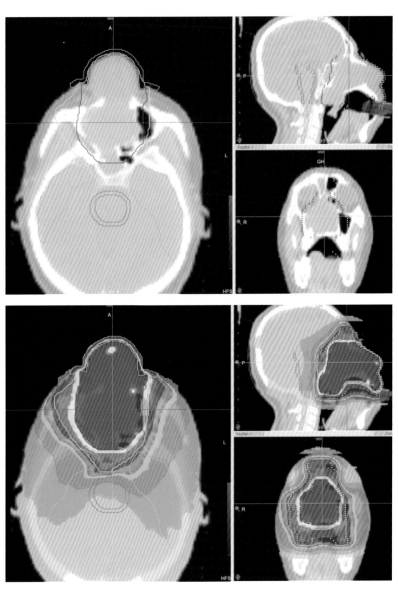

TOMO 技术显示的靶区剂量分布

图 18-66　肌纤维母细胞肉瘤的调强放疗靶区及剂量分布

　　拟行手术因肿瘤生长较快而给予术前 TOMO 调强放疗,先分次大剂量 3Gy/3 次阻止肿瘤快速生长,3 次后改为常规剂量,GTVp 59.36Gy/2.12Gy/28 次,CTV 56Gy/2Gy/28 次。

　　临床疗效:放疗终肿瘤有缩小,休息 1 个月手术切除,术后病理切缘净,呈轻 - 中度放疗反应。术后 4 年肝转移,2 周期异环磷酰胺 + 表柔比星化疗无效,射频消融控制,现放疗后 5 年,带瘤生存。

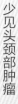

第二十三节　滤泡树突状肉瘤

一、概述

滤泡树突状肉瘤（follicular dendritic cell sarcoma，FDCS）起源于树突网织细胞，可发生于任何树突状细胞存在的地方，属于低度恶性肉瘤，临床罕见。

发生于头颈部者多见，其中半数以上发生于淋巴结，其他为结外器官。发生于淋巴结者多表现为颈部无痛性肿大淋巴结。发生于结外组织最常见部位为韦氏环淋巴组织，如扁桃体、舌根、鼻咽等，其中扁桃体最为常见，患者多表现为慢性扁桃体肿大，行扁桃体摘除术后，病理检查而确诊。少见部位为甲状腺、上颌窦、牙龈等。

成年人多见，平均年龄40岁左右。男女发病率无明显差异。

免疫组化：CD21、CD23、CD35、KiM4p及树突网状细胞抗原R4/23是本瘤特征性的免疫组化标记物。

临床病程与一般低中度软组织肉瘤的生物学规律相似，治疗失败的主要原因为局部区域失败，国外文献报道可达40%，其次为远处转移，占25%左右，肺转移最为常见。

发生于头颈部的FDCS，疗前应全面检查，既包括局部区域的CT/MRI检查，也主张胸部CT检查，以除外肺转移，CT检查时主张包括肝。

二、治疗原则

滤泡树突状肉瘤过去认为是低度恶性的肉瘤，现认为其具有较高的局部复发率和转移率，属于一种中度恶性肿瘤，生物学行为上更接近中度恶性软组织肉瘤，而非淋巴瘤。

尽管本病罕见，但多建议"手术治疗＋术后放疗"的综合治疗原则。

（一）手术治疗

首选的治疗手段：发生于颈部淋巴结者，以颈清扫术为原则；发生于结外器官或组织者，以肿瘤完整切除为原则。

（二）放射治疗

无论手术切除情况，建议术后放疗，放疗设野同相关部位的鳞癌，并主张颈部的预防性照射。

原发灶剂量60~70Gy，颈部预防性照射区域50~60Gy。

（三）化疗

化疗仅用于有远处转移或手术、放疗后复发者，方案多以CHOP为主。

三、病例介绍

【病例1】女性，40岁。右侧咽部不适发现右侧扁桃体肿大1年。外院行扁桃体摘除术，病理经中国医学科学院肿瘤医院会诊为扁桃体滤泡树突状肉瘤。

术后 1 个月行单纯 IMRT（图 18-67）。

GTVtb 包括原肿瘤所在部位即右侧扁桃体区，66Gy/2.0Gy/33 次。

CTV1 包括 GTVtb、病变侧口咽、舌根、双侧上颈部淋巴引流区，60.06Gy/1.82Gy/33 次。

CTV2 包括病变侧中颈，50.96Gy/1.82Gy/28 次。

临床效果：治疗后 3 年复查，未见肿瘤复发或转移倾向，患者仅述轻度口干，无其他明显不适。

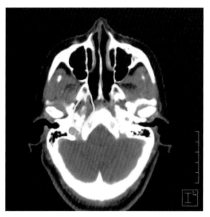

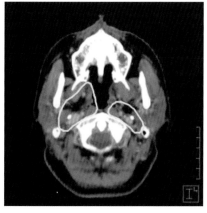

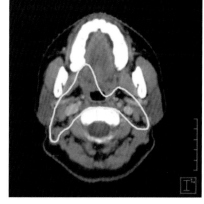

CTV1 上界位于颅底包括病变侧颈鞘　　　　　CTV1 包括病变侧咽旁、鼻咽侧壁、双侧Ⅱ区（对侧上界位于颈 1 横突水平）

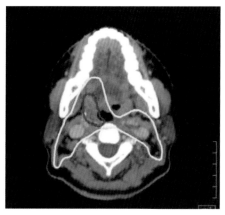

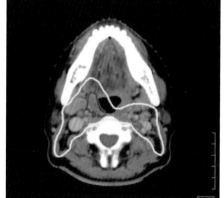

CTV1 包括右侧扁桃体瘤床、右侧口咽及双侧Ⅱ区

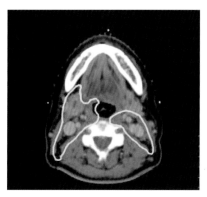

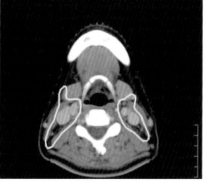

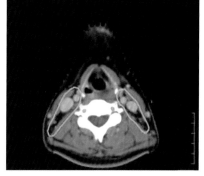

CTV1 在瘤床下 2cm 分开　　　　CTV1 包括双侧Ⅱ区及病变侧Ⅴa区　　　　舌骨水平下设计为 CTV2 包括双侧Ⅲ区
及病变侧Ⅴa区

从上至下的靶区勾画

少见头颈部肿瘤

18

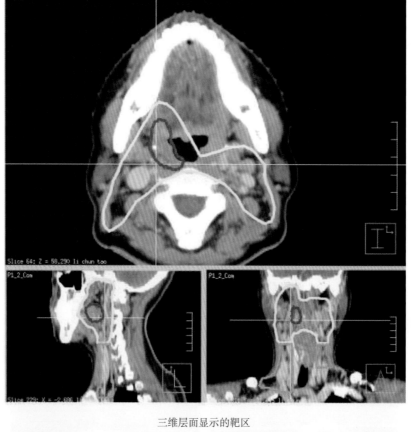

三维层面显示的靶区

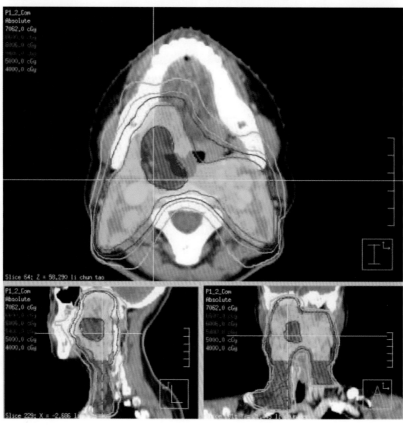

三维层面显示的靶区剂量分布

图 18-67　右侧扁桃体滤泡树突状肉瘤术后调强放疗靶区及剂量分布

【**病例2**】男性,33岁,右侧咽部不适发现右侧扁桃体肿大半年。外院活检病理为恶性肿瘤,低分化鳞癌与滤泡树突状肉瘤不能鉴别,行扁桃体摘除术病理最终诊断为扁桃体滤泡树突状肉瘤。

术后1个月行单纯IMRT(图18-68):GTVtb包括原肿瘤所在部位即右侧扁桃体区,59.36Gy/2.12Gy/28次,因考虑到扁桃体与周围无粘连,仅设计一个CTV,包括GTV、病变侧口咽、舌根及同侧上颈部淋巴引流区,50.4Gy/1.8Gy/28次,而病变侧下颈及对侧颈部未予放疗。

临床效果:现已无瘤生存4年。

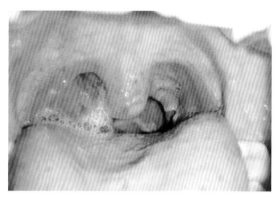

右侧扁桃体肿物　　　　　　　　　　扁桃体完整切除术后

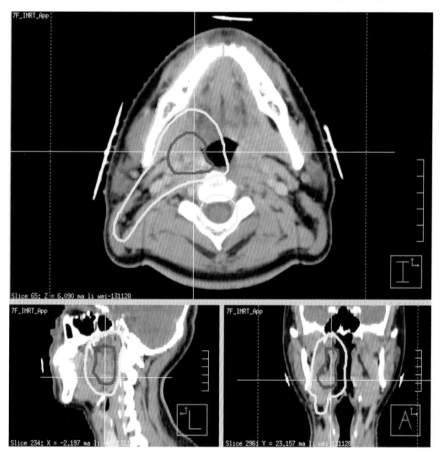

三维层面显示的靶区

少见头颈部肿瘤

18

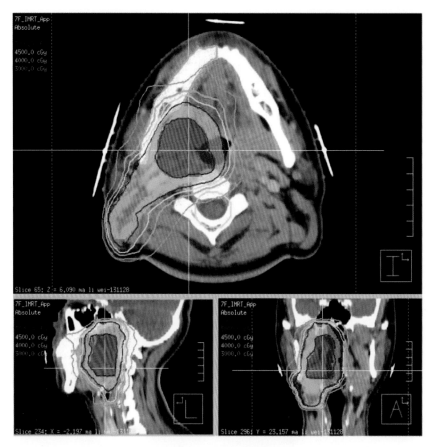

三维层面显示的靶区剂量分布

图 18-68　右侧扁桃体滤泡树突状肉瘤术后调强放疗靶区及剂量分布

第二十四节　粒细胞肉瘤

一、概述

粒细胞肉瘤（granulocytic sarcoma，GS）又称髓细胞肉瘤、成髓细胞瘤、粒细胞白血病肉瘤等，是以髓系原始细胞浸润或破坏原有的组织结构，可发生于骨髓，也可发生在髓外。

GS 暴露于空气会因肿瘤细胞中存在的髓系过氧化物酶（myeloid peroxidase，MPO）变为绿色，又称绿色瘤（chloroma）。

病理学特点是髓系原始细胞在骨髓或髓外的局部大量浸润而形成的实质性肿瘤。

临床上 GS 包括孤立性 GS（非白血病性 GS）和白血病性 GS。

（一）孤立性粒细胞肉瘤

仅表现为局部的孤立性病变，多以孤立肿块存在，临床及影像表现无明显特异性，无相关白血病或其他血液病的依据，称为原发性 GS、孤立性 GS 或非白血病性 GS，诊断存在一定的困难。

该病容易误诊，容易与小圆细胞性恶性肿瘤如淋巴瘤、神经母细胞瘤、横纹肌肉瘤、尤因肉瘤 /PNET、未分化癌等混淆。特征性诊断标记物为髓过氧化物酶（MPO）组化染色阳性。

髓外孤立性粒细胞肉瘤，一般在数周至数月内出现粒细胞性白血病，预后很差，个别患者可以不发生转化而生存多年。

（二）白血病性粒细胞肉瘤

可伴发或继发于急性髓细胞性白血病（acute myeloid leukemia，AML）、骨髓增生异常综合征（myelodysplastic syndrome，MDS）及急性淋巴细胞白血病（acute lymphocytic leukemia，ALL）等。

GS 可发生于人体任何部位，常见累及部位有颅内、骨质、软组织、皮肤、淋巴结等。最常见累及部位是眼眶和其他颅面骨。

二、治疗原则

治疗上以化疗为主，手术仅起到取组织活检明确诊断的作用。

放疗仅对化疗后残存病灶或大块病变部位实施局部野放疗。

GS 对射线十分敏感，多推荐 30Gy，靶体积包括肿瘤和一定的外放边界（2~3cm）即可。

第二十五节　颗粒细胞瘤

一、概述

颗粒细胞瘤起源不明，多认为起源于施万细胞，属外周神经组织肿瘤，为良性肿瘤，极少数（约 1%~2%）表现为恶性行为。

任何部位均可发生，但 70% 发生于头颈部，其中 30% 好发于舌体，其他为乳腺、皮肤、四肢近端的软组织。

根据组织学及临床行为将恶性颗粒细胞瘤分为两型：

1. 组织学及临床行为均表现为恶性。

2. 组织学表现为良性而临床具有转移或局灶侵袭的潜能。

二、治疗原则

手术治疗为主，强调一定安全界的完整手术切除。

放疗仅用于多次复发或非典型具有高增殖活性的前提下考虑，靶体积包括肿瘤和 2~3cm 的外放边界，建议区域淋巴结的预防性照射，剂量同所在部位鳞癌。